AF559095

Tanzmedizin in der Praxis

Liane Simmel

Tanzmedizin

in der Praxis

Anatomie
Prävention
Trainingstipps

HENSCHEL

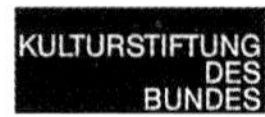

Die Publikation wurde von Tanzplan Deutschland gefördert, einer Initiative der Kulturstiftung des Bundes.

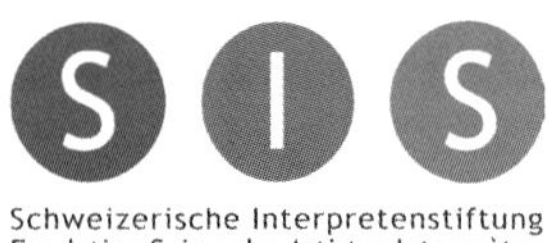

Die Publikation wurde von der Schweizerischen Interpretenstiftung unterstützt.

www.henschel-verlag.de

www.seemann-henschel.de

Bibliografische Information der Deutschen Nationalbibliothek:
Die Deutsche Nationalbibliothek verzeichnet diese Publikation in der Deutschen Nationalbibliografie; detaillierte bibliografische Daten sind im Internet über http://dnb.d-nb.de abrufbar.

ISBN 978-3-89487-596-1

Hinweis: Die Medizin unterliegt fortwährender Entwicklung. Trotz aller Sorgfalt können Aussagen, die hier als richtig dargestellt werden, in einigen Jahren als überholt gelten. Zudem gibt es bei komplexen Zusammenhängen immer Aspekte, die sich – je nach Blickwinkel – unterschiedlich darstellen.

Lektorat: Wibke Hartewig, Thekla Noschka (13. Kapitel)
Zeichnungen: Korina Kaisershot, München
Fotografie: Charles Tandy, München (außer Abb. 5.10, 6.2, 6.13, 6.16, 6.23, 8.1, 9.2, 12.3, vgl. Abbildungsnachweis)
Umschlaggestaltung: Ingo Scheffler, Berlin
Coverabbildung: Rebecca Jefferson in *Signs on fire*, pretty ugly tanz Köln 2005. © HIRSCHFELD fotografie, Freiburg
Gestaltung und Satz: Grafikstudio Scheffler, Berlin
Druck: MultiPrint Ltd.

Printed in Europe

»Dance can and should be a physically and psychologically healthy practice. This perspective, the cornerstone of this publication, establishes a valuable paradigm for dance practice in all its manifestations at all levels of accomplishment.«

WILLIAM FORSYTHE

»Tanz kann und sollte eine physisch und psychisch gesunde Aktivität sein. Diese Auffassung, die den Grundpfeiler dieser Publikation bildet, schafft ein wertvolles Paradigma für die Tanzpraxis in all ihren Erscheinungsformen und auf allen Leistungsstufen.«

WILLIAM FORSYTHE

Lieber Leser

Endlich ein Buch zur Prävention und Behandlung berufsbedingter Verletzungen von Tänzern. Ein lange überfälliges Standardwerk liegt vor Ihnen, das – da bin ich mir sicher – von nun an zum Handwerkszeug des professionellen Tänzers wie auch des Tanzschülers und Tanzpädagogen gehören wird.

Im Unterricht, im Training oder im Probenalltag von Tänzern und Tanzvermittlern bilden die Auseinandersetzung mit und das Bewusstsein von medizinischen, bewegungsanalytischen und sportwissenschaftlichen Zusammenhängen eine Grundlage für eigenverantwortliches Handeln und das tägliche Miteinander. Auch für Wahrnehmungsprozesse, die in der heutigen Tanzpraxis immer mehr an Bedeutung gewinnen, ermöglichen die Kenntnisse über physische Zusammenhänge einen umfassenderen Zugang. Dr. Liane Simmel legt mit *Tanzmedizin in der Praxis* ein Arbeitsbuch vor, das wesentlich zur Optimierung und Anpassung von Lernprozessen in einer sich wandelnden Tanzkultur, sei es im klassischen, modernen oder zeitgenössischen Tanz, beitragen wird.

Untermauert durch die langjährige Praxiserfahrung der Autorin und deren Austausch mit Tänzern, Pädagogen, Choreographen und Medizinern wird mit dieser Publikation erstmals eine angewandte Tanzmedizin vorgestellt. Dies ist ein weiterer wichtiger Beitrag zur Verbindung von Praxis und Theorie, die derzeit im Rahmen der Tänzerausbildung viel diskutiert wird.

Tanzplan Deutschland hat es sich u. a. im Rahmen seiner Publikationsförderung zur Aufgabe gemacht, das Wissen um den Tanz zu erweitern sowie Arbeitsmaterialien für die Vermittlung von Tanz und damit auch das breite Feld der Tanzausbildung einer interessierten Öffentlichkeit zugänglich zu machen. Ich freue mich, dass wir zur Verwirklichung dieses wichtigen Werks beitragen konnten und wünsche Ihnen viele neue Erkenntnisse, Erfahrungen und eine anregende Lektüre.

Ingo Diehl
Leiter der Tanzplan Ausbildungsprojekte
Vorwort zur ersten Auflage

Inhalt

Einleitung – Eine »Gebrauchsanleitung«

Die Idee zu diesem Buch entstand vor vielen Jahren, als ich als junge Tänzerin auf der Suche nach Hilfe für meine Schmerzen beim Tanzen von einem Mediziner mit den Worten entlassen wurde: »Wenn Du weiter tanzt, landest Du im Rollstuhl.« Keine weitere Erklärung, keine Unterstützung, wie ich trotz – oder besser mit – meinen individuellen körperlichen Grenzen weiter tanzen könnte, wie ich meine Tanztechnik möglicherweise ändern oder anpassen sollte, um Schmerzen und Verletzungen zu vermeiden. Auch meine Lehrer konnten mir bei der Suche nach einem besseren Umgang mit meinem Körper nur wenig Hilfe bieten. Damals hätte ich mir ein Praxisbuch für Tanzmedizin gewünscht. Dass ich es einmal selbst schreiben würde, hätte ich nicht im Traum gedacht.

Als ich Jahre später den Spagat wagte und neben meinem Engagement am Theater mit dem Medizinstudium begann, konnte ich am eigenen Leib erfahren, was es heißt, die Zusammenhänge im Körper zu verstehen. Vormittags Training und Probe, anschließend in den Anatomiesaal – das Ergebnis war verblüffend. Die Schmerzen waren verschwunden, das Développé ging höher, die Balance wurde besser. Ich hatte »be-griffen«, was im Körper geschieht.

Wie sehr das Verständnis für den eigenen Körper dem Tänzer hilft, sehe ich heute täglich bei meiner Tätigkeit als Ärztin und Dozentin. Dieses Wissen aus Medizin, Bewegungsanalyse und Sportwissenschaft, aus Spiraldynamik und Osteopathie für Tänzer verständlich und praktisch anwendbar zu machen, ist Ziel dieses Buches.

Tanzen ist mehr als das Erlernen von Schritten. Tanz lässt sich nicht auf die rein körperlichen Aspekte reduzieren. Und doch: Der Körper ist das Instrument des Tänzers. Ihn gesund zu halten, Überlastungen frühzeitig zu erkennen und Verletzungen zu vermeiden, ist Voraussetzung für langes und beschwerdefreies Tanzen. Ob klassischer Tanz, Hip Hop oder Jazz, ob Salsa, Tapdance oder zeitgenössischer Tanz, es gibt viel Wissenswertes aus der Tanzmedizin, das Tänzer aller Tanzsparten auf ihrem Weg unterstützen kann.

Ein Theoriebuch für Tänzer – das scheint schwierig. Tänzer sind Praktiker, wollen ihre Erfahrungen im Tanzsaal sammeln, wollen Wissen direkt in Bewegung verwandeln. Das sollen sie auch! Denn was man mit dem eigenen Körper erspürt, kann man auch im Training umsetzen, was man an sich selbst erfahren hat, kann man auch weitergeben. Mit den Anleitungen zur Eigenanalyse, den zahlreichen Übungen und Trainingstipps bietet dieses Buch reichlich Gelegenheit, das theoretische Wissen direkt praktisch anzuwenden.

Ein paar Worte zu den Übungen: In den meisten Fällen sollten sie auf beiden Seiten durchgeführt werden. Dabei ist es sinnvoll, mit der »schlechten« Seite zu beginnen. Doch Ausnahmen bestätigen die Regel: Lässt sich die Übung auf der betroffenen Seite nur unter Schmerzen ausführen oder ist der Bewegungsablauf unklar, hilft es, zuerst die »Schokoladenseite« zu trainieren. Denn Bewegungswahrnehmung und Feinkoordination sind hier meist besser geschult.

Trotz aller Bemühungen sind Übungen ohne persönliche Anleitung oft nur schwer zu verstehen. Daher Geduld beim Ausprobieren! Manche Bewegungen sind für den Körper völlig ungewohnt; er braucht Zeit, um alte Bewegungsmuster zu durchbrechen und neue zu automatisieren. Die Vorstellung der Bewegung, das Bild dessen, was im Inneren des Körpers passiert, unterstützt bei der Suche nach der »idealen« Bewegungsform.

Um Muskeln zu kräftigen, müssen Bewegungen mehrmals wiederholt werden. Als Kompromiss zwischen Muskelkräftigung und Anwendbarkeit im Tanzsaal werden für die meisten Übungen 25 Wiederholungen empfohlen. Diese Zahl ist zur Orientierung gedacht. Besonders für den Anfang ist weniger oft mehr ...

Übungen helfen, Überlastungen vorzubeugen und bei ungünstigen Bewegungsmustern gezielt gegenzusteuern – eine medizinische Untersuchung können sie jedoch nicht ersetzen. Treten ernsthafte Beschwerden auf oder bleiben Schmerzen über längere Zeit bestehen, sollte ein tanzmedizinisch tätiger Arzt oder Therapeut aufgesucht werden.

Tanzschritte tragen stilabhängig oft unterschiedliche Namen. Um hier Missverständnisse zu vermeiden, werden Tanzbewegungen mit dem Vokabular des klassischen Tanzes beschrieben. Damit sollen keineswegs die anderen Tanzsparten ausgeschlossen werden. Vielmehr dürfte die Terminologie des klassischen Tanzes der Mehrzahl der Tänzer bekannt sein, denn Tänzer nehmen oft Ballettstunden, selbst wenn sie in anderen Tanzsparten auf der Bühne stehen. Auch finden Tanzbewegungen und -bezeichnungen aus dem klassischen Tanz in zahlreichen anderen Tanzstilen Verwendung.

Jeder Leser mag dieses Buch unterschiedlich nutzen – seinen eigenen Bedürfnissen entsprechend. Wer es chronologisch liest, erhält einen Überblick über die wichtigsten Aspekte der Tanzmedizin. Wer gezielte Hilfestellung sucht bei Trainingsproblemen, Schmerzen oder Verletzungen, dem ermöglichen die Aufteilung in verschiedene Körperregionen und Themenbereiche sowie die zahlreichen Querverweise und das Register ein rasches Auffinden der entsprechenden Abschnitte. Wer nach der Lektüre neugierig geworden ist und tiefer in die einzelnen Themengebiete eintauchen möchte, dem bieten die »Lesetipps« am Ende des Buches einen guten Einstieg in das weitere Literaturangebot.

Über all dem hier vorliegenden Wissen über Anatomie und Bewegungslehre, über Prävention und Trainingsoptimierung sollte man nicht vergessen: Der Körper hat seine eigene Bewegungsintelligenz, und die gilt es im Tanz zu nutzen.

Bevor es losgeht ...

Die medizinische Nomenklatur dieses Buches folgt keinem streng wissenschaftlichen System. Bei erstmaliger Erwähnung einer anatomischen Struktur wird die lateinische Bezeichnung in Klammern genannt. Im weiteren Textverlauf wird hingegen weitgehend darauf verzichtet, den Leser unnötig mit den lateinischen Begriffen zu belasten. Einige dieser Begriffe sind jedoch bereits in den allgemeinen Wortschatz übergegangen und werden auch in den Tanzstunden benutzt. So wäre es verwirrend, von »Kreuzdarmbeingelenk« zu sprechen, wenn diese Struktur den meisten Tänzern als »Iliosacralgelenk« bekannt ist.

Bei der Beschreibung von Bewegung wurde bewusst auf die Passivform der Verben verzichtet: Nicht der Knochen »wird bewegt«, sondern der Knochen »bewegt (sich)«. Streng genommen ist eine eigene Bewegung des Knochens nicht möglich: Die Muskulatur ist es, die den Knochen bewegt. Doch oft kann es hilfreich sein, sich die Bewegung von bestimmten Knochenpunkten ausgehend vorzustellen. Die betreffende Muskulatur tritt dann ganz automatisch in Aktion.

In den meisten Fällen gelten die Ausführungen gleichermaßen für alle tanzenden Personen unabhängig von ihrer Geschlechtsidentität. Die daraus resultierende sprachliche Schwierigkeit lässt sich im Deutschen nicht zur Zufriedenheit lösen. Um den Lesefluss zu erleichtern, wird daher die maskuline Form »Tänzer« stellvertretend für alle Geschlechter verwendet. Da mehr als zwei Drittel der Tänzer weiblich sind, hätte man auch »Tänzerin« als Synonym wählen können. Doch dies hätte das immer noch weit verbreitete Vorurteil gestärkt, dass Tanzen hauptsächlich für Frauen interessant ist. Und das ist nicht Ziel dieses Buches. In manchen Passagen wird zudem vereinfachend von Männern oder Frauen gesprochen – ohne die Vielfalt geschlechtlicher Realitäten infrage zu stellen.

1. Die Basis des tanzenden Körpers

Alles braucht einen Namen – Die anatomische Nomenklatur der Bewegung

Tanzbewegungen klar und präzise zu beschreiben ist nicht einfach. Oft bewegen sich Körperteile völlig unabhängig voneinander, in verschiedene Raumrichtungen; meist sind mehrere Gelenke beteiligt. Hier hilft eine genaue Systematik: eine klar definierte Ausgangsposition und die isolierte Betrachtung der Bewegungen in jedem einzelnen Gelenk. Genau das bietet die anatomische Nomenklatur der Bewegung, die in der Medizin benutzt wird. Unabhängig von der Ausrichtung im Raum erlaubt sie, Positionen und Bewegungen im Körper exakt zu beschreiben. Für den Tänzer ist das ein Gewinn. Zwar sind die Tanzschritte zumindest innerhalb der Tanzstile festgelegt und relativ eindeutig benannt, doch beim Versuch, Bewegungen auch stilübergreifend zu beschreiben, kommt es leicht zu Diskrepanzen und Missverständnissen. Mit ihrer klaren Systematik bietet die anatomische Nomenklatur eine gute Basis, um Tanzbewegungen auch über die Grenzen der verschiedenen Tanzstile hinweg zu diskutieren und zu analysieren.

Die neutrale Ausgangsstellung – Startposition für die Bewegung

Als Ausgangsstellung für die Bewegung dient die sogenannte *Neutral-Null-Position*. Sie ist die Startposition, von der aus die Bewegungen der einzelnen Gelenke beschrieben werden. Und so sieht die Neutral-Null-Position aus: aufrechter Stand, Füße stehen parallel nach vorne ausgerichtet, die Arme hängen seitlich am Körper, die Daumen schauen nach außen, die Finger sind gestreckt. Aus dieser eher unnatürlichen Haltung heraus finden alle gleich benannten Bewegungen immer in die gleiche Raumrichtung statt. Egal ob im Schulter-, Ellbogen- oder Hüftgelenk: Spricht man von Beugen und Strecken, so werden die Körperteile immer in der gleichen Körperebene bewegt, in diesem Beispiel in der Ebene, die von vorne nach hinten durch den Körper verläuft.

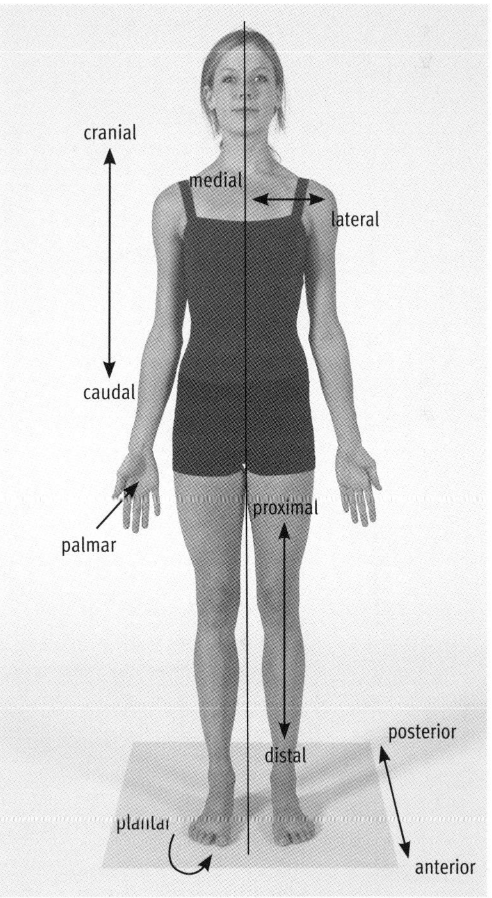

Abb. 1.1: Die Neutral-Null-Position mit einer Auswahl hilfreicher Richtungsangaben im Körper.

Körperachsen und Körperebenen – Die Geometrie des menschlichen Körpers

Das System der Körperachsen und Körperebenen dient der Beschreibung von Bewegung, von großen Bewegungen im Raum bis hin zu kleinen Gelenkbewegungen im Körper. Drei Achsen werden durch den Körper gelegt. Alle drei stehen senkrecht zueinander; sie entsprechen den drei Dimensionen des Raumes: Die *Sagittalachse* (lat. sagittum = der Pfeil) läuft von vorne nach hinten, die *Horizontalachse* von einer Seite zur anderen und die *Vertikalachse* von oben nach unten.

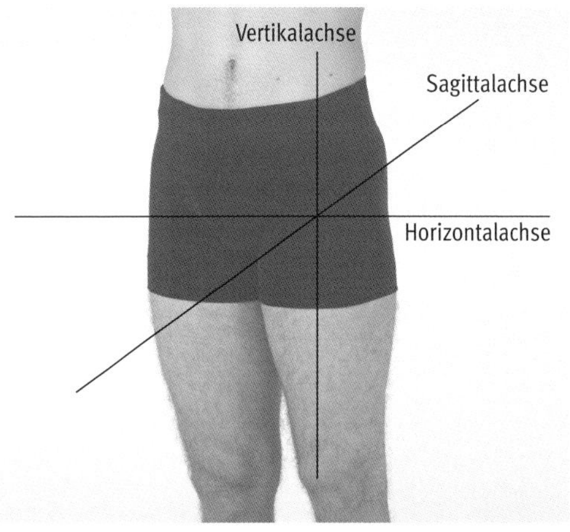

Abb. 1.2: Die drei Bewegungsachsen am Beispiel des Hüftgelenks.

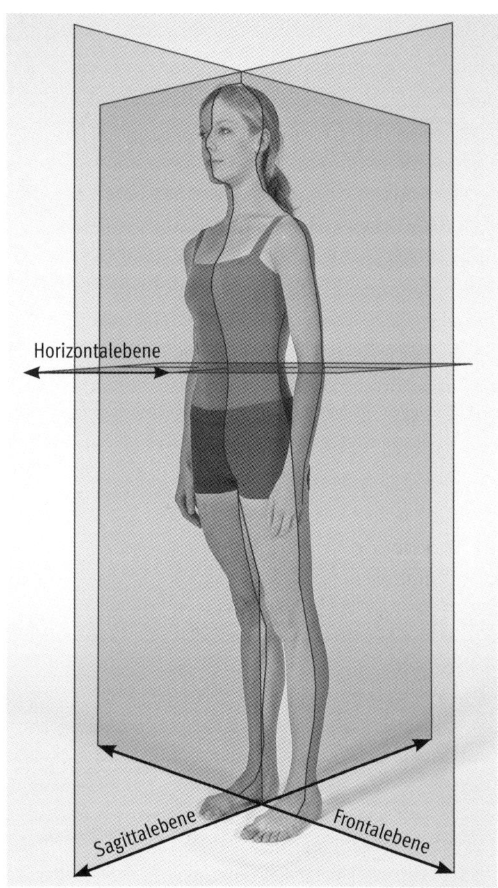

Abb. 1.3: Die drei Ebenen des Körpers.

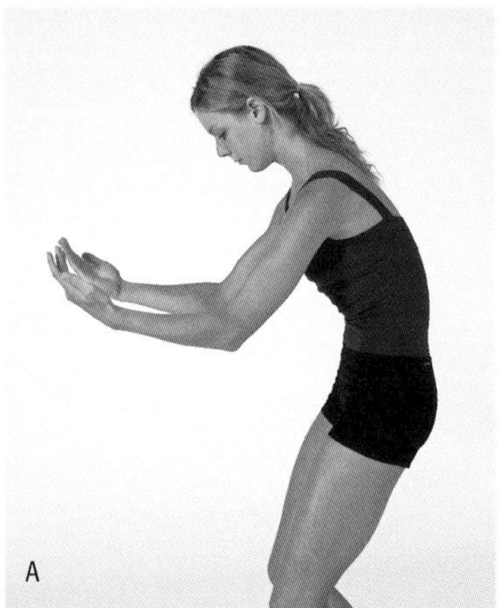

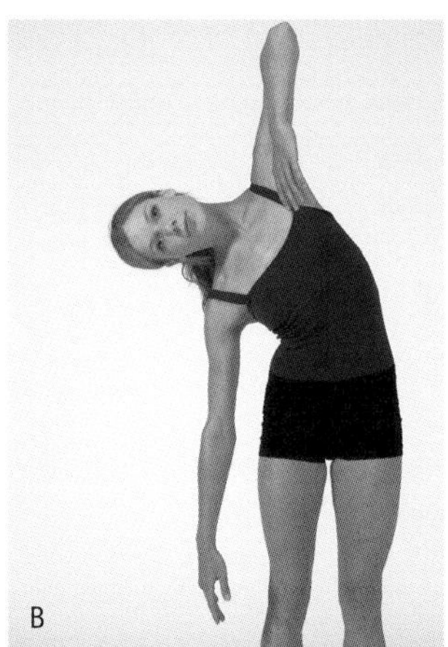

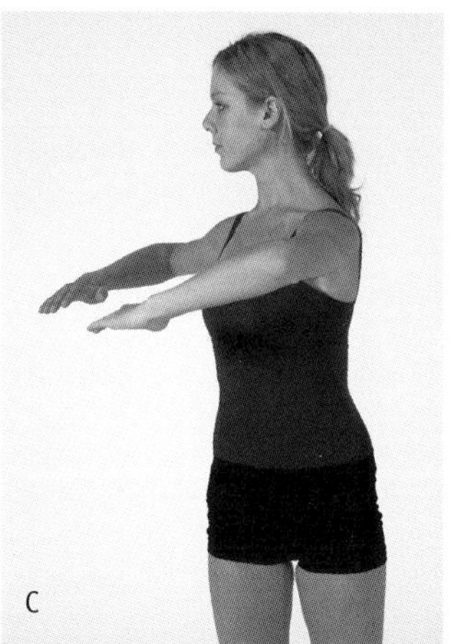

Abb. 1.4: Tanzbewegungen des Oberkörpers in verschiedenen Körperebenen: A) in der Sagittalebene, B) in der Frontalebene, C) in der Horizontalebene.

Auch die drei Ebenen des Körpers stehen senkrecht zueinander. Die *Sagittalebene* verläuft von vorne nach hinten durch den Körper, die *Frontalebene* von einer Seite zur anderen, die *Horizontalebene* quer (s. Abb. 1.3). Bewegungen können genau entlang dieser Körperebenen verlaufen oder sich aus einer Kombination der verschiedenen Ebenen zusammensetzen, wie beispielsweise eine Bewegung des Beines schräg nach vorne in die Diagonale.

Körperachsen und -ebenen beziehen sich immer auf den Körper selbst und nicht auf seine Ausrichtung im Raum. Dreht sich der gesamte Körper oder ein Teil des Körpers im Raum, so dreht auch das System der Achsen und Ebenen mit, unabhängig von der neu gewählten Raumrichtung. Ein Battement devant ist eine Bewegung des Beines in der Sagittalebene nach vorne, egal ob der Körper zur Front des Raumes oder in die Diagonale ausgerichtet ist.

Die Nomenklatur der Bewegung

Bewegt sich ein Körperteil, so findet die Bewegung um eine klar definierte Achse in der dazugehörigen Ebene statt. Bewegungsachse und Bewegungsebene sind also vorgegeben, nicht aber die Richtung der Bewegung. Bewegungen um eine Achse können immer in zwei entgegengesetzte Richtungen ausgeführt werden. Drehungen um die Horizontalachse erlauben *Flexion* (Beugung) und *Extension* (Streckung). Rotation um die Sagittalachse ermöglicht die *Abduktion* (Abspreizen eines Körperteils von der Körpermitte) und die *Adduktion* (Heranführen eines Körperteils an die Körpermitte). Bewegun-

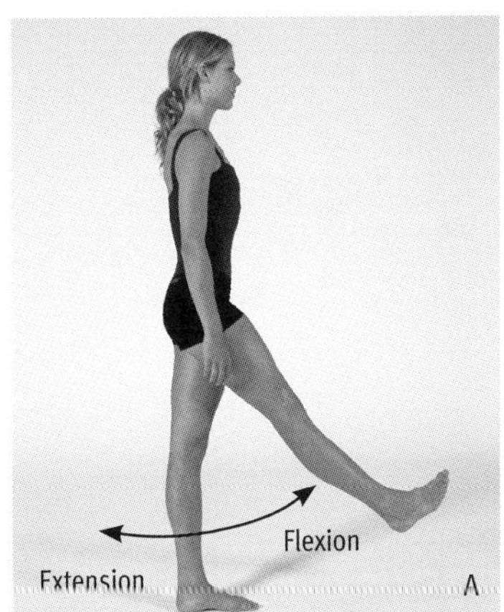

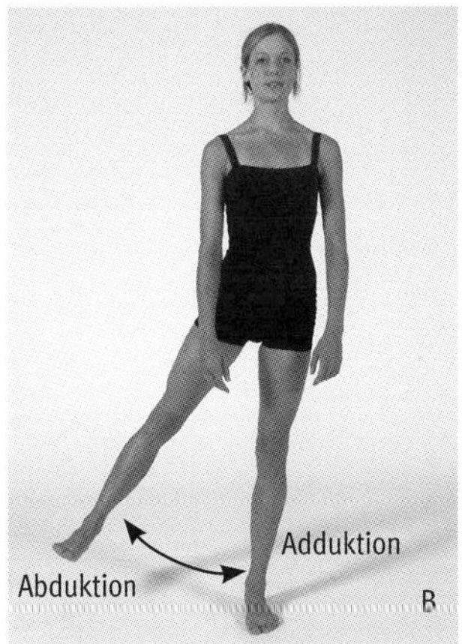

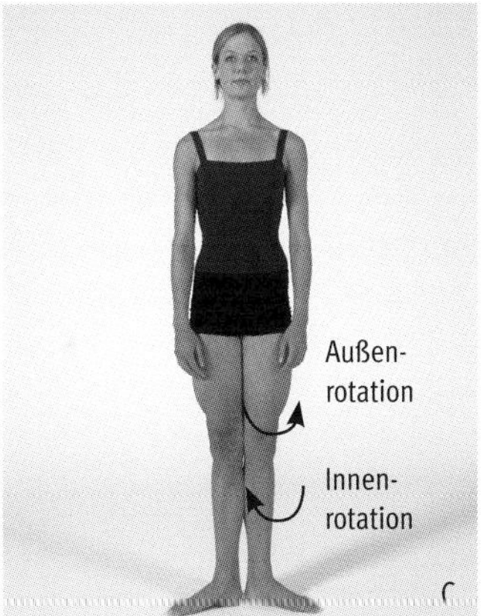

Abb. 1.5: Bewegungen im Hüftgelenk: A) Flexion und Extension – Bewegung um die Horizontalachse. B) Abduktion und Adduktion – Bewegung um die Sagittalachse. C) Außenrotation und Innenrotation – Bewegung um die Vertikalachse.

Tab. 1.1: Die Nomenklatur der Bewegung

Um diese Achse wird bewegt	So heißt die Bewegung	In dieser Ebene findet die Bewegung statt
Horizontalachse	Flexion (Beugung) – Extension (Streckung)	Sagittalebene
Sagittalachse	Abduktion (Abspreizen) – Adduktion (Heranführen)	Frontalebene
Vertikalachse	Außenrotation – Innenrotation	Horizontalebene

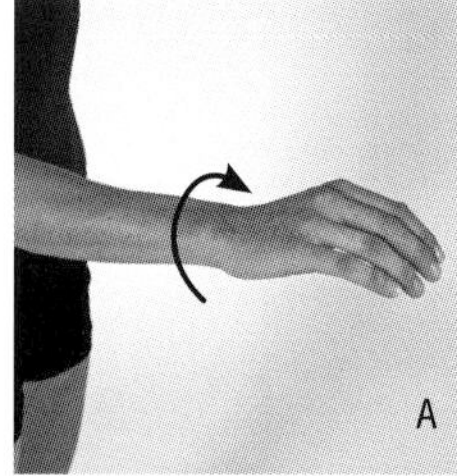

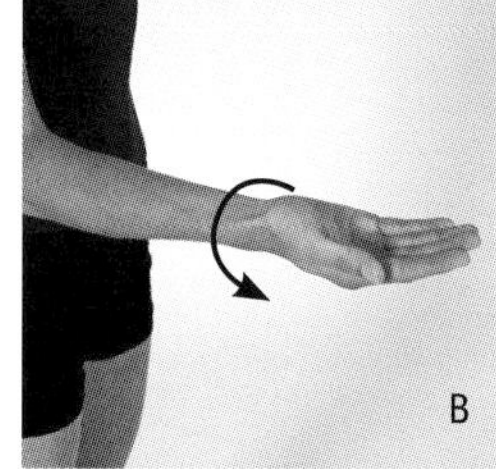

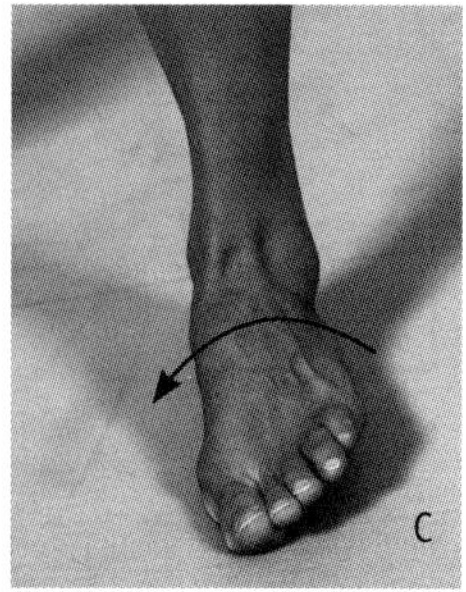

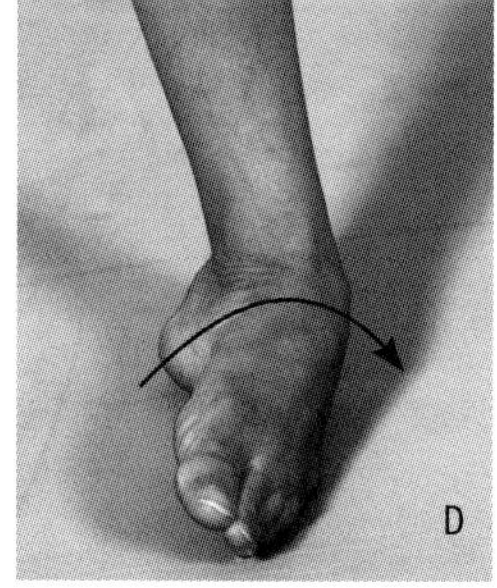

Abb. 1.6: Bewegung der Hand: A) Pronation. B) Supination. Bewegung des Fußes: C) Pronation. D) Supination.

gen um die Vertikalachse werden als *Außenrotation* und *Innenrotation* bezeichnet. Je nach seiner anatomischen Struktur kann jedes Gelenk mindestens zwei dieser sechs Grundbewegungen ausführen.

Eine Besonderheit gibt es bei Hand und Fuß. Hier wird die Drehung nach innen als *Pronation* bezeichnet: Dabei zeigt der Handrücken nach oben (daher auch der Merkspruch: **B**rot greifen) bzw. der Fußaußenrand wird angehoben. Die Gegenbewegung ist die Drehung nach außen, die *Supination*. Hier dreht der Handrücken nach unten (Merkspruch: wie eine **S**uppenschale), im Fuß wird der Innenrand nach oben gezogen.

Die genaue Benennung der Bewegungsrichtung hilft nicht nur bei der Beschreibung der Bewegung selbst, sie gibt auch den entsprechenden Muskeln und Muskelgruppen ihre Namen. So werden Muskeln, die an der Beugung des Hüftgelenks beteiligt sind, als Hüftbeuger oder Hüftflexoren, Muskeln, die an der Streckung des Hüftgelenks mitwirken, als Hüftstrecker oder Hüftextensoren bezeichnet. Ein klares System, dessen Verständnis die Einteilung und Benennung der zahlreichen Muskeln vereinfacht.

Die Ordnung im Körper

Unabhängig von der Position des Körpers im Raum, egal ob man liegt, steht oder hängt, können mit Hilfe der anatomischen Nomenklatur die Beziehungen der einzelnen Körperbereiche zueinander oder die genaue Lokalisation einer bestimmten Struktur innerhalb des Körpers beschrieben werden. Das ist hilfreich, kann doch beispielsweise die Beschreibung »dieses Gelenk liegt oberhalb des Knies« je nach Körperhaltung und Position im Raum zu unterschiedlichen und missverständlichen Schlüssen führen. In der Anatomie werden daher Begriffe verwendet, die auf den ersten Blick zwar ungewohnt sein mögen, durch ihre klare Definition jedoch erlauben, Strukturen im Körper und ihre Lage zueinander völlig unabhängig von der aktuellen Körperposition zu beschreiben.

Tab. 1.2: Richtungsangaben im Körper – Hilfreiche Begriffspaare mit gegensätzlicher Bedeutung (vgl. Abb. 1.1)

anterior = vorne	posterior = hinten
ventral = bauchwärts	dorsal = rückenwärts
caudal = steißwärts	cranial = kopfwärts
medial = zur Mitte hin	lateral = zur Seite hin
proximal = zentrumsnah	distal = zentrumsfern
plantar = fußsohlenseitig	palmar = handflächenseitig

Daraus besteht das Gewebe

Training verändert den Körper. Jeder Tänzer weiß das aus eigener Erfahrung. Die Körperstatur wandelt sich, bestimmte Bereiche werden schlanker, andere bilden sich stärker aus. Der Körper reagiert auf die Belastung »Tanz«, er passt sich an das Tanztraining an. Was von außen schon an der Körperform zu erkennen ist, spielt sich im Inneren des Körpers in seiner kleinsten Baueinheit ab, der Zelle. Ihre Fähigkeit, sich zu teilen, dient nicht nur dem Wachstum; sie ist auch Grundlage für die Regeneration. So kann der Körper verbrauchte, beschädigte oder verloren gegangene Zellen durch neu gebildete ersetzen. Dabei passt er sich gleichzeitig an die aktuelle Belastung an. Indem er die einzelne Zelle vergrößert oder die Anzahl der Zellen vermehrt, wappnet sich der Körper für die steigenden Anforderungen. Diese Anpassung funktioniert in beide Richtungen. Nimmt die Belastung wieder ab, so nimmt auch die Anzahl der entsprechenden Zellen oder ihre Größe ab, der Körper schraubt zurück.

Aufbau – Das Prinzip ist immer gleich

Als Gewebe bezeichnet man eine Ansammlung aus gleichartig gebauten Zellen mit ähnlichen funktionellen Aufgaben. Unabhängig von der Art des Gewebes ist sein Grundaufbau gleich: Die Zellen sind in eine homogene amorphe (griech. amorph = ohne Gestalt) Masse, die Grundsubstanz, eingebettet; zwischen den Zellen verlaufen je nach Gewebeart verschiedene Fasern. Die Art des Gewebes wird durch die Zellen bestimmt, seine Eigenschaften werden von den eingelagerten Fasern maßgeblich beeinflusst.

Die **Grundsubstanz** besteht aus einer zähen Flüssigkeit, in der unterschiedliche Substanzen gelöst sind. Wasser, Eiweißpartikel, Zucker, Hormone und Elektrolyte stellen dabei mengenmäßig den größten Anteil dar.

Drei verschiedene Typen von **Fasern** werden unterschieden. *Kollagenfasern* treten praktisch überall im Körper auf. Sie sind in ihrer Längsrichtung kaum dehnbar und verleihen damit dem Gewebe große Zugfestigkeit. *Elastische Fasern* weisen hingegen eine hohe Dehnbarkeit auf. Sie lassen sich auf bis zu 150 % ihrer Ausgangslänge dehnen, gehen jedoch sofort nach Beendigung des Zuges wieder auf ihre Ursprungslänge zurück. *Retikulinfasern* sind die feinsten Fasern des menschlichen Organismus. Sie bilden meist mikroskopisch kleine Netze oder Gitter und dienen damit der allgemeinen Grundstabilität des Gewebes.

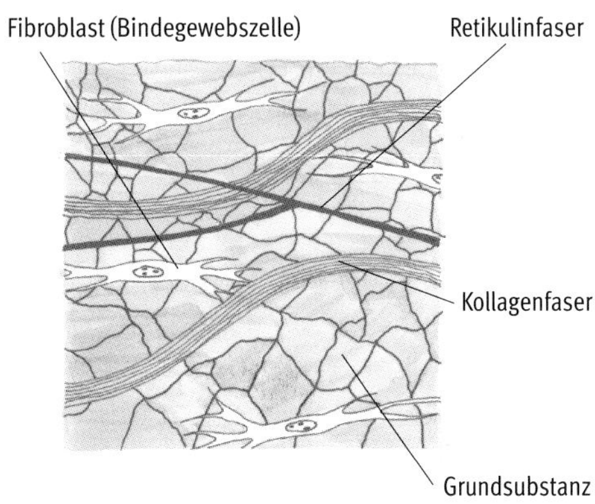

Abb. 1.7: Typischer Aufbau von Gewebe am Beispiel des Bindegewebes.

Die verschiedenen Gewebearten – Der Unterschied liegt im Detail

Im menschlichen Körper werden vier Grundgewebearten unterschieden: Das Epithelgewebe, das Binde- und Stützgewebe, das Muskelgewebe und das Nervengewebe. Alle vier unterscheiden sich durch die Art der Gewebezellen, den genauen Aufbau der Grundsubstanz und die Menge und Zusammensetzung der eingelagerten Fasern.

Das **Epithelgewebe** dient der Auskleidung innerer und äußerer Oberflächen des Körpers. Wichtigster Repräsentant ist die Haut, die je nach Körpergröße bis zu 2 m^2 Fläche ausmachen kann. Sie gilt damit als größtes Organ des menschlichen Körpers. Ihre Aufgabe besteht neben dem Schutz und der Wärmeregulation auch in der Immunabwehr, in der Regulierung des Wasserhaushaltes durch Schwitzen und in der Wahrnehmung der Umgebung, beispielsweise von Druck und Temperatur. Zudem ist sie ein wichtiges Kommunikationsorgan. Durch Erröten, Erblassen oder »Haarsträuben« senden wir ganz unbewusst wichtige Mitteilungen an unsere Umgebung.

Das Binde- und Stützgewebe dient dem strukturellen Zusammenhalt des Körpers. Das **Stützgewebe** umfasst Knochen, Knorpel und Sehnen und ist als Teil des Bewegungsorgans für den Tänzer von ganz entscheidender Bedeutung. Es wird auf S. 23 ff. näher beschrieben.

Das **Bindegewebe** findet sich überall im Körper. Es breitet sich um und zwischen den Organen, Gefäßen und Nerven aus. Je nach Konsistenz, Menge und Anordnung der zwischen den Zellen liegenden Fasern unterscheidet man das straffe faserreiche, formgebende *kollagene* und *elastische Bindegewebe* vom eher lockeren, weichen und gut verschiebbaren *retikulären Bindegewebe*. Die Aufgaben des Bindegewebes sind vielfältig: von Schutz und Polsterung des Körpers über Speicherung von Wasser und Nährstoffen bis hin zu Transport und Immunabwehr. Sein Eigenstoffwechsel ist träge, der Transport von Stoffwechselzwischen- oder -endprodukten geht nur langsam vonstatten. Das Bindegewebe wird daher oft als »Mülleimer« des Körpers bezeichnet. Durch die vermehrte Anreicherung von Abfallprodukten wird seine ohnehin schon lange Regenerationszeit noch weiter verlängert.

Das **Fettgewebe** ist eine Sonderform des Bindegewebes. Hier wird Fett innerhalb spezialisierter Fettzellen gespeichert. Diese speziellen Speicherzellen haben dünne, elastische Wände und sind damit besonders dehnbar. Dadurch können sie ihre Speicherkapazität dem jeweiligen Bedarf anpassen. Wichtig ist die Unterscheidung zwischen *Bau-* und *Speicherfett*. Baufett übernimmt an vielen Stellen des Körpers wichtige Aufgaben: Unterhalb des Fersenknochens dient es als »Fersenkissen« zur Polsterung und Stoßdämpfung des Fußes; das Baufett der Nieren sichert die Nieren in ihrer Position und schützt sie vor Erschütterung und Stößen. Speicherfett findet sich vor allem unter der Haut, wo es als Energiereserve und zur Wärmeregulation von Bedeutung ist. Es ist reich mit Blutgefäßen versorgt und wird ständig umgebaut. Baufett wird hingegen nur bei extremen Hungerzuständen angegriffen. So wird beispielsweise bei Essstörungen – einer unter Tänzern leider gehäuft auftretenden Problematik (s. Kap. 9, S. 205 ff.) – das Baufett der Niere teilweise abgebaut. Eine Veränderung mit bleibenden Folgen, denn einmal abgebautes Baufett kann trotz optimaler Nahrungsaufnahme meist nicht wieder vollständig aufgebaut werden.

Muskel- und **Nervengewebe** sind für die Ausführung und Steuerung von Bewegungen essentiell. Sie werden auf S. 27 ff. näher beschrieben.

Regeneration und Adaptation – Gewebe ist immer im Wandel

Alle Gewebe des Körpers sind einem ständigen Umbau unterworfen: Alte Zellen und Fasern werden abgebaut, neue gebildet, jedes Gewebe lebt. Dabei läuft der Umbauprozess je nach Gewebeart in ganz eigenem Tempo ab. Während sich die Muskelzelle rasch innerhalb von Tagen regeneriert, benötigen Bänder, Sehnen oder Knorpelgewebe deutlich länger; ihr Umbauzyklus verläuft in Monaten bis Jahren. Je schneller die Regenerationsfähigkeit eines Gewebes, desto rascher auch seine Anpassungsfähigkeit an die Belastung.

Die »biologische Adaptation« ist das, was man im Sport und Tanz unter »Trainierbarkeit« versteht. Dabei reagieren die verschiedenen Gewebearten ganz unterschiedlich auf Trainingseinflüsse; ihre Anpassungsfähigkeit variiert von Stunden bis Jahren. So lassen sich Muskeln relativ schnell trainieren; der Zuwachs von Binde- und Stützgewebe, von Knochen, Sehnen und Bändern dauert hingegen deutlich länger.

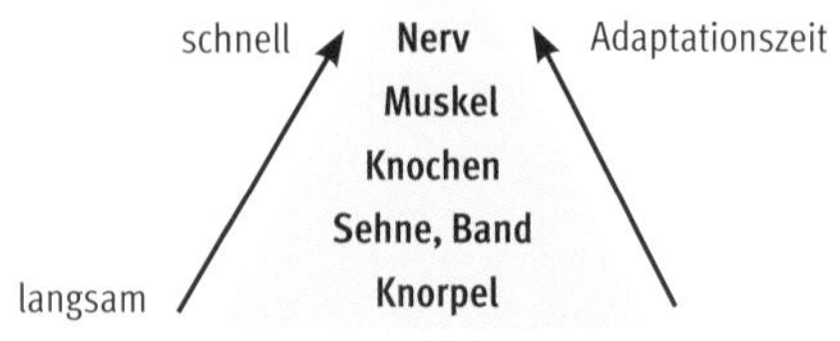

Abb. 1.8: Die unterschiedliche Anpassung der Gewebe an die körperliche Belastung.

Das Skelettsystem: Knochen, Knorpel und Gelenke

Mehr als 200 Knochen formen das menschliche Skelett. Es ist Stütze des Körpers, Schutz für die Organe und dient gleichzeitig als Ansatzstelle für Muskeln, Sehnen und Bänder. Mit seinen Gelenken bestimmt es maßgeblich die Beweglichkeit des gesamten Körpers. Das Skelett verleiht dem Körper Form und Stabilität, dabei ist es selbst relativ leicht: Alle Knochen gemeinsam machen nur etwa 15 bis 20 % des Körpergewichts aus.

Knochen

Knochen zeichnet sich durch seine große Druck- und Zugfestigkeit und seine – oft vergessene – Elastizität, seine Bruchfestigkeit aus. Neben den augenscheinlichen Aufgaben wie Stütze, Schutz und Bewegung dient Knochen auch der Erneuerung von Blutzellen und der Speicherung wichtiger Mineralstoffe des Körpers. Sein verhältnismäßig geringes Gewicht verdankt der Knochen seiner intelligenten Architektur.

Knochengewebe – Der Knochen lebt

Knochenzellen (*Osteozyten*) und Grundsubstanz bilden gemeinsam das Knochengewebe. 10 % der Knochengrundsubstanz besteht aus Wasser, 20 % aus organischen Materialien wie Eiweiß und Kollagenfasern. Die Kollagenfasern sind für die Elastizität des Knochens und für seinen Widerstand gegen Zugkräfte verantwortlich. 70 % der Grundsubstanz sind anorganische Stoffe, Mineralstoffe, die in das Gewebe eingelagert sind; eine Besonderheit, die nur im Knochengewebe anzutreffen ist. Dem Calcium kommt dabei eine ganz besondere Rolle zu: Die in den Knochen eingelagerten Calciumsalze machen zwei Drittel des Knochengewichts aus; sie verleihen dem Knochengewebe seine große Stabilität und Festigkeit.

Ein eigenes Blutgefäßsystem versorgt die Knochenzellen mit Nährstoffen und Sauerstoff. Ein funktionierender Stoffwechsel ist essentiell für den Knochen, befindet er sich doch in ständigem Umbau. 5 bis 7 % der Knochenmasse werden pro Woche erneuert, alle fünf Monate besitzen wir also ein völlig ausgetauschtes Knochengewebe. Trotz seiner Stabilität und Härte ist Knochen ein lebendes Gewebe, bei dem sich beim gesunden Menschen Abbau und Aufbau die Waage halten. Dabei dient der Umbau nicht nur der Erneuerung der Knochensubstanz; er wird gleichzeitig auch für die Anpassung der Knochenstruktur an die Belastung genutzt. Belastungssteigerung führt zu Mehranbau und Verdichtung des Knochens, Entlastung zu Abbau von Knochengewebe. Die Belastung formt also den Knochen: Die Funktion bestimmt die Form.

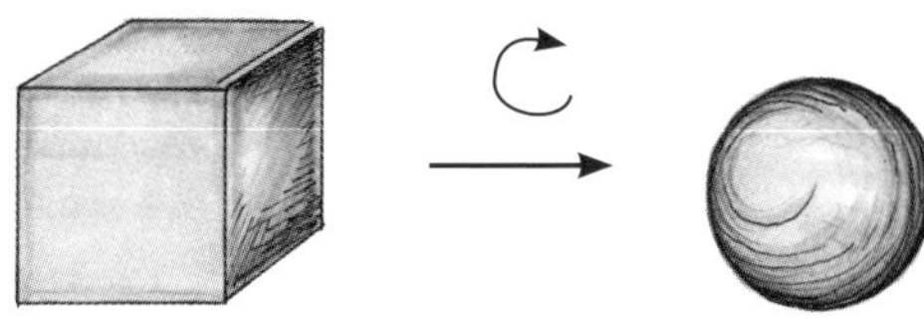

Abb. 1.9: Die Funktion bestimmt die Form: Wird ein eckiger Knochen über lange Zeit gedreht, so nutzen sich seine Ecken ab und er wird rund.

Ein eindrückliches Beispiel dafür ist die bei Tänzern häufig anzutreffende Verdickung des zweiten Mittelfußknochens. Auf halber Spitze oder Spitze verläuft die Schwerkraftlinie zwischen erstem und zweitem Mittelfußknochen. Um sich der hohen Belastung anzupassen, sorgt der Körper für einen Mehranbau von Knochengewebe genau dort, wo es gebraucht wird: Der Mittelfußknochen wird dicker (s. Kap. 6, S. 139 f.).

Der »typische« Knochen – Aufbau eines Röhrenknochens

Anhand des Röhrenknochens – der Oberschenkelknochen ist ein typisches Beispiel dafür – lässt sich der Knochenaufbau gut erklären.

Der lange Schaft, die *Diaphyse*, besteht aus einem röhrenförmigen **Knochenmantel** (*Kortikalis*) aus dichtem Knochenmaterial, der *Kompacta*. In seinem Inneren befindet sich ein Hohlraum. Bessere Elastizität und Einsparung von Gewicht – das sind gleich zwei Vorteile dieser Bauweise. Der Hohlraum,

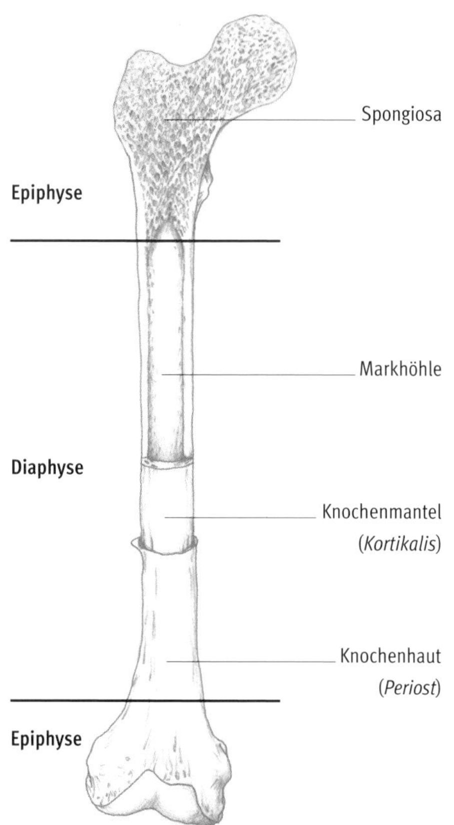

Abb. 1.10: Schematischer Aufbau eines Röhrenknochens.

die *Markhöhle,* ist angefüllt mit Knochenmark. Beide Enden des Knochens, die *Epiphysen*, sind von einer Knorpelschicht überzogen. Ihr Inneres wird von einem schwammartigen Gerüst aus feinen **Knochenbälkchen**, der *Spongiosa*, gebildet. Eine Leichtbauweise, die weiteres Gewicht einspart. Die Spongiosa ist für die Belastbarkeit des Knochens von großer Bedeutung. Angepasst an die Belastung richten sich die Knochenbälkchen entlang der Hauptbelastungslinien des Knochens aus. Sie bilden so ein trag- und belastungsfähiges Baugerüst, das sogenannte *Trabekelsystem* (s. Kap. 4, S. 92).

Die **Knochenhaut** (*Periost*) umgibt als faserreiche elastische Haut die Außenseite des Knochens. Sie wird von zahlreichen Gefäßen durchzogen und ist für die Ernährung und Regeneration des Knochens zuständig. Wird die Knochenhaut entfernt,

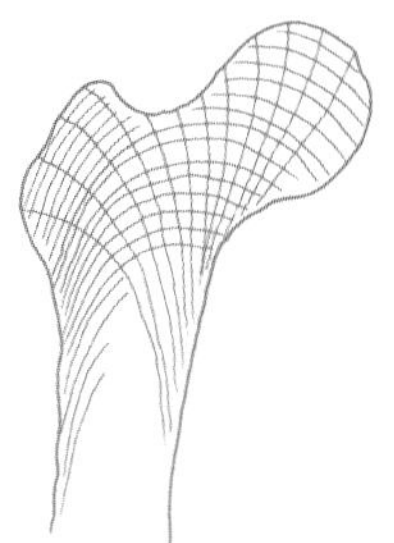

Abb. 1.11: Das Trabekelsystem der Knochenenden: Die Knochenbälkchen richten sich entlang der Hauptbelastungslinien aus.

geht der Knochen zugrunde. Durch ihr dichtes Nervengeflecht hat die Knochenhaut eine wichtige Schutzfunktion für den Knochen. Bei ungewohnter oder zu hoher Belastung kann es zur Entzündung der Knochenhaut kommen; der damit verbundene Schmerz warnt vor weiteren Überlastungen. An manchen Stellen liegt die Knochenhaut fast ungeschützt direkt unter der Haut. Diese Regionen sind ganz besonders schmerzempfindlich: Die meisten haben ihn schon selbst gespürt, den unangenehmen Schmerz bei einem Schlag auf das Schienbein.

In der Markhöhle und in den Zwischenräumen der Spongiosa befindet sich das **Knochenmark.** Neben dem Ausfüllen von Hohlräumen liegt seine Hauptaufgabe in der Bildung der roten Blutzellen.

Knorpel

Hohe Druckelastizität, Widerstand gegen Scher- und Zugkräfte und die Fähigkeit der Stoßdämpfung zeichnen den Knorpel aus.

Knorpelgewebe

Knorpelgewebe besteht aus Knorpelzellen und einer wasserhaltigen, eiweißreichen Grundsubstanz. Es besitzt weder Nerven noch Gefäße. Seine Ernährung kann daher nur über Diffusion erfolgen, über direkte Aufnahme der Nährstoffe aus den angrenzenden Geweben oder aus der Gelenkflüssigkeit. Dies erklärt den langsamen Stoffwechsel des Knorpels und, damit verbunden, seine geringe Regenerationsfähigkeit. Idealerweise findet durch den Wechsel von Be- und Entlastung der Gelenke der Flüssigkeitsaustausch und damit die Ernährung des Gelenkknorpels statt. Bei langer Ruhigstellung eines Gelenkes, aber auch bei Überlastung, ist die Ernährung des Knorpels herabgesetzt; Knorpelschäden können die Folge sein. Als »kritische Knorpeldicke« wird eine Knorpelstärke von 3 mm angegeben; dickere Knorpelschichten werden schlechter mit Nährstoffen versorgt. Da der Knorpel der Kniescheibe bis zu 6 mm dick sein kann, erklärt sich damit auch die Häufung von Knorpelirritationen in diesem Bereich (s. Kap. 5, S. 125). Im Laufe des Lebens nimmt der Wassergehalt des Knorpelgewebes ab, seine Druckelastizität und die Widerstandsfähigkeit gegen Scher- und Zugkräfte lassen nach, er wird anfälliger für Verletzungen.

Knorpelarten

Bestimmend für die Art des Knorpels sind die genaue Zusammensetzung der Grundsubstanz und die Art der in ihr gelagerten Fasern.

Beim **hyalinen Knorpel** wird die Grundsubstanz von zahlreichen Kollagenfasern durchzogen; gemeinsam bilden sie eine amorphe wasserhaltige Masse, die dem Knorpel seine hohe Druckelastizität verleiht. Hyaliner Knorpel findet sich überall dort, wo große Druckbelastungen auftreten, beispielsweise als weiß glänzender Überzug der meisten Gelenkflächen. Eine ganz besondere Eigenschaft ist seine hohe Anpassungsfähigkeit. Kurzzeitige Belastung führt zu einer raschen Dickezunahme des hyalinen Knorpels: Zeitlich begrenzt lagert er vermehrt Flüssigkeit in die Grundsubstanz ein. Durch dieses vorübergehende, belastungsbedingte Aufquellen wird der Knorpel resistenter gegen Druck- und Scherkräfte. Eine Fähigkeit, die man sich durch gezieltes Warm-up zunutze machen kann (s. Kap. 12, S. 241 f.). Langfristige Belastung führt zur allmählichen Verdickung des Knorpels; dabei vergrößern sich die Knorpelzellen, ihre Anzahl nimmt zu und der Stoffwechsel innerhalb des Knorpels wird beschleunigt – alles Mechanismen, die die Widerstandsfähigkeit des hyalinen Knorpels erhöhen. Die Regenerationsfähigkeit nach Verletzungen ist beim hyalinen Knorpel leider sehr gering. Verletzte Knorpelzellen und ein zerstörtes Fasergerüst können nicht mehr identisch wiederaufgebaut werden. An Stelle des hyalinen Knorpels wird als Ersatz Faserknorpel gebildet. Der kann zwar äußerlich die Oberfläche der Knorpelschicht ausfüllen; seine Druckelastizität ist aber deutlich geringer, so dass die Belastbarkeit der reparierten Knorpelzone sinkt.

Faserknorpel ist besonders widerstandsfähig gegen Scherkräfte. Seine Grundsubstanz besteht vor allem aus parallel angeordneten Kollagenfasern, deren Anzahl entsprechend der Belastung variieren kann. Er bildet beispielsweise den Faserring der Bandscheibe (s. Kap. 2, S. 43 f.), die Menisken des Knies oder dient der Regeneration von Schäden des hyalinen Knorpels.

Besonders biegsam ist der **elastische Knorpel**. In seiner Grundsubstanz verlaufen netzartig elastische Fasern. Ein bekannter Vertreter des elastischen Knorpels ist die Ohrmuschel, die sich in alle Richtungen schmerzfrei verbiegen lässt.

Gelenk

Die Verbindung von Knochen untereinander wird als Gelenk bezeichnet. Gelenke haben gleich zwei Aufgaben: Sie verbinden die einzelnen Knochen des Skeletts und sorgen gleichzeitig für seine Beweglichkeit. Dabei kann die Verbindung fest (»unechtes« Gelenk) oder beweglich (»echtes« Gelenk) sein. Feste Knochenverbindungen findet man z. B. in der knorpeligen Zone an der Vorderseite des Brustkorbs zwischen Rippen und Brustbein oder an der Schambeinfuge zwischen den beiden Schambeinen. Letztere lässt zwar die passive Bewegung der beiden Hüftbeine des Beckens gegeneinander zu, kann aktiv aber nicht bewegt werden (s. Kap. 3, S. 73 f.). Spricht man von Gelenken, so sind im Allgemeinen die »echten« Gelenke gemeint; hier findet die aktive Bewegung statt.

Aufbau eines Gelenks – Beweglichkeit ist wichtig

Gelenke bestehen grundsätzlich aus den Knochenenden, der Gelenkkapsel und der Gelenkhöhle mit dem Gelenkspalt.

Die beteiligten **Knochenenden** sind von hyalinem Knorpel überzogen. Die glatte Knorpeloberfläche der Gelenkpartner dient der Verminderung von Reibung und der Stoßdämpfung. Jedes Gelenk besitzt mindestens zwei Gelenkpartner; abhängig von ihrer Form werden sie auch als *Gelenkpfanne* und *Gelenkkopf* bezeichnet. Bestehen große Un-

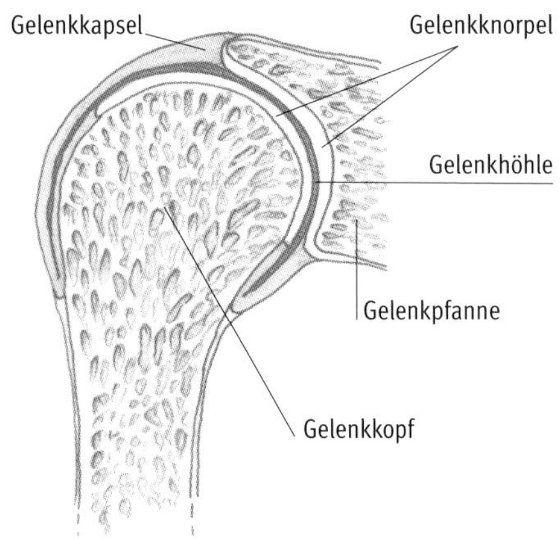

Abb. 1.12: Der Aufbau eines »echten« Gelenks.

ebenheiten zwischen den Gelenkflächen, werden diese durch zusätzliche Knorpelscheiben innerhalb des Gelenks ausgeglichen, wie z. B. die Menisken im Knie (s. Kap. 5, S. 118).

Wie eine Hülle umschließt die **Gelenkkapsel** das gesamte Gelenk. Sie besteht aus zwei Schichten: einer von zahlreichen Blutgefäßen durchzogenen inneren Schicht und der dickeren und stabileren äußeren Schicht. Größe und Dicke der Gelenkkapsel variieren stark von Gelenk zu Gelenk. Steht die Stabilität im Vordergrund, ist die Gelenkkapsel relativ eng und wird durch zahlreiche Bänder verstärkt. Ist sie weit und locker, so ist die Mobilität des Gelenks von ganz entscheidender Bedeutung.

Den von der Gelenkkapsel rundherum abgeschlossenen Hohlraum nennt man **Gelenkhöhle**. Sie ist mit »Gelenkschmiere« (*Synovialflüssigkeit*) gefüllt, einer Flüssigkeit, die in ihrer Konsistenz an flüssiges Eiweiß erinnert. Gebildet wird diese Flüssigkeit von der inneren Schicht der Gelenkkapsel. Die Gelenkschmiere ist für die Ernährung des Gelenkknorpels, für die Schmierung der Gelenkflächen und für die Stoßdämpfung im Gelenk zuständig. Abhängig von ihrer Temperatur und der Geschwindigkeit der Bewegung ändert sich die Konsistenz der Gelenkflüssigkeit. Kälte und langsame Bewegung erhöhen ihre Viskosität, sie machen die Gelenkschmiere zähflüssig. Höhere Temperatur (z. B. nach dem Warm-up) und schnellere Bewegungen setzen den Widerstand herab.

Tab. 1.3: Das Ausmaß der Gelenkbeweglichkeit ist maßgeblich von drei Faktoren abhängig:

Form und Größe der knöchernen Gelenkpartner	Knochenführung
Verlauf und Stärke der Gelenkbänder	Bandführung
Verlauf und Anzahl der auf das Gelenk einwirkenden Muskeln	Muskelführung

Bänder – Klare Anweisungen für das Gelenk

Bänder bestehen aus straffem Bindegewebe. Der hohe Anteil an parallel liegenden kollagenen Fasern verleiht ihnen große Festigkeit, doch ihre Dehnbarkeit ist mit 5 % nur gering. Die meisten Bänder ziehen von Knochen zu Knochen. Jedoch gibt es auch Bänder, die mit einzelnen Fasern in die Muskulatur einsprossen und darüber ihre Elastizität erhöhen. Bänder dienen der passiven Bewegungseinschränkung von Gelenken; sie geben klare Anweisungen für die Bewegungsrichtung.

Unterschieden werden Bänder, die tief im Gelenk liegen, von Bändern, die innerhalb der Kapsel verlaufen und damit die Kapsel selbst verstärken, sowie von Bändern, die außen über die Gelenkkapsel ziehen. Bänder enthalten zahlreiche Rezeptoren; deren Aufgabe ist es, wichtige Änderungen der Bandeigenschaften umgehend an die Schaltzentralen des Nervensystems weiterzuleiten. Geschwindigkeit, Bewegung und Gelenkstellung werden dabei genauso wahrgenommen wie Dehnung oder Schmerz. Die permanente Rückkopplung der aktuellen Gelenksituation über die Rezeptoren des Bandes erlaubt dem Körper eine rasche Feinjustierung, eine differenzierte Reaktion auf die jeweils neue Gelenksituation. Für Koordination und Balance ist das unerlässlich. Kein Wunder also, dass nach Bandverletzungen ganz besonders auch die Körperbalance in Mitleidenschaft gezogen ist.

Druckbelastung im Gelenk in Zugbelastung auf die Bänder umzuwandeln – das ist eine der wichtigsten Aufgaben des Bandapparates. Anstatt das Gelenk zu komprimieren, wird durch die optimale Gelenkstellung der Bandapparat in der Belastungsphase auf Spannung gebracht (s. Abb. 1.18, S. 35). Das entlastet das Gelenk und trainiert gleichzeitig die Bänder (s. z.B. Kap. 4, S. 93f.). Ist ein Band gespannt, so richtet sich seine innere Struktur nach der Hauptzugrichtung aus: Alle Fasern verlaufen in einer gemeinsamen Richtung. Fehlt diese klare Belastungsrichtung, so organisieren sich die einzelnen Fasern innerhalb des Bandes eher zufällig; diese chaotische Faseranordnung schwächt das Band. Ständiger Wechsel von Spannen und Lösen, von Be- und Entlastung fördert den Stoffwechsel des Bandes und erhöht damit langfristig seine Belastbarkeit.

Gelenkgeräusche – Harmlos oder beängstigend?
Knacken in den Gelenken, ob beim »Ausknacken« der Wirbelsäule oder beim Ziehen an den Fingern: Die Ursache für dieses Geräusch ist bis heute noch nicht endgültig geklärt. Die derzeit gültige Vorstellung geht von einem Unterdruck im Gelenkspalt aus. In der Gelenkflüssigkeit sind Gase gelöst. Bestimmte Bewegungen führen nun zur Bildung von Dampfblasen innerhalb der Gelenkflüssigkeit. Zerplatzen diese Blasen, hört man das typische Knackgeräusch. Ein erneutes Knacken kann erst wieder ausgelöst werden, wenn sich die Gase wieder in der Gelenkschmiere gelöst haben. Knackt ein Gelenk gelegentlich in der Bewegung, ist das nicht so schlimm. Häufiges manipuliertes »Einrenken« von Gelenken – ob selbständig oder durch einen Partner – kann aber zur Überdehnung der Gelenkbänder führen und damit zu lokalen Überbeweglichkeiten. Und dies verstärkt wiederum das Knacken. Interessant ist, dass langfristiges Fingerknacken zu leichter Schwellung der Knöchel und – weitaus bemerkenswerter – zur Schwächung der Hände führt. Überträgt man dies auf andere Gelenke, so ist das gewohnheitsmäßige Ausknacken von Gelenken sicher nicht zu empfehlen.

Die Muskulatur – Motor der Bewegung

Egal ob wir lachen, reden, schlucken, verdauen, atmen oder tanzen: Für die meisten Bewegungen des Körpers ist die Kontraktion und Verkürzung von Muskelzellen verantwortlich. Dabei sind es die Nerven, die den Muskeln den Auftrag für ihre Arbeit erteilen; das Nervensystem ist der eigentliche Dirigent der Bewegung, die Muskeln führen die Bewegung nur aus. Millionen von Muskelzellen bilden das Muskelgewebe. Nach ihrem Aufbau und ihrer Funktion werden drei verschiedene Muskelarten unterschieden: die glatte Muskulatur, die Herzmuskulatur und die Skelettmuskulatur.

Die **glatte Muskulatur** wird auch als unwillkürliche Muskulatur bezeichnet. Unter dem Mikroskop präsentiert sie sich als ein Netz zahlreicher Muskelzellen unterschiedlicher Größe und Ausrichtung. Man findet die glatte Muskulatur beispielsweise in den Augen, den Blutgefäßen oder dem gesamten Verdauungsapparat, aber auch als kleine Muskeln in den Haarwurzeln der Haut, wo sie durch ihre Kontraktion die Körperhaare aufstellen und damit eine Gänsehaut erzeugen. Als Muskulatur der Organe wird die glatte Muskulatur über das vegetative Nervensystem und über Hormone gesteuert und unterliegt damit nicht unserer bewussten Willensentscheidung.

Die **Herzmuskulatur** ist – wie der Name bereits vermuten lässt – nur im Herzen zu finden. Sie nimmt eine Sonderstellung zwischen der Skelettmuskulatur und der glatten Muskulatur ein. Einerseits weisen die einzelnen Muskelzellen die typische Querstreifung der Skelettmuskulatur auf, andererseits werden sie – wie die glatte Muskulatur – vom vegetativen Nervensystem gesteuert. Mit ihren Schrittmacherzellen besitzt die Herzmuskulatur eine außergewöhnliche Funktion: Sie ist in der Lage, selbständig, ganz ohne Nervenimpulse, zu kontrahieren.

Spricht man von Muskeln, so ist herkömmlicherweise die **Skelettmuskulatur**, die sogenannte quergestreifte Muskulatur, gemeint. Sie setzt an den Knochen an und bewegt so das Skelett. Da diese Muskelarbeit bewusst und willentlich gesteuert werden kann, wird die Skelettmuskulatur auch willkürliche Muskulatur genannt. Ein Blick durch das Mikroskop lässt die charakteristischen Querstreifen in den Muskelfasern erkennen. Die Skelettmuskulatur besteht aus etwa 400 Einzelmuskeln unterschiedlicher Größe und Form, vom feinsten Fingermuskel bis hin zum großflächigen Rückenmuskel. Alle Skelettmuskeln zusammen wiegen mehr als das gesamte Knochengerüst. So entfallen beim Tänzer etwa 40 % des Körpergewichts auf die Skelettmuskulatur, aber nur 15 % auf das Skelett.

Wegen ihrer Bedeutung für die Bewegung und den Tanz werden im Folgenden Aufbau und Funktion der Skelettmuskulatur näher dargestellt.

Aufbau

Der Muskel – Das bewegt den Knochen

Skelettmuskeln bestehen aus langen, dünnen Muskelzellen. Diese Muskelzellen können über tausend Zellkerne enthalten und bis zu 40 Zentimeter lang sein; sie werden daher auch als *Muskelfasern* bezeichnet. Mehrere Muskelfasern bilden gemeinsam ein *Muskelfaserbündel*, viele Muskelfaserbündel vereinen sich zum *Muskelbauch*. Typischerweise ist der Muskelbauch an seinen Enden über Sehnen oder Sehnenplatten mit dem Knochen verbunden. Der Durchmesser des Muskelbauches, die detaillierte Architektur und Zusammensetzung seiner Muskelfasern, das Verhältnis zwischen Muskelbauch und Sehne und seine exakten Ansatzstellen an Knochen oder Bindegewebe bestimmen maßgeblich die Effizienz und Kraft des Muskels.

Die Muskelfaser – Der Blick ins Detail

Die Muskelfaser ist die anatomische Grundeinheit des Muskels. In ihr verlaufen in Längsrichtung, parallel ausgerichtet, fadenartige Strukturen aus Eiweiß, die *Myofibrillen*. Als kleinste Untereinheit dieser Myofibrillen gilt das *Sarkomer*, die »kontraktile Einheit« der Muskelfaser. Mehrere tausend Sarkomere liegen hintereinander in Reihe geschaltet in einer Muskelfaser. Jedes Sarkomer ist auf beiden Seiten jeweils durch die sogenannte *Z-Scheibe* begrenzt; dazwischen befinden sich Eiweißketten, die *Myofilamente*, bekannt auch als *Aktin* und *Myosin*. Dabei hängt das dünne Aktin direkt an den Z-Scheiben, das dickere Myosin spannt sich dazwischen aus. Der Wechsel dieser Aktin- und Myosinfilamente ergibt unter dem Mikroskop betrachtet die für den Skelettmuskel charakteristische Querstreifung.

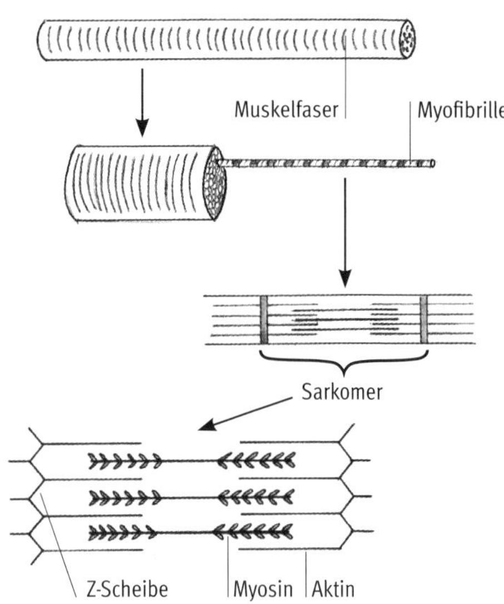

Abb. 1.14: Von der Muskelfaser zum Sarkomer, der »kontraktilen Einheit« des Muskels.

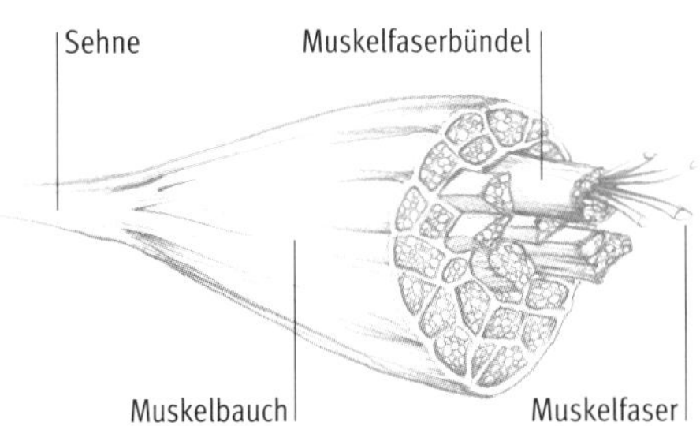

Abb. 1.13: Aufbau eines Muskels.

Den Befehl zur Kontraktion erhält die Muskelfaser über das Nervensystem. Dabei wird – je nach Muskel – eine unterschiedliche Anzahl von Muskelfasern von einer Nervenzelle versorgt. Die Nervenzelle und die von ihr versorgten Muskelfasern werden als *motorische Einheit* bezeichnet. Die Anzahl der in einer motorischen Einheit zusammengefassten Muskelfasern variiert, von weniger als zehn Muskelfasern in der Augenmuskulatur bis hin zu einigen tausend im großen vierköpfigen Oberschenkelmuskel. Je größer die motorische Einheit, desto größer im Allgemeinen die Muskelkraft, je kleiner, desto genauer dafür die Kontrolle über die Bewegung. Die Stärke der Muskelkontraktion wird über die Anzahl der aktivierten motorischen Einheiten dosiert. Je höher die Anspannung des Muskels, umso mehr motorische Einheiten sind an der Kontraktion beteiligt.

Die Sehne – Verbindung zum Knochen

Die meisten Muskeln setzen über Sehnen am Knochen an. Aufgabe der Sehnen ist es, die bei der Kontraktion im Muskelbauch entstandene Zugkraft auf den Knochen zu übertragen. Dafür sind geringe Elastizität und hohe Zugfestigkeit erforderlich. Der Aufbau der Sehne erlaubt es, beide Anforderungen optimal zu erfüllen. Sie besteht aus parallel angeordneten Kollagenfasern, die im Ruhezustand leicht gewellt sind. Über eine Knorpelzone sind sie am Knochen befestigt. Diese Knorpelzone sorgt für einen harmonischen Übergang zwischen der hohen Elastizität des Muskel-Sehnen-Komplexes und der deutlich geringeren Elastizität des Knochens. Dabei ist die Elastizität der Sehne mit maximal 4 % Dehnbarkeit deutlich geringer als die Dehnbarkeit des Muskels, der sich in Extremfällen um bis zu 50 % dehnen kann. Mit zunehmendem Alter nimmt die Festigkeit der Sehnen ab. Fetteinlagerung und eine Reduktion der Sehnenzellen setzen die Regenerationsfähigkeit herab und mindern so die Belastbarkeit des Sehnengewebes.

An Stellen, an denen Sehnen einer hohen mechanischen Belastung ausgesetzt sind, finden sich oft spezielle Vorrichtungen zum Schutz der Sehne, wie Sesambeine, Schleimbeutel oder Sehnenscheiden.

Sesambeine dienen der Verstärkung der Sehne und verbessern die Zugmechanik des Muskels. Das größte Sesambein des Menschen ist die Kniescheibe.

Schleimbeutel (*Bursa*) sind kleine, mit Flüssigkeit gefüllte Säckchen, die sich überall dort finden, wo Muskeln und Sehnen über Knochenvorsprünge gleiten und dabei verletzt werden könnten. Wie ein Wasserkissen fangen sie den Druck auf die Sehne ab und verhindern so deren Abnutzung. Besonders viele Schleimbeutel findet man im Bereich des Knies. Dort polstert beispielsweise ein Schleimbeutel direkt unterhalb der Kniescheibe beim Knien das Kniescheibenband vor zu starkem Druck ab.

Sehnenscheiden haben die Aufgabe, die Gleitfähigkeit der Sehnen an den Stellen zu sichern, an denen sie längere Zeit direkt über Knochen laufen oder übereinander hinweg kreuzen. Als straffe Bindegewebshülle umgeben sie die Sehne und ermöglichen ihr ein fast reibungsloses Gleiten innerhalb der Sehnenscheide. Durch ihre feste Verankerung im umgebenden Gewebe können sie auch als »Umlenkrolle« für den Muskelverlauf dienen. So zieht beispielsweise die Sehnenscheide des langen Großzehenbeugers hinten um den Innenknöchel des Fußes herum und fixiert Muskel und Sehne in ihrem bogenförmigen Verlauf (s. Kap. 6, S. 145 f.).

Die Faszienhülle – Schutz und Beweglichkeit

Jeder Skelettmuskel ist von einer bindegewebigen Schicht umgeben, seiner Faszienhülle. Sie umhüllt nicht nur den gesamten Muskelbauch, sondern setzt sich über das Sehnengewebe bis zum Knochen fort. Zudem versorgt sie den Muskel mit Gefäßen und Nerven. Die Faszienhülle gibt dem Muskelbauch seine charakteristische Form; ihre Elastizität ist bestimmend für die Dehnbarkeit des Muskels. Sie dient als Gleitschicht zwischen den einzelnen Muskeln, zwischen Muskel und Knochen oder zwischen Muskel und Organ. Uneingeschränkte Mobilität der Faszienhüllen untereinander ist Grundvoraussetzung für gute Beweglichkeit. Wie in einer Kette sind die Faszienhüllen einzelner Muskeln miteinander verbunden. Diese Faszienketten sind gleichsam Sinnbild für die zahlreichen strukturellen und funktionellen Verbindungen, die sich durch den ganzen Körper ziehen (siehe S. 33 f.).

Funktion

Kontraktion des Muskels – Bewegung auf kleinster Ebene

Kontrahiert ein Muskel, dann verkürzen sich die Sarkomere innerhalb der Muskelfasern. Dabei bleibt die Länge der einzelnen Eiweißketten unverändert; die Verkürzung des Sarkomers geschieht durch ein Ineinandergleiten von Aktin und Myosin,

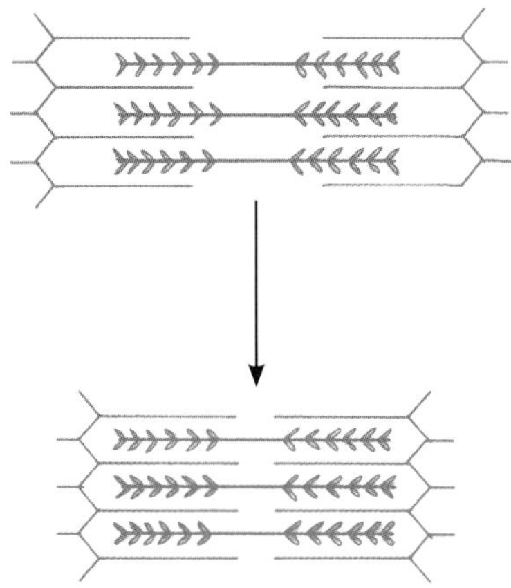

Abb. 1.15: Kontraktion des Muskels: Aktin und Myosin gleiten ineinander, das Sarkomer verkürzt sich.

durch eine Annäherung der Z-Scheiben. Erhält eine Muskelfaser den Befehl zu kontrahieren, kommt es als erstes zu einer Ausschüttung von Calcium. Calcium stößt eine ganze Kaskade von Reaktionen an, so dass schließlich das dünne Aktin zwischen das dickere Myosin gezogen wird. Die Z-Scheiben nähern sich an, das Sarkomer verkürzt sich. Auch wenn die Verkürzung in jedem einzelnen Sarkomer nur wenige Mikrometer beträgt: Mehrere tausend Sarkomere hintereinander ergeben eine deutliche Längenveränderung des Muskels. Der Muskel kontrahiert, er wird kürzer. Calcium ist dafür ein wichtiger Auslöser.

Arten der Muskelarbeit – So funktioniert Bewegung

Jedes einzelne Sarkomer und damit auch der gesamte Muskel kann sich durch Kontraktion um etwa die Hälfte verkürzen. Je mehr motorische Einheiten innerhalb eines Muskels an dieser Verkürzung beteiligt sind, desto leichter ist die Anspannung des Muskels zu spüren, auch für den Untrainierten. Schwieriger ist es, eine deutlich geringere Anspannung des Muskels wahrzunehmen, eine Grundspannung, die zwar Haltung und Stabilität unterstützt, die Beweglichkeit dabei aber nicht einschränkt. Gerade im Tanz ist diese feine Grundspannung der Muskulatur oft gefordert.

Kontraktionen des Muskels können sich auf Muskelspannung und Muskellänge ganz unterschiedlich auswirken.

Dynamische Kontraktion: Verändert sich die Länge des Muskels, spricht man von dynamischer Kontraktion. Ein Verkürzen des Muskels wird als konzentrische, ein Verlängern als exzentrische Kontraktion bezeichnet.

- Bei der **konzentrischen Kontraktion** wird der Muskel kürzer; beide Enden des Muskels nähern sich an und bewegen so die muskulären Ansatzstellen des Knochens aufeinander zu. Beispiel: Konzentrische Kontraktion des vierköpfigen Oberschenkelmuskels verkürzt den Muskel, das Knie wird gestreckt.
- Bei der **exzentrischen Kontraktion** wird der Muskel während der Kontraktion verlängert; die muskulären Ansatzstellen am Knochen entfernen sich voneinander, der Muskel bremst die Bewegung. Beispiel: Exzentrische Kontraktion des vierköpfigen Oberschenkelmuskels beim Treppabsteigen. Der Muskel bremst die Beugung im Kniegelenk und wird dabei gleichzeitig verlängert.

Statische Kontraktion: Bleibt die Länge gleich und verändert sich nur die Spannung im Muskel, wird dies als statische oder auch isometrische Kontraktion bezeichnet.

- Bei der **statischen** oder **isometrischen Kontraktion** spannt der Muskel an, ohne dass dabei von außen eine Bewegung zu erkennen ist. Beispiel: Isometrische Kontraktion der unteren Rückenmuskulatur beim Flat back.

Der Muskel in Bewegung

Die Stellen, an denen der Muskel am Knochen befestigt ist, werden im Allgemeinen als *Ursprung* und *Ansatz* bezeichnet. Dabei liegt der Ursprung meist näher zur Körpermitte hin (proximal), der Ansatz von der Körpermitte entfernt (distal). Funktioneller sind die Bezeichnungen *punctum fixum* und *punctum mobile*. Dabei wird das punctum fixum meist mit dem Ursprung, das punctum mobile mit dem Ansatz gleichgesetzt. Eine schematische Einteilung, die sich je nach Bewegung auch umdrehen kann. Am Beispiel der hinteren Oberschenkelmuskulatur sei dies erklärt: Beugt man das Knie im

Spielbein, arbeiten die Muskeln an der Rückseite des Oberschenkels. Sie ziehen den Unterschenkel nach hinten und beugen damit im Knie. Ursprung und bei dieser Bewegung auch gleichzeitig punctum fixum der Muskulatur ist das Becken, Ansatz und gleichzeitig punctum mobile ist der Unterschenkel. Anders im Plié: Auch hier wird das Knie gebeugt, doch nun wird der Oberschenkel dem Unterschenkel angenähert, das Becken wird gleichsam nach unten gezogen. Punctum fixum ist nun der Ansatz am Unterschenkel, punctum mobile das Becken.

Die Bewegung als Ganzes

Selten kontrahiert ein Muskel wirklich isoliert. Meist arbeiten mehrere Muskeln gleichzeitig oder kurz hintereinander, sind ganze Muskelketten an der Bewegung beteiligt. Arbeiten Muskeln zusammen, so können sie je nach Bewegung verschiedene Aufgaben erfüllen: Sie sind Agonist, Antagonist, Synergist oder Stabilisator.

Im Folgenden wird dies am Beispiel des parallelen, nach hinten angehobenen, gestreckten Beines erklärt:

- Der **Agonist** – auch Beweger genannt – ist ein Muskel oder eine Muskelgruppe, die maßgeblich die gewünschte Bewegung ausführt. Im Beispiel: Agonist ist hier die rückwärtige Oberschenkelmuskulatur (Hamstrings).
- Der **Antagonist** ist ein Muskel oder eine Muskelgruppe, die der gewünschten Bewegung genau entgegenwirkt und damit die Bewegung koordinieren, bremsen oder auch verhindern kann. Im Beispiel: Antagonisten sind die Hüftbeuger und der gerade Oberschenkelmuskel.
- Als **Synergist** bezeichnet man Muskeln oder Muskelgruppen, die den Agonisten in der Ausführung der Bewegung unterstützen. Im Beispiel: Synergist ist hier der große Gesäßmuskel.
- Der **Stabilisator** ist ein Muskel oder eine Muskelgruppe, die isometrisch kontrahiert, um einen Körperteil gegen Zugkräfte anderer Muskeln oder gegen die Schwerkraft zu stabilisieren. Im Beispiel: Stabilisator ist der gerade Bauchmuskel; er wirkt der Kippung des Beckens nach vorne entgegen. Damit wird das Becken als punctum fixum für die rückwärtige Oberschenkelmuskulatur stabilisiert.

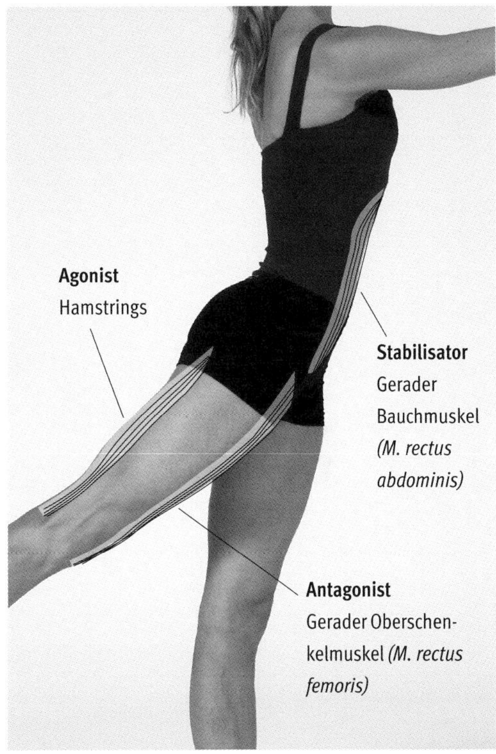

Abb. 1.16: Die Aufgabe der Muskulatur beim Anheben des parallelen, gestreckten Beines nach hinten.

Bestimmte Muskeln werden unabhängig von ihrer Funktion innerhalb der Muskelkette als **Leitmuskeln** bezeichnet. Meist sind dies Muskeln, deren Aufgabe weniger in der Kraftausübung und Stabilisation, sondern mehr in der Bewegungsführung und Feinkoordination liegt. Lang und dünn ziehen sie größtenteils gleich über mehrere Gelenke und geben differenzierte und hochkoordinierte Anweisungen für die Bewegungsrichtungen. Sie sind zuständig für die Bewegungsqualität. Der Schneidermuskel des Oberschenkels gilt als typisches Beispiel eines Leitmuskels. Lang und schlank zieht er über Hüft- und Kniegelenk; seine Kraftentwicklung ist gering, doch seine Koordination beeindruckend: Während er im Hüftgelenk beugt und dabei gleichzeitig den Oberschenkel nach außen dreht, sorgt er im Kniegelenk bei der Beugung für die Innenrotation des Unterschenkels. Damit verschraubt er Ober- und Unterschenkel gegeneinander und macht so die dreidimensionale Beinverschraubung perfekt (s. Kap. 5, S. 119 f.).

Die verschiedenen Muskelfasertypen

In starker Vereinfachung unterscheidet man zwei Haupttypen von Muskelfasern:

Typ-I-Faser: rote, dünne und »langsame« Faser, auch als *slow twitch*-Faser (= langsam zuckende Faser) bezeichnet. Dieser Fasertyp wird bei Muskelarbeit geringer Intensität und langer Dauer beansprucht.

Typ-II-Faser: weiße, dicke und »schnelle« Faser, auch als *fast twitch*-Faser (= schnell zuckende Faser) bezeichnet. Sie ist vor allem bei schneller und intensiver Muskelbeanspruchung in Aktion.

Langsame Typ-I-Muskelfasern sind in relativ kleinen motorischen Einheiten organisiert. Das erlaubt eine gute Kontrolle der Bewegung und verbessert die Feinkoordination. Je langsamer die Bewegung ausgeführt wird, desto mehr Typ-I-Fasern werden rekrutiert. Damit kann die Bewegung besser koordiniert und exakter trainiert werden: Eine gute Basis für das Techniktraining.

Tab. 1.4: Die verschiedenen Muskelfasertypen

Charakteristika	Typ-I-Muskelfasern	Typ-II-Muskelfasern
Farbe	rot / dunkel	weiß / hell
Geschwindigkeit	langsam	schnell
Kraft	gering	hoch
Widerstand gegen Ermüdung	hoch	gering
Effizienz	hoch	gering

Langsame Typ-I-Muskelfasern sind im Vergleich zu den schnellen Muskelfasern um etwa 30 % dünner. Dies erklärt den allgemein schlanken Habitus der Ausdauersportler. Tänzer mit Typ-II-Muskelfasern machen oft einen eher muskulären Eindruck. Die motorischen Einheiten der Typ-II-Muskelfasern umfassen viele Muskelfasern; damit sind die Bewegungen zwar schnell und kraftvoll, aber weniger gut koordinierbar.

Der prozentuale Anteil der verschiedenen Fasertypen innerhalb eines Muskels und innerhalb des gesamten Körpers ist genetisch festgelegt. Der überwiegende Teil der Bevölkerung besitzt in etwa eine ähnliche Verteilung der Muskelfasertypen, doch gibt es Ausreißer in beide Richtungen. Beim »geborenen« Sprinter überwiegen die schnellen Typ-II-Fasern, beim »geborenen« Marathonläufer die langsamen Typ-I-Fasern. Wahrscheinlich lässt sich die unbewusste Wahl des Lieblingssports und der Lieblingsübungen bei vielen Sportlern – auch bei Tänzern – mit der angeborenen Verteilung der Muskelfasertypen erklären. So fallen dem Typ-I-Tänzer eher die langsamen, gehaltenen Adagios leicht, während der Typ-II-Tänzer durch seine Schnelligkeit und seine Sprungkraft auffällt. Heute scheint sicher: Die genetisch bedingte Verteilung der Muskelfasern ist auch durch intensives Training kaum veränderbar. Zwar kann es vorübergehend zur Umwandlung von schnellen in langsame Muskelfasern kommen; fällt das Training jedoch weg, ist diese Veränderung rasch wieder rückläufig. Eine Umwandlung vom langsamen in den schnellen Fasertyp ist durch Training nicht möglich. Während des natürlichen Alterungsprozesses nimmt die Anzahl an Typ-II-Fasern ab. Mit ein Grund dafür, warum man im Alter an Schnelligkeit verliert.

Die Faszien – Ein Netzwerk spannt sich durch den Körper

Fast jeder hat beim Einkauf an der Fleischtheke schon einmal das weißlich schimmernde Hüllgewebe gesehen, mit dem einige Fleischstücke überzogen sind. Doch selten wird diese Struktur mit dem in Verbindung gebracht, was im Tanz seit Jahren große Beachtung findet: dem Fasziengewebe. Dieses Gewebe, das Organe, Muskeln und Sehnen umhüllt und sich durch den ganzen Körper spannt, wurde über Jahrhunderte in der Anatomie als unwichtiges, inaktives Verpackungsmaterial behandelt, als Bindegewebe ohne Funktion. Dank neuer Untersuchungstechniken und zunehmender Forschung, weiß man heute mehr über den Aufbau und die vielfältigen Aufgaben der Faszien. Was für Tänzer eine Selbstverständlichkeit ist, eine Körpererfahrung, die sie täglich im Tanztraining machen, bekommt jetzt eine sichtbare Erklärung: Die Verbindung von Kopf bis Fuß, der Bewegungsfluss, der sich harmonisch durch den ganzen Körper weiterleitet, lässt sich mit dem Blick auf die faszialen Verbindungen im Körper erklären.

In der klassischen Anatomie bezeichnet man als **Faszie** eine bindegewebige Hülle, die Muskeln und Organe umschließt, sie im Körper verankert und gleichzeitig in lange, durch den Körper verlaufende Faszienzüge einbettet (siehe S. 29). Die moderne Faszienforschung fasst den Begriff weiter; auch die Umhüllungen von Gefäßen und Nerven, die Gelenkkapseln, Sehnen, Bänder oder die Knochenhäute werden zum Kontinuum des fasrigen, elastischen Bindegewebes gezählt, dem **faszialen Netzwerk**.

> Faszien sind kollagenes, faseriges Bindegewebe, das sich wie ein Netzwerk durch den Körper zieht.

Aufbau

Die Bestandteile des Fasziengewebes

Im Wesentlichen bestehen Faszien wie alle Gewebe aus Zellen, kollagenen Fasern und einer wässrigen, amorphen Masse, der sogenannten Grundsubstanz (s. S. 21). Die gewebetypischen Zellen, *Fibrocyten* und *Fasziacyten*, sorgen gemeinsam für den Auf- und Umbau sowie den Erhalt des Fasziengewebes. Sie reagieren auf mechanische Reize wie Druck, Zug oder Spannung, aber auch auf biochemische Stimulation oder den Säuregehalt der Grundsubstanz. So passt sich das Fasziengewebe an die aktuellen Bedingungen und Anforderungen an. Wachstumshormone beispielsweise, welche vor allem im Schlaf gebildet werden, unterstützen die Produktion von Kollagen und sorgen für den Erhalt eines gesunden und funktionsfähigen Fasziensystems. Eine Übersäuerung im Muskel- und Fasziengewebe hingegen reduziert die Elastizität und Regenerationsfähigkeit und kann so die Fasziengesundheit beeinträchtigen.

Das komplexe Netzwerk

Anatomische Darstellungen von Gelenken in Medizinbüchern entsprechen mit ihrer klaren Trennung von Bändern, Gelenkkapsel, Sehne und Muskelhülle nicht der Realität. Vielmehr findet man rund um die Gelenke ein oft eng miteinander verwobenes Netz aus kollagenen Fasern, die sich in benachbarte Strukturen fortsetzen und weitläufige, gelenkübergreifende Verbindungen bilden. So zieht beispielsweise das fasziale Gewebe der Adduktoren, der Muskeln auf der Innenseite des Oberschenkels (s. Kap. 4, S. 96), über das Schambein und die Bandstrukturen der Symphyse hinweg bis in die Faszienhülle der äußeren schrägen Bauchmuskulatur (*M. obliquus externus*, s. Kap. 2, S. 48 f.) der Gegenseite. Eine wichtige Schrägverbindung im Körper, die bei jedem Épaulement und jeder Pirouette zum Einsatz kommt.

Im Gegensatz zu Knochen und Knorpel ist Fasziengewebe nicht auf Kompression und Gewichtsbelastung, sondern auf Zug und Spannung ausgelegt. Seine spezifische Struktur, seine lokale Dicke, die räumliche Ausrichtung der Fasern und seine Elastizität spiegeln die Vorgeschichte seiner Belastung wider. Denn je nach Richtung und Intensität der lokalen Zugbelastung bildet sich unterschiedlich straffes Fasziengewebe aus. So findet man bei klassischen Tänzern bedingt durch die Turnoutposition typischerweise oft eine hohe Spannung im *Tractus iliotobialis*, der faszialen Sehnenplatte an der Außenseite des Oberschenkels (s. Kap. 5, S. 122), während sich bei Reitern häufig eine fasziale Verdickung auf der Innenseite des Oberschenkels bildet.

Muskeln sind nicht nur von Faszien umhüllt, auch das Innere der Muskulatur ist von unterschiedlich dicken, elastischen Faszienstrukturen durchwebt. Ähnlich der Schnittfläche einer Orange lassen sich im Muskelquerschnitt weißliche Septen erkennen, die einzelne Muskelfaserbündel umfassen und in unterschiedlich große Funktionseinheiten unterteilen (s. Abb. 1.17). Dies ermöglicht auch in großen Muskelpartien den gezielten Einsatz einzelner Teilbereiche und sorgt für die Feinabstimmung und Koordination innerhalb des Muskels.

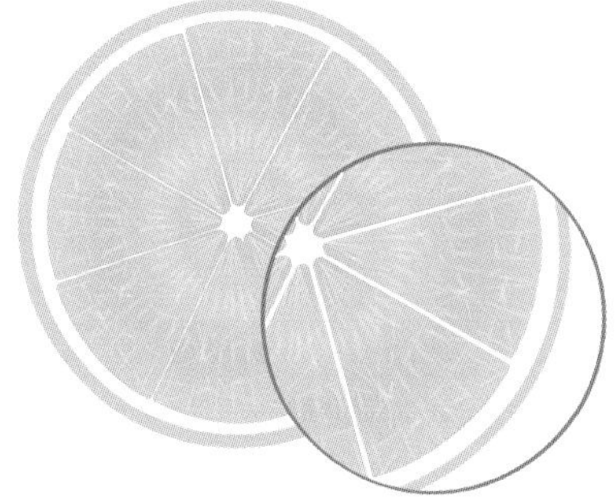

Abb. 1.17: Schematischer Muskelquerschnitt mit intramuskulärem Fasziengewebe.

Faszien als Sinnesorgan

Über 200 Millionen Nervenendigungen finden sich nach neuesten Erkenntnissen im menschlichen Fasziennetz. Damit zählt das Fasziensystem zu einem der wichtigsten Sinnesorgane des Menschen. Ein wesentlicher Teil dieser Nervenendigungen dient der *Propriozeption*, der Eigenwahrnehmung des Körpers. Kontinuierlich geben die *Propriozeptoren* Rückmeldung an das Gehirn: Der Spannungszustand im Gewebe, die Stellung von Gelenken, die Dehnung der Faszie – all diese Informationen dienen als Grundlage für die blitzschnelle Reaktion und Feinjustierung, 1000-mal am Tag bei jeder Bewegung. Denn keine Balance ohne stetige Rückkopplung, keine koordinierte Tanzbewegung ohne sensomotorische Feinanpassung.

Eine besondere Rolle spielen die sogenannten *polymodalen Rezeptoren* des Fasziengewebes. Sie sind wahre Allrounder, die auf verschiedene Reize reagieren und unterschiedliche Informationen an das Gehirn weiterleiten wie Druck, Spannung oder Bewegung. Findet wenig Bewegung statt, sind sie unterbeschäftigt, was schwerwiegende Folgen haben kann. Dann senden sie ein Signal, das Bewegung oft noch weiter einschränkt: Schmerz.

In den letzten Jahren sind die *Interozeptoren* verstärkt in das Interesse der Faszienforschung gerückt. Sie versorgen das Gehirn mit Informationen rund um das allgemeine Wohlbefinden. Emotionen wie Anstrengung und Lustlosigkeit, aber auch das Gefühl von Zugehörigkeit und Vertrautheit werden über sie an die entsprechenden neuronalen Verarbeitungszentren im Gehirn weitergeleitet. Damit scheint das Fasziengewebe ein wichtiger Sitz des emotionalen Körpergedächtnisses zu sein. Das mag erklären, warum Tanz für viele weit mehr ist als Bewegung zur Musik: ein tiefes emotionales Bedürfnis, das Wohlgefühl und innere Zufriedenheit erzeugt.

Funktion

Faszien schaffen weiträumige Verbindungen durch den ganzen Körper und liefern damit eine anatomische Erklärung für die Weiterleitung von Bewegungsimpulsen, für einen harmonischen Bewegungsfluss und natürliche Eleganz. Entscheidend dafür ist eine gute Gleitfähigkeit zwischen ihren Berührungsflächen, denn nur dann ist eine unabhängige Mobilität benachbarter Strukturen möglich. Ein flüssiger, visköser Gleitfilm sorgt für das freie und geschmeidige Übereinandergleiten. Fehlt die regelmäßige Mobilisation oder ändert sich die Konsistenz des Gleitfilms, kann es durch die Ausbildung sogenannter *Crosslinks* zu Verklebungen zwischen den benachbarten Faszien kommen. Als Crosslinks bezeichnet man kleine Gewebebrücken, die sich zwischen angrenzenden Strukturen ausbilden und dadurch deren Gleitfähigkeit einschränken. Je dichter die Crosslinks werden, desto kleiner und schmerzhafter ist die Bewegung. Das kann in einen Teufelskreis führen: Bei Bewegungsschmerzen reduziert man – bewusst oder unbewusst – die Größe der Bewegung; das sorgt für eine Zunahme der Crosslinks und verstärkt den Schmerz; die Beweglichkeit nimmt immer weiter ab.

Ein neues anatomisches Bewegungskonzept

Die Faszienforschung stellt das bisherige, klassische Bewegungsmodell auf den Prüfstand. Heute weiß man, dass Bewegungen nicht ausschließlich durch die direkte Kraftübertragung von Muskel auf Knochen erfolgen; die faszialen Strukturen leisten einen entscheidenden Beitrag zur Kraftentwicklung, zur Bewegungssteuerung und zur Druckverteilung im Gelenk. Durchschnittlich etwa 30 % der Kontraktionskraft eines Muskels werden über fasziale Verbindungen an benachbarte Muskeln weitergeleitet, bringen diese in Vorspannung und unterstützen so die Koordination der gesamten Bewegungskette. Die Vorspannung des faszialen Gewebes ist auch für die Druckentlastung in den Gelenken entscheidend. Ist das Gelenk optimal ausgerichtet, befinden sich die faszialen Strukturen in einer multidirektionalen Zugspannung. Wird das Gelenk nun druckbelastet – wie beispielsweise das obere Sprunggelenk in der Landung nach einem Sprung –, so wird ein Teil der Druckbelastung im Gelenk in Zugbelastung des Fasziengewebes umgewandelt (s. Abb. 1.18). Das schont das Gelenk und trainiert das Fasziengewebe – vorausgesetzt das Gelenk ist gut ausgerichtet.

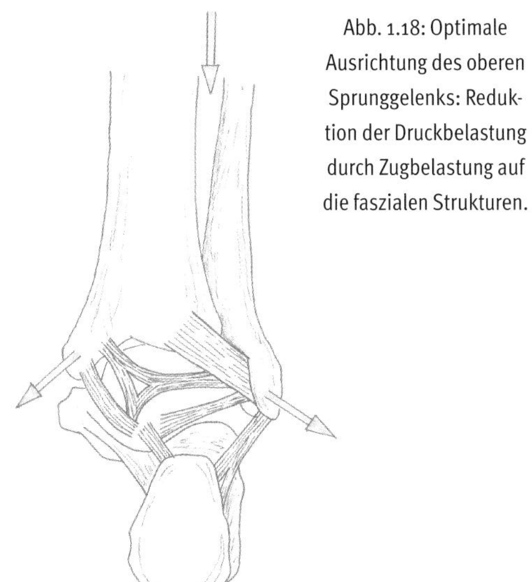

Abb. 1.18: Optimale Ausrichtung des oberen Sprunggelenks: Reduktion der Druckbelastung durch Zugbelastung auf die faszialen Strukturen.

Myofasziale Bewegungsqualitäten

Punkten Muskeln durch ihre Kontraktionsfähigkeit (s. S. 28 f.), so ist es bei Faszien ihre Elastizität, die sie besonders auszeichnet. Betrachtet man die ganze Einheit der myofaszialen Kette, bestehend aus Muskel, Sehne und Fasziengewebe, lassen sich daraus drei unterschiedliche Bewegungsqualitäten ableiten, die in vielen Tanzschritten vorkommen: die *Energieerhaltung*, die man bei bouncenden Bewegungen findet, die *Kraftproduktion*, die zum Absprung genutzt wird, und die *Energieabsorption*, welche bei der Landung zum Einsatz kommt. Im Energieerhaltungsmodus wird die Dehnfähigkeit und anschließende Rückfederung der faszialen Strukturen genutzt. Hier ist die Muskulatur kaum in Aktion, die Bewegung findet über den Rebound der elastischen Strukturen statt. Bei der Kraftproduktion kommt die konzentrische Muskelkontraktion zum Tragen (s. S.30). Durch Verkürzung der Muskelfasern wird das Fasziengewebe vorgedehnt, seine

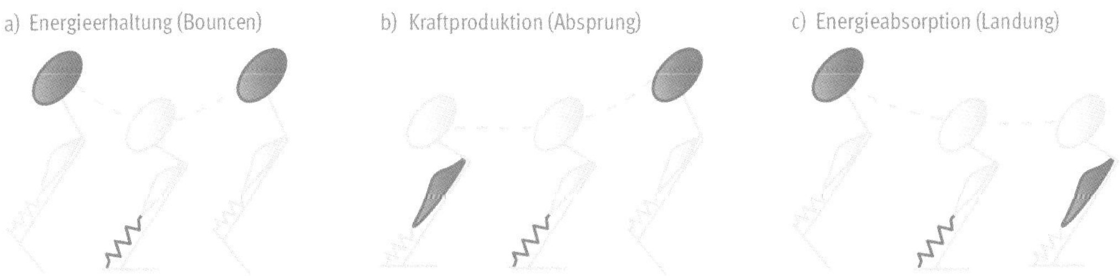

Abb. 1.19: Funktionelles Zusammenspiel von Muskel und faszialem Gewebe (hier modellhaft als Sehne dargestellt): Myofasziale Bewegungsqualitäten im Tanz. (Schwarz: Lokalisation der Energiespeicherung)

anschließende Rückfederung gibt den Impuls zum Absprung. Gleichsam in umgekehrter Reihenfolge findet die myofasziale Belastung bei der Landung statt. Hier wird durch die Dehnung des Fasziengewebe und die exzentrische Muskelverlängerung die Bewegungsenergie abgefedert. So kann der Tänzer weich und katzenartig landen (s. Abb. 1.19).

Training für die Faszien

Rollen oder nicht rollen?

Faszientraining ist angesagt, Foamroller und Faszienbälle finden sich in vielen Tanzsälen. Ob vor, während oder nach dem Training, die Eigenbehandlung mit unterschiedlich harten Materialien verschiedenster Formen hat in die Tanzwelt Einzug gehalten. Das soll die Fasziengesundheit erhalten und ihre Elastizität und Geschmeidigkeit fördern. Etwa zwei Drittel des Fasziengewebes bestehen aus Wasser, Flüssigkeit, die durch lokalen Druck, aber auch durch Dehnung, teilweise aus dem Gewebe herausgepresst wird. In der anschließenden Entlastungsphase – beim Nachlassen des Druckes oder nach Beendigung der Dehnung – fließt neue, frische Flüssigkeit in die Faszie nach. Die dadurch stattfindende Wassererneuerung scheint die Faszienqualität positiv zu beeinflussen. Das »Ausrollen« der Faszien scheint zudem kurzfristig die Beweglichkeit zu verbessern. Doch Achtung: Nach neuesten Untersuchungen hält dies nur für bis zu 20 Minuten an und hat keinen dauerhaften Effekt auf die Mobilität.

Tanzen als Faszientraining

Faszien reagieren auf Bewegung. Besonders schwingende, federnde Bewegungen regen die *Fibrocyten* zur Kollagensynthese an, die Fasern richten sich entlang der Belastungszüge aus und bilden ein gitterförmiges, elastisches Netzwerk; ideale Voraussetzung für ein funktionsfähiges und kräftiges Fasziensystem. Tanzen bietet einen ganzen Katalog an unterschiedlichen Bewegungsqualitäten und Tanzschritten, die die Faszien optimal trainieren und gesund halten: von gezielter multidirektionaler Dehnung über dynamische Schwünge oder Rebound-Übungen bis hin zu faszialer Vorspannung und Autoelongation.

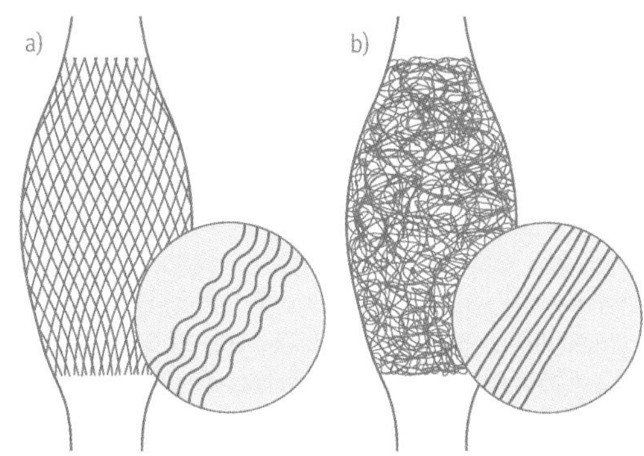

Abb. 1.20: Faszienstruktur a) mit regelmäßiger und b) ohne Bewegung.

Das Nervensystem – Dirigent des Körpers

Tanzschritte erlernen, Korrekturen verstehen und sie direkt in Bewegung übersetzen, Choreographien erinnern und auf den Punkt genau mit voller Konzentration vor Publikum zeigen: Das alles sind ganz alltägliche Anforderungen an den Tänzer, genauer gesagt an sein Nervensystem. Als Dirigent des Körpers ist das Nervensystem ein wahres Wunder, von dem wir heute dank intensiver Forschung zunehmend mehr verstehen. Seine Aufgaben sind vielfältig: Informationen aufnehmen, weiterleiten, verarbeiten, speichern und abgeben. Es verbindet die verschiedenen Bereiche des Körpers miteinander, kommuniziert mit der Außenwelt und koordiniert die Abläufe im Inneren des Körpers. Die Einteilung des Nervensystems geschieht auf zwei verschiedene Arten: zum einen nach seiner Lage im Körper und zum anderen nach seiner Funktion.

Anatomisch erfolgt die Einteilung in ein zentrales und ein peripheres Nervensystem:

Das **zentrale Nervensystem (ZNS)** umfasst Gehirn und Rückenmark. Durch die Knochen des

Schädels und der Wirbelsäule ist es gegen Verletzungen von außen gut geschützt. Umhüllt von den Hirn- und Rückenmarkshäuten ist das ZNS eingebettet in ein Flüssigkeitskissen aus Nervenwasser (*Liquor*). Diese Flüssigkeit dient der Versorgung von Gehirn und Nerven und polstert das ZNS zudem gegen seine harte knöcherne Hülle ab.

Das **periphere Nervensystem** besteht aus zahlreichen Nerven, die den ganzen Körper durchziehen. Sie leiten Impulse entweder aus der Peripherie zum ZNS (*sensible Nerven*) oder vom ZNS in die Peripherie (*motorische Nerven*). Dabei werden die sensiblen Leitungsbahnen auch als *Afferenz* (lat. affere = hintragen), die motorischen als *Efferenz* (lat. effere = hinaustragen) bezeichnet.

Gemäß seiner Funktion unterscheidet man das somatische und das vegetative Nervensystem. Beide Systeme lassen sich in einen zentralen und einen peripheren Bereich unterteilen.

Das **somatische Nervensystem** (griech. somata = der Körper) dient motorisch der willkürlichen Ansteuerung der Skelettmuskulatur, sensibel nimmt es Reize und Informationen aus der Körperperipherie wahr. Es verbindet den Menschen mit seiner Umwelt und wird auch als willkürliches Nervensystem bezeichnet.

Das **vegetative Nervensystem** setzt sich aus zwei Teilen zusammen, dem Sympathikus und dem Parasympathikus. Beide gemeinsam dienen der unbewussten und unwillkürlichen Steuerung der inneren Organe und damit zahlreicher lebenswichtiger Vorgänge, wie z. B. Atmung, Verdauung oder Blutdruckregulation. Dieses System wird daher auch als autonomes Nervensystem bezeichnet.

Aufbau

Das ZNS

Die verschiedenen Abschnitte des Gehirns (Großhirn, Kleinhirn und Hirnstamm) bilden gemeinsam mit dem Rückenmark das zentrale Nervensystem.

Das **Großhirn** ist der differenzierteste Teil des ZNS. Unser Denken, Fühlen und Handeln sind hier biologisch manifestiert. Es besteht aus den beiden halbkugeligen Großhirnhälften (*Hemisphären*),

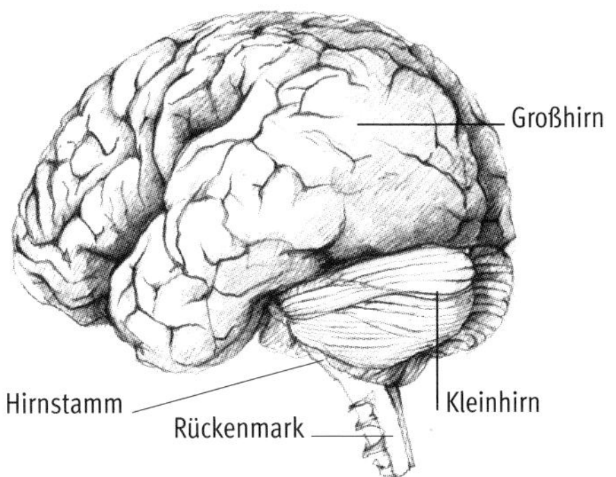

Abb. 1.21: Der Aufbau des zentralen Nervensystems.

die über den sogenannten Balken miteinander in Verbindung stehen. Die Oberfläche der Hemisphären wird als Großhirnrinde bezeichnet; sie ist nur wenige Millimeter dick. Zahlreiche Windungen, Spalten und Furchen bestimmen ihr typisches Aussehen. Diese Faltung dient der Vergrößerung der Rindenoberfläche: maximale Oberfläche bei minimalem Raumverbrauch, eine intelligente Lösung.

Das **Kleinhirn** befindet sich hinten unterhalb des Großhirns. Es ist die wichtigste Instanz für das Erlernen und die Automatisierung von Bewegungen, die Koordination und die Feinabstimmung.

Im **Hirnstamm** befinden sich wichtige Kontrollzentren für die Atmung und den Blutkreislauf; hier ist auch der Sitz für den Schlaf-Wach-Rhythmus. Auf Höhe des verlängerten Rückenmarks, einem Teil des Hirnstamms, findet sich eine wichtige Kreuzungsstelle der Nerven: Hier kreuzen 90 % aller motorischen Nervenfasern auf ihrem Weg vom Gehirn ins Rückenmark auf die Gegenseite, nur 10 % verlaufen ungekreuzt auf der gleichen Seite weiter in Richtung Muskulatur. Dies bleibt nicht ohne Konsequenzen: Lernt man beispielsweise mit dem rechten Bein eine neue Bewegung, so lernt dabei das linke Bein mit. Allerdings nicht mit der gleichen Präzision, sondern nur in der »Grobform«.

Das **Rückenmark** ist das Hauptleitungskabel des ZNS. Einige Millionen Nervenfasern verlaufen in ihm. Durch ein großes Loch am Hinterhaupt ziehen die Fortsätze der Nervenzellen des Gehirns gebündelt durch das Rückenmark bis hinunter zur Lendenwirbelsäule. Dort, etwa auf Höhe des zweiten Lendenwirbels, endet das Rückenmark. Auf dem Weg durch den knöchernen Wirbelkanal zweigen geflechtartig die Hauptnervenstränge für die Versorgung des gesamten Rumpfes sowie der Arme und Beine ab. Als *Spinalnerven* treten sie durch kleine Lücken zwischen den einzelnen Wirbelkörpern aus (s. Kap. 2, S. 43). Auf ihrem Weg in die Peripherie verzweigen sie sich zu immer kleineren Ästen und versorgen so sämtliche Regionen des Körpers.

Die Nervenzelle

Die funktionelle Grundeinheit des Nervensystems ist die Nervenzelle (*Neuron*). Das gesamte Nervensystem setzt sich aus über 100 Milliarden **Neuronen** zusammen. Jedes Neuron besteht aus einem Zellkörper, von dem mehrere Fortsätze abgehen. Die kurzen kleinen Fortsätze (*Dendriten*) dienen zur Informationsaufnahme; sie leiten Impulse aus der Umgebung in Richtung Zellkörper weiter. Ein langer Fortsatz, das *Axon*, leitet Informationen vom Zellkörper an die nachfolgenden Zellen oder an Muskeln und Organe weiter. Manche dieser Axone sind von speziellen Hülsenzellen umgeben; sie werden als markhaltig bezeichnet. Markhaltige Axone leiten Nervenimpulse besonders schnell weiter; man findet sie daher häufig in motorischen Nerven. Sie haben eine Leitungsgeschwindigkeit von bis zu 120 m/s, umgerechnet sind das 432 km/h! Marklose Axone (sie haben keine Hülsenzellen) sind hingegen deutlich langsamer; sie sind beispielsweise für die Schmerzleitung zuständig. Mehrere Axone zusammen werden von einer bindegewebigen Hülle umgeben. Vergleichbar mit einem elektrischen Leitungskabel bilden sie den Nerv. Innerhalb der bindegewebigen Nervenhülle laufen Blutgefäße, die für die Ernährung des Nervs zuständig sind.

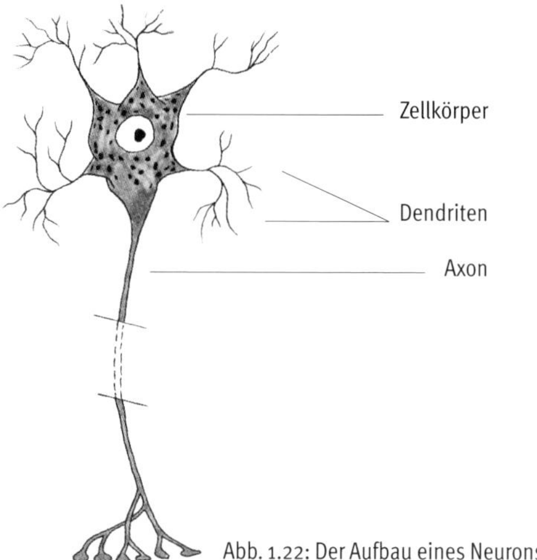

Abb. 1.22: Der Aufbau eines Neurons.

Mehr als eine Billiarde **Synapsen** verbinden die Neuronen des Nervensystems. Sie sind die Kontaktstellen der Nervenzellen: Hier findet die Erregungsübertragung von einem Neuron auf das nächste statt. Je nach Überträgerstoff (*Transmitter*) wird dabei die Weiterleitung des Reizes entweder gefördert oder gehemmt. Eine einzige Nervenzelle erhält Informationen von über 20.000 Synapsen. All diese Informationen – ob hemmend oder fördernd – werden miteinander verrechnet und die Erregung schließlich entsprechend an die nächste Nervenzelle weitergeleitet.

Funktion

Informationsverarbeitung – Das Nervensystem bleibt beweglich

Ob eine korrigierende Berührung durch den Trainer oder die warme Teetasse: Alle Reize aus der Peripherie werden von den sogenannten Rezeptoren des Körpers aufgenommen. Das sind Nervenzellen, die über ganz spezifische Fähigkeiten verfügen: Sie können chemische oder physikalische Reize in elektrische Impulse umwandeln. Temperatur, Druck oder Schmerz, aber auch Gelenkstellung und Dehnzustand der Muskulatur werden von den Rezeptoren aufgenommen und als Impulse über afferente Nerven zum zentralen Nervensystem weitergeleitet. Dort werden alle ankommenden Impulse in speziellen Zentren verschaltet, ausgewertet und verarbeitet. Die Assoziationszentren der Großhirnrinde haben dabei die Aufgabe, die eingehenden Informationen mit entsprechenden Erinnerungen, Wertungen, Emotionen etc. zu verbinden. Darauf aufbauend stellt das Gehirn ein an die jeweilige Situation angepasstes Reaktionsprogramm zusammen. Das Ergebnis wird dann – wieder als Impuls – über efferente Nervenfasern an die Peripherie weitergeleitet, selektiv genau an die Stellen, an denen eine Reaktion erfolgen soll.

Wie wichtig die fortlaufende Rückkopplung, das Feedback, für den Körper ist, zeigt sich in der Aufteilung der Nervenbahnen. 80 % aller Nerven sind afferente Nervenfasern; sie leiten Informationen aus der Peripherie an das zentrale Nervensystem weiter. Nur 20 % sind als efferente Nerven tatsächlich für die Ausführung von Gehirnbefehlen zuständig und leiten Impulse vom zentralen Nervensystem in die Peripherie.

Der Reflex – Automatismus des Nervensystems

Reflexe sind unwillkürliche, automatische Antworten auf einen Nervenreiz. Im einfachsten Fall findet die Reizbearbeitung schon im Rückenmark statt: Afferente Nerven leiten den Reiz aus der Peripherie zum Rückenmark, wo die direkte Umschaltung auf efferente Nervenfasern erfolgt, welche die Antwort dann sofort an die Peripherie übermitteln. Für den Tänzer von ganz besonderem Interesse ist der sogenannte *propriozeptive Reflex* (lat. proprius = eigen, recipere = aufnehmen). Dabei geben die in Muskeln, Sehnen und Gelenkkapseln liegenden Rezeptoren dem Nervensystem stets die aktuelle Stellung und Position des gesamten Körpers an. Auf ungünstige Lageveränderungen kann so – ganz ohne Mitwirkung des Großhirns – reflexartig reagiert werden. Auch der *Muskeldehnreflex* ist für die Steuerung von Bewegungen wichtig. Die zwischen den einzelnen Muskelfasern liegenden Muskelspindeln sind dabei die Rezeptoren, die stets über die aktuelle Muskelspannung informieren.

Plastizität – Veränderung ist gewünscht

Die Anzahl an Neuronen steht bereits vor der Geburt fest; sie kann im Laufe des Lebens nur noch abnehmen. Für die Synapsen gilt genau das Gegenteil: Sie bilden sich ein Leben lang immer wieder neu; jeder neue Lernvorgang scheint mit der Neubildung von Synapsen verknüpft zu sein. Je unterschiedlicher die Lerninhalte, je variationsreicher die Lernmethoden, desto größer ist der Reiz auf das Gehirn. Es bildet ständig neue Verbindungsstellen, das Fasernetz verdichtet sich und der beanspruchte Bereich der Großhirnrinde wird dicker und größer.

Einen Einblick in die Verteilung und Repräsentation der einzelnen Körperbereiche im Gehirn erlaubt der sogenannte »Homunculus«. Hier werden die verschiedenen Körperregionen auf die für sie zuständigen Areale der Großhirnrinde projiziert. Dabei entspricht die Größe des einzelnen Großhirnareals nicht der realen Größe des repräsentierten Körperteils, sondern spiegelt vielmehr dessen neuronale Bedeutung wider. So steht für besonders feinmotorisch geschulte Körperabschnitte wie beispielsweise die Hand ein größeres Rindenareal zur Verfügung als für Körperteile, die größere und weniger detaillierte Bewegungen ausführen, wie etwa Bauch oder Rücken. Der »Humunculus« ist

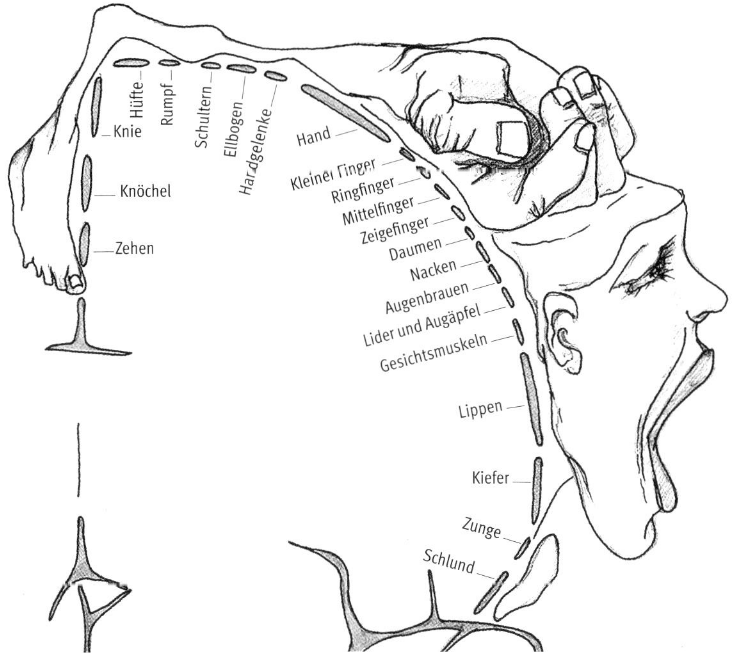

Abb. 1.23: Der motorische »Homunculus«: Die Verteilung und Repräsentation für Bewegungen der einzelnen Körperbereiche im Gehirn.

also gegenüber der tatsächlichen Körpergestalt stark verzerrt.

Interessant ist, dass Musiker, die ein Saiteninstrument spielen, für die Finger der linken Hand ein deutlich größeres Speicherareal im Gehirn besitzen als für die der rechten. Ob und inwieweit sich dieses Ergebnis auch auf Tänzer und beispielsweise die Rindenpräsenz ihrer Füße übertragen lässt, ist zum heutigen Zeitpunkt noch Spekulation.

Phänomen Schmerz – Das Gate-Control-System

Es läuft ganz automatisch: Man schlägt sich den Arm an der Tür an – ein jäher Schmerz. Instinktiv greift man mit der Hand an die schmerzende Stelle, der Schmerz lässt nach. Dahinter steckt ein raffiniertes Prinzip der Natur, das Gate-Control-System der Schmerzverarbeitung. Schmerzreize – ob innerlich oder äußerlich – werden von den Schmerzrezeptoren wahrgenommen und als Impuls zum Rückenmark geleitet. Dort treffen viele unterschiedliche Neuronen auf ein einziges Neuron, eine Art Schaltzentrale, das »Gate« für die Schmerzverarbeitung. Zahlreiche unterschiedliche Informationen werden in diesem zentralen Neuron verarbeitet, Informationen, die sich gegenseitig verstärken, aber auch abschwächen können. Wird die Information »Schmerz« in der Schaltstelle nun durch andere Informationen wie Druck, Kälte oder Bewegung überdeckt, so wird der Schmerzreiz abgeschwächt. Die »neutralen« Informationen blockieren gleichsam das »Gate« und lassen weniger Schmerzimpulse weiter nach oben in Richtung Gehirn passieren. Das Schmerzgeschehen ist das gleiche, doch die Schmerzwahrnehmung ist reduziert.

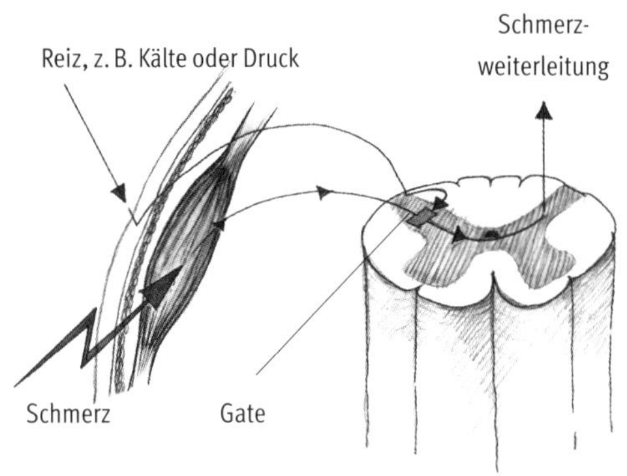

Abb. 1.24: Das »Gate-Control-System« der Schmerzverarbeitung.

Die »Bahnung« – Automatisieren der Bewegung

Wird ein Gedankengang im Gehirn häufig wiederholt, wird eine Bewegung etliche Male ausgeführt, so »bahnen« sich die entsprechenden Nervenimpulse ihren Weg durch das Nervensystem. Wie eine verkehrsreiche Straße zur Autobahn ausgebaut wird, werden die betreffenden Nervenbahnen für den zunehmenden »Gedankenverkehr« präpariert. Ihre Erregbarkeit wird erhöht, neue Synapsen werden gebildet, der Impuls prägt sich seinen Weg durchs Gehirn. Die Bewegung fällt mit jedem Mal leichter, die Ausführung wird präziser und schneller, mit der Zeit immer automatischer. Bewegungen, die zu Beginn des Trainings nur unter Einschaltung der höchsten Ebene, der Gehirnrinde, ausgeführt werden konnten, werden mit der Zeit zunehmend automatisiert. Sie werden auf tieferer Ebene im Kleinhirn abgewickelt und finden damit unbewusst und ohne Gehirnkontrolle statt. So wird die Großhirnrinde entlastet und kann sich stattdessen anderen Bewegungsaufgaben und Details zuwenden.

In Alltag, Training und Tanz machen wir uns diese Automatisierung immer wieder zunutze. Ganz gezielt können wir damit auch unsere Körperwahrnehmung schulen, kleine Bewegungskorrekturen üben und sie über regelmäßige Wiederholung in unser Unterbewusstsein einbauen. Die sogenannten »Blitzübungen« sind dafür ein eindrucksvolles Beispiel: Dabei sucht man sich einen Anker, der während des Tages immer wieder an eine gezielte Übung erinnert, sei es der Klingelton des Telefons, das Zähneputzen, das Warten an der Bushaltestelle oder ein täglicher Besorgungsweg. Immer wenn dieser Anker im Alltag auftritt, wird daraufhin sofort die Übung durchgeführt, je öfter desto besser. Schließlich reagiert auch hier das Nervensystem: Die Übung wird gebahnt, das dadurch initiierte Körpergefühl in die tiefen Ebenen des Gehirns eingeprägt, die Bewegung wird automatisiert.

In diesem Buch finden Sie zahlreiche Übungen, die sich ideal als Blitzübungen zur Automatisierung von Bewegung eignen. Als Beispiel sei hier die Aktivierung des Quergewölbes im Vorfuß (s. Kap. 6, S. 165) oder die Wahrnehmung der gesamten Beinachse (s. Kap. 5, S. 134) angeführt – Übungen, die für viele Tänzer ganz besonders wichtig sind. Bewusste Integration in den Alltag, schrittweise Automatisierung und schließlich die Übertragung auf den Tanz: Das sind die Schritte hin zur optimalen Körperkoordination.

2. Die Wirbelsäule – Das Ganze ist mehr als die Summe seiner Teile

Nicht nur im Tanzsaal, auch auf der Straße fallen Tänzer auf. Ihre aufrechte Haltung strahlt Selbstbewusstsein aus. »Verlängere den Rücken«, »Richte die Wirbelsäule auf«, »Zentriere dich über dem Becken«, das sind Korrekturen, die der Wirbelsäule den Impuls zur Aufrichtung geben. Auf eine gute Position und ein gutes Alignment der Wirbelsäule wird im Tanz geachtet, sei es bei Hebungen oder in der Bewegung.

Durch Integration der beiden Pole Kopf und Becken werden Bewegungen harmonisch auf die ganze Wirbelsäule verteilt; die Körperhaltung ist aufrecht und wirkt dennoch entspannt. Das Idealbild der stabilen und trotzdem beweglichen Wirbelsäule gilt für Tanz und Alltag gleichermaßen. Das bringt immer mehr Ärzte und Therapeuten dazu, Tanzen als Prävention und Therapie bei Haltungsschwächen zu empfehlen. Denn ein gutes Tanztraining verbessert die Funktion der Wirbelsäule, stabilisiert und mobilisiert sie gleichermaßen.

Eine gute Beweglichkeit und eine komplexe neuromuskuläre Koordination der gesamten Wirbelsäule sind für Tanzbewegungen essentiell. Im Cambré oder Arch liegt das auf der Hand, doch auch große Sprünge, Arabesquen und Pirouetten sind nur mit einer beweglichen Wirbelsäule zu meistern. Jede Bewegung des Beckens setzt sich in die Lendenwirbelsäule fort, jede Kopfbewegung wird über die Halswirbelsäule weitergeleitet. Ausreichende Flexibilität der gesamten Wirbelsäule und des Brustkorbs, aber auch die Stabilität und dynamische Kraft der Rumpfmuskulatur sind im Tanz von entscheidender Bedeutung.

3-D-Anatomie

Zusammengesetzt aus 24 einzelnen Wirbeln mit mehr als 100 Gelenken und einer feinen Verstrebung aus über 200 kleinen Muskeln stellt die Wirbelsäule ein wahres Wunderwerk der menschlichen Anatomie dar. Stabilisierung des Rumpfes, Schutz für das Rückenmark und Abfederung von Stößen zählen genauso zu ihren Aufgaben wie Mobilität und Bewegungsfreiheit in alle Richtungen.

Aufbau

Vom Kopf bis zum Steißbein erstreckt sich die Kette aus 33 Wirbeln: die Wirbelsäule. Sie gliedert sich in fünf Bereiche, in denen die einzelnen Wirbel von oben nach unten durchgezählt werden: Sieben Halswirbel, zwölf Brustwirbel, fünf Lendenwirbel. Fünf Wirbel bilden das Kreuzbein an der Rückseite des Beckens, die vier untersten Wirbel das Steißbein. Beim Erwachsenen sind die Kreuz- und Steißbeinwirbel zu je einem einheitlichen Knochen zusammengewachsen, so dass die Wirbelsäule aus 24 freien Wirbeln besteht. Entsprechend ihrer Funktion unterscheiden sich die Wirbel der einzelnen Bereiche in Größe und Form.

Betrachtet man die Wirbelsäule in ihrer Gesamtheit, ähnelt sie einer Pyramide: Größe und Breite der Wirbel nehmen von oben nach unten, von der Halswirbelsäule zur Lendenwirbelsäule, kontinuierlich zu. Funktionell ist das leicht erklärbar, muss doch jeder Wirbel das gesamte über ihm liegende Körpergewicht tragen. Der letzte Lendenwirbel ruht

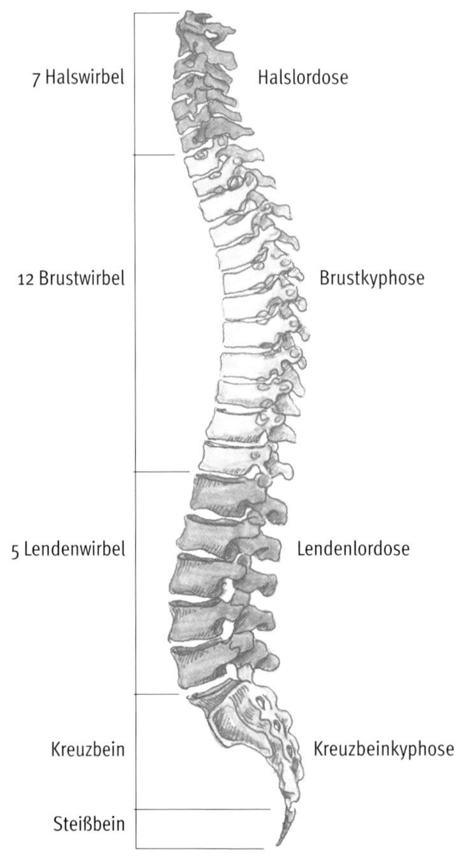

Abb. 2.1: Der Aufbau der Wirbelsäule.

auf dem Kreuzbein, das als hinterer Teil des Beckens das Gewicht des Oberkörpers auf den gesamten Beckenring verteilt (s. Kap. 3, S. 74). Das Steißbein als unterstes Ende der Wirbelsäule hat damit keine tragende Funktion, ist aber wichtig als Ansatzstelle für die Beckenbodenmuskulatur (s. Kap. 3, S. 77).

Becken und Kopf bilden die funktionellen Pole der Wirbelsäule. Ihre enge Verbindung spiegelt sich auch in der Anatomie wieder. Vom obersten Kopfgelenk bis hinunter zum Steißbein ziehen vorne und hinten entlang der Wirbelsäule straffe, längs verlaufende Bandzüge. Diese sind an den einzelnen Wirbeln und den dazwischen liegenden Bandscheiben befestigt. Im Inneren des Wirbelkanals umhüllen die Rückenmarkshäute das gesamte Rückenmark; auch sie reichen vom Schädelknochen bis hinunter zum Steißbein.

Bau eines Wirbels

Alle Wirbel sind nach einem einheitlichen Prinzip gebaut, unterscheiden sich aber abhängig von ihrer Funktion im Detail. Die beiden ersten Halswirbel fallen als einzige aus diesem Allgemeinschema heraus (s. S. 44). Ein typischer Wirbel besteht aus einem Wirbelkörper, dem Wirbelbogen und sieben knöchernen Fortsätzen.

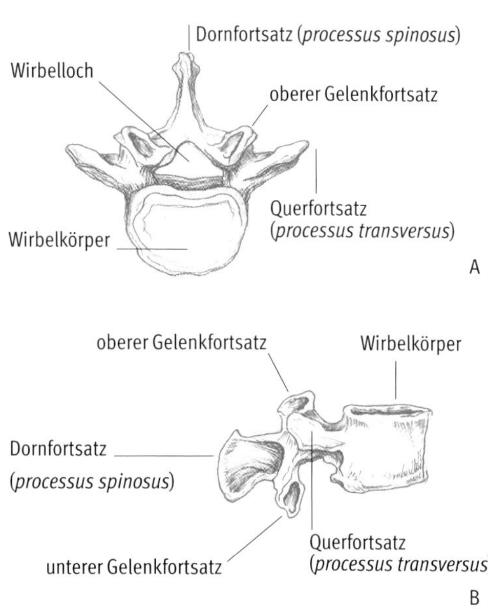

Abb. 2.2: Allgemeiner Aufbau eines Wirbels.
A) Ansicht von oben. B) Ansicht von der Seite.

Der **Wirbelkörper** ist der massive, zylindrische, vorne gelegene Teil des Wirbels. Er ist der tragende Teil der Wirbelsäule. Bei axialer Belastung ist seine Tragfähigkeit am größten. Sein Inneres besteht aus einem feinen Netz aus Knochenbälkchen, der Spongiosa. Mit zunehmendem Alter dünnt sich diese Bälkchenstruktur aus, die Druckfestigkeit des Wirbelkörpers nimmt ab. Ein natürlicher Alterungsprozess, der bei schlechter Ernährung, falscher Belastung oder genetischer Veranlagung bereits in jungen Jahren beginnen kann (s. Kap. 11, S. 225).

Nach hinten an den Wirbelkörper schließt sich der **Wirbelbogen** an. Zusammen mit dem Wirbelkörper bildet er das Wirbelloch; alle übereinander liegenden Wirbellöcher gemeinsam formen den

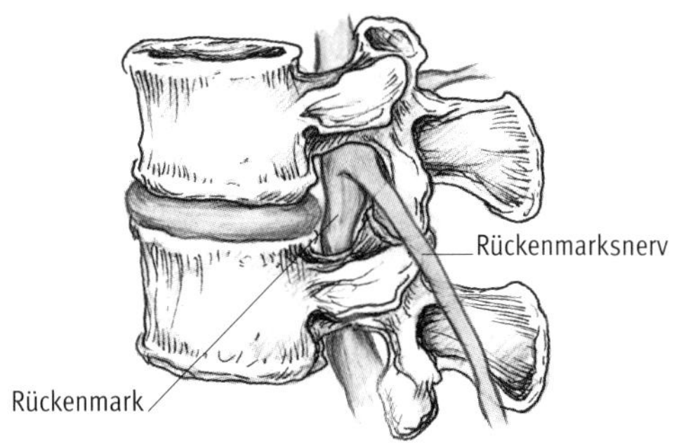

Abb. 2.3: Zwei Wirbel bilden gemeinsam das Zwischenwirbelloch, aus dem die Rückenmarksnerven austreten.

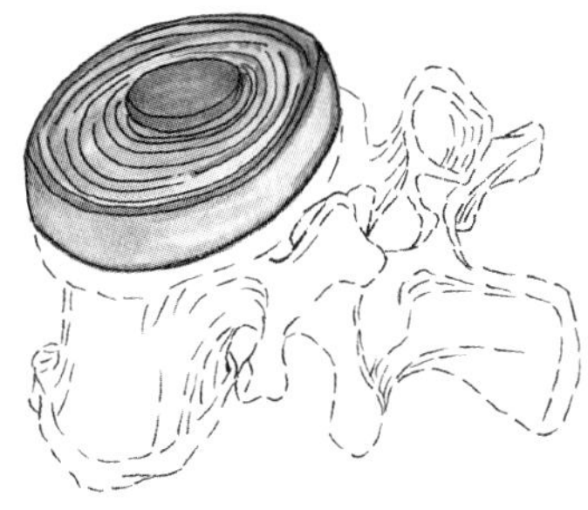

Abb. 2.4: Der Aufbau der Bandscheibe: Der innere Gallertkern (*nucleus pulposus*) wird von einem kräftigen Faserring (*anulus fibrosus*) umgeben.

Wirbelkanal (*Spinalkanal*). In ihm verläuft, knöchern gut geschützt, das Rückenmark mit seinen Rückenmarkshäuten, Gefäßen und Nervenwurzeln. Die Wirbelbögen zweier benachbarter Wirbel bilden gemeinsam das Zwischenwirbelloch (*foramen intervertebrale*), durch welches rechts und links die Rückenmarksnerven (*Spinalnerven*) austreten.

Vom Wirbelbogen gehen sieben Knochenfortsätze ab: Ein Dornfortsatz, zwei Querfortsätze und jeweils zwei obere und untere Gelenkfortsätze. Der **Dornfortsatz** (*processus spinosus*) strebt von der rückwärtigen Mitte des Wirbelbogens nach hinten. In vielen Abschnitten der Wirbelsäule ist er durch die Haut gut tastbar. Besonders prominent ist der Dornfortsatz des siebten Halswirbels, der daher auch als *vertebra prominens* bezeichnet wird. Die beiden **Querfortsätze** (*processus transversus*) gehen seitlich vom Wirbelbogen ab. Im Bereich der Brustwirbelsäule setzen hier die Rippen an. In der gesamten Wirbelsäule dienen die Quer- und Dornfortsätze als wichtige Ansatzstellen für Muskeln und Bänder. Die beiden oberen **Gelenkfortsätze** eines Wirbels bilden gemeinsam mit den beiden unteren des höher gelegenen Wirbels die Zwischenwirbelgelenke (*Facettengelenke*); sie sind für die Beweglichkeit der Wirbelsäule verantwortlich.

Die Bandscheibe

Zwischen den Wirbelkörpern zweier benachbarter Wirbel liegen die Bandscheiben (*discus intervertebralis*). Jede Bandscheibe besteht aus einem inneren Gallertkern (*nucleus pulposus*), der von einem äußeren kräftigen Faserring (*anulus fibrosus*) umhüllt wird. Der Gallertkern besteht aus einer verformbaren gelartigen Masse, deren Wasseranteil 80 % beträgt. Den größten Teil der Bandscheibe bildet der knorpelige Faserring. Er setzt sich aus zahlreichen ringförmigen Schichten zusammen, die gemeinsam ein dichtes Netz von schräg verlaufenden Fasern bilden. Diese intelligente Konstruktion wappnet den Faserring für seine wichtige Aufgabe: Er wirkt dem Druck des Gallertkerns entgegen und stabilisiert so die Bandscheibe in der Bewegung.

So sieht es im Detail aus: In der axialen Belastung, bei aufgerichteter Wirbelsäule, wirkt die Hauptlast auf die Mitte von Wirbelkörper und Bandscheibe ein. Der Gallertkern wird komprimiert; er nimmt an Höhe ab, sein Durchmesser nimmt zu. Der Faserring wird gespannt; der Druck auf den Gallertkern wird so teilweise in Zugkräfte innerhalb des

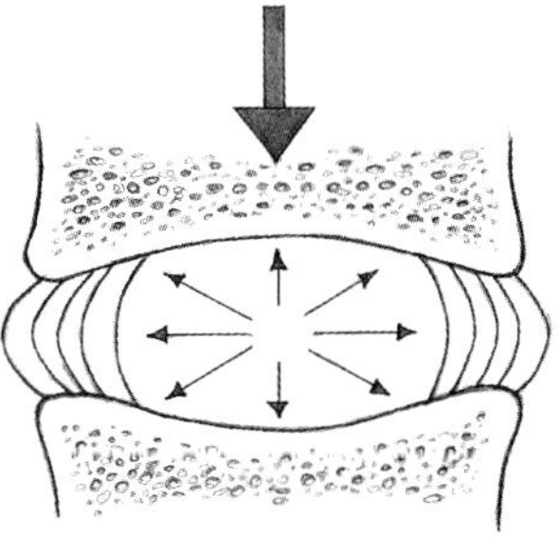

Abb. 2.5: Ideale Druckverteilung innerhalb der Bandscheibe bei axialer Belastung: Der Gallertkern wird komprimiert, der Druck auf den Faserring nimmt zu, die Fasern werden gespannt.

Faserrings umgewandelt. Die Belastung wird auf die gesamte Bandscheibe verteilt.

Bei Beugung und Streckung sowie Seitneigung der Wirbelsäule ist die Belastung 3-mal höher als in der axialen Ausgangsstellung. Die Bandscheibe wirkt nun wie ein Wasserkissen. Der Gallertkern wird einseitig unter Druck gesetzt, er weicht der Bewegung aus und wandert in die Gegenrichtung. Dies erhöht lokal den Druck auf den Faserring, die Fasern spannen an und begrenzen damit die Bewegung.

Anders funktioniert es bei der Rotation. Hier bleibt der Gallertkern in seiner Ausgangsposition; durch die Drehung schnüren sich die schrägen Fasern des Faserrings eng um den Kern. Dadurch erhöht sich der Druck im Inneren des Gallertkerns. Der Kern stemmt sich sozusagen gegen den Faserring und begrenzt so die Bewegung.

Im Laufe des Tages nimmt der Wassergehalt innerhalb des Gallertkerns durch die Belastung ab, nicht stark, aber doch merklich. So kann man an einem Tag bis zu 2 cm an Größe verlieren. Durch die Entlastung der Bandscheiben im Liegen während des Schlafes füllen sich die Gallertkerne wieder auf, und am Morgen hat man wieder seine normale Größe erreicht.

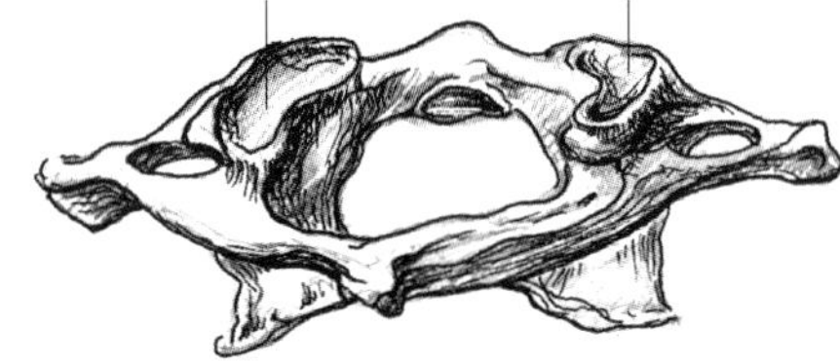

Abb. 2.6: Der Atlas: Auf seinen muldenförmigen Gelenkgruben liegt der knöcherne Schädel auf. Das Gelenk zwischen Schädel und Atlas wird als oberes Kopfgelenk bezeichnet.

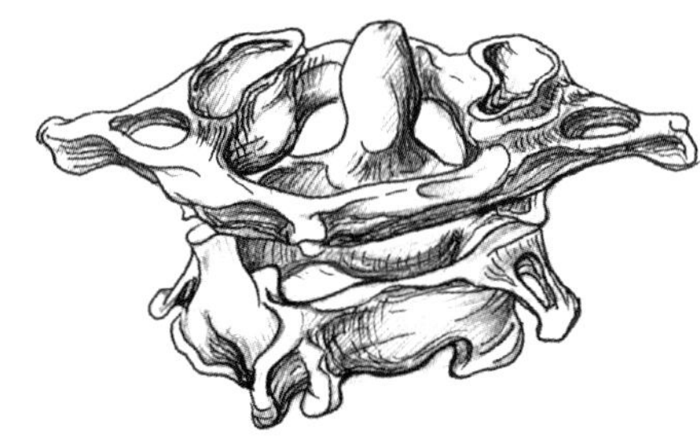

Abb. 2.7: Das untere Kopfgelenk: Der Dens des Axis bildet gemeinsam mit dem Atlas das untere Kopfgelenk.

Abschnitte der Wirbelsäule und ihre Besonderheiten

Halswirbelsäule – Basis des Kopfes

Die Halswirbelsäule trägt den Kopf, balanciert ihn wie einen Ball auf dem obersten Wirbel und folgt seinen Bewegungen. Als Sitz der Sinnesorgane war und ist der Kopf Impulszentrum für zahlreiche Bewegungen, für die evolutionsgemäße Aufrichtung in den Zweibeinstand ebenso wie für das rasche Drehen der Halswirbelsäule bei der Pirouette. Ihre große Beweglichkeit erlangt die Halswirbelsäule durch zwei ganz besonders geformte Wirbel: den Atlas und den Axis.

Der erste Halswirbel, **Atlas**, besitzt weder Dornfortsatz noch Wirbelkörper. Er ähnelt einem Ring. In seinen beiden muldenförmigen Gelenkgruben ruhen die prominenten Gelenkrollen des Schädels. Dieses Gelenk zwischen Schädel und Atlas, das obere Kopfgelenk, erlaubt vor allem eine Bewegungsrichtung: Das Beugen des Kopfes nach vorne und hinten, die »Ja«-Bewegung.

Auch der zweite Halswirbel, **Axis**, hat eine außergewöhnliche Form. Im Laufe der Entwicklung hat er den Wirbelkörper des Atlas übernommen. Daraus entstand der charakteristische Zahn (*dens*) des Axis, der mit dem Atlas gemeinsam das untere Kopfgelenk bildet. Diesem Gelenk verdankt die Halswirbelsäule ihre große Rotationsfähigkeit. Hier findet ein Großteil der Kopfdrehung, die »Nein«-Bewegung statt.

Eine Besonderheit bieten die Querfortsätze des ersten bis sechsten Halswirbels. Mit ihren Querfortsatzlöchern bilden sie einen Kanal für die **Wirbelarterie**, ein wichtiges Blutgefäß der Gehirnversorgung. Nach dem Verlassen des knöchernen Kanals zieht die Wirbelarterie hinten am oberen Kopfgelenk vorbei und tritt dann in den knöchernen Schutz des Schädels ein. Genau an dieser Stelle kann es zu Problemen kommen. Fehlhaltungen des Kopfes oder Verspannungen der Muskulatur können das Gefäß einengen und damit die Gehirndurchblutung verringern.

Brustwirbelsäule – Der Brustkorb

Eine Besonderheit der Brustwirbelsäule sind die zwölf Rippenpaare, die seitlich an den Wirbelkörpern und den Querfortsätzen der Wirbel sitzen. Die oberen zehn Rippen spannen einen Bogen nach vorne zu ihrer Ansatzstelle am Brustbein (*sternum*), mit dem sie entweder direkt – 1. bis 7. Rippe – oder indirekt – 8. bis 10. Rippe – über einen Knorpelbogen verbunden sind. Die 11. und 12. Rippe werden auch als freie Rippen bezeichnet; sie sind so kurz, dass sie keinen Anschluss nach vorne zum Brustbein haben. Alle Rippen gemeinsam formen den Brustkorb, einen schützenden Käfig für lebenswichtige Strukturen wie Herz, Lunge und die großen Blutgefäße.

Zwar reduziert der Brustkorb die Beweglichkeit der Brustwirbelsäule, doch die zahlreichen Rippengelenke sprechen für sich. Auch wenn die Bewegung in den einzelnen Gelenken nur gering ist, besitzt der Brustkorb insgesamt weitaus mehr Beweglichkeit, als im Alltag meist genutzt wird.

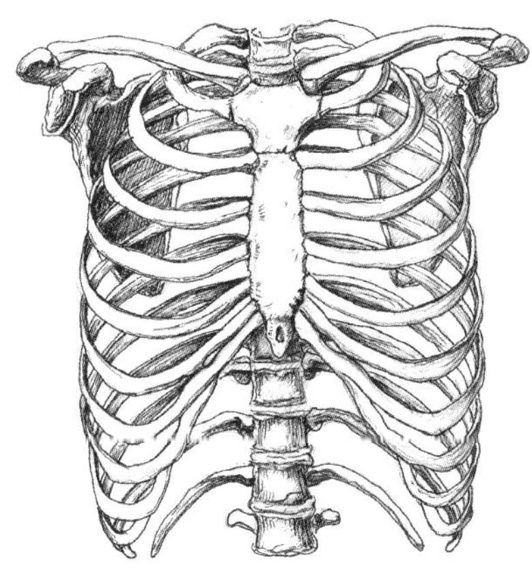

Abb. 2.8: Der Brustkorb von vorne.

Lendenwirbelsäule

Die fünf Lendenwirbel sind die größten und dominantesten Wirbel der Wirbelsäule. Das ist sinnvoll, lastet doch das gesamte Gewicht des Oberkörpers auf ihnen. Besondere Beachtung verdient das Gelenk zwischen dem fünften Lendenwirbel und dem stabilen Kreuzbein, das *Lumbosacralgelenk*. Ein komplexes Bandsystem stabilisiert dieses

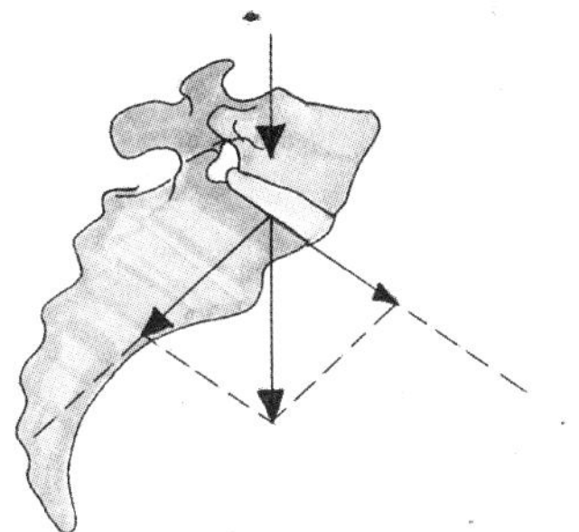

Abb. 2.9: Druckverteilung im Lumbosacralgelenk.

Gelenk; dennoch ist hier die Beweglichkeit größer als in der übrigen Lendenwirbelsäule. Grund dafür ist die Position des Beckens. Das Becken (und damit auch das Kreuzbein) ist um etwa 30° nach vorne geneigt (s. Kap. 3, S. 75 f.). Leider keine gute Ausgangsstellung für den unteren Lendenwirbel. Er hat die Tendenz, auf dem Kreuzbein nach vorne abzugleiten. Das führt zu ungünstigen Scherkräften in der Bandscheibe. Wen wundert es da noch, dass zwei Drittel aller Rückenprobleme im unteren Bereich der Lendenwirbelsäule auftreten?

3-D-Funktion

Die Aufrichtung der Wirbelsäule, ihre *Autoelongation*, ist die Basis für Bewegung und Belastung des Rückens. Kopf und Becken drehen dafür in entgegengesetzte Richtungen.

Das Becken gibt den Bewegungsimpuls für die Aufrichtung. Es dreht um die Horizontalachse nach hinten-unten (s. Kap. 3, S. 74 f.). Damit richtet es das Kreuzbein, die Basis der Wirbelsäule, auf und verlängert so die Lendenwirbelsäule. Die kleinen Wirbelgelenke werden entlastet, der Hauptdruck wird auf die Mitte der Wirbelkörper und der Bandscheiben zentriert. Der Spinalkanal weitet sich, die Zwischenwirbellöcher werden geöffnet. Das schafft Platz für die Rückenmarksnerven.

Als Gegenpol zum Becken dreht der Kopf um die Horizontalachse nach hinten-oben. Eine kleine Bewegung mit großer Wirkung. Durch die kaum wahrnehmbare »Ja«-Bewegung des Kopfes wird der hintere Bereich des oberen Kopfgelenkes geöffnet, lebenswichtige Strukturen wie die Wirbelarterie und

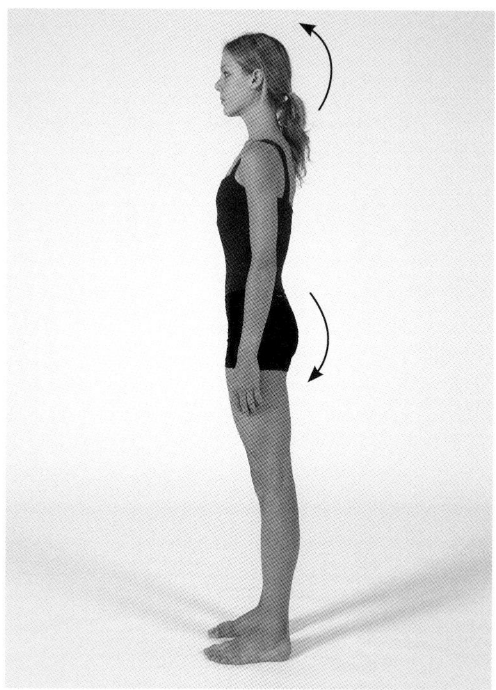

Abb. 2.10: Die gleichzeitige leichte Einrollbewegung von Kopf und Becken verlängert den gesamten Rücken.

das Rückenmark bekommen mehr Platz. Die Einrollbewegung verlängert den Nacken, die Bewegung setzt sich bis in die obere Brustwirbelsäule fort.

Die gesamte Wirbelsäule wird durch diese minimale Einrollbewegung von Kopf und Becken verlängert, verkürzte Strukturen werden gedehnt, überdehnte werden tonisiert. Die Aufrichtung der Wirbelsäule erlaubt eine optimale Zentrierung der Belastung.

Komplexer wird es in der Bewegung. Beim Gehen, beim Wechsel zwischen Spiel- und Standbein, verschraubt sich die Wirbelsäule und damit der gesamte Rumpf um eine gedachte Lotlinie abwechselnd nach rechts und links. Auf der Standbeinseite bewegt sich das Becken nach hinten-unten (s. Kap. 3, S. 74 f.). Die Lendenwirbelsäule streckt sich, die Zwischenwirbellöcher werden geöffnet, die Nerven bekommen Platz. Die unteren Rippen folgen der Bewegung; sie werden durch die Muskulatur mit dem Beckenkamm nach hinten-unten gezogen. Der obere Teil der Wirbelsäule verschraubt in die Gegenrichtung: Er rotiert in Richtung Spielbein, die oberen Rippen drehen mit. Der Brustkorb weitet sich, die Atmung vertieft sich automatisch. Umgekehrt ist es auf der Spielbeinseite. Hier drehen die oberen Rippen nach hinten, die unteren nach vorne. Damit wird der Brustkorb enger, die Ausatmung wird betont. Die wechselseitige Verschraubung von Becken, Wirbelsäule und Brustkorb hält die Brustwirbelsäule mobil und entlastet so Hals- und Lendenwirbelsäule.

Bewegungen der Wirbelsäule

Die Wirbelsäule als Ganzes besitzt dreidimensionale Beweglichkeit: Sie kann sich beugen und strecken, zur Seite neigen und rotieren. Dabei sind die einzelnen Bewegungsrichtungen nicht auf bestimmte Abschnitte beschränkt. Jedoch gibt es in den unterschiedlichen Bereichen Bewegungen, die anatomisch bedingt leichter durchführbar sind und daher auch bevorzugt ausgeführt werden. Generell ist die Beweglichkeit in der Hals- und Lendenwirbelsäule am größten; die Brustwirbelsäule ist aufgrund des Brustkorbs weniger mobil.

Zwei angrenzende Wirbel, die dazwischen liegende Bandscheibe und alle umgebenden Bänder und Muskeln bilden gemeinsam ein Bewegungssegment. Die kleinen Zwischenwirbelgelenke sind es, die durch ihre Stellung die Bewegungsrichtungen innerhalb jedes Segments definieren. Sie können durch Training nicht verändert werden. Was sich jedoch beeinflussen lässt, ist das Bewegungsausmaß, und dies ist von entscheidender Bedeutung für die langfristige Belastbarkeit der gesamten Wirbelsäule.

In der **Halswirbelsäule (HWS)** sind die Gelenkflächen um 45° aus der Frontalebene nach vorne geneigt. Dreh-, Beuge- und Streckbewegung sowie Seitneigung sind damit gut möglich.

In der **Brustwirbelsäule (BWS)** stehen die Gelenkflächen in der Frontalebene. Damit ermöglichen sie vor allem Rotationsbewegungen und – im Bewegungsausmaß durch die Rippen eingeschränkt – Seitneigung sowie Beugung. Die Streckung wird durch die dachziegelartig übereinander liegenden Dornfortsätze eingeschränkt.

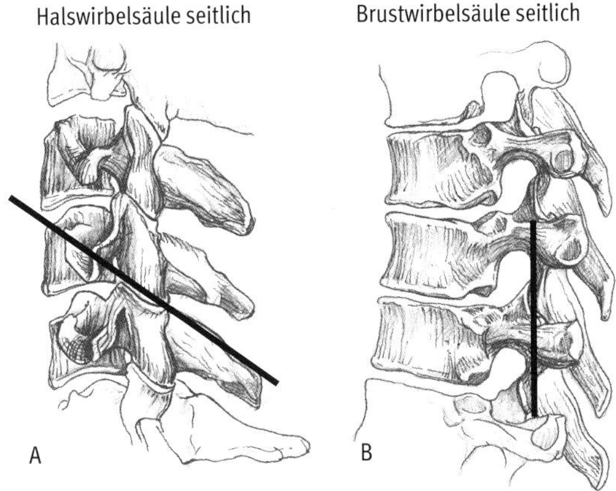

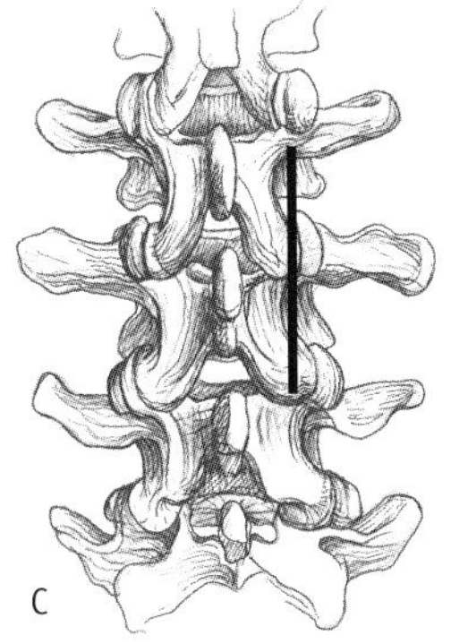

Abb. 2.11: Die Ausrichtung der Gelenkflächen ist in den drei Abschnitten der Wirbelsäule unterschiedlich.

In der **Lendenwirbelsäule (LWS)** sind die Gelenkflächen in die Sagittalebene ausgerichtet. Dies macht Rotationen in diesem Bereich fast unmöglich, und auch die Seitneigung ist nur eingeschränkt durchführbar. Ausgezeichnet funktionieren hingegen die Beugung und ganz besonders die Streckung der Lendenwirbelsäule.

Tab. 2.1: Normwerte der Wirbelsäulenbeweglichkeit

Abschnitte der Wirbelsäule	Beugung / Streckung	Seitneigung	Rotation
Halswirbelsäule	40° / 75°	35°	50°
Brustwirbelsäule	45° / 20°	25°	55°
Lendenwirbelsäule	60° / 35°	15°	5°

Muskulatur

Wie von einem Zylindermantel wird der Rumpf von der Rücken- und Bauchmuskulatur umhüllt. Gemäß ihrer Spannungs- und Zugrichtung lässt sich die gesamte Rumpfmuskulatur in vier verschiedene Muskelverlaufsrichtungen unterteilen: in ein vertikales, ein horizontales und zwei entgegengesetzt schräg verlaufende Systeme (s. Tab. 2.2). Gemeinsam füllen sie den Raum zwischen Brustkorb und Becken. Sie umspannen den Rumpf, geben Stabilität für die Aufrichtung und ermöglichen gleichzeitig ein differenziertes Bewegungsspiel.

Für Statik und Aufrichtung von Becken und Wirbelsäule sind besonders die Muskeln der vertikalen und horizontalen Systeme zuständig, während in der Dynamik vor allem die schrägen Muskelsysteme arbeiten. Im Folgenden werden die wichtigsten Vertreter der Rumpfmuskulatur kurz dargestellt.

Tab. 2.2: Die Systeme der Rumpfmuskulatur

	Vertikales System	Horizontales System	Schräge Systeme
Bauchmuskulatur	gerader Bauchmuskel (*M. rectus abdominis*)	horizontaler Bauchmuskel (*M. transversus abdominis*)	äußerer und innerer schräger Bauchmuskel (*M. obliquus internus und externus*)
Rückenmuskulatur	Vertikalsystem der autochtonen Rückenmuskulatur		vielgeteilter Muskel (*M. multifidus*) tiefe Rotatoren (*Mm. rotatores*)

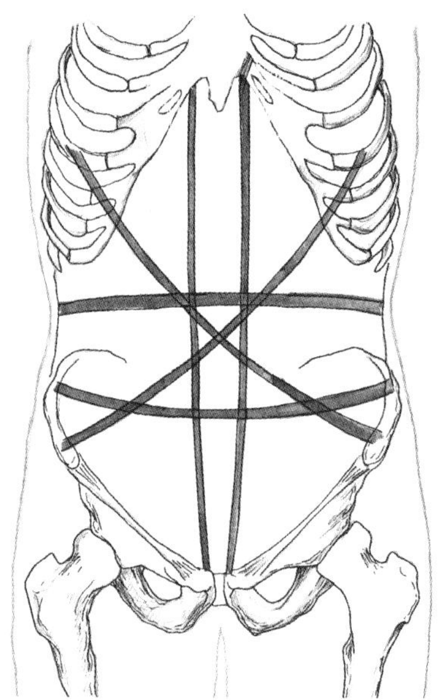

Abb. 2.12: Die Systeme der Rumpfmuskulatur von vorne: ein vertikales, ein horizontales und zwei Schrägsysteme.

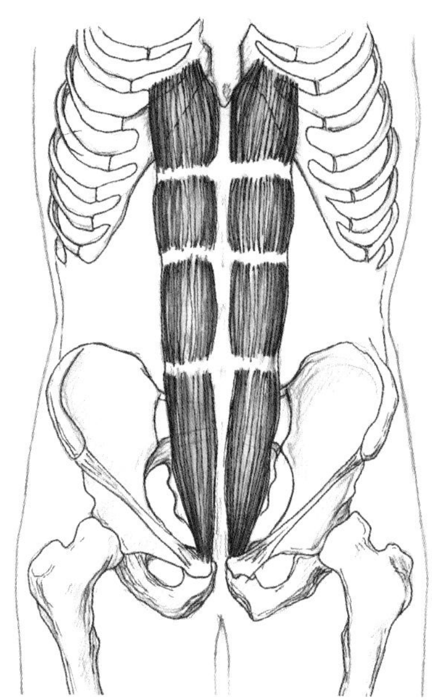

Abb. 2.13: Der gerade Bauchmuskel (*M. rectus abdominis*).

Bauchmuskulatur

Großflächige breite Muskelzüge bilden die vordere und seitliche Bauchwand. Beugung der Wirbelsäule, Rotation und Beckenaufrichtung sind die Hauptaufgaben der Bauchmuskulatur. Von der Oberfläche nach innen werden folgende Muskeln unterschieden:

Der **gerade Bauchmuskel** (*M. rectus abdominis*) verläuft – wie der Name bereits vermuten lässt – vertikal. Zu beiden Seiten der Mittellinie zieht er von den unteren Rippen und dem Brustbein hinunter zum Schambein. Entlang der Mittellinie sind beide Muskelbäuche durch die *linea alba* sehnig miteinander verbunden. Horizontal werden sie von drei Sehnenplatten unterteilt. Bei einem stark trainierten Muskel treten die einzelnen Muskelanteile zwischen diesen Sehnenplatten deutlich hervor; das »Sixpack« hat daher seinen Namen. Hauptaufgabe des geraden Bauchmuskels ist die Beugung der Wirbelsäule, wie beispielsweise beim langsamen Hochrollen des Oberkörpers aus der Rückenlage oder in der Contraction. Bei gut platziertem Becken zieht er die unteren Rippen nach unten und unterstützt so die Ausrichtung des Brustkorbs. Sein Ansatz vorne am Becken ermöglicht ihm, an der Beckenaufrichtung mitzuarbeiten und damit einem Hohlkreuz entgegenzuwirken.

Die Fasern des **äußeren schrägen Bauchmuskels** (*M. obliquus externus*) verlaufen diagonal von oben-außen nach unten-innen. Von vorne betrachtet erinnert seine Form an ein »V«, wobei der rechte und der linke Muskel je einen Schenkel bilden. Im 90°-Winkel dazu verläuft der **innere schräge Bauchmuskel** (*M. obliquus internus*) von oben-innen nach unten-außen. Seine Fasern verbinden sich vorne an der Mittellinie mit den Fasern des äußeren schrägen Bauchmuskels der Gegenseite. Äußerer schräger Bauchmuskel der einen und innerer schräger Bauchmuskel der anderen Seite bilden eine funktionelle Einheit. Gemeinsam rotieren sie den Rumpf nach rechts und links. Bei einer Rotation nach rechts kontrahieren linker äußerer und rechter innerer schräger Bauchmuskel gemeinsam; linker innerer und rechter äußerer schräger Bauchmuskel werden hingegen gedehnt. Ein optimales Zusammenspiel für die dynamische Verschraubung der Wirbelsäule.

Der **quere Bauchmuskel** (*M. transversus abdominis*) bildet die tiefste Schicht der Bauchmusku-

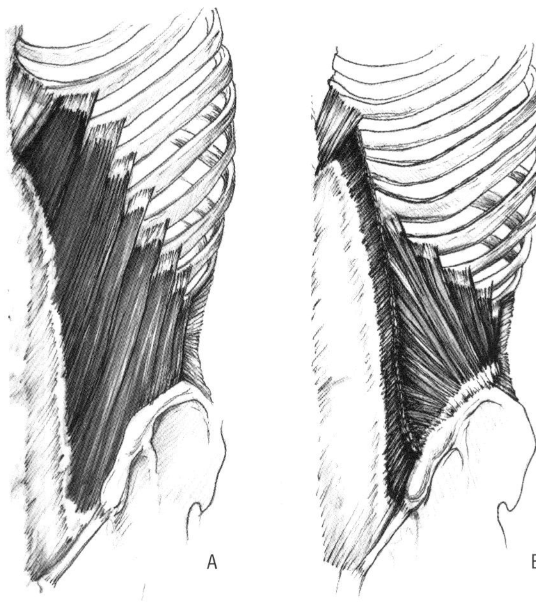

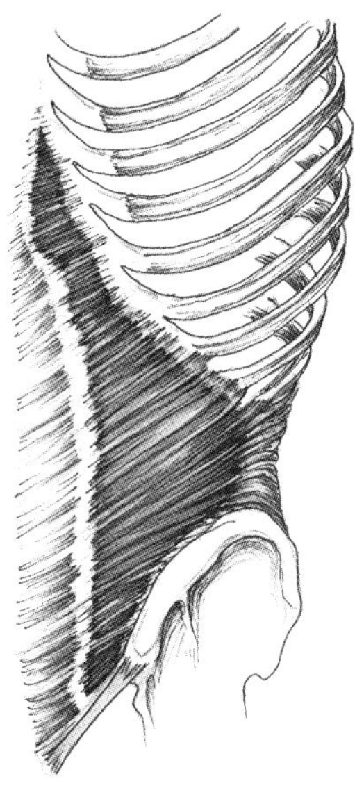

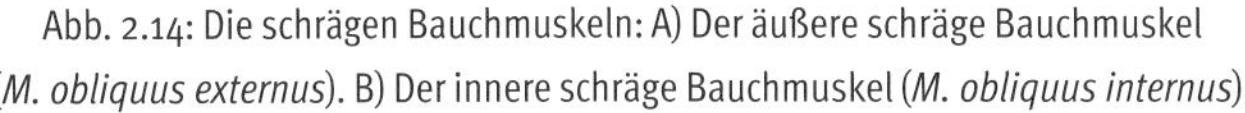

Abb. 2.14: Die schrägen Bauchmuskeln: A) Der äußere schräge Bauchmuskel (*M. obliquus externus*). B) Der innere schräge Bauchmuskel (*M. obliquus internus*).

Abb. 2.15: Der quere Bauchmuskel (*M. transversus abdominis*)

latur. Seine Fasern verlaufen horizontal, gürtelförmig umfasst er den Bauchraum. Im Gegensatz zu den übrigen Bauchmuskeln dient er hauptsächlich der Stabilität. Sein Faserverlauf macht ihn zum »Wespentaillenmuskel«. Die Entlastung der Wirbelsäule ist seine Hauptaufgabe. Ist der quere Bauchmuskel aktiv, so reduziert sich der Druck in den Bandscheiben um bis zu 50 %. Dafür muss er gar nicht maximal angespannt sein. Schon eine Muskelanspannung von etwa 20 % reicht aus, um die Wirbelsäule zu entlasten. Leider ist es nicht ganz einfach, diese geringe Muskelaktivität wahrzunehmen. Die Tücke liegt im Detail: Um Wirbelsäule und Rumpf optimal zu stabilisieren, kontrahiert der quere Bauchmuskel idealerweise bereits kurz *vor* einer Bewegung der Arme oder Beine.

Rückenmuskulatur

Die Wirbelsäule wird hinten von einem ganzen Flechtwerk von Muskeln bedeckt. Dabei werden zwei Arten von Rückenmuskulatur unterschieden: Die großflächige eingewanderte Muskulatur und die ursprünglich am Rücken entstandenen kleinen tiefen Muskeln, die autochtone Rückenmuskulatur.

Bei der **eingewanderten Muskulatur** handelt es sich um Muskeln, die im Laufe der Evolution erst langsam ihre Position am Rücken eingenommen haben. Dazu zählen u. a. der **Kapuzenmuskel** (*M. trapezius*) oder der **breite Rückenmuskel** (*M. latissimus dorsi*). Sie sind vorwiegend für die Bewegung von Schultergürtel und Armen zuständig. Als oberflächlichste Schicht der Rückenmuskulatur bilden sie das Muskelrelief des Rückens.

Die **autochtone Rückenmuskulatur**, der **Rumpfaufrichter** (*M. errector spinae*), besteht aus einem Netzwerk zahlreicher kleiner Muskeln, die eng miteinander verflochten sind. Sie ziehen entweder direkt von Wirbel zu Wirbel oder überspringen in ihrem Verlauf ein oder mehrere Wirbel. Auf der gesamten Strecke vom Becken bis zum Kopf verbinden sie die Quer- und Dornfortsätze der Wirbel untereinander und stabilisieren so die einzelnen Bewegungssegmente.

Die am tiefsten und nächsten zur Wirbelsäule gelegenen Muskeln sind die kürzesten. Auf beiden Seiten der Wirbelsäule liegend verlaufen sie vor allem schräg von unten außen nach oben innen (*Mm. rotatores* und *M. multifidus*) – von den

Querfortsätzen zur Mitte nach oben zu den Dornfortsätzen. Sie bilden das wichtige Schrägsystem der Rückenmuskulatur. Diese Muskeln sind die tiefsten Stabilisatoren der Wirbelsäule; ihre koordinierte Feineinstellung ist für die segmentale Stabilisation von entscheidender Bedeutung. Die hohe Rezeptorendichte innerhalb ihrer Muskelfasern macht diese Feinkoordination möglich. Kontrahieren die Muskeln einer Seite, so drehen sie den Rumpf zur Gegenseite. Rotation ist damit eine wichtige Bewegungsrichtung für das Training der muskulären Stabilität.

Oberflächlich und seitlich der tiefen Rückenstabilisatoren liegen längere Muskelfasern, die vom Beckenkamm hinauf bis zu den Rippen und Querfortsätzen der einzelnen Wirbel ziehen. Sie bilden das Vertikalsystem der autochtonen Rückenmuskulatur. Ihre Hauptaufgabe besteht in der Aufrichtung der Wirbelsäule.

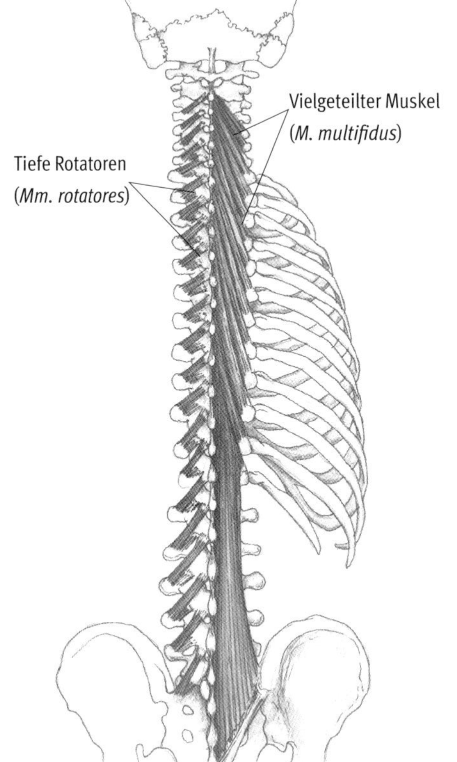

Abb. 2.16: Die tiefen Rotatoren (*Mm. rotatores*) und der vielgeteilte Muskel (*M. multifidus*) bilden die tiefste Schicht der autochtonen Rückenmuskulatur.

Tab. 2.3: Bewegungen der Wirbelsäule und ihre Hauptmuskeln

Rückenbewegung	Hauptmuskeln
Flexion	gerader Bauchmuskel (*M. rectus abdominis*) äußerer und innerer schräger Bauchmuskel (*M. obliquus externus* und *internus*), beidseitig
Extension	Rumpfaufrichter (*M. errector spinae*), beidseitig
Seitneigung	äußerer und innerer schräger Bauchmuskel (*M. obliquus externus* und *internus*), einseitig Rumpfaufrichter (*M. errector spinae*), einseitig
Rotation	vielgeteilter Muskel (*M. multifidus*) tiefe Rotatoren (*Mm. rotatores*) äußerer und innerer schräger Bauchmuskel (*M. obliquus externus* und *internus*), beidseitig

Statik der Wirbelsäule

Die Aufrichtung vom Vierbeiner zum Zweibeiner, der aufrechte Gang des Menschen, führte zur typischen Doppel-S-Form der Wirbelsäule. Hierdurch ergeben sich die charakteristischen Krümmungen der Wirbelsäule in der Sagittalebene (s. Abb. 2.1, S. 42):

- Halslordose (nach vorne gebogen)
- Brustkyphose (nach hinten gebogen)
- Lendenlordose (nach vorne gebogen)
- Kreuzbeinkyphose (nach hinten gebogen)

Durch die Doppel-S-Form wird das Körpergewicht im Idealfall gleichmäßig vor und hinter dem Körperlot verteilt, die Gelenke werden zentriert belastet, die Balance wird gleichsam durch die Knochen gehalten, Muskelarbeit ist kaum nötig.

Aufgrund von angeborenen oder erworbenen Haltungsfehlern kann die Wirbelsäule von der idealen Doppel-S-Form abweichen. Jede Veränderung

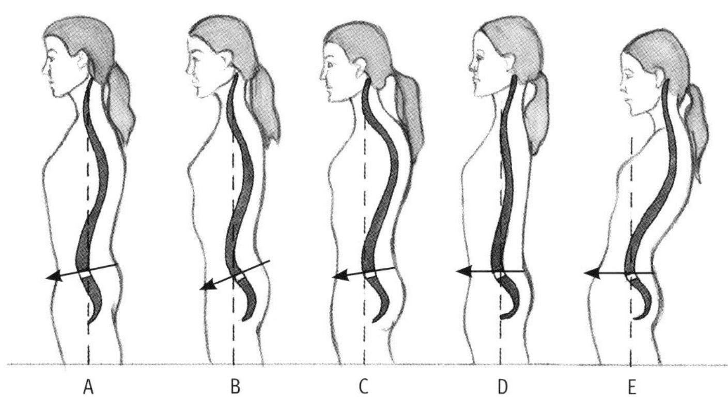

Abb. 2.17: Die Statik der Wirbelsäule: A) Ausgewogene Doppel-S-Form. B) Hohlkreuz bei nach vorne gekipptem Becken. C) Vermehrte Brustkyphose. D) Flachrücken mit Reduktion der Wirbelsäulenkrümmungen. E) Überhang der Brustwirbelsäule nach hinten; das Becken wird dabei nach vorne geschoben.

wirkt sich dabei auf die Statik und Bewegung der gesamten Wirbelsäule aus. Abb. 2.17 zeigt typische Haltungen der Wirbelsäule, welche rein funktionell durch Haltungsgewohnheiten oder Muskeldysbalancen entstanden sein können oder durch strukturelle Veränderungen bedingt sind.

Die Atmung

Das Zwerchfell ist der wichtigste Atemmuskel. Schräg diagonal von vorne nach hinten, vom Brustbein über die unteren Rippen bis zu den Lendenwirbeln, zieht es durch den Körper – eine große kuppelförmige Muskel-Sehnenplatte, die den Brustraum vom Bauchraum trennt. Das Zwerchfell ist der Hauptmotor für die Atmung. Kontrahiert es, so flacht sich seine Kuppelform ab und es sinkt nach unten, der Brustraum wird größer. Luft strömt in die Lungen, man atmet ein. Mit der Kontraktion des Zwerchfells werden die Organe des Bauchraums nach unten gedrängt, der Druck im Bauchraum steigt, die Bauchmuskulatur gibt leicht nach. Bei der Ausatmung entspannt sich das Zwerchfell, kehrt in seine kuppelförmige Ausgangsstellung zurück. Damit können auch die Organe wieder in ihre Ausgangslage zurückgleiten. Runter und hoch – die Zwerchfellatmung ist eine Massage für die Bauchorgane.

Die kleinen Zwischenrippenmuskeln spannen sich schräg diagonal zwischen den einzelnen Rippen aus; sie unterstützen die Atmung. Bei der Einatmung ziehen sie die Rippen nach oben, der Brustkorb weitet sich. Dabei öffnen sich die oberen Rippen vor allem nach vorne, während die unteren sich zur Seite öffnen. Dabei ist das seitliche Öffnen der unteren Rippen, die sogenannte »Flankenatmung« von aussen weniger sichtbar. Sie wird daher im Tanz ganz bewusst eingesetzt. In Kombination mit der Zwerchfellatmung ist sie eine ideale Methode, die Lunge bis in ihre untersten Bereiche mit Luft zu füllen. Mehr Luft bedeutet mehr Sauerstoff und damit eine bessere Sauerstoffversorgung für den gesamten Körper.

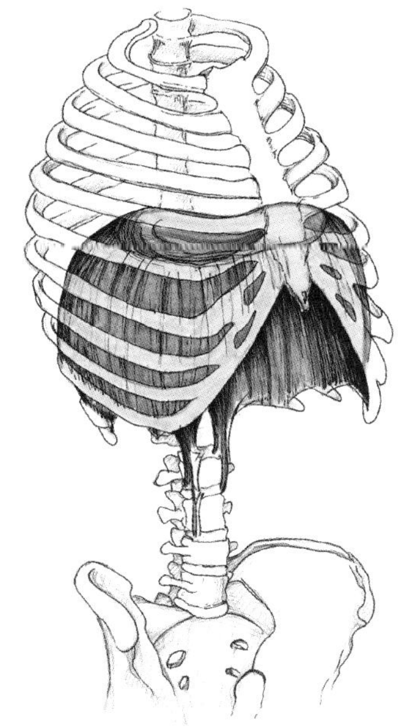

Abb. 2.18: Das Zwerchfell ist der wichtigste Atemmuskel.

Tanz unter der Lupe: Be- und Überlastung

Schweres Heben, kraftvolle Rotationen und Überstreckung der Wirbelsäule gelten als besondere Belastung des Rückens. Alles Bewegungen, die im Tanz häufig vorkommen. Wenig verwunderlich also, dass viele Tänzer im Laufe ihrer Karriere über Rückenschmerzen klagen. Doch die Relation ist wichtig: 80 % der Bevölkerung leiden im Laufe ihres Lebens unter Rückenschmerzen, ob mit oder ohne körperliche Betätigung.

Belastung

Eine mobile Wirbelsäule bei gleichzeitig stabiler Mitte für die Bewegungen der Arme und Beine, das sind hohe Anforderungen an den Rücken. Bewusste und korrekte Bewegungsausführung hat daher oberste Priorität für einen gesunden Tänzerrücken.

Die stabile Mitte

Bei optimaler aufrechter Haltung zeigt die Wirbelsäule die ideale harmonische Doppel-S-Form. Für die gewünschte Bühnenpräsenz des Tänzers ist dabei die Muskelanspannung leicht erhöht, das Augenmerk liegt auf der Verlängerung der Wirbelsäule. Beim Tanzen verändert der Tänzer ständig Position, Statik und Form seiner Wirbelsäule: Sie bewegt sich dynamisch dreidimensional im Raum, oft in komplexen Kombinationen aus Beugung, Seitneigung, Streckung und Rotation. Ein guter Tänzer kann aus all diesen Positionen seine stabile Mitte jederzeit wiederfinden, wenn Tanztechnik oder Choreographie es erfordern.

Im Langsitz auf dem Boden, ob im Jazz oder Modern, wird die koordinierte Arbeit der Rumpfmuskulatur besonders gut sichtbar. Dabei gilt die Aufmerksamkeit der Stellung des Beckens, welches bei entspannter Haltung nach hinten kippen würde. Dadurch wird die Lordose der Lendenwirbelsäule reduziert und gleichzeitig die Kyphose der Brustwirbelsäule verstärkt. Der Druck in den Bandscheiben wird erhöht, was langfristig zu Überlastungen führen kann. Abhilfe schafft hier die bewusste Aufrichtung von Becken und Wirbelsäule. Durch die Gewichtsverlagerung direkt auf statt hinter die Sitzbeinhöcker wird das Becken neutral ausgerichtet, Rücken-, Bauch- und Beckenbodenmuskeln arbeiten und verhindern so eine übermäßige Beugung von Lenden- und Brustwirbelsäule.

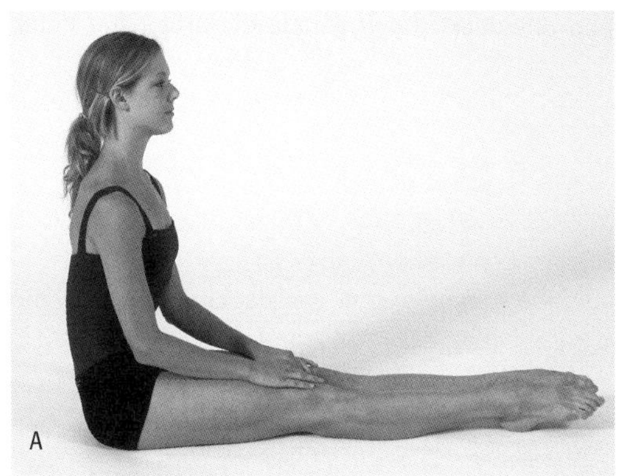

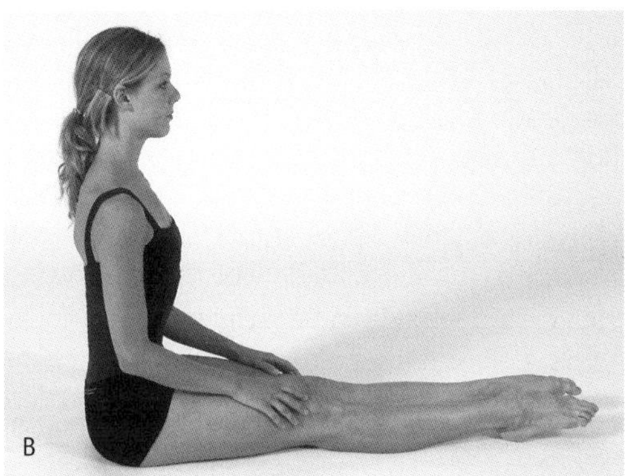

Abb. 2.19: Die stabile Mitte im Langsitz. A) Die Gefahr. B) Die Idealposition mit aufgerichtetem Becken.

Autochtone Rückenmuskulatur, tiefe Bauchmuskeln und Beckenboden spielen für Form und Funktion der gesamten Wirbelsäule eine Schlüsselrolle. Dabei ist es vor allem das Timing der Muskelarbeit, das der Wirbelsäule die nötige Stabilität und Entlastung bringt. Bereits vor Beginn der Bewegung schaltet die Rumpfmuskulatur an. Der quere Bauchmuskel, der vielgeteilte Rückenmuskel und die tiefen Rotatoren kontrahieren und sorgen so gemeinsam für die nötige Stabilität in der Wirbelsäule. Diese feinkoordinierte Muskelarbeit ist nur schwer wahrzunehmen, wird sie doch häufig durch die gleichzeitige Kontraktion größerer, oberflächlicher Muskelgruppen überdeckt. Doch gerade die Arbeit der tiefen Muskelschichten ist von entscheidender Bedeutung für die langfristige Belastbarkeit der Wirbelsäule.

Die Extension der Wirbelsäule

Auch bei der Extension des Rückens, sei es im Arch oder im Cambré derrière, ist es der koordinierte Einsatz der tiefen Rücken- und Bauchmuskulatur, der die Belastung der Bandscheibe und der Zwischenwirbelgelenke reduziert. Bei jeder Rückwärtsbeugung des Oberkörpers erhöht sich der Druck im hinteren Bereich der Bandscheibe und die kleinen Zwischenwirbelgelenke werden komprimiert. Treten zusätzlich Scherkräfte auf, ist die Überlastung vorprogrammiert. Abhilfe schafft hier eine koordinierte Muskelarbeit. Ein harmonischer Bogen von Kopf bis Becken und die Verteilung der Bewegung über die gesamte Wirbelsäule sind die beste Vorbeugung vor lokaler Überlastung. Doch funktioniert das nicht von allein. Natürlicherweise ist die Extension der Wirbelsäule im Bereich der Lendenwirbelsäule groß, die Brustwirbelsäule ist nach hinten deutlich weniger beweglich. Um die Bewegung dennoch harmonisch über die gesamte Wirbelsäule zu verteilen, hilft es, zur Vorbereitung der Bewegung die Wirbelsäule als Ganzes aufzurichten und die Rückwärtsbewegung zusätzlich durch Einatmung zu unterstützen. Wird der Kopf gleichzeitig leicht zur Seite gedreht, so verhindern die vorderen Halsmuskeln eine übertriebene Rückbeugung in der Halswirbelsäule.

Arabesque – Eine andere Art der Wirbelsäulenextension

Schon ab etwa 30° führt das Anheben des Beines nach hinten in die Arabesque zu einer Extension der Wirbelsäule. Dabei wird die Bewegung nicht wie beim Arch vom Kopf, sondern über das Bein vom Becken initiiert. Kapsel- und Bandapparat des Hüftgelenks lassen den Beinen nach hinten nur geringe Bewegungsfreiheit. Die typische Ausweichbewegung geschieht im Becken: Um das Spielbein auf die gewünschte Höhe zu bringen, kippt das Becken nach vorne; gleichzeitig rotiert es zur Spielbeinseite und das Becken »öffnet sich«. Doch die ästhetische Linie der Arabesque fordert ein gerades Becken und eine aufgerichtete Wirbelsäule. So findet der Ausgleich in der Wirbelsäule statt. Sie verschraubt sich entgegen der Beckenrotation zur Standbeinseite. Die gleichzeitige maximale Extension reduziert optisch die Beckenkippung. Hier ist Vorsicht geboten. Extension und Rotation der Wirbelsäule sollten möglichst auf die gesamte Lenden- und Brustwirbelsäule verteilt werden. So wirkt die

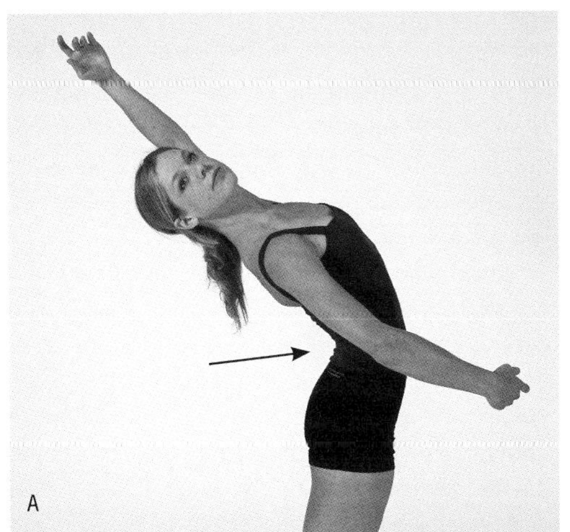

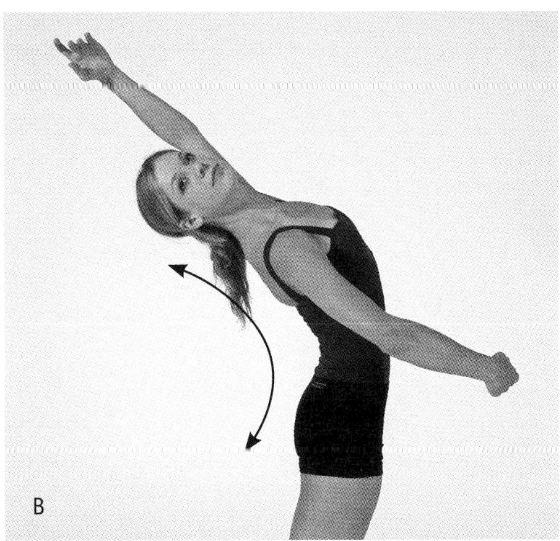

Abb. 2.20: Die Extension der Wirbelsäule.
A) Gefahr der lokalen Überlastung. B) Harmonische Bewegung der gesamten Wirbelsäule.

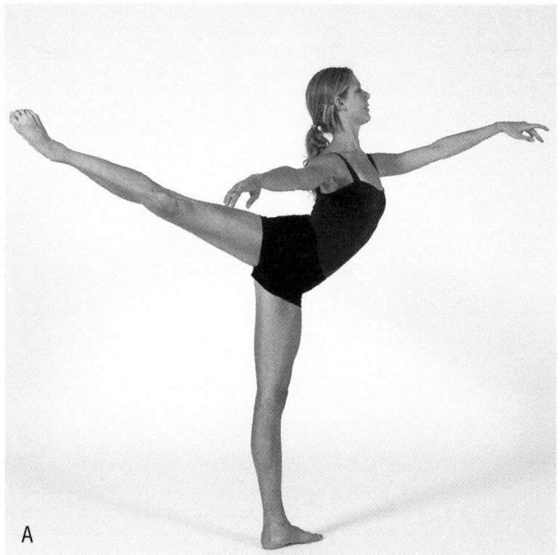

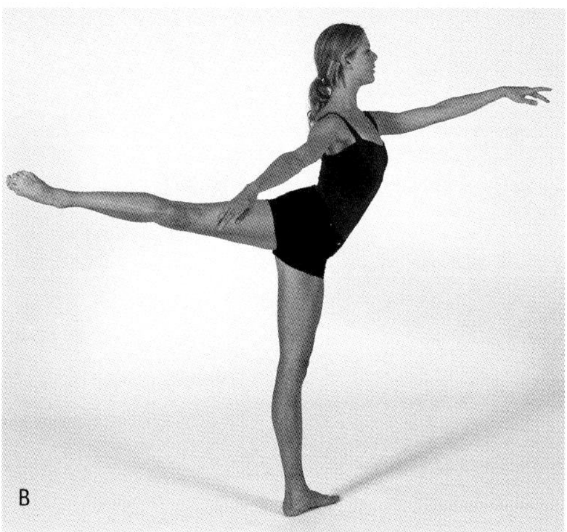

Abb. 2.21: Arabesque: A) Gefahr der lokalen Überlastung durch extreme Lordose der Lendenwirbelsäule.
B) Die Wirbelsäule wirkt einer zu starken Kippung und Rotation des Beckens entgegen.

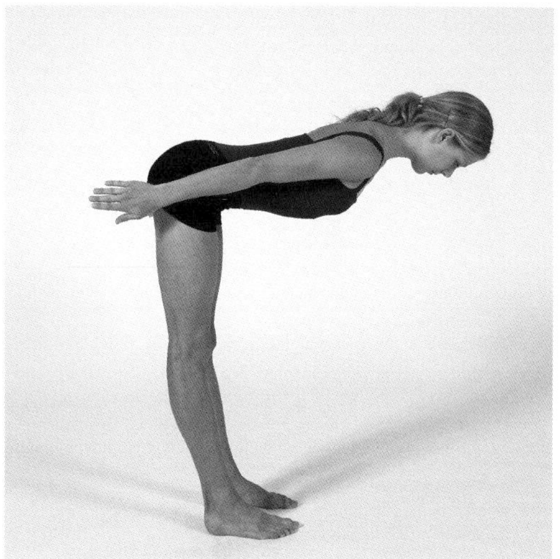

Abb. 2.22: Flat back: Die Bewegung findet nicht im Rücken, sondern in den Hüftgelenken statt.

Bewegung harmonisch und die Wirbelsäule wird entlastet.

Die Flexion der Wirbelsäule

Das langsame Abrollen nach vorne, Wirbel für Wirbel, vom Kopf geführt, kennt man aus jedem Modern- oder Jazztraining. Die Flexion der Wirbelsäule erhöht den Druck in den vorderen Bereichen der Bandscheiben, der hintere Teil des Faserrings wird gedehnt. Die Dehnspannung in den tiefen Rückenmuskeln nimmt kontinuierlich zu. Idealerweise unterstützen die tiefen Bauchmuskeln die Bewegung, ihre Kontraktion reduziert den Druck in den Bandscheiben. Schließlich bewegt das Becken mit: Es kippt nach vorne und vergrößert damit optisch die Flexion der Wirbelsäule.

Ganz anders funktioniert es im Flat back oder beim Port de bras en avant des klassischen Tanzes. Hier erfolgt die Beugung nach vorne mit gestreckter Brust- und Lendenwirbelsäule. Die tiefen Rücken- und Bauchmuskeln kontrahieren und stabilisieren die Wirbelsäule, die Bewegung findet in den Hüftgelenken statt. Das Becken kippt nach vorne, was einer Beugung in den Hüftgelenken entspricht. Je weiter sich der Oberkörper nach vorne beugt, desto mehr verlagert sich auch der Körperschwerpunkt nach vorne. Um nicht vornüber zu fallen, weicht der Tänzer mit dem Becken nach hinten aus. Doch ein zu auffälliges Ausweichen ist nicht erwünscht. Gesäßmuskulatur und rückwärtige Oberschenkelmuskeln müssen volle Arbeit leisten, um den Tänzer zu stabilisieren.

Pirouette

Die rasche Kopfbewegung in der Pirouette, das »Spotten«, ist für Drehungen im Tanz typisch. Dabei wird mit den Augen während der gesamten Drehung

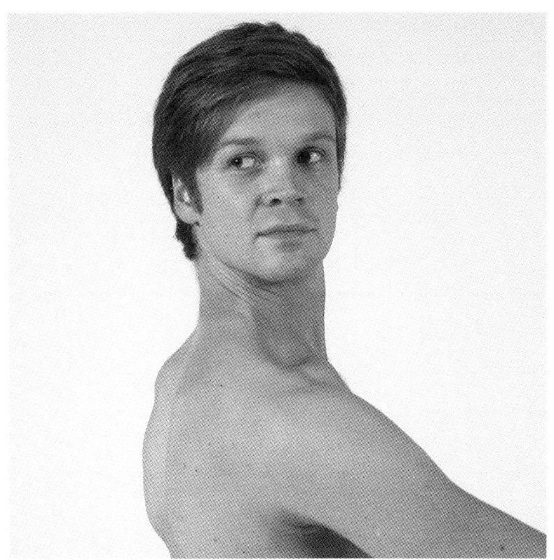

Abb. 2.23: Das »Spotten« während einer Pirouette setzt die freie Beweglichkeit der Halswirbelsäule und eine gute Koordination der Muskulatur voraus.

ein Punkt fixiert. Zu Beginn der Pirouette beginnt der Körper gleichsam »unter dem Kopf hindurch« zu drehen, wobei die Halswirbelsäule maximal rotiert. Erst dann wird der Kopf in die Drehung mitgenommen. Durch eine rasche Rotation der Halswirbelsäule kann der fixierte Punkt sofort wieder mit den Augen erfasst werden – er wird im wahrsten Sinne des Wortes »nicht aus den Augen gelassen«. Der Körper folgt dieser raschen Kopfbewegung mit Verzögerung nach. Was für Balance und Gleichgewicht förderlich ist, geht zu Lasten der Wirbelsäule. Um die schwungvolle Kopfbewegung auch langfristig ohne Probleme ausführen zu können, muss in der Drehung der Kopf ideal auf der Halswirbelsäule platziert, müssen alle Halswirbel frei beweglich, muss die Brustwirbelsäule gut rotierbar und die vordere und hintere Halswirbelsäulenmuskulatur im Gleichgewicht sein.

Partnerarbeit

Bei Hebungen wirken zum Teil immense Kräfte auf den Rücken ein. Je nach Haltung und Ausgangsposition kann dabei die Belastung im Rücken auf ein Vielfaches ansteigen: Hebt man ein Gewicht von 45 Kilogramm in circa 70 cm Abstand von der eigenen Körpermitte mit gestreckten Beinen aus dem Rücken, so steigt der Druck in den Bandscheiben auf über 700 Kilogramm an! Eine beeindruckende Zahl, die klar vor Augen führt: Gute Technik bei Hebungen und Partnering ist für die Gesundheit des Rückens essentiell. Ein ideal zentriertes Becken, eine aufgerichtete Wirbelsäule und optimales Timing der Muskelarbeit können die Belastung der Wirbelsäule deutlich reduzieren. Aus den Beinen und nicht aus dem Rücken zu heben ist ein Schlüssel für rückenschonende Partnerarbeit. Dabei sollte der Rücken möglichst aufgerichtet sein, die tiefen Bauch- und Rückenmuskeln sind in Aktion. Der Schwung für die Hebung kommt aus dem kraftvollen Strecken der Beine in den Boden. Je näher der Partner bei der Hebung, je aufgerichteter Becken und Wirbelsäule, desto geringer der Druck auf die Bandscheiben. Achtung: Rotation und gleichzeitige Flexion des Rückens bei der Hebung sind für die Bandscheiben Gift!

Überlastung

Es sind vor allem die chronischen Überlastungen, die im Rücken Probleme machen: eingeschliffene Bewegungsmuster, die zu lokalen Überbeweglichkeiten oder gar zu Ermüdungsbrüchen der Wirbel führen können, einseitige Belastungen, die die Bandscheiben aufs Höchste strapazieren. Je kraft- und schwungvoller die Bewegung – aus den heutigen Tanzstilen sind solche Bewegungen gar nicht mehr wegzudenken –, desto höher auch die Gefahr einer akuten Verletzung von der Gelenkblockade bis zum Muskelfaserriss.

Chronische Überlastungen

Chronische Lumbalgie: Schmerzen im Bereich des unteren Rückens treten meist bei Überbeanspruchung von Muskulatur oder Kapselbandapparat, aber auch bei degenerativen Veränderungen der Wirbelkörper oder der Zwischenwirbelgelenke auf. Verkürzte und verhärtete Rückenmuskulatur, schwache Bauchmuskeln, ungünstige Wirbelsäulenstatik oder lokale Überbeweglichkeit sind häufige Ursachen für unbewusste Schonhaltungen, welche wiederum die Wirbelsäule einseitig belasten. Ein Teufelskreis, der durch gezielte Therapie durchbrochen werden muss.

Chronische Cervialgie: Den Beschwerden im Bereich der Halswirbelsäule liegen eine Vielzahl möglicher Ursachen zu Grunde. Häufig ist bei Tänzern – und hier besonders im klassischen Tanz – die natürliche Lordose der Halswirbelsäule komplett aufgehoben: Die Wirbel stehen gerade oder sind sogar kyphotisch nach hinten gebogen. Gemeinsam mit der oft bestehenden Schwäche der vorderen Halsmuskulatur bei gleichzeitiger Verkürzung und Hartspann der Nackenstrecker ist die gesamte Halswirbelsäule in Statik und Bewegung aus der Balance geraten. Ruckartige Bewegungen des Nackens – beispielsweise bei Pirouetten – können dann zu kleinen Mikroverletzungen der Muskulatur, der Zwischenwirbelgelenke oder der Bandscheiben führen.

Spondylolyse und Spondylolisthese: Als *Spondylolyse* bezeichnet man eine Unterbrechung des Wirbelbogens im Bereich zwischen den Gelenkfortsätzen; sie kann ein- oder beidseitig auftreten. Betroffen ist vorwiegend der 5., seltener auch der 4. Lendenwirbel. Obwohl eine genetische Veranlagung wahrscheinlich ist, wird die Spondylolyse auch als Stressfraktur gewertet. Statische Faktoren wie ausgeprägtes Hohlkreuz, frühes Heben bei unzureichender muskulärer Stabilität, häufige Überstreckung der Lendenwirbelsäule, aber auch Ernährungsfehler während des Wachstums erhöhen das Risiko einer Spondylolyse. Besonders bei Jugendlichen ist die Spondylolyse ein häufiger Grund für Rückenschmerzen. Lokale Stabilisation steht in der Therapie im Vordergrund.

Bei beidseitiger Spondylolyse besteht die Gefahr des Wirbelgleitens, der *Spondylolisthese*. Der Wirbel gleitet mitsamt seinen Querfortsätzen und dem oberen Gelenkfortsatz auf dem tiefer liegenden Wirbel nach vorne. Dabei nimmt er den gesamten über ihm liegenden Teil der Wirbelsäule mit, nur seinen Dornfortsatz lässt er hinten zurück. Beim Tasten entlang der Dornfortsätze lässt sich oft eine Stufe feststellen. Am häufigsten findet man ein Wirbelgleiten des 5. Lendenwirbels auf dem Kreuzbein. Das Ausmaß des Abgleitens entscheidet über Therapie und weitere Belastbarkeit. Gewöhnlich ist der Gleitprozess um das 20. Lebensjahr abgeschlossen, beim Erwachsenen ist ein weiteres Abgleiten also kaum zu erwarten. Umso wichtiger ist es, bei Jugendlichen während des Wachstums genau die Bewegungen zu vermeiden, die das Abgleiten weiter forcieren können: Verstärkte Hohlkreuzhaltung, Überstreckung der Wirbelsäule ohne muskuläre Stütze oder Partnerarbeit bei ungenügender Oberkörperstabilität.

Spondylolyse und Spondylolisthese sind bei Tänzern häufig, glücklicherweise bedeuten sie meist nicht das Ende der Tanzkarriere. Optimierung der Statik, Verbesserung der Muskelstütze und Feinkoordination in der Bewegung erlauben Tänzern, auch nach einer Stressfraktur des Rückens weiter zu tanzen.

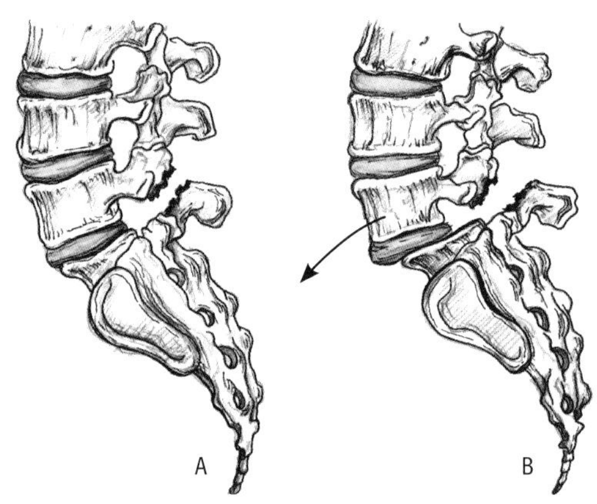

Abb. 2.24: A) Spondylolyse, B) Spondylolisthese des 5. Lendenwirbels.

Morbus Scheuermann: Eine ausgeprägte Kyphose der Brustwirbelsäule, der sogenannte Rundrücken, wird gerne durch die Diagnose Morbus Scheuermann entschuldigt. Doch die Scheuermann'sche Erkrankung ist eine Wachstumsstörung der Wirbelsäule, die nur anhand eines Röntgenbildes diagnostiziert werden kann. Sie ist dringend abzugrenzen vom rein funktionellen Rundrücken, dessen Ursache meist in einer Muskelschwäche liegt. Auf dem Röntgenbild erkennt man die spezifischen Veränderungen von Wirbelkörper und Bandscheibe:

Der vordere Teil der Wirbelkörper bleibt im Wachstum zurück, es bilden sich typische Keilwirbel. Bandscheibenmaterial bricht in die noch knorpeligen Wirbelkörper ein und bildet dort die typischen röntgenologisch sichtbaren »Schmorl'schen Knorpelknötchen«. Der Bandscheibenraum verschmälert sich. Langfristig nimmt die Beweglichkeit im betroffenen Wirbelsäulenbereich ab; die übrigen Wirbelsäulenabschnitte übernehmen kompensatorisch die Bewegung. Das führt häufig zu Überlastungen gerade dieser – eigentlich gesunden – Bereiche. Zwar ist der Morbus Scheuermann eine Erkrankung Heranwachsender, doch Probleme und Schmerzen treten meist erst im Erwachsenenalter auf.

Wesentlich für den Tänzer ist die Lokalisation der Scheuermann'schen Erkrankung. Eine vermehrte Brustkyphose, die durch eine mobile und gut stabilisierte Lendenwirbelsäule kompensiert wird, kann dauerhaft leistungsfähig bleiben. Ist hingegen die untere Brust- oder die Lendenwirbelsäule von der Bewegungseinschränkung betroffen, so ist eine ausreichende Kompensation durch die gesunden Wirbelsäulenbereiche nur schwer möglich. Tanzen auf professionellem Niveau ist dann nicht zu empfehlen.

Akute Verletzungen

Muskelverletzung: Muskelzerrungen oder -faserrisse kommen in allen Bereichen der Wirbelsäule vor. Fehlt bei schwungvollen Bewegungen, rascher konzentrischer Muskelarbeit oder kraftvoller exzentrischer Abfederung die Feinkoordination der Stützmuskulatur, so werden die tiefen Rückenstrecker überfordert. Muskelverletzungen sind die Folge.

Akute Blockade: Plötzliche Bewegungseinschränkungen der Zwischenwirbelgelenke oder der Rippengelenke sind bei Tänzern häufig. Je beweglicher ein Gelenk, je mehr sein voller Bewegungsumfang ausgenutzt wird, je schwungvoller die Bewegung, desto eher besteht die Gefahr einer akuten Blockade. Dabei wird das natürliche Gelenkspiel gestört: Wie bei einer Schublade, die sich verhakt, ist die Bewegung plötzlich nur noch in eine Richtung möglich. Steifheit und starke, oft stechende Schmerzen bei bestimmten Bewegungen sind die Folge. Quasi als Schutzmechanismus verspannt sich die lokale Muskulatur, der Muskel wird hart, und oft sind kleine Muskelknötchen (*Myogelosen*) zu tasten. Nicht selten strahlt der Schmerz in die Umgebung aus; die Abgrenzung zu Nervenirritationen ist dann schwierig. Wärme, Entspannung und sanfte Mobilisation können den Teufelskreis aus Gelenkblockade, Schonhaltung und weiterer Muskelverspannung durchbrechen.

Tritt eine Blockade immer wieder an der gleichen Stelle auf, so sollte neben der Statik und Dynamik auch das Organsystem genau untersucht werden. Jedes Segment der Wirbelsäule korreliert über das Nervensystem mit einem bestimmten Organ. Ist die Organfunktion eingeschränkt, so kann sich dies schon bei der kleinsten unachtsamen Bewegung mittels Blockaden im entsprechenden Segment bemerkbar machen.

Bandscheibenvorfall: Ein Bandscheibenvorfall äußert sich meist akut, auch wenn die Degeneration des Gewebes schleichend, über längere Zeit vonstattengeht. Altersbedingte Abnutzungen der Bandscheibe sind ganz natürlich. Der Wassergehalt des Bandscheibenkerns reduziert sich, der Faserring wird dünner, die Höhe der Bandscheibe nimmt ab, die Regenerationsfähigkeit wird schlechter. Durch die Höhenminderung der Bandscheibe wird das Zusammenspiel im Bewegungssegment gestört. Wirken Wirbelsäulenstatik und Muskelspannung nicht dagegen, so entsteht eine lokale Überbeweglichkeit; das Segment bekommt Spiel und auftretende Scherkräfte können zu Mikrorissen innerhalb des Faserrings führen. Nun genügt eine »falsche« Bewegung: Der Faserring hält dem inneren Druck durch den Bandscheibenkern nicht mehr Stand, der Kern wölbt sich nach außen vor (*Protrusion*) oder durchbricht den Faserring sogar komplett (*Prolaps*). Je nachdem, an welcher Stelle der Bandscheibenvorfall auftritt, trifft das Gewebe auf bestimmte Nervenbahnen oder das Rückenmark. Ausstrahlende Schmerzen entlang der gesamten Extremität bis in die Hand bzw. den Fuß sind typische Erstsymptome eines Bandscheibenvorfalls. Sensibilitätsstörungen und Muskelschwäche zeigen eine weitere Störung des Nervs an.

Bandscheibenvorfälle kommen typischerweise in der Lenden- und Halswirbelsäule vor. Dort ist der Druck auf den hinteren Bereich des Faserrings schon durch die lordotische Haltung erhöht. Bei fehlender Beweglichkeit der Brustwirbelsäule – auch bei Tänzern keine Seltenheit – finden Bewegungen vermehrt in der Lenden- und Halswirbelsäule statt, wodurch sich der Druck auf die Bandscheibe weiter erhöht. 95 % aller Bandscheibenvorfälle der Lendenwirbelsäule entstehen in den letzten beiden Bandscheiben, zwischen dem 4. und 5. Lendenwirbel sowie zwischen dem 5. Lendenwirbel und dem Kreuzbein. In der Halswirbelsäule ist am häufigsten die Bandscheibe zwischen dem 5. und 6. Halswirbel betroffen. Hier spielt die fehlende Zentrierung des Kopfes eine entscheidende Rolle.

Ein Bandscheibenvorfall bedeutet nicht notwendigerweise das Ende der Tanzkarriere. Fast jeder vierte Erwachsene auch ohne Rückenschmerzen zeigt in der Untersuchung einen Bandscheibenvorfall. Die Größe des Bandscheibenvorfalls, der Durchmesser des Rückenmarkskanals, die lokale Stabilität des Segments und die gesamte Statik sind entscheidende Faktoren, ob und wenn ja, welche Symptome der Vorfall auslöst.

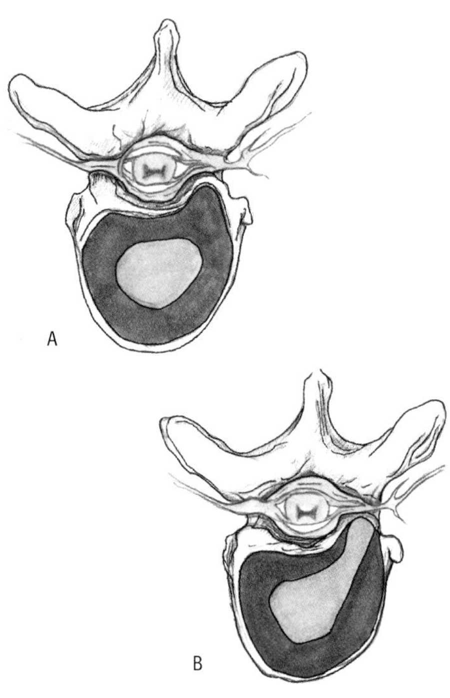

Abb. 2.25: A) Bandscheibenvorwölbung (*Protrusion*) und B) Bandscheibenvorfall (*Prolaps*) unterscheiden sich durch die Stabilität des Faserrings.

Tücken im Tanz

»Zieh dich hoch; dein Rücken muss sich anfühlen, als wenn Du einen Stock verschluckt hättest.« Solche oder ähnliche Tipps haben Generationen von Tänzern begleitet, und sie halten sich auch heute noch in vielen Tanzsälen. Doch inzwischen weiß man: Das Bild des »fixierten Rückens« ist nur sehr bedingt geeignet, um die Wirbelsäule für den Tanz zu wappnen. Wie aber schafft man es, die typischen Tücken des Tanzes – wie Hohlkreuz, zu geraden Rücken oder lokale Überbeweglichkeiten – zu vermeiden? Autoelongation und Beweglichkeit der Wirbelsäule, das sind die Schlüsselbegriffe für den belastbaren Rücken.

Das Hohlkreuz – Belastung für den Rücken

Von einem Hohlkreuz spricht man, wenn die Lordose der Lendenwirbelsäule verstärkt ist, unabhängig von den Ursachen für diese vermehrte Krümmung. Wie die Stellung des Beckens die Form der Wirbelsäule und damit auch das Hohlkreuz beeinflusst, ist in Kapitel 3 dargestellt (s. S. 78). Der wohl häufigste Grund für eine Hyperlordose im Tanz ist das forcierte Turnout. Das Becken kippt nach vorne, die Lendenlordose nimmt zu, es entsteht ein Hohlkreuz. Doch auch ein verkürzter Iliopsoas (s. Kap. 4, S. 101) oder erhöhte Spannung der lumbalen Rückenstrecker können zur Hohlkreuzhaltung führen. Die oft schmerzhaft verkürzte Lendenmuskulatur schränkt die Beweglichkeit ein, die Bauchmuskulatur ist überdehnt, ihre Spannung reduziert. Das Becken kippt nach vorne, wodurch der Druck auf die kleinen Zwischenwirbelgelenke der Lendenwirbelsäule zunimmt. Bei jeder Landung, bei jeder Stoßbelastung schlagen die Gelenkfortsätze wie ein Meißel in den untenliegenden Wirbelbogen ein. Eine Belastung, der langfristig keine Wirbelsäule gewachsen ist.

Die Extensionsfähigkeit der Lendenwirbelsäule ist – anatomisch bedingt – groß. So lässt sich leicht verstehen, warum viele Tänzer im Arch oder Cambré derrière die Bewegung aus der Lendenwirbelsäule holen und nicht – wie eigentlich gewünscht – aus den höheren Abschnitten der Wirbelsäule. Doch langfristig überlastet der unerwünschte Knick die Lendenwirbelsäule und kann die Hohlkreuzhaltung noch weiter verstärken.

Erkennen: Ein Hohlkreuz erkennt man am besten von der Seite. Im Stand ist das Becken nach vorne gekippt, die Lendenwirbelsäule scheint gestaucht, die Lordose ist prominent. Die Bauchwand wölbt sich nach vorne vor, auf ihr lasten die Organe.

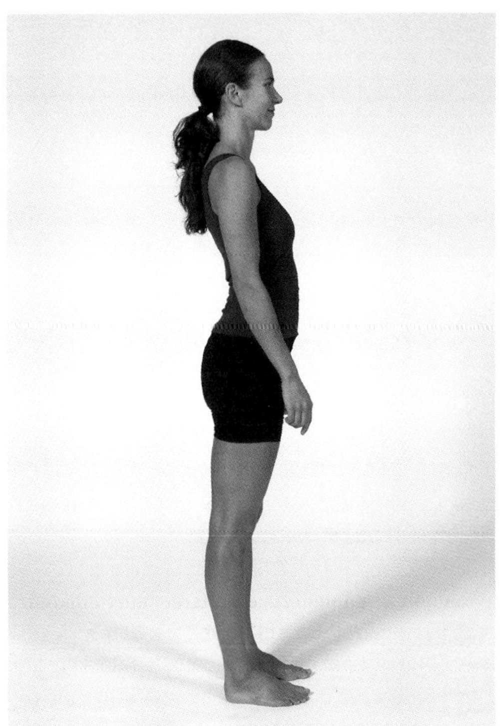

Abb. 2.26: Das Hohlkreuz entsteht durch ein nach vorne gekipptes Becken.

Wichtig ist die Unterscheidung zwischen einem muskulär fixierten und einem durch die Beckenkippung initiierten Hohlkreuz. Dazu lässt man den Tänzer vom Kopf beginnend Wirbel für Wirbel nach unten abrollen. Idealerweise sollte sich dabei die komplette Wirbelsäule in einem harmonischen Bogen aufspannen und sich die Lendenwirbelsäulenlordose vollkommen aufheben. Ist dies nicht der Fall – bleibt auch am Bewegungsende eine muldenförmige Vertiefung im Lendenbereich bestehen –, so ist eine Verkürzung der Lendenmuskulatur wahrscheinlich. Hier sind gezielte Dehnübungen erforderlich; über die Position des Beckens allein lässt sich die Hohlkreuzhaltung hier nicht aufheben.

Was man tun kann:

- Das Turnout sollte stets nur so weit ausgeführt werden, wie es die Beweglichkeit der Hüftgelenke erlaubt und wie die Bewegung auch tatsächlich muskulär stabilisiert werden kann. Achtung: Dabei eine verstärkte Beckenkippung vermeiden!
- Das Bild »Sitzbeinhöcker in Richtung Boden« hilft bei der Aufrichtung des Beckens. Dabei auf den Gegenpol der Bewegung achten: Der Kopf sollte mit dem Becken gemeinsam die leichte Einrollbewegung initiieren. So wird die gesamte Wirbelsäule aufgespannt, die Bewegung harmonisch verteilt und die Lendenwirbelsäule entlastet.
- Die muskuläre Aufrichtung der Wirbelsäule sollte über die gemeinsame Kontraktion der kleinen tiefen Rückenmuskeln und des queren Bauchmuskels erfolgen. Die oberflächliche Lendenmuskulatur bleibt dabei entspannt.

Der »zu gerade« Rücken

»Verlängere den Kopf zur Decke«, »strecke den Rücken«, »halte den Rücken gerade«. Korrekturen, die alle das gleiche Ziel haben: die Krümmungen der Wirbelsäule zu verringern und den Rücken aktiv durch Muskelkraft aufzurichten. Doch mit diesen Korrekturbildern läuft man Gefahr, die Wirbelsäule zu stark zu fixieren, so dass ihre Elastizität verloren geht.

Die Korrektur »Brust raus« macht die Situation oft noch schlimmer. Eigentlich für die Aufrichtung gedacht, sieht man bei vielen Tänzern den gleichen Fehler: Sie ziehen die Schulterblätter nach hinten und strecken die unteren Rippen nach vorne, der Brustkorb wird geöffnet. Die Arbeit der Bauchmuskeln wird dadurch unnötig erschwert. Die natürliche Brustkyphose flacht ab und häufig wird die Brustwirbelsäule sogar nach vorne überstreckt, was Bewegungseinschränkung und Muskelhartspann zur Folge hat. Die Mobilität von Brustwirbelsäule und Rippen nimmt ab.

Auf einer lordotischen Brustwirbelsäule sitzt dann eine kyphotische Halswirbelsäule. Der »Knick« in der Halswirbelsäule macht ein ausgewogenes Zusammenspiel der vorderen und hinteren Halsmuskulatur unmöglich. Die Nackenstrecker übernehmen die Hauptarbeit – Nackenschmerzen sind vorprogrammiert.

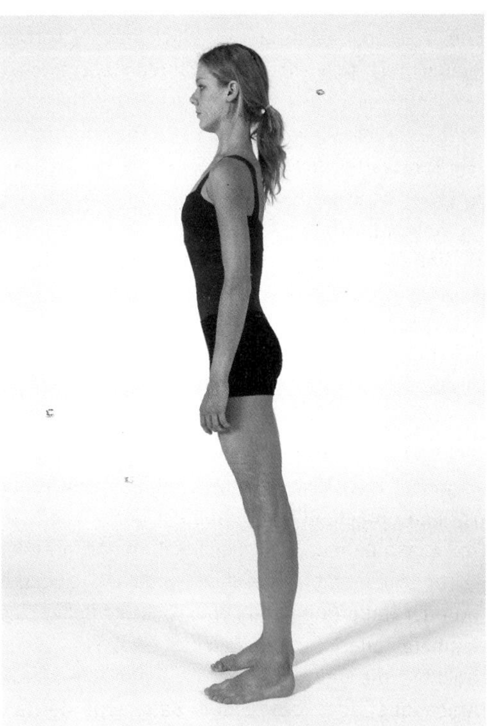

Abb. 2.27: Der »zu gerade« Rücken entsteht oft durch gut gemeinte Korrekturen.

Erkennen: Den »zu geraden« Rücken erkennt man am besten von der Seite. Das Becken ist maximal aufgerichtet, die Doppel-S-Form der Wirbelsäule scheint fast aufgehoben. Besonders der obere Teil der Brustwirbelsäule ist nach vorne überstreckt, die unteren Rippen stehen vor, oft werden die Schultern zusätzlich nach hinten gezogen. Die harmonische Integration des Brustkorbs zwischen Becken und Kopf geht verloren, der Rücken wirkt starr und unbeweglich.

Was man tun kann:

- Aufgerichtete Wirbelsäule ja, fixierte Wirbelsäule nein! Die Aufrichtung über die Pole der Wirbelsäule zu initiieren, über die gleichzeitige minimale Einrollbewegung von Becken und Kopf, hilft, den Rücken zu verlängern und ihn dennoch in allen Segmenten beweglich zu halten.
- Die Verbindungslinie zwischen dem unteren Ende des Brustbeins und dem Schambein sollte in Statik und Bewegung bewusst wahrgenommen werden. Das hilft, den Brustkorb über dem Becken zu zentrieren und die Bauchmuskulatur zu aktivieren.
- Wie ein Ballon sollte der Kopf auf der Halswirbelsäule balancieren, zentriert und fast ohne Muskelarbeit. Eine gedachte Verbindungslinie zwischen Kinn und oberem Ende des Brustbeins hilft, den Kopf in seiner Autobalance wahrzunehmen.

Die »entspannte« Haltung

Besonders junge Tänzer nehmen außerhalb des Tanzsaals gerne eine Haltung ein, die zwar für die Muskeln entspannend ist, die Gelenke und den Kapselbandapparat aber maximal belastet. Dabei wird das Becken nach vorne geschoben, während der Oberkörper nach hinten überhängt; damit verlagert sich das Körperlot hinter das Becken. Die Kyphose der Brustwirbelsäule wird zum Rundrücken verstärkt, während die Krümmung der Lendenwirbelsäule je nach Ausprägung des Überhangs variiert. Das Becken wird nach hinten gekippt, wodurch die Hüftgelenke überstreckt werden. Der Tänzer hängt in seinen Bändern, Muskelanspannung ist fast nicht nötig. Um die Balance zu halten, wird der Kopf nach vorne gestreckt; die Nackenstrecker werden fest und kurz. Erhöhter Druck in den Gelenken, vermehrte Belastung des Kapselbandapparats, Stress auf die Wirbelsäule und muskuläre Dysbalancen: Das sind die Gefahren der »entspannten« Haltung.

Erkennen: Die »entspannte« Haltung erkennt man am besten von der Seite. Das Körperlot liegt hinter der Körpermitte, das Becken ist nach vorne geschoben, die Brustwirbelsäule ist rund, der Oberkörper hängt nach hinten über und die Arme stehen unnatürlich nach vorne ab.

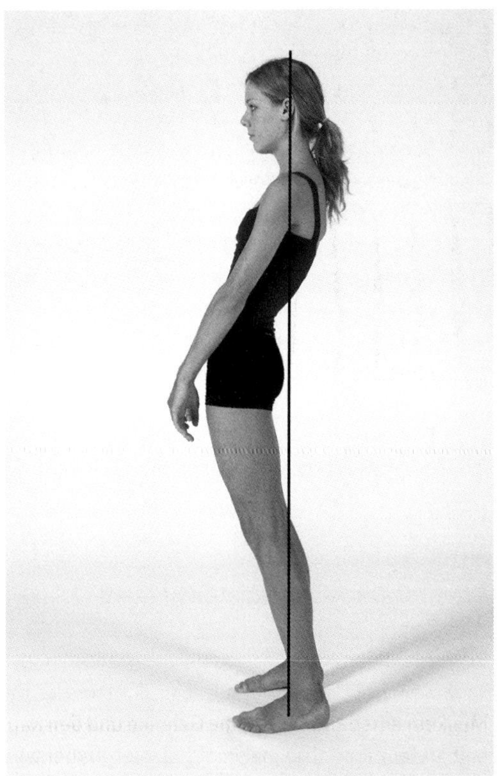

Abb. 2.28: Bei der »entspannten« Haltung hängt der Tänzer in seinen Bändern, der Druck in den Gelenken ist erhöht, die Muskulatur ist weitestgehend entspannt.

Was man tun kann:

- Auch wenn sie auf den ersten Blick entspannend wirken kann, die »entspannte« Haltung sollte von Tänzern möglichst vermieden werden!
- Kräftigung der Hüftbeuger (s. Kap. 4, S. 112) und des oberen Rückenstreckers sowie bewusste Wahrnehmung des eigenen Körperlots (s. S. 63 f./68) helfen, sich diese Haltung abzugewöhnen.

Skoliose – Geeignet für den Tanz?

Eine seitliche Verbiegung der Wirbelsäule in einem oder mehreren Wirbelsäulenabschnitten bezeichnet man als Skoliose. Meist geht sie mit einer Rotation der betroffenen Wirbel einher. Unterschieden wird die *funktionelle* – und damit aufhebbare – von der *strukturellen*, der (teil)fixierten Skoliose. Letztere führt zu einer Asymmetrie der Wirbelkörper. Sie entsteht während des Wachstums und verschlechtert sich vor allem während des zweiten Wachstumsschubes. Als mögliche Ursache einer funktionellen Skoliose gelten Beinlängendifferenz, Beckentorsion, Muskeldysbalance, aber auch ein einseitiges Streckdefizit im Knie oder ein einseitig betonter Knickfuß.

Entsprechend der Lokalisation der maximalen Krümmung werden Skoliosen in hochthorakale (maximale Krümmung oberhalb des 7. Brustwirbels), thorakale (maximale Krümmung zwischen dem 7. und 11. Brustwirbel), thorakolumbale (maximale Krümmung zwischen dem 11. Brustwirbel und 1. Lendenwirbel) und lumbale (maximale Krümmung zwischen dem 2. und 3. Lendenwirbel) Formen eingeteilt. Hauptproblem der Skoliose ist die zunehmende Unbeweglichkeit der betroffenen Wirbelsäulenbereiche. Dabei spielt die Lokalisation der Hauptkrümmung eine wichtige Rolle. Eine lumbale oder thorakolumbale Skoliose beeinträchtigt die Beweglichkeit der Beine; die für die Arabesque oder das Grand Battement derrière notwendige Mobilität der Wirbelsäule ist drastisch eingeschränkt. Die hochthorakale Skoliose führt zu einer augenscheinlichen Asymmetrie der Schultern, die das ästhetische Tänzerbild stören kann. Am häufigsten findet man die thorakale Skoliose. Wohl aufgrund der Händigkeit (Rechtshänder) und der Lage der Aorta (Hauptschlagader, links von der Körpermitte) entsteht meist eine Seitausbiegung der Brustwirbelsäule nach rechts, die sogenannte rechts-thorakale Skoliose. Eine gering ausgeprägte rechts-thorakale Skoliose findet sich bei vielen Menschen, sehr viel häufiger bei Frauen als bei Männern. Sie kann zu Asymmetrien im Bereich des Brustkorbs führen, macht im Normalfall aber keine Probleme. Eine gleichmäßig bewegliche Wirbelsäule ist auch bei Vorliegen einer mäßigen Skoliose für den Tanz geeignet. Bei ausgeprägten Skoliosen sollte die Abklärung durch einen tanzmedizinisch versierten Arzt erfolgen.

Erkennen: Dem geübten Betrachter fallen bereits im aufrechten Stand Zeichen auf, die auf eine Skoliose hindeuten können:

- Unterschiede in der Schulterhöhe
- Asymmetrische Position der beiden Schulterblätter (Abstehen eines Schulterblatts)
- Asymmetrie der Taille
- Rotation des Brustkorbs
- Rotation des Beckens

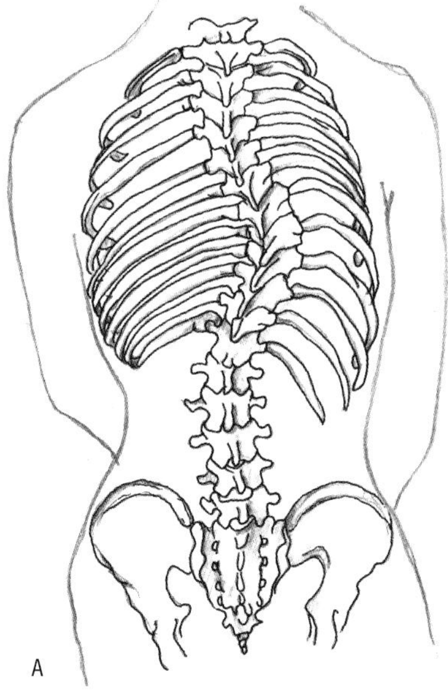

Sprechen im aufrechten Stand mehrere Zeichen für das Vorliegen einer Skoliose, kann die Unterscheidung zwischen einer strukturellen und einer funktionellen Skoliose am besten in der Ansicht von hinten getroffen werden. Der Tänzer wird gebeten, langsam vom Kopf beginnend Wirbel für Wirbel nach unten abzurollen. Dabei wird auf Asymmetrien im Brustkorb und in der Lendenwirbelsäule geachtet. Bei einer strukturellen Skoliose bleibt die Rotation der Wirbelsäule auch beim Vorrollen bestehen, man erkennt den typischen »Rippenbuckel«.

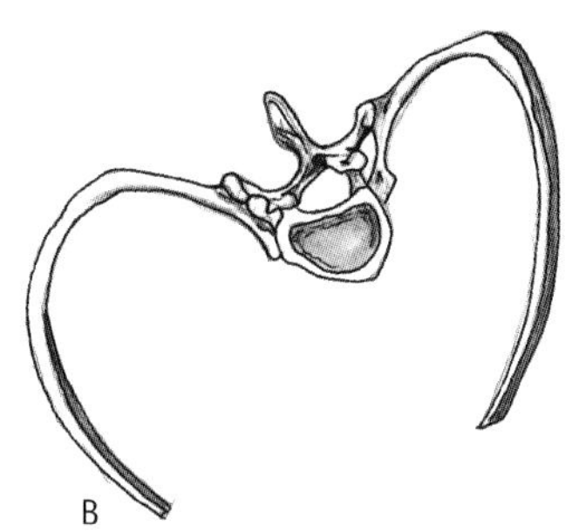

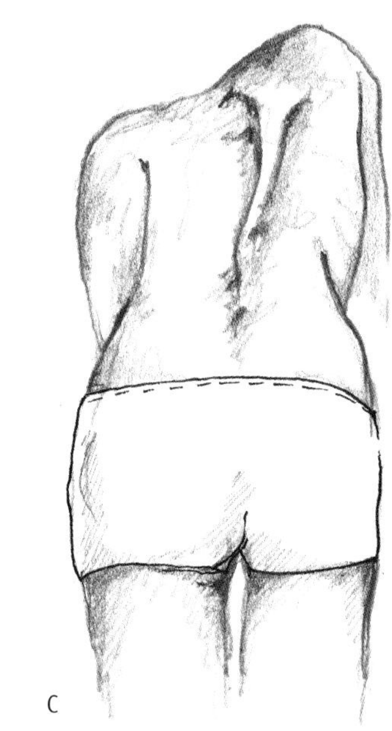

Abb. 2.29: Die rechts-thorakale Skoliose. A) Blick von hinten: thorakale Seitverbiegung nach rechts, lumbale Seitverbiegung nach links. B) Rotation der Wirbel und ihre Auswirkung auf den Brustkorb. C) »Rippenbuckel« der rechten Seite in der Vorbeugung.

Was man tun kann:

- Eine Skoliose bedeutet nicht das Ende der Tanzkarriere. Ganz im Gegenteil: Die Beweglichkeit und Feinkoordination des Rückens werden in keiner anderen Bewegungsart so differenziert trainiert wie im Tanz. Damit ist Tanzen – optimal angeleitet und ausgeführt – eine gute Therapieergänzung bei Skoliose. Möglicherweise ist das ein Grund dafür, dass Skoliosen unter Tänzern auffallend häufig anzutreffen sind.
- Die Mobilität der Wirbelsäule sollte gezielt dort trainiert werden, wo sie durch die skoliotische Krümmung am meisten eingeschränkt wird: an der Stelle der maximalen Krümmung. Bewusste dreidimensionale Aufrichtung und gezielte Bewegungswahrnehmung entgegen der skoliotischen Fehlhaltung helfen, diese Bereiche mobil zu halten.
- Ob strukturelle oder funktionelle Skoliose: Die aktive muskuläre Stabilität der Wirbelsäule und ihre koordinierte Bewegung sind die besten Voraussetzungen für Beschwerdefreiheit bei Skoliose. Hier ein Beispiel für den Umgang mit einer rechts-thorakalen Skoliose im Tanz:
  - Aktive Betonung des rechten Standbeins (s. Kap. 4, S. 87f.)
  - Bewusste Gegenrotation der Brustwirbelsäule nach links bei gleichzeitiger Verlängerung der linken Seite
  - Wahrnehmung der Verlängerung des Rückens rechts lumbal und links thorakal
  - Gegebenenfalls Unterstützung über die Armbewegung (linker Arm nach oben unterstützt die Verlängerung der linken Seite der Brustwirbelsäule)

Der genaue Blick – Die Eigenanalyse

Eine homogen geschwungene Doppel-S-Form, gute Beweglichkeit in allen Wirbelsäulenabschnitten und eine ideale Autobalance von Becken, Brustkorb und Kopf sind die optimalen Voraussetzungen für einen gesunden und langfristig belastbaren Tänzerrücken. Die Eigenanalyse von Form, Beweglichkeit und Funktion der Wirbelsäule lässt sich am einfachsten mit einem Partner durchführen.

Form und Beweglichkeit

Die **Form** der Wirbelsäule beurteilt man im Stand von der Seite: Füße stehen parallel hüftbreit, lockerer Stand ohne vermehrte Muskelspannung.

- Ist das Becken aufgerichtet?
- Ist die Lendenwirbelsäule lang?
- Ist der Kopf locker auf der Halswirbelsäule platziert?
- Ist der Brustkorb zwischen den beiden Polen der Wirbelsäule – Kopf und Becken – integriert?
- Rücken- und Bauchlinie sollten harmonisch verlaufen – ohne Knickbildung.
- Das Körperlot sollte von der Mitte des Ohrs durch die Mitte des Schultergelenks, entlang des Zentrums des Brustkorbs über den trochanter major (großen Rollhügel, s. Kap. 4, S. 91f.), durch die Mitte des Knies zur Vorderseite des Sprunggelenks verlaufen.

Besondere Aufmerksamkeit verdient die homogene **Beweglichkeit** der gesamten Wirbelsäule. Am besten lässt sie sich in der Ansicht von hinten testen: Füße stehen parallel hüftbreit, der Tänzer rollt langsam mit dem Kopf beginnend Wirbel für Wirbel nach vorne ab.

- Verläuft die Bewegung gerade nach vorne ohne Abweichungen zu einer Seite?
- Stehen die Rippen auf beiden Seiten der Wirbelsäule auf gleicher Höhe?
- Formt sich zwischen Kopf und Becken ein harmonischer Bogen ohne lokale Knickstellen? Besonderes Augenmerk gilt hier dem unteren

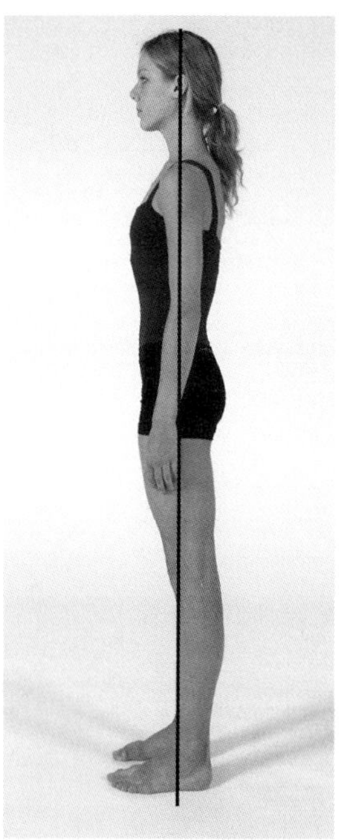

Abb. 2.30: Der Idealverlauf des Körperlots.

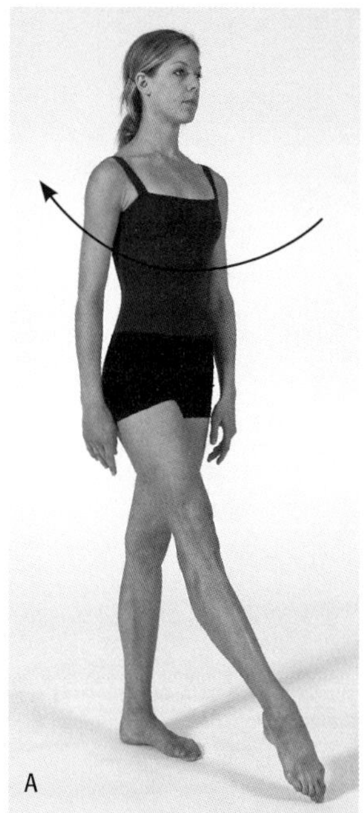

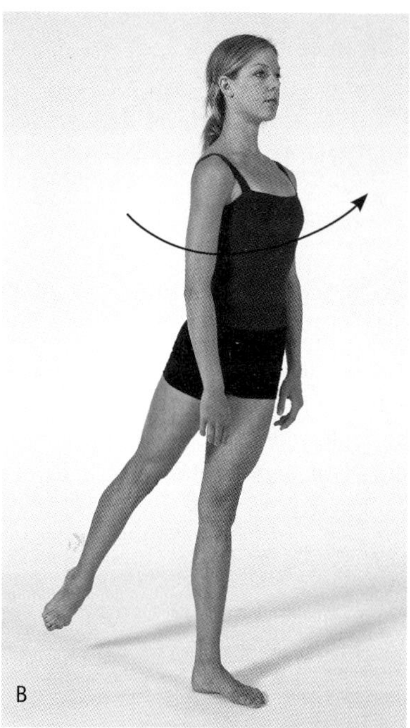

Abb. 2.31: Die Verschraubung der Wirbelsäule: A) Bei Beinbewegungen nach vorne verschraubt sich die Wirbelsäule leicht zum Spielbein hin. B) Bei Beinbewegungen nach hinten verschraubt sich die Wirbelsäule leicht zum Standbein hin.

Rücken, der bei Tänzern auch beim Abrollen nach vorne oft seinen lordotischen Knick beibehält – ein Zeichen für zu hohen Muskeltonus.

- Wo findet bei der Rückbeugung die Hauptbewegung statt? Dabei besonders auf die Lendenwirbelsäule achten, denn typischerweise wird hier oft am meisten bewegt – häufig ein Zeichen für Bewegungseinschränkungen der Brustwirbelsäule. Idealerweise sollte sich bei der Rückbeugung die Bewegung gleichermaßen auf Brust- und Lendenwirbelsäule aufteilen.
- Bildet in der Seitneigung die gesamte Wirbelsäule vom Kopf bis zum Becken einen harmonischen Bogen? Dabei sollten alle Wirbel gleichmäßig in die Bewegung miteinbezogen sein. Achtung: Hier auf Knickstellen im Bereich der Brustwirbelsäule achten. Sie zeigen eine lokale Minderbeweglichkeit an.

Funktion

Die harmonische Bewegung der gesamten Wirbelsäule ist für deren Funktionalität von entscheidender Bedeutung.

Verschraubung der Wirbelsäule:

- Der Tänzer sitzt mit dem Rücken zu seinem Partner. Auf einen akustischen Reiz hin (z. B. in die Hände klatschen) soll er sich zum Partner umdrehen, ohne dabei das Becken von der Sitzfläche abzuheben. Wo findet dabei die Hauptbewegung statt? Idealerweise sollte sich die Rotation der Halswirbelsäule harmonisch bis in die Brustwirbelsäule fortsetzen. Je größer die Rotationsfähigkeit der Brustwirbelsäule, desto entlastender ist dies für Hals- und Lendenwirbelsäule.
- Aufrechter Stand, Füße stehen parallel hüftbreit. Mit dem rechten und anschließend mit dem linken Bein Tendu vor und rück ausführen.

Dabei auf den Oberkörper achten: Bleibt der Oberkörper fest oder scheint die Bewegung der Beine harmonisch nach oben weiter zu laufen? Ist eine kleine Gegenverschraubung zur Bewegung des Spielbeins in der Brustwirbelsäule erkennbar?

Autoelongation der Wirbelsäule: Aufrechter Stand. Füße stehen parallel hüftbreit oder in 1. Position. Die Abfolge von Demi plié, Strecken, Relevé und Abrollen mehrfach hintereinander ausführen. Lässt sich in der Bewegung die Autoelongation der Wirbelsäule erkennen? Sind Becken und Kopf während der Bewegung leicht eingerollt, ist die Wirbelsäule verlängert? Zur Verstärkung legt der Tänzer eine Hand oben hinten auf seinen Kopf und gibt damit leichten Druck nach unten. Die Autoelongation der Wirbelsäule ist so noch besser wahrzunehmen.

Kraft und Stabilität

Kraft der Körpermitte: Rückenlage. Die Wirbelsäule liegt von Kopf bis Becken auf einer gerollten Bodenmatte. Die Körpermitte ist stabilisiert, die Beine sind sowohl im Knie als auch im Hüftgelenkt 90° gebeugt. Die Arme liegen seitlich auf dem Boden; sie dienen zur leichten Unterstützung, *nicht* zur Stabilisierung. Im Wechsel rechts und links das Bein gebeugt in Richtung Boden absenken. Kurz bevor die Fußsohle den Boden erreicht das Bein wieder in Richtung Brust bewegen; währenddessen senkt sich das andere Bein bereits in Richtung Boden ab. Tänzer sollten mindestens 25 Wiederholungen ausführen können, ohne dabei die Stabilität in der Körpermitte zu verlieren.

Stabilität der Wirbelsäule: Aufrechter Stand, Füße stehen parallel hüftbreit oder in 1. Position. Ein nicht zu schweres Buch auf den Kopf legen. Mit dem rechten und anschließend mit dem linken Bein Tendu vor, seit, rück, seit. Dabei die Autoelongation der gesamten Wirbelsäule und die feinen Rotationsbewegungen in der Brustwirbelsäule wahrnehmen. Die Stabilität der Wirbelsäule lässt sich daran erkennen, wie viele Wiederholungen ausgeführt werden können, ohne dass das Buch dabei herunterfällt.

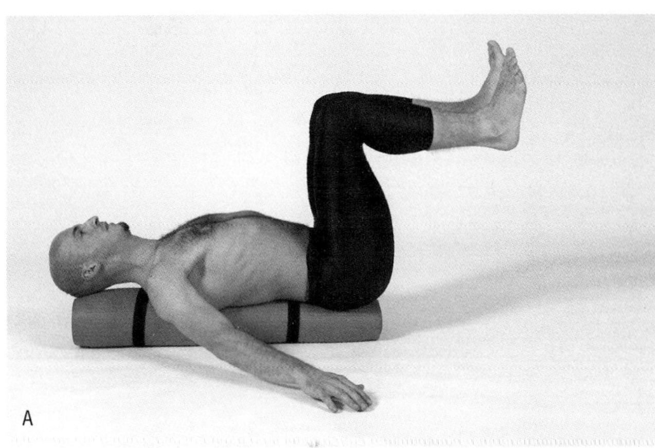

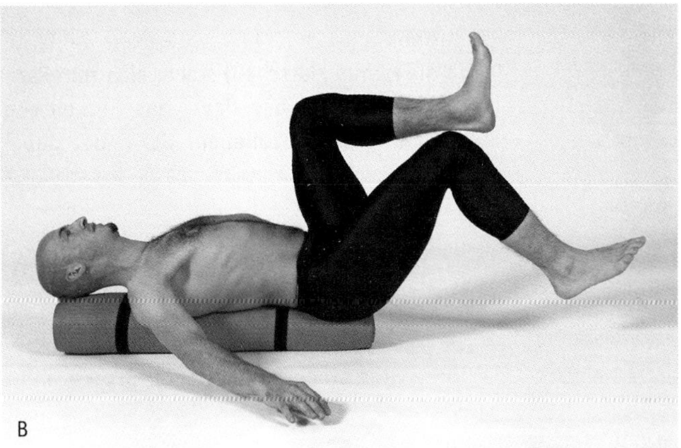

Abb. 2.32:
Krafttest der Körpermitte:
A) Ausgangsposition.
B) Absenken der Beine im Wechsel.

Tipps und Tricks zur Prävention

Fast jeder Mensch leidet in seinem Leben mindestens einmal unter Rückenschmerzen, egal ob er tanzt oder nicht. Dabei sind es oft schlechte Haltungsgewohnheiten oder funktionsbedingte Überlastungen, die den Rücken über längere Zeit ungünstig belasten. Aufmerksamkeit für die eigene Körperhaltung – nicht nur im Tanzsaal –, aber auch gezielte Übungen und Korrekturen der Tanztechnik können vor Verletzungen des Rückens schützen.

Im Alltag

Die Autoelongation der Wirbelsäule durch die leichte Einrollbewegung der beiden Pole Kopf und Becken und die gleichmäßige Beweglichkeit der gesamten Wirbelsäule sind die Schlüssel für einen optimal belastbaren Rücken. Druck- und Stauchungsbelastung – bei Hebungen oder Sprüngen – werden so zentral in der Wirbelsäule abgefangen, werden gleichermaßen auf Wirbelkörper und Bandscheiben verteilt. Beim Gehen lässt sich die Beweglichkeit der Wirbelsäule ideal trainieren. Die gegenläufige Verschraubung von Kopf und Becken, die Rotation in der Brustwirbelsäule um ihre Vertikalachse hält den Brustkorb mobil. Über die Beweglichkeit der Rippen wird nicht nur die Atmung erleichtert, es werden auch Hals- und Lendenwirbelsäule entlastet und die Bewegung harmonisch auf den ganzen Rücken verteilt.

Tipps :

- Nutzen Sie Alltagssituationen, um die Autoelongation Ihres Rückens zu trainieren. So können Sie beispielsweise jedes Mal, wenn Sie durch einen Türrahmen gehen, beim Warten oder beim Telefonieren ganz nebenbei die Einrollbewegung von Kopf und Becken üben und damit die Statik Ihres Rückens verbessern. Übrigens: Das funktioniert auch im Sitzen.
- Achten Sie beim Gehen auf die Beweglichkeit Ihrer Brustwirbelsäule. Lassen Sie sie bewusst nach rechts und links rotieren. Das Brustbein sollte dabei die Bewegung anführen.
- Beim Treppensteigen lässt sich die Verschraubung der Wirbelsäule besonders gut wahrnehmen. Richten Sie Ihre Aufmerksamkeit auf die Verlängerung der Lendenwirbelsäule auf der Standbeinseite. Spüren Sie, wie dabei die untere Rückenmuskulatur elastisch nachgibt.

Gezielte Übungen

Mobilisation

Ü Mobilisation der Brustwirbelsäule I

Hilfsmittel: Theraband

Ausgangsposition: Seitlage rechts. Becken, Rücken und Kopf sind neutral ausgerichtet, der rechte Arm ist am Boden nach oben ausgestreckt, der Kopf liegt auf dem Arm, die Beine sind in Hüft- und Kniegelenk jeweils 90° gebeugt. Das Theraband um die unbeweglichste Stelle der Brustwirbelsäule legen; mit dem Gewicht des Brustkorbs das eine Ende des Therabands auf dem Boden fixieren, die linke Hand greift das oben liegende freie Ende.

Aktion: Die linke Beckenseite nach hinten-unten-außen stabilisieren. Die Brustwirbelsäule nach rechts in Richtung Boden drehen; dabei führt die unbeweglichste Stelle die Bewegung an. Mit der linken Hand den Zug auf das Theraband verstärken: So bekommt die Brustwirbelsäule den Bewegungsimpuls für die Rotation. Wichtig ist der Gegenzug durch die linke Beckenseite! Die Öffnung der linken Brustkorbseite wahrnehmen – einatmen. Mit der Ausatmung wieder zurück in die Ausgangsposition. Mehrmals wiederholen und anschließend auf die andere Seite wechseln.

Ü Mobilisation der Brustwirbelsäule II

Ausgangsposition: Rückenlage. Beine angewinkelt, Füße stehen parallel, in einer Linie mit den Sitzbeinhöckern ausgerichtet. Beide Arme in Richtung Decke strecken, die Handflächen berühren

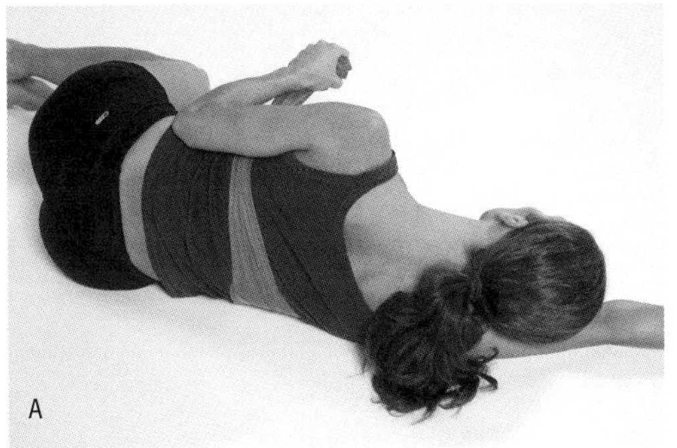

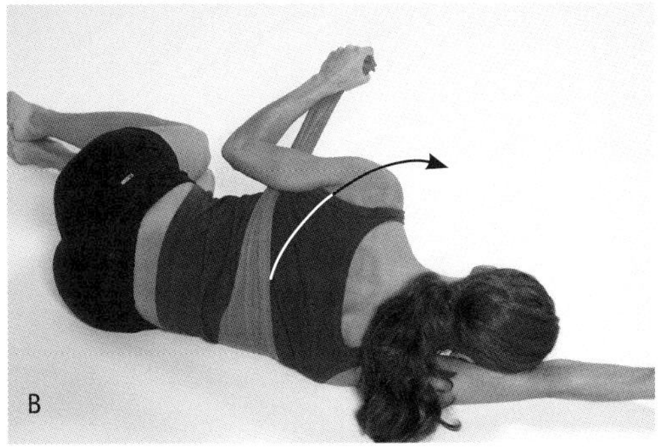

Abb. 2.33: Mobilisation der Brustwirbelsäule I, mit Theraband: Der Bewegungsimpuls für die Rotation kommt aus der unbeweglichsten Stelle der Brustwirbelsäule. A) Ausgangsposition. B) Rechtsdrehung der Brustwirbelsäule.

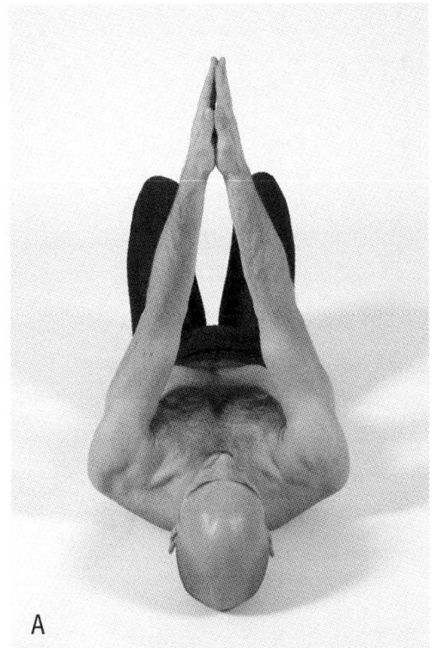

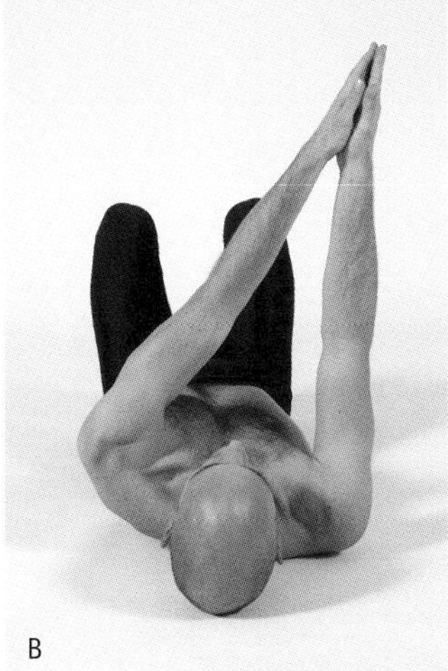

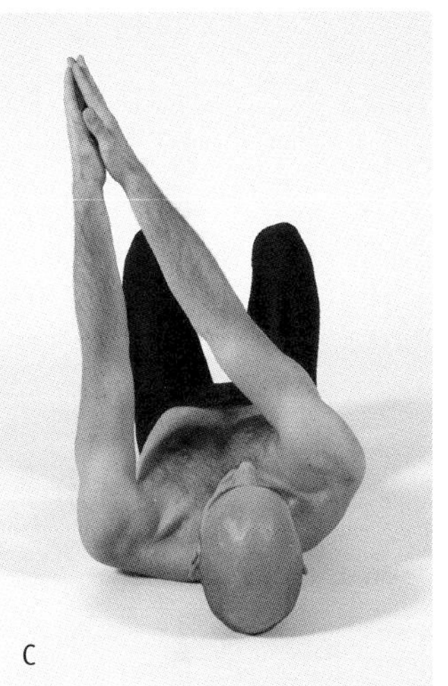

Abb. 2.34: Mobilisation der Brustwirbelsäule II: A) Ausgangsposition. B) Rotation nach rechts und C) Rotation nach links.

sich. Schultern und Arme bilden ein Dreieck, dessen Form während der gesamten Übung unverändert bleibt.

Aktion: Die gestreckten Arme so weit wie möglich zur rechten Seite bewegen, ohne dass sich dabei das von Schultern und Armen gebildete Dreieck verändert. Die Handflächen bleiben fest zusammen, die Bewegung findet in der Brustwirbelsäule statt. Zurück in die Ausgangsposition, die Bewegung zur anderen Seite wiederholen. Die Rotation nach rechts und links im Wechsel durchführen, dabei das Bewegungsausmaß langsam steigern. Achtung: Das Becken soll sich nicht mitbewegen.

Ü **Mobilisation der oberen Kopfgelenke – »Kopfachter«**

Ausgangsposition: Sitz oder Stand. Kopfhaltung zentriert über dem Rumpf.

Aktion: Mit dem Kopf ganz sanft kleine Nickbewegungen ausführen, der Kopf schaukelt dabei auf dem Atlas vor und zurück. Nun das Nicken mit einer Drehung kombinieren. Der Kopf dreht nach rechts und neigt gleichzeitig ein wenig nach links. Die Nackenmuskeln entspannen sich, das rechte obere Kopfgelenk wird entlastet. Nun dasselbe zur Gegenseite. Die Bewegung zu einer harmonischen Achterschleife verbinden. Dabei kann die Vorstellung helfen, mit einer langen

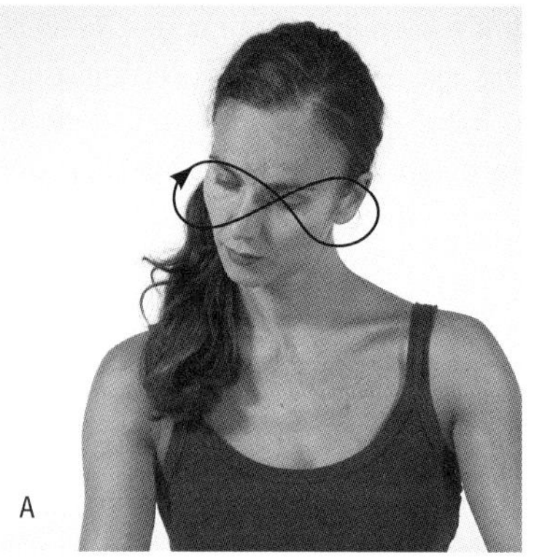

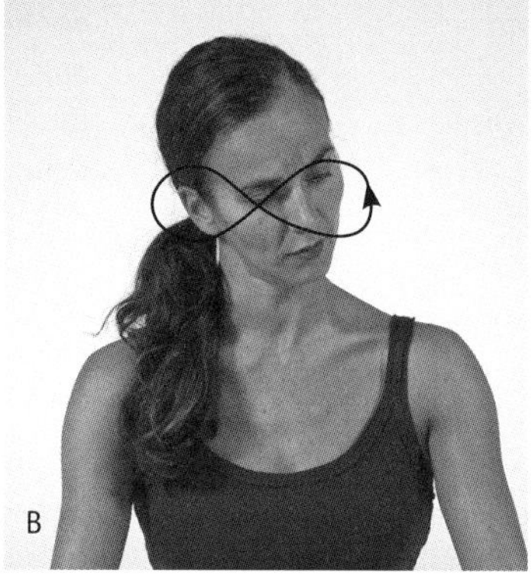

Abb. 2.35: Mobilisation der oberen Kopfgelenke – »Kopfachter«: A) Rotation nach rechts, Seitneigung nach links: Das rechte obere Kopfgelenk wird entlastet.
B) Rotation nach links, Seitneigung nach rechts: Das linke obere Kopfgelenk wird entlastet.

»Pinocchionase« eine liegende Acht in die Luft zu malen. Das Kinn bleibt während der gesamten Übung entspannt.

Wahrnehmung

Ü Autoelongation der Wirbelsäule im Stand

Ausgangsposition: Aufrechter Stand. Mit dem Rücken Kontakt mit einer Wand. Füße stehen parallel hüftbreit.

Aktion: Lenden- und Nackenmuskeln werden leicht angespannt, bis sich die Lordose in der Hals- und Lendenwirbelsäule verstärkt. Beim Loslassen drehen Kopf und Becken bewusst in entgegengesetzte Richtungen: Das Becken richtet sich auf und dehnt damit die Lendenmuskulatur und die hinteren Bereiche des Zwerchfells. Der Kopf rollt fast unmerklich nach vorne ein und erhöht so die Dehnspannung in Nacken- und Brustwirbelsäule. Die Wirbelsäule schmiegt sich immer mehr an die Wand an, die oberflächlichen Bauch- und Rückenmuskeln bleiben dabei entspannt. Die Übung kann auch im Liegen ausgeführt werden: Auf diese Weise lässt sie sich ideal in Bodenübungen des Trainings integrieren.

Ü Kontraktion des queren Bauchmuskels (*M. transversus abdominis*)

Ausgangsposition: Rückenlage. Beine angewinkelt, Füße stehen parallel, in einer Linie mit den Sitzbeinhöckern ausgerichtet.

Aktion: Den queren Bauchmuskel bewusst anspannen, das Becken dabei stabil halten. Die Wahrnehmung der feinen Kontraktion kann mit verschiedenen Bildern unterstützt werden: »Einen Seidenfaden zwischen Bauchnabel und Wirbelsäule spannen«, »den inneren Mantel von der Außendecke abziehen«, »den inneren Bauchmantel wie einen Futterstoff wahrnehmen«. Das Repertoire an Bildern ist groß; am besten man sucht sich sein ganz individuelles Bild, das man auch in den verschiedensten Bewegungen immer wieder rasch reproduzieren kann.

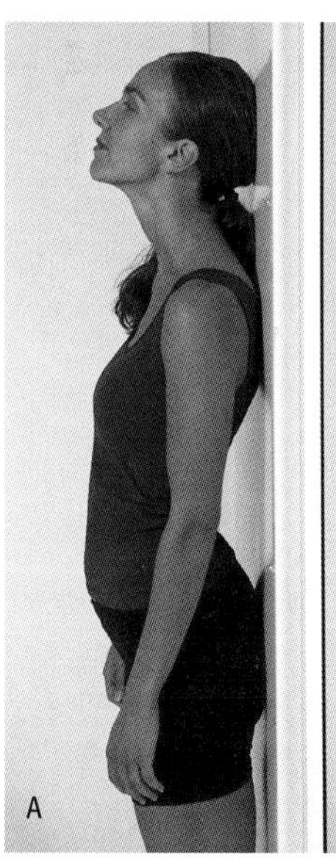

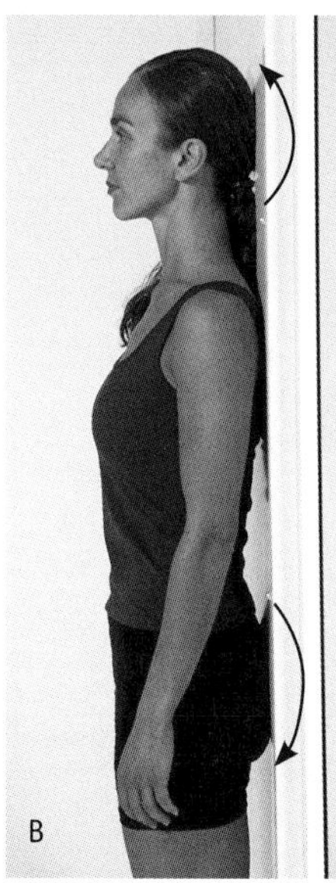

Abb. 2.36: Autoelongation der Wirbelsäule im Stand:
A) Verstärkung der Lordose in Hals- und Brustwirbelsäule.
B) Die Einrollbewegung von Kopf und Becken verlängert und zentriert die gesamte Wirbelsäule.

Kräftigung

Ü Kräftigung der tiefen vorderen Halsmuskeln

Ausgangsposition: Rückenlage. Beine angewinkelt, Füße stehen parallel, in einer Linie mit den Sitzbeinhöckern. Kopf entspannt, Kinn-Hals-Winkel 90°.

Aktion: Daumen und Zeigefinger einer Hand umfassen das Kinn und ziehen es leicht nach vorne. Die andere Hand befindet sich am Kopf genau in Verlängerung der Wirbelsäule und gibt sanften Druck. Gegen diesen Widerstand verlängert sich der Kopf aktiv nach oben. Achtung: Die Nackenmuskeln und die oberflächliche Halsmuskulatur bleiben dabei entspannt, die Arbeit übernehmen die tiefen vorderen Halsmuskeln. Der leichte Zug am Kinn nach vorne unterstützt die Kontraktion. Zwischendurch die oberflächlichen Halsmuskeln tasten, um dort jede Anspannung zu vermeiden.

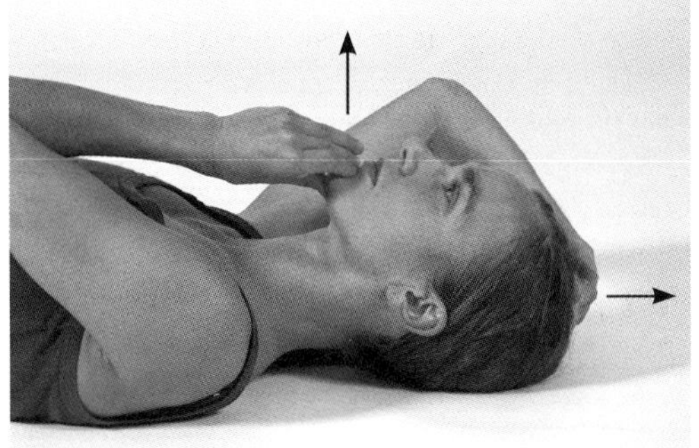

Abb. 2.37: Kräftigung der tiefen vorderen Halsmuskeln: Aktive Verlängerung des Kopfes.

Ü Kräftigung der tiefen Rotatoren der Brustwirbelsäule (*Mm. rotatores*)

Hilfsmittel: Theraband

Ausgangsposition: Aufrechter Sitz. Ein Ende des Therabands unter die rechte Gesäßhälfte legen, gut spannen. Um den Rumpf schräg nach vorne führen und mit der rechten Hand vor dem Brustkorb halten.

Aktion: Gegen den Widerstand des Therabands den Oberkörper nach links drehen. Die Brustwirbelsäule bleibt dabei aufgerichtet, das Band kommt unter Zug. Auf der rechten Seite arbeiten die tiefen Rotatoren konzentrisch; sie spannen sich an. Beim Zurückdrehen bremsen dieselben Muskeln den Zug des Bandes; sie arbeiten exzentrisch. 25-mal wiederholen, anschließend zur anderen Seite wechseln. Wichtig: Das Becken bleibt während der gesamten Übung aufgerichtet und stabil.

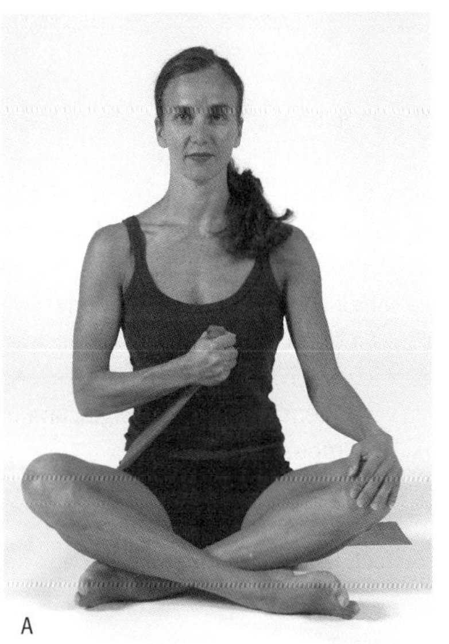

A

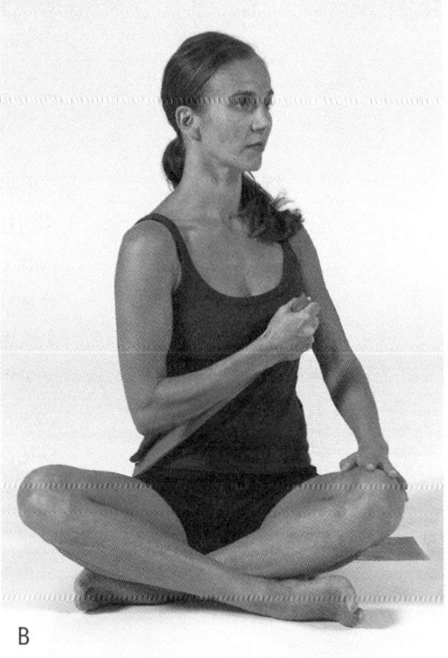

B

Abb. 2.38: Kräftigung der tiefen Rotatoren der Brustwirbelsäule: A) Ausgangsposition. B) Rotation der Brustwirbelsäule nach links – konzentrische Arbeit für die tiefen Rotatoren der rechten Seite.

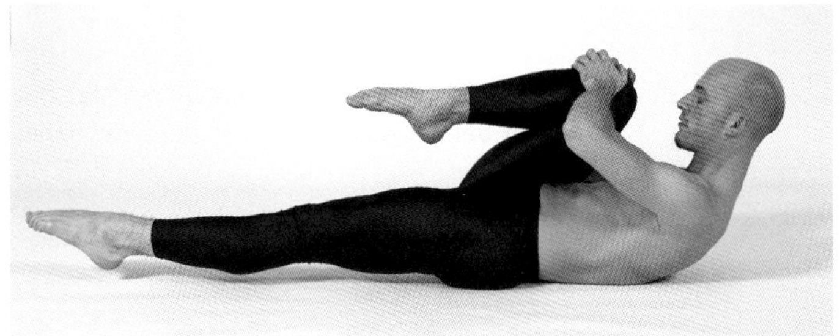

Abb. 2.39: Kräftigung der tiefen Rücken- und der Bauchmuskeln: Im Wechsel ein Bein zur Brust heranziehen, das andere Bein bleibt gestreckt leicht vom Boden abgehoben.

Ü Kräftigung der tiefen Rücken- und der Bauchmuskeln (*M. multifidus, Mm. rotatores, M. transversus abdominis*)

Ausgangsposition: Rückenlage. Beine gestreckt, Knie schauen Richtung Decke.

Aktion: Gemeinsame Kontraktion der queren Bauch- und der tiefen Rückenmuskulatur zu Stabilisierung der Körpermitte. Anschließend im Wechsel rechtes und linkes Bein gebeugt zur Brust heranführen, dabei das gebeugte Knie mit den Händen sanft umfassen, aber ohne Druck! Das andere Bein ist gestreckt leicht vom Boden abgehoben. 25 Wiederholungen. Die Körpermitte bleibt während der gesamten Übung stabil.

Entspannung

Ü Entspannung der Lendenmuskeln I

Hilfsmittel: Handtuch, Partnerübung

Ausgangsposition: Rückenlage. Beine angewinkelt, Füße stehen parallel, in einer Linie mit den Sitzbeinhöckern. Das Becken liegt auf einem Handtuch.

Aktion: Einatmen, dabei die unteren Rückenmuskeln anspannen, bis das Becken leicht nach vorne kippt und die Lendenwirbelsäule ein Hohlkreuz bildet. Beim Ausatmen entspannen, dabei die Lendenwirbel wieder zurück auf den Boden sinken lassen. Gleichzeitig zieht der Partner langsam, aber kräftig das Handtuch nach unten in Richtung Ferse. Dadurch wird das Becken um die Horizontalachse nach hinten-unten gedreht, die Lendenmuskeln werden gedehnt. Bei jeder Ausatmung die Muskeln noch mehr loslassen; der Zug am Handtuch wird jedes Mal etwas verstärkt. Wichtig: Dabei die Lendenwirbelsäule nicht auf den Boden pressen; die Bauchmuskulatur bleibt während der gesamten Übung entspannt.

Ü Entspannung der Lendenmuskeln II

Hilfsmittel: Stuhl oder Bettkante

Ausgangsposition: Rückenlage. Beide Beine in Hüft- und Kniegelenk 90° gebeugt. Die Unter-

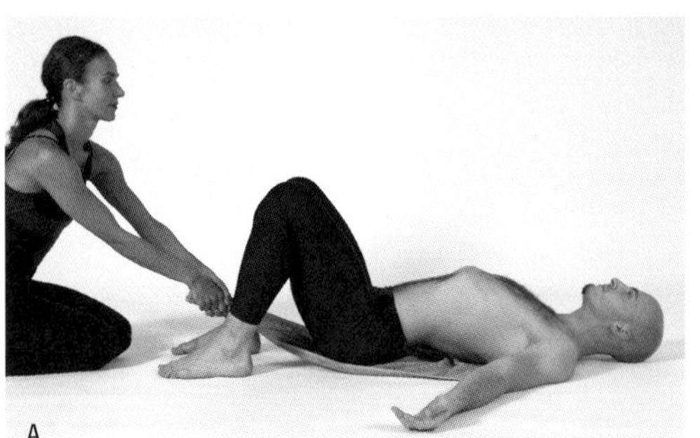

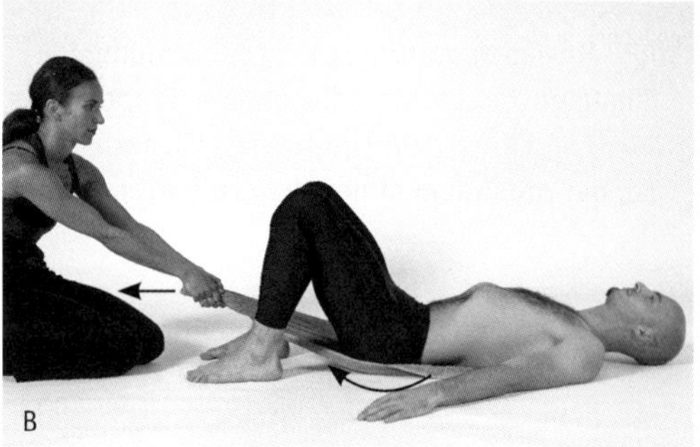

Abb. 2.40: Entspannung der Lendenmuskeln I: A) Einatmung – Anspannung der Lendenmuskeln, das Becken kippt nach vorne, es entsteht ein Hohlkreuz. B) Ausatmung – das Handtuch wird nach unten gezogen und hilft so, die Entspannung der Lendenmuskeln und die Verlängerung der Lendenwirbelsäule wahrzunehmen.

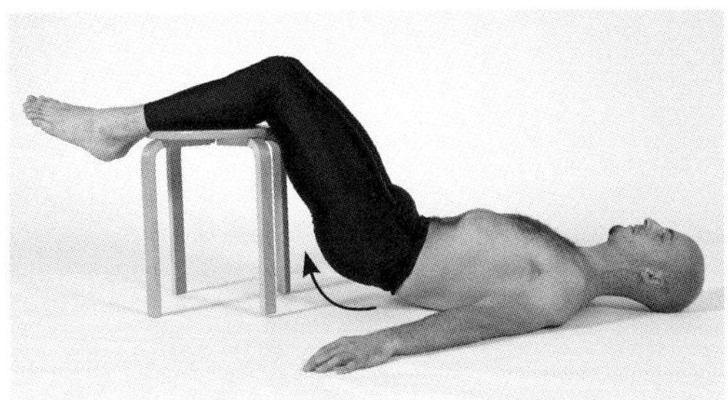

Abb. 2.41: Entspannung der Lendenmuskeln II: Der Beckenboden führt die Bewegung an: Das Becken kippt nach hinten, die Lendenwirbelsäule wird rund.

schenkel liegen auf einem Stuhl oder auf der Bettkante auf, dabei sollte das Becken ein wenig vom Boden abgehoben sein.

Aktion: Zur Entspannung das Becken sanft nach rechts und links schwingen. Nun das Becken von unten einrollen. Der Beckenboden führt die Bewegung an. Das Becken kippt um die Horizontalachse nach hinten, wodurch sich die Zwischenwirbelgelenke der Lendenwirbelsäule öffnen und der untere Rücken rund wird. Die Wirbelsäule langsam wieder in Richtung Boden zurückrollen. Die Bewegungssequenz mehrmals wiederholen, bis eine deutliche Entspannung im unteren Rücken zu spüren ist.

Ü Entspannung durch Atmung

Ausgangsposition: Aufrechter Sitz. Kopf und Becken sind minimal eingerollt, so dass die gesamte Wirbelsäule unter sanften Zug kommt.

Aktion: Bewusste Wahrnehmung der Atmung: Beim Einatmen heben sich die oberen Rippen, das Zwerchfell kontrahiert und senkt sich nach unten ab, der Brustraum öffnet sich, Luft strömt bis in die untersten Bereiche der Lunge, die »Flanken« weiten sich. Beim Ausatmen senken sich die Rippenbögen, das Zwerchfell entspannt sich. Sanft kommt so die Wirbelsäule in Schwingung: Beim Einatmen wird sie verlängert und gestreckt, beim Ausatmen lässt sie los. Bauch- und Rückenmuskeln bleiben dabei entspannt.

Im Training

- Das Bild »Sitzbeinhöcker in Richtung Boden« hilft bei der Aufrichtung des Beckens. Dabei an den Gegenpol der Bewegung denken: Kopf und Becken initiieren gemeinsam die minimale Einrollbewegung. Das führt zur Aufspannung der gesamten Wirbelsäule, die Bewegung wird harmonisch verteilt und die Wirbelsäule entlastet.
- Die muskuläre Stabilisierung der Wirbelsäule sollte über die gemeinsame Kontraktion der kleinen Rückenmuskulatur und des queren Bauchmuskels erfolgen. Bilder wie »einen Seidenfaden zwischen Bauchnabel und Wirbelsäule spannen«, »den inneren Mantel von der Außendecke wegziehen«, »den inneren Bauchmantel wie einen Futterstoff wahrnehmen« können die differenzierte Wahrnehmung unterstützen.
- Die Verbindungslinie zwischen dem unteren Ende des Brustbeins und dem Schambein sollte in Statik und Bewegung bewusst wahrgenommen werden. Das hilft, den Brustkorb über dem Becken zu zentrieren. Die Bauchmuskeln arbeiten so ganz von allein.
- Wie ein Ballon sollte der Kopf auf der Halswirbelsäule schweben. Ist er zentriert, ist Muskelarbeit kaum noch nötig. Eine gedachte Verbindungslinie zwischen Kinn und oberem Ende des Brustbeins kann helfen, die Autobalance des Kopfes wahrzunehmen.
- Die gesamte Wirbelsäule mobil zu halten, ist wichtiges Ziel des Tanztrainings. Lassen Sie sich nicht dazu verleiten, Bewegungen nur in den Abschnitten auszuführen, in denen sie Ihnen am leichtesten fallen. Züchten Sie keine lokalen Überbeweglichkeiten! Mobilisieren Sie die weniger beweglichen Bereiche und stabilisieren Sie die überbeweglichen Partien. So können Sie die Belastung gleichmäßig auf den ganzen Rücken verteilen und die Beanspruchung in den einzelnen Abschnitten senken.
- Besonderes Augenmerk verdient die Brustwirbelsäule. Je geringer ihre Beweglichkeit, desto größer die Belastung für Hals- und Len-

denwirbelsäule. Eine mobile Brustwirbelsäule ist die beste Investition für einen gesunden Rücken. Kleinste Rotationen im Training verbessern nicht nur die Balance und harmonisieren die Bewegung, sie trainieren auch die tiefen Rückenmuskeln und stabilisieren so ganz nebenbei den Rücken.

- Bevor Sie die Rückwärtsbeugung in ein Arch oder Cambré derrière einleiten, sollte der Bewegungsimpuls nach oben in die Verlängerung der Wirbelsäule gehen. Achten Sie dabei auf einen harmonischen Bogen der gesamten Wirbelsäule. Die Rückwärtsbeugung sollte ganz bewusst aus der Brustwirbelsäule erfolgen.
- Nutzen Sie die Atmung zur Stabilisierung der Wirbelsäule. In der Einatmung schient die Luftsäule in der Lunge den Oberkörper gleichsam von innen. Die zusätzliche Stütze entlastet die Wirbelsäule.
- Dehnen und entspannen Sie den Rücken nach dem Training. Um die kleinen Rückenmuskeln zu dehnen, müssen Sie einen runden Rücken machen (z. B. im Fersensitz den Kopf auf die Knie legen). Flat back ist keine Dehnung für die Lendenwirbelsäule!
- Verbessern Sie Ihre Hebetechnik. Hebungen sollten möglichst mit stabilem, wenig nach vorne gebeugtem Körper erfolgen. Zur Verbesserung der Kraftübertragung sollte der Tänzer so nahe wie möglich an seinem Partner stehen und die Kraft aus den Beinen statt aus dem unteren Rücken holen. Zusätzliche Einatmung bei Beginn der Hebung kann stabilisierend wirken und unterstützt ein »dynamisches« Heben.

Überprüfen Sie Ihre Tanztechnik:

Don't:

- Stehe ich oft mit nach vorne gekipptem Becken?
- Neige ich dazu – besonders bei Anstrengung –, den Kopf nach vorne zu schieben?
- Strecke ich den Brustkorb nach vorne raus?
- Fühlt sich meine Rückenmuskulatur oft hart und fest an?
- Hole ich die Bewegung meist aus den Bereichen der Wirbelsäule, die bereits am beweglichsten sind?
- Arbeite ich häufig aus dem unteren Rücken?

Do:

- Nutze ich in Statik und Bewegung die leichte Einrollbewegung von Kopf und Becken für die Autoelongation der Wirbelsäule?
- Kann ich beim langsamen Abrollen der Wirbelsäule nach vorne die Beweglichkeit zwischen den einzelnen Wirbeln in allen Abschnitten wahrnehmen?
- Bewegt sich meine Wirbelsäule als harmonisches Ganzes? Wie ist die Beweglichkeit im Arch oder beim Cambré derrière?
- Setze ich die Beweglichkeit meiner Brustwirbelsäule beim Tanzen ein?
- Kann ich die Atmung für meine Balance nutzen?
- Kann ich die 3-D-Verschraubung der Wirbelsäule in der Bewegung wahrnehmen?

3. Das Becken als Zentrum

Stabilität des Beckens bei gleichzeitiger maximaler Bewegungsfreiheit für die Beine, das sind hohe Anforderungen an die Beckenregion des Tänzers. Dabei spielt das Becken nicht nur im Tanz eine wichtige Rolle. In der Evolution erlaubte seine Aufrichtung die Neuorientierung des Körpers von der Horizontalen in die Vertikale und damit die Aufrichtung vom Vierbeiner zum Zweibeiner. Im statistischen Mittel ist das Becken beim Menschen heute um etwa 30° nach vorne gekippt.

Das Becken gilt als Mittelpunkt des Körpers, als Zentrum für die Bewegung. Anatomisch betrachtet bildet es die Verbindungsstelle zwischen Oberkörper und Beinen. Seine Haltung und seine Bewegung haben damit immer Einfluss in beide Richtungen: über die Wirbelsäule nach oben bis hinauf zu den obersten Kopfgelenken und über das Hüftgelenk und die Beine nach unten bis hin zum kleinsten Fußgelenk. Als zentraler Ansatzort für fast die gesamte Oberschenkelmuskulatur, für Rücken- und Bauchmuskeln ist die optimale Integration des Beckens einer der wichtigsten Schlüssel für einen harmonischen Bewegungsfluss. Die Platzierung des Beckens ist Grundlage für die Aufrichtung der gesamten Körperachse. Stabilität im Standbein und Bewegungsfreiheit im Spielbein sind abhängig von der Feinkoordination im Becken.

3-D-Anatomie

Das Becken trägt das Gewicht des Oberkörpers und verteilt es auf beide Hüftgelenke. Umgekehrt wird die Abstoßkraft vom Bein über das Becken in den Oberkörper weitergeleitet. Bei der Kraftübertragung des Körpers spielt das Becken also eine zentrale Rolle.

Aufbau

Der knöcherne Beckenring wird aus den beiden Hüftbeinen und dem hinten in der Mitte gelegenen Kreuzbein gebildet. Drei Gelenke sorgen für eine federnde Elastizität des Beckens: zwei Kreuzdarmbeingelenke (*Iliosacralgelenke*) an der Rückseite, zwischen Kreuz- und Darmbein, und die Schambeinfuge (*Symphyse*) vorne zwischen den beiden Schambeinen.

Das **Hüftbein** besteht aus drei miteinander verschmolzenen Knochen, dem **Darmbein** (*ilium*), dem **Schambein** (*pubis*) und dem **Sitzbein** (*ischium*). Gemeinsam formen diese Knochen die Hüftpfanne, die schräg nach vorne gerichtet im Beckenring sitzt (s. Kap. 4, S. 92). Das Darmbein mit seiner

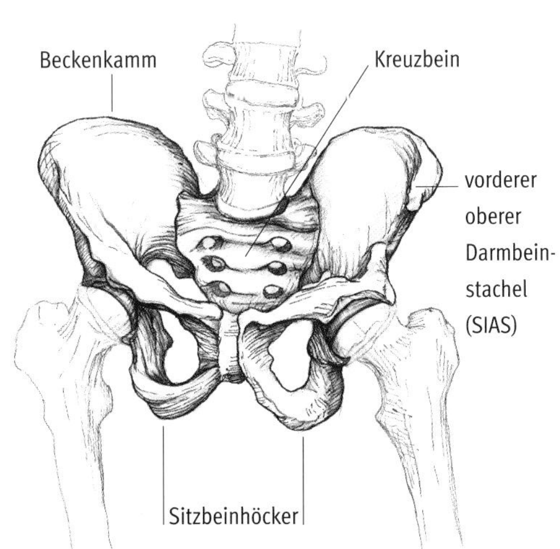

Abb. 3.1: Der knöcherne Aufbau des Beckens, Ansicht von vorne.

Beckenschaufel bildet eine breite Ansatzstelle für die Bauch- und Rückenmuskulatur. Der **Beckenkamm** und der **vordere obere Darmbeinstachel** (*spina iliaca anterior superior = SIAS*) sind wichtige knöcherne Landmarken. Sitz- und Schambein bilden den unteren Teil des Hüftbeins. Die beiden Schambeine sind über die Schambeinfuge miteinander verbunden; sie formen den vorderen Teil des Beckenrings. Die knorrigen **Sitzbeinhöcker** bilden den tiefsten Teil des Beckens. Auch sie werden oft als knöcherne Landmarken benutzt, kann man sie doch gut tasten und besonders bei längerem Sitzen auf harter Unterlage leicht selber spüren.

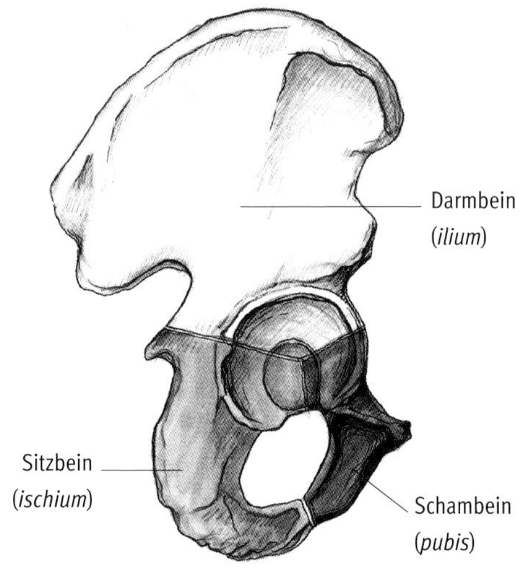

Abb. 3.2: Das Hüftbein setzt sich aus drei Knochen zusammen.

Das **Kreuzbein**, der »heilige Knochen« (*sacrum*), besteht aus fünf ehemaligen Kreuzbeinwirbeln, die zu einem Knochen verschmolzen sind. Das Kreuzbein hat eine interessante Form: Es ist keilförmig angelegt – oben breit, unten schmal. So kann es sich bei zunehmender Belastung fest zwischen den beiden Hüftbeinen verkeilen; damit verfestigt sich der Beckenring bei Belastung fast von selbst. Straffe Bänder verbinden das Kreuzbein mit dem **Steißbein** (*coccyx*). Dieses besteht ebenfalls aus ehemaligen Wirbeln, die miteinander verwachsen sind. Kreuz- und Steißbein stellen gemeinsam die Verbindung zwischen Wirbelsäule und Becken her. Sie sind gleichzeitig Abschluss der Wirbelsäule und Bestandteil des Beckenrings und spielen damit eine zentrale Rolle bei der Kraftübertragung.

Als **Kreuzdarmbeingelenk** (*Iliosacralgelenk*) bezeichnet man die Gelenkstruktur zwischen Kreuzbein und Darmbein. Rechts und links am Kreuzbein befinden sich zwei runde Gelenkflächen, in die sich die muldenförmigen Gelenkflächen der Darmbeine fest einpassen. Die besondere Form seiner Gelenkflächen, ein stabiler Bandapparat und zahlreiche Muskeln machen das Iliosacralgelenk zu einem ausgesprochen stabilen und belastbaren Gelenk. Durch seine straffe Bandsicherung besitzt es große Pufferkapazität für Stöße und dient bei der Übertragung von Kräften auf den Beckenring zum Spannungsausgleich.

Das Becken besitzt seinen Namen ganz zu Recht. Ähnlich einer Schale trägt der knöcherne Beckenring die unteren Bauchorgane. Blase, Gebärmutter und Enddarm liegen, von Binde- und Fettgewebe gut gepolstert, in einer Reihe zwischen Schambein vorne und Kreuzbein hinten.

3-D-Funktion

Die Stellung des Beckens ist entscheidend für die Körperbalance. Die Kippung des Beckens nach hinten, seine Einrollbewegung um die Horizontalachse ist gleichsam eine Weiterführung der evolutionsmäßigen Beckenaufrichtung. Die Sitzbeine orientieren sich in Richtung Boden, der Beckenkamm wandert nach hinten, das Becken richtet sich auf. Die Beckenaufrichtung entlastet die Lendenwirbelsäule, zentriert die Bauchorgane in der Beckenschale und aktiviert gleichzeitig den Beckenboden.

In der Bewegung muss das Gewicht des Oberkörpers immer wieder neu über dem Standbein ausbalanciert werden. Dafür hat das Becken eine intelligente Lösung: Auf der Standbeinseite schwingt der Sitzbeinhöcker nach vorne-oben-innen; er nähert sich gleichsam dem Schambein an. Dadurch bewegt sich der Beckenkamm nach hinten-unten-außen, das Iliosacralgelenk verkeilt sich, ungünstige Scherbewegungen im Gelenk werden verhindert. Die Lendenwirbelsäule wird aufgerichtet und verlängert sich. Das Becken

»schraubt« sich über das Standbein: So wird die Belastung ideal auf das Hüftgelenk verteilt. Auf der Spielbeinseite findet die Bewegung genau gegenläufig statt: Der Sitzbeinhöcker schwingt nach hinten-unten-außen, das Iliosacralgelenk öffnet sich, die Beweglichkeit der Beckenseite nimmt zu. Der ständige Wechsel zwischen Stand- und Spielbein, zwischen Be- und Entlastung trainiert die Strukturen in idealer Weise.

Bewegungen des Beckens

Grundsätzlich unterscheidet man zwei Bewegungsmöglichkeiten des Beckens: die Bewegung des ganzen Beckens im Raum und die Bewegungen innerhalb des Beckenrings.

Bewegung des Beckens als Einheit

Anhand der Raumachsen lassen sich die Bewegungsmöglichkeiten des Beckens im Raum leicht nachvollziehen. Die Bewegung findet dabei nicht in den Gelenken des Beckenrings, sondern in den beiden Hüftgelenken und in der unteren Wirbelsäule statt. Tab. 3.1 zeigt den Zusammenhang zwischen Bewegungsachse, Benennung der Bewegung und den knöchernen Landmarken, anhand derer sich die Bewegung des Beckens erkennen lässt.

Oft verwirrend ist die Nomenklatur der Beckenkippung nach vorne und hinten. In der Medizin betrachtet man dafür die Stellung der Oberkante des Beckens, den Beckenkamm: Wandert der Beckenkamm nach vorne, spricht man von einer Beckenkippung nach vorne. Das Gesäß wird dabei nach hinten gestreckt, die Sitzbeinhöcker zeigen

Tab. 3.1: Die Stellungen und Bewegungen des Beckens im Raum

Achse	Bewegung	Knöcherne Landmarken
Horizontalachse	Kippung nach vorne Kippung nach hinten	Sitzbeinhöcker nach hinten Sitzbeinhöcker nach vorne
Sagittalachse	Seitneigung nach rechts Seitneigung nach links	Beckenkamm links hoch Beckenkamm rechts hoch
Vertikalachse	Rotation nach rechts Rotation nach links	Linke SIAS steht vor Rechte SIAS steht vor

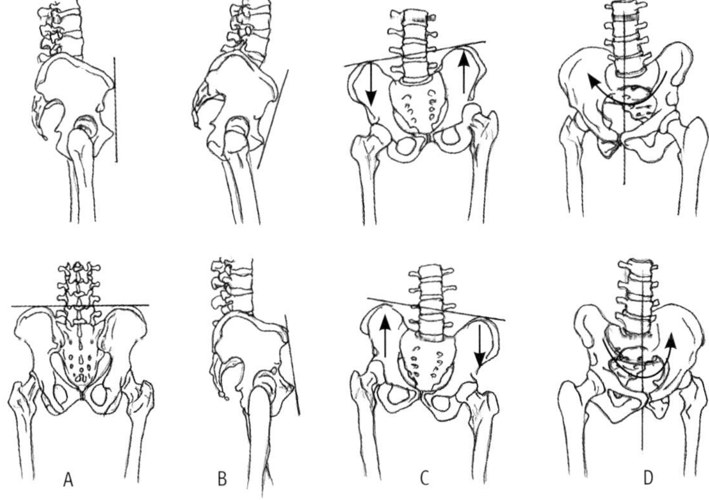

Abb. 3.3: Bewegungen des Beckens um die drei Raumachsen:
A) Die Neutralstellung des Beckens.
B) Kippung nach vorne und hinten.
C) Seitneigung nach rechts und links.
D) Rotation nach rechts und links.

nach hinten, die Krümmung der Lendenwirbelsäule nimmt zu. Manche Tänzer verstehen unter einem nach vorne gekippten Becken jedoch genau das Gegenteil. Sie spannen das Gesäß an und schieben dadurch den Beckenboden nach vorne. Dabei kippt der Beckenkamm nach hinten. In der medizinischen Nomenklatur spricht man dann von einem nach hinten gekippten Becken.

Beckenbewegungen finden nie isoliert statt, sie haben immer Auswirkung auf die Stellung der Hüftgelenke und der Wirbelsäule, ganz besonders der Lendenwirbelsäule (s. Tab. 3.2).

Tab. 3.2: Einfluss der Beckenbewegung auf Hüftgelenke und Lendenwirbelsäule

Becken-bewegung	Hüftbewegung	Bewegung der Lendenwirbelsäule
Kippung nach vorne	Hüftflexion	Verstärkte Extension
Kippung nach hinten	Hüftextension	Flexion
Seitneigung nach rechts	rechte Hüfte Abduktion linke Hüfte Adduktion	Seitneigung nach links
Rotation nach rechts	rechte Hüfte Innenrotation linke Hüfte Außenrotation	Rotation nach links

Bewegung im Iliosacralgelenk

Das Iliosacralgelenk ist ein rein passiv bewegliches Gelenk; aktive Bewegung über die eigene Muskelkraft ist hier nicht möglich. Bewegt sich das Hüftgelenk oder die untere Wirbelsäule, so setzt sich diese Bewegung im Körper fort: Jede Bewegung im Hüftgelenk bewegt auch das Hüftbein, jede Lendenwirbelsäulenbewegung führt zu Bewegungen des Kreuzbeins. Abhängig vom Bewegungsausmaß wird die Bewegung mehr oder weniger stark weitergeleitet in das Iliosacralgelenk, verschieben sich Kreuzbein und Hüftbein gegeneinander. Nur ein frei bewegliches Iliosacralgelenk ermöglicht diese Bewegung. Eine Bewegung, die sich zwar nur im Bereich von Millimetern abspielt, dennoch aber von entscheidender Bedeutung für die Funktion des Beckens ist.

Beweglichkeit im Iliosacralgelenk, im hinteren Bereich des Beckenrings, kann nicht funktionieren ohne Mobilität auch im vorderen Bereich, in der Schambeinfuge. Sie besteht aus Faserknorpel und erlaubt dadurch – ähnlich einer Bandscheibe – die passive Bewegung der beiden Schambeine gegeneinander. Der gesamte Beckenring ist dadurch flexibel. Und so sieht es im Detail aus: Beugt man im Hüftgelenk, ob langsam geführt – wie im Développé – oder rasch geworfen – wie im Battement –, bewegt sich je nach Beweglichkeit des Hüftgelenks das Hüftbein früher oder später mit: Es dreht gegenüber dem Kreuzbein nach hinten. Das Gegenteil passiert bei Bewegungen des Beines nach hinten: Um die Bewegungsmöglichkeiten voll auszuschöpfen, dreht jetzt das Hüftbein nach vorne.

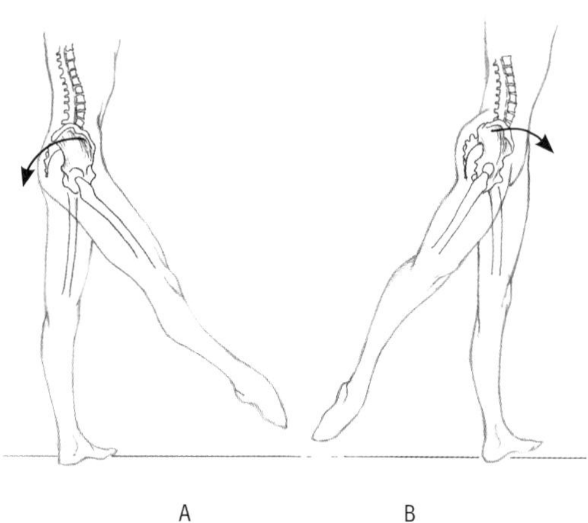

Abb. 3.4: Beweglichkeit im Iliosacralgelenk: A) Durch das Heben des Beines nach vorne dreht das Hüftbein in Relation zum Kreuzbein nach hinten. B) Durch das Heben des Beines nach hinten dreht das Hüftbein gegenüber dem Kreuzbein nach vorne.

Das Bewegungsausmaß im Iliosacralgelenk kann zwischen rechter und linker Seite differieren, kann auch auf einer Seite nach vorne und hinten unterschiedlich sein. Solche Asymmetrien in der Beweglichkeit haben Folgen: Bewegungseinschränkung im Iliosacralgelenk schränkt die Beinbewegung ein;

hohe Beine sind ohne ideal bewegliches Iliosacralgelenk kaum möglich.

Seitendifferenzen in der Beweglichkeit können die ganze Beckenposition verändern. Ist beispielsweise das Hüftbein auf der rechten Seite leicht nach vorne, auf der linken Seite jedoch nach hinten positioniert, entsteht eine Beckentorsion. Das kann weitreichende Folgen haben: Dreht das rechte Hüftbein nach vorne, so wandert damit die rechte Hüftpfanne nach unten. Das rechte Bein, das ja seine »Aufhängung« im Hüftgelenk hat, wird gleichsam nach unten geschoben, es erscheint länger. Ursache für diese Beinlängendifferenz ist hier aber nicht das Bein selbst, sondern die Torsion des Beckens.

Tab. 3.3: Mögliche Ursachen für Beinlängendifferenzen

Strukturelle Beinlängendifferenz *Ein Bein ist von seiner Knochenstruktur länger als das andere.*	**Funktionelle Beinlängendifferenz** *Ein Bein erscheint länger als das andere, tatsächlich ist die knöcherne Länge aber gleich.*
Einseitige Steil- oder Flachhüfte	Beckentorsion
Einseitige strukturelle Beinachsenabweichung	Einseitige funktionelle Beinachsenabweichung
Einseitige Wachstumsstörung, z. B. nach Knochenfrakturen	Einseitiger Knick- und/ oder Senkfuß

Muskulatur

Das Becken dient zahlreichen Muskeln als zentrale Ansatzstelle. Bauch- und Rückenmuskeln setzen von oben kommend am knöchernen Beckenring an, und fast die gesamte Oberschenkelmuskulatur hat ihren Ursprung am Becken. Die essentielle Bedeutung der Beckenposition liegt damit auf der Hand: Nur ein stabiles, gut zentriertes Becken erlaubt den Beinen freie Beweglichkeit. Rücken- und Bauchmuskulatur leisten zur Stabilität des Beckens einen wichtigen Beitrag. Zur detaillierten Beschreibung der Beinmuskeln s. Kap. 4, S. 95 ff./120 ff., Erklärungen zur Rücken- und Bauchmuskulatur s. Kap. 2, S. 47 ff.

Der Beckenboden

Dem Beckenboden, der muskulären Begrenzung des unteren Beckenausgangs, wird nicht nur im Tanz meist wenig Aufmerksamkeit geschenkt. Dabei ist er durch seine zentrale Lage ideal geeignet, um das Becken sozusagen von unten zu stabilisieren und damit dem knöchernen Beckenring das zu geben, was er braucht: Stabilität auf der einen, Mobilität auf der anderen Seite. Wie eine Hängematte erstreckt sich der Beckenboden vom Steißbein über die beiden Sitzbeinäste nach vorne zu den Schambeinen.

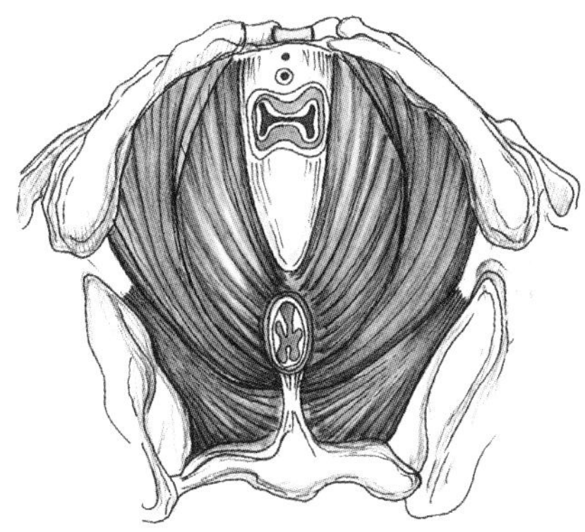

Abb. 3.5: Der Aufbau des weiblichen Beckenbodens.

Sein mehrschichtiger Aufbau macht ihn zu einem komplexen Funktionssystem (s. Kap. 13, S. 260). Die in der Mitte gelegenen Schließmuskeln von Blase und Darm sind unbewusst automatisch aktiviert. In den seitlichen, schräg verlaufenden Muskelzüge wechseln sich konzentrische Anspannung und exzentrisches Dehnen ab, ganz wie es die Bewegung erfordert. Auf der belasteten Standbeinseite wird der Beckenboden konzentrisch angespannt, auf der entlasteten Spielbeinseite hingegen exzentrisch gedehnt. Voraussetzung dafür ist allerdings, dass der Beckenboden auch tatsächlich als Boden des Beckens eingesetzt werden kann, und das setzt wiederum ein optimal aufgerichtetes Becken voraus.

Tanz unter der Lupe: Be- und Überlastung

Als Verbindungsstelle zwischen Rumpf und Beinen ist das Becken Belastungen von oben und von unten gleichermaßen ausgesetzt.

Belastung

Ob Schwünge des Oberkörpers, Isolation des Beckens oder Neigungen des gesamten Körpers: Ohne Stabilität im Becken lassen sich viele Tanzbewegungen nicht ausführen.

Das »neutrale« Becken – Die Beckenstellung

Ausgangsstellung in vielen Tanzarten ist das »neutrale« Becken, die Stellung, in der das Becken wie eine Waage ideal über den Hüftgelenken ausbalanciert ist und die Muskulatur kaum Haltearbeit leisten muss, weil Gelenke und Knochen sich gleichsam von allein übereinander ausrichten. Das Becken ist aufgerichtet, die Sitzbeinhöcker zeigen nach unten, der Beckenboden kommt tatsächlich als Boden des Beckens zum Einsatz, die untere Wirbelsäule ist optimal verlängert. Die beiden vorderen oberen Darmbeinstachel liegen in einer Ebene, die Beckenkämme befinden sich auf einer Höhe. Die untere Rücken- und die Bauchmuskulatur arbeiten ideal zusammen, der Beckenboden ist aktiv. Die ökonomische Muskelarbeit ermöglicht eine dynamische Grundhaltung, eine ideale Ausgangsstellung für Bewegungen von Oberkörper, Becken und Beinen in alle Richtungen. Schon geringe Abweichungen aus dieser Idealhaltung können zu Problemen führen, die sich auf das Becken selbst, aber auch auf Wirbelsäule, Hüftgelenk, Knie oder Fuß auswirken können.

Das »gerade« Becken – Das Becken in Bewegung

Je größer und weiter die Bewegung der Beine, je beweglicher das Spielbein, desto mehr Bewegung wird auch vom Beckenring gefordert. Dabei wird nicht nur die Beweglichkeit des Hüftgelenks bis an seine knöcherne Bewegungsgrenze ausgereizt. Die Bewegung in den Iliosacralgelenken erlaubt die Verschraubung des Beckenrings und ermöglicht so eine scheinbar neutrale Beckenposition trotz extremer Positionen der Beine. Wie im Gehen, so funktioniert das Becken auch beim Tanz: Bewegt sich eine Beckenschaufel in die eine Richtung, so hält die andere Seite dagegen; die beiden Beckenseiten verschrauben sich gegeneinander. Von außen betrachtet scheint sich das Becken kaum zu bewegen, doch die Bewegung steckt im Detail: Wird das Bein nach vorne angehoben, bewegt sich auch das Hüftbein mit; es dreht gegenüber dem Kreuzbein nach hinten. Das Gegenteil passiert bei Bewegungen des Beines nach hinten: Das Hüftbein dreht dann im Iliosacralgelenk nach vorne. Die Gegenseite macht stets genau das Gegenteil – so ist die Illusion des geraden Beckens perfekt. Der komplexe Bewegungsmechanismus macht es deutlich: Iliosacralgelenke müssen bei Tänzern besonders belastbar sein.

Stabiles Standbein

Die Bedeutung des Standbeins im Tanz kann nicht genug betont werden: Nur ein stabiles Standbein ermöglicht eine sichere Balance und erlaubt gleichzeitig, mit dem Spielbein frei zu arbeiten. »Nicht auf dem Standbein sitzen«, »die Leiste lang machen«, das sind typische Korrekturen, die helfen sollen, das Becken über dem Hüftgelenk zu zentrieren. Dabei findet die Hauptaktion der Bewegung gar nicht im Hüftgelenk selber statt, sondern in der Muskulatur des Beckens, im Beckenboden. Sobald das Bein belastet wird, tritt der Beckenboden in Aktion. Er zieht den Sitzbeinhöcker der Standbeinseite nach vorne-oben-innen. Damit schraubt sich die Hüftpfanne über den Hüftkopf, das Becken wird über dem Standbein zentriert. Die Strukturen an der Vorderseite des Hüftgelenks werden gedehnt, die »Leiste wird lang«. Den Impuls gibt der Beckenboden, die tiefen Außenrotatoren helfen bei der Stabilisierung; die Hüftmuskulatur ist damit frei für ihren Einsatz in der Bewegung.

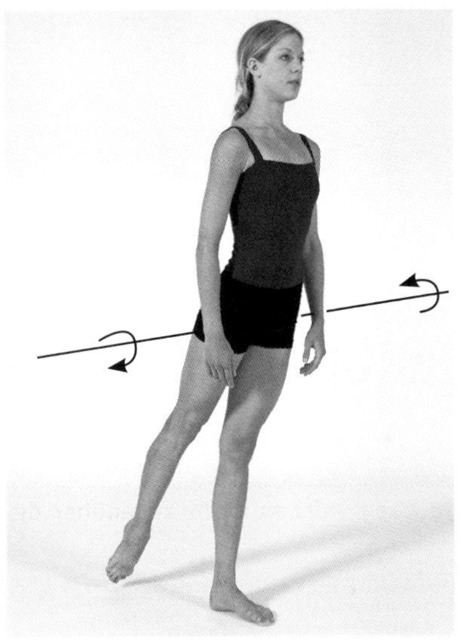

Abb. 3.6: Die Beckenverwringung im Tendu derrière: Auf der Spielbeinseite dreht die Beckenschaufel nach vorne, auf der Standbeinseite nach hinten. Von außen betrachtet wirkt das Becken »gerade«.

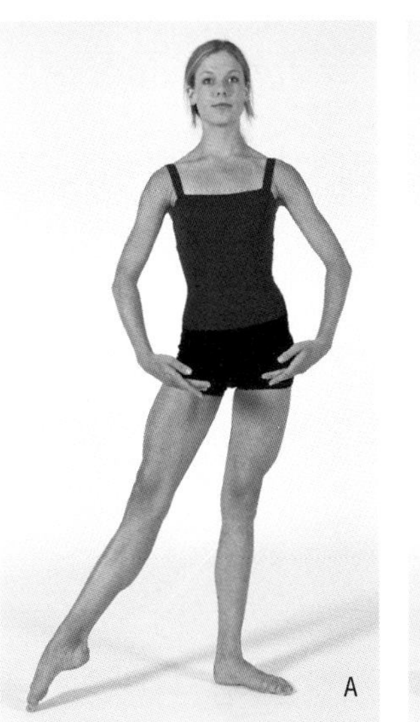

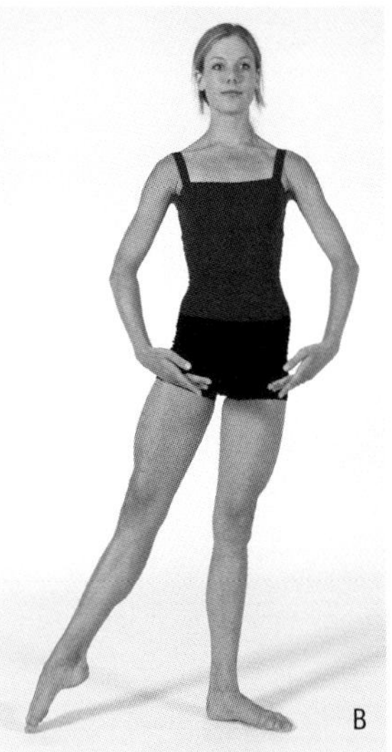

Abb. 3.7: A) »Sitzen« auf dem Standbein: Der Beckenboden ist schwach, der Sitzbeinhöcker zeigt nach hinten-unten-außen. B) Stabiles Standbein durch optimale Verschraubung im Hüftgelenk: Der Beckenboden zieht den Sitzbeinhöcker nach vorne-oben-innen.

Überlastung

Die Beckenregion kann Ursache für zahlreiche, ganz unterschiedliche Probleme sein, von Kopfschmerzen über Rückenbeschwerden bis hin zu Hüft-, Knie oder Fußproblemen. Im Bereich des Beckens selbst sind es vor allem die Iliosacralgelenke, die Tänzern Probleme machen.

Chronische Überlastungen

Irritation und Instabilität des Iliosacralgelenks: Überlastungen im Iliosacralgelenk sind im Tanz häufig. Tänzerinnen leiden deutlich öfter an Entzündungen und Instabilität dieses Gelenks als ihre männlichen Kollegen. Grund dafür ist die knöcherne Struktur des Gelenks. Sitzen die runden Gelenkflächen des Kreuzbeins tief in den muldenförmigen Gelenkflächen des Darmbeins, wie das bei Männern meist der Fall ist, so ist das Gelenk knöchern gut stabilisiert, Irritationen sind selten. Doch geht dies auf Kosten der Beweglichkeit. Frauen besitzen diese Beweglichkeit, denn die Gelenkflächen sind hier flacher. Dadurch werden sie aber auch anfälliger für Überlastungen und Verletzungen.

Iliopsoas-Syndrom: Überlastungen des Lendendarmbeinmuskels (*M. iliopsoas*) können gleichzeitig, ursächlich oder als Folge von Irritationen des Iliosacralgelenks auftreten. (Weitere Informationen zum M. iliopsoas s. Kap. 4, S. 97f.)

Hüft- oder Knieprobleme: Beinlängendifferenz, Beckentorsion oder muskuläre Dysbalancen können es Tänzern unmöglich machen, das Becken im Stand neutral zu platzieren. Was im Alltag meist gar nicht ins Gewicht fällt, kann im Tanz Probleme machen. Beispielsweise kann ein strukturell oder funktionell längeres Bein das optimale Einschließen aus dem Tendu verhindern. Will der Tänzer das längere Bein aus dem Tendu zurückführen, hat er zwei Möglichkeiten: Entweder beugt er leicht im Knie oder er hebt unmerklich das Becken auf der Spielbeinseite an. Beides Kompensationen, die bei häufiger Wiederholung zu Problemen führen können.

Akute Verletzung

Blockade des Iliosacralgelenks (ISG-Blockade): Eine akute Bewegungseinschränkung des Iliosacralgelenks wird im Volksmund auch als Hexenschuss bezeichnet. Dabei »verhaken« sich die beiden Gelenkpartner ineinander, die Bewegung im Gelenk ist blockiert. Bewegung ist – wenn überhaupt – nur noch in eine Richtung möglich; alle anderen Bewegungsrichtungen lösen starke Schmerzen aus. Der Teufelskreis aus Bewegungseinschränkung, Schmerz und reflektorischer Muskelanspannung sollte möglichst rasch therapeutisch durchbrochen werden.

Tücken im Tanz

Ob auf Anregung des Trainingsleiters oder aus eigenem Ehrgeiz: Viele Tänzer »mogeln« beim Turnout. Doch die übertriebene Ausdrehung der Beine verändert die Position des Beckens und hat damit Auswirkungen auf die gesamte Körperstatik. Forciertes Turnout, erzwungene Beckenaufrichtung oder einseitiges Training – so manche gut gemeinte Technikanweisung im Tanztraining sollte kritisch hinterfragt werden.

Das forcierte Turnout – Auswirkung auf das Becken

Die Hauptaktion beim Turnout findet in den Hüftgelenken statt (s. Kap. 4, S. 99f.). Die Hüftpfanne wird vom Hüftbein gebildet und ist damit Teil des Beckens. Position und Beweglichkeit des Hüftgelenks sind daher abhängig von der Stellung des Beckenrings. Ganz unwillkürlich versuchen viele Tänzer, über die Position ihres Beckens ihr Turnout zu vergrößern. Sie kippen das Becken um die Horizontalachse nach vorne. Das Hüftgelenk wird damit leicht gebeugt, die vorderen Gelenkbänder entspannen sich, die passive Außenrotationsfähigkeit des Hüftgelenks nimmt zu. Auf den ersten Blick scheint das Turnout leichter. Doch der Schein trügt: Langfristig erschwert diese Beckenhaltung sogar das Tanzen. Die Krümmung der Lendenwirbelsäule nimmt zu, es entsteht ein typisches Hohlkreuz mit Druckerhöhung zwischen den einzelnen Wirbeln. Das Gleichgewicht zwischen Rücken- und Bauchmuskulatur ist gestört, die Rückenmuskeln verkürzen und werden hart, die Bauchmuskeln sind überdehnt und schwach. So wird es immer schwerer, das Becken in der Neutralposition zu stabilisieren. Die Sitzbeinhöcker wandern nach hinten, der Beckenboden verliert seine Funktion. Seine Dynamik, die normalerweise durch den ständigen Wechsel zwischen Spiel- und Standbein ganz von alleine trainiert wird, geht verloren; er schwächt ab. Andere Muskeln müssen seine Aufgabe übernehmen. Muskelüberlastungen, Dysbalancen, Gelenkentzündungen oder gar Bandscheibenprobleme sind keine Seltenheit.

Erkennen: Die Kippung des Beckens lässt sich am besten von der Seite erkennen. Füße in der 1. Position im selbst gewählten Turnout, Hände an die

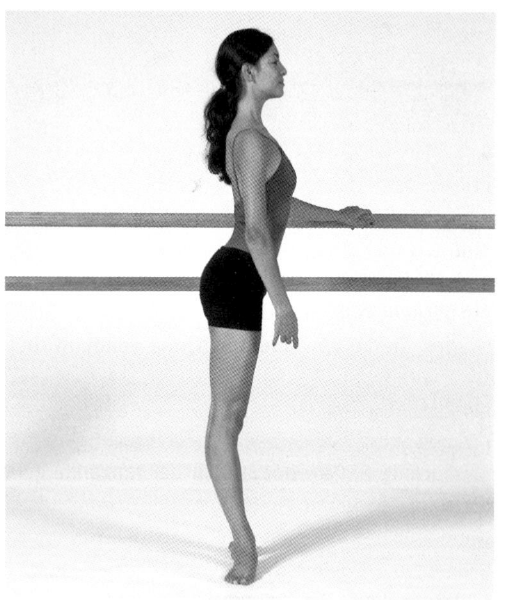

Abb. 3.8: Bei forciertem Turnout kippt das Becken nach vorne, die Körperbalance geht verloren.

Sitzbeinhöcker. Langsames Plié, dabei die Sitzbeinhöcker in Richtung Boden fallen lassen, die Verbindung zwischen Sitzbeinhöcker und Ferse wahrnehmen. Die Lendenwirbelsäule wird lang. Aus dieser Position die Streckung einleiten. Kann dabei die Beckenposition bis zum Ende der Kniestreckung gehalten werden? Zeigen die Sitzbeinhöcker auch in der endgradigen Kniestreckung weiter in Richtung Boden? Achtung: Werden die Knie überstreckt, so kippt das Becken am Ende der Bewegung automatisch nach vorne (s. Kap. 5, S. 129)!

Was man tun kann:

- Die neutrale Beckenposition ist wichtiger als das Ausmaß des Turnouts. Daher *erst* das Becken platzieren – Sitzbeinhöcker in Richtung Boden – und anschließend die Beine im Hüftgelenk ausdrehen.
- Die Beine sollten nur so weit ausgedreht werden, wie das Turnout auch tatsächlich von der Muskulatur gehalten werden kann (s. Kap. 4, S. 99 f.).

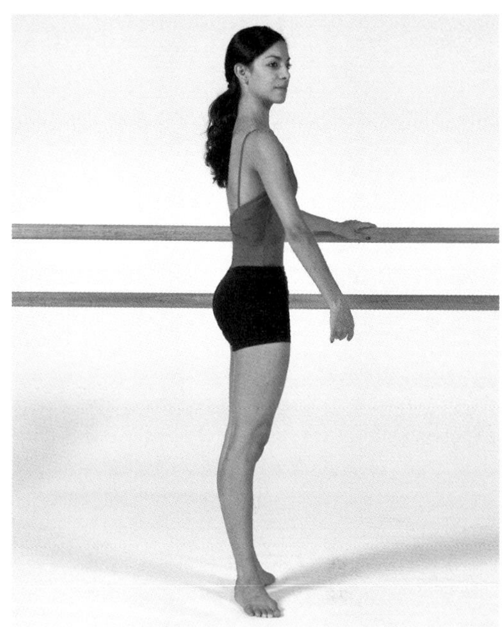

Abb. 3.9: Das »Tucking under« findet man oft als Überkompensation eines nach vorne gekippten Beckens.

Die erzwungene Beckenaufrichtung

Wird das Becken um die Horizontalachse maximal nach hinten gedreht, spricht man in der Tanzsprache von »Tucking under«. Der Beckenkamm kippt nach hinten, das Becken ist zu stark aufgerichtet. Maximale Anspannung des großen Gesäßmuskels (*M. glutaeus maximus*), verkürzte Bauchmuskeln oder einfach die Überkorrektur eines nach vorne gekippten Beckens können zu dieser Haltung führen. Dabei werden die Leisten überdehnt, die Lendenwirbelsäule verliert ihre Elastizität und die Bewegung wirkt steif und fest. Beckenposition und Muskelspannung machen eine effiziente Muskelarbeit unmöglich.

»Tucking under« findet man bei Tanzanfängern oft beim Ausführen eines Demi oder Grand pliés, wenn bei der Beugung der Knie die Bewegung gleichsam en bloc ins Becken weitergeleitet wird und die isolierte Hüftbeugung fehlt. Die Sitzbeinhöcker zeigen nach vorne, der Beckenrand kippt nach hinten, die Lendenwirbelsäule wird rund.

Erkennen: Die Kippung des Beckens nach hinten lässt sich am besten von der Seite beurteilen. Füße in der 1. Position im selbst gewählten Turnout. Langsames Plié. Achtung auf die Beckenplatzierung in der Bewegung. Kann die zentrierte Position des Beckens bis ins Grand plié gehalten werden, oder kippt der Beckenkamm während der Bewegung nach hinten? Ist eine isolierte Beugung im Hüftgelenk zu erkennen?

Was man tun kann:

- Die Korrektur »Po anspannen« kann zum »Tucking under« verleiten. Sie sollte aus dem Vokabular des Trainings gestrichen werden.
- Korrekturbilder wie »Verbindung von Sitzbeinhöcker und Ferse« oder »Sitzbeinhöcker zum Boden« dienen als Unterstützung, um die individuelle neutrale Beckenposition zu finden. Sie bieten Hilfestellungen auf dem Weg zu einem eigenen Bewegungsbild.

Das einseitige Training – Die verstärkte Beckentorsion

Das kennen viele Tänzer: Ein Bein lässt sich fast mühelos in die Höhe heben, die andere Seite ist zäh und unkoordiniert. Kein Wunder, dass man sich bevorzugt gerade der Seite widmet, die sich besser anfühlt in der Bewegung. Doch diese zunehmend einseitige Belastung hat nicht nur Auswirkungen auf die Tanztechnik: Schon nach kurzer Zeit spiegelt auch die Beckenform die Einseitigkeit wieder und zeigt Veränderungen, die weitreichende Folgen haben können. Ein Beispiel soll dies verdeutlichen: Fällt es einem Tänzer besonders leicht, das rechte Bein nach vorne und zur Seite anzuheben, während sich das linke Bein leichter nach hinten bewegen lässt, so kann dies ein Zeichen für eine Beckentorsion sein: Das rechte Hüftbein ist nach hinten, das linke Hüftbein nach vorne positioniert. Sind beide Hüftbeine dennoch in alle Richtungen beweglich, ist diese Beckentorsion kein Problem. Trainiert der Tänzer aber in der Folge bevorzugt seine »Schokoladenseite«, so kann sich die Beckentorsion verstärken. Über die Zeit schränkt sich die Beweglichkeit der Hüftbeine ein: Das rechte Hüftbein bewegt immer schlechter nach vorne, das linke immer schlechter nach hinten. Folge ist eine weitere Einschränkung der Beinbeweglichkeit: Eine Arabesque rechts wird immer mühsamer, das nach vorne und zur Seite gehaltene linke Bein verliert an Höhe. Langfristig kann eine Beckentorsion auch zu Lageveränderung der Beckenorgane führen; die Funktionen von Blase, Gebärmutter und Enddarm können dadurch beeinträchtigt werden.

Erkennen: Unterschiede in der Beinhöhe und -beweglichkeit zwischen beiden Seiten sind völlig normal. Auffällig ist, wenn sich trotz Gegensteuerung im Training und vermehrter Aufmerksamkeit auf die schwache Seite die Seitendifferenz weiter ausbaut. Dann sollte eine ärztliche Abklärung von Becken und Hüfte erfolgen.

Was man tun kann:
- So verführerisch es ist – einseitiges Training der »Schokoladenseite« macht keinen Sinn. Bewusstes und gezieltes Training der Gegenseite kann eine Beckentorsion reduzieren oder gar verhindern.
- Vor der Belastung sollten die Iliosacralgelenke passiv aufgewärmt werden (s. S. 85 f.). Auch das kann eine Beckentorsion verhindern.

Der genaue Blick – Die Eigenanalyse

Ob bei Bewegungen im Alltag oder im Tanz: Eine neutrale Ausgangsstellung des Beckens erleichtert die Balance des Köpers und harmonisiert die Bewegung.

Form und Beweglichkeit

Zur Beurteilung des Beckens ist seine Position im Raum genauso wichtig wie die Bewegungen innerhalb des Beckenrings und die Mobilität im Iliosacralgelenk.

Die Einschätzung der **Beckenposition** funktioniert am leichtesten vor dem Spiegel. Füße stehen parallel hüftbreit, das Becken ist entspannt. Wichtig: Beide Fersen sollten auf einer gedachten Linie stehen, um nicht eine Beckenrotation vorzutäuschen. Nun kontrolliert man anhand der knöchernen Referenzpunkte systematisch die Beckenposition von vorne und von der Seite wie in Tab. 3.4 dargestellt.

Die Beurteilung der **Beweglichkeit der Iliosacralgelenke** erfolgt in Rückenlage. Beine angewinkelt, Füße stehen parallel, in einer Linie mit den Sitzbeinhöckern ausgerichtet. Die Hände befinden sich auf den Beckenkämmen, die Daumen zeigen nach hinten. Nun führt die rechte Hand die rechte Beckenschaufel langsam nach hinten-unten-außen.

Tab. 3.4: Einschätzen der Beckenposition

Blick	Tasten	Beurteilen	Position	So sieht es aus
von vorne	Hände von beiden Seiten auf die Beckenkämme legen	Befinden sich die Beckenkämme auf gleicher Höhe?	Einseitiger Beckenhochstand	Bild A
von vorne	Daumen auf beide SIAS (vordere obere Darmbeinstachel) legen	Steht eine Seite weiter nach vorne als die andere?	Beckenrotation nach rechts oder links	Bild B
von der Seite	Eine gedachte Ebene durch die beiden SIAS und die Schambeinfuge legen	Ist die Ebene senkrecht zum Boden ausgerichtet?	Beckenkippung nach vorn oder hinten	Bild C

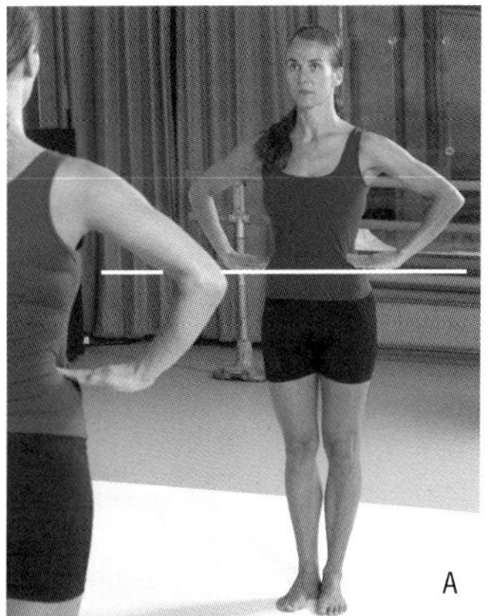
A

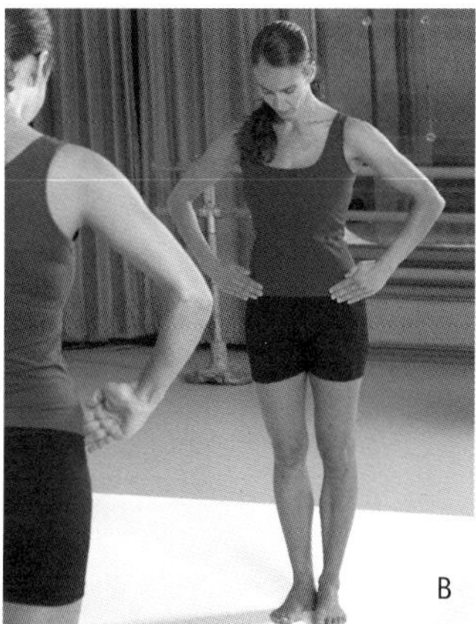
B

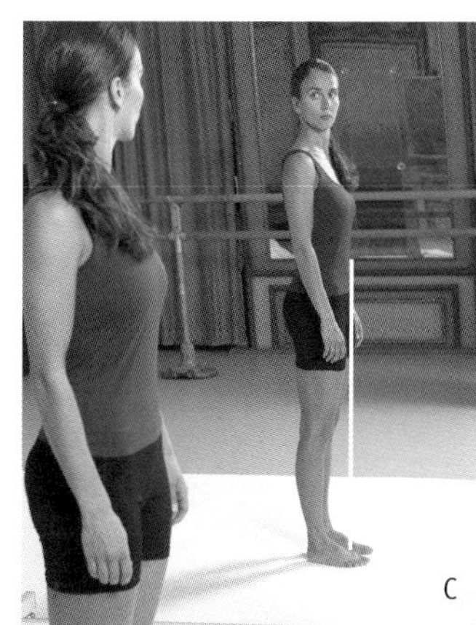
C

Am Bewegungsende übernimmt die linke Hand die Bewegung und führt die linke Beckenschaufel nach hinten-unten-außen. Die Bewegung muss nicht groß sein, sollte aber beidseits rund und harmonisch ablaufen. »Ecken« im Bewegungsablauf oder Stocken in der Bewegung deuten auf eine Bewegungsstörung im Iliosacralgelenk hin (s. Abb. 3.13, S. 86).

Funktion und Stabilität

Die dreidimensionale Verschraubung des Beckens hilft bei der Balance und Stabilität des gesamten Körpers.

Die Beckenverwringung im Tanz: Aufrechter Stand, Füße stehen parallel hüftbreit, die Hände liegen auf den Beckenkämmen, Daumen zeigen nach hinten. Hohes Passé rechts, wobei die Hände die Beckenverwringung unterstützen: Die linke Hand führt die Beckenschaufel nach hinten-unten-außen, die rechte Hand hält die rechte Seite nach vorne-oben-innen dagegen. Die beiden Beckenschaufeln verschrauben sich gegeneinander. Diese Bewegung ist von außen kaum sichtbar, sollte aber mit den Händen gut wahrgenommen werden können. Übung auf der anderen Seite ausführen. Im Wechsel einige Male wiederholen, zur Vertiefung der Wahrnehmung die Augen schließen. Klassische Tänzer sollten die Bewegungssequenz auch im Turnout testen.

Stabilität des Beckens: Ellbogenstand, Füße halbe Spitze. Kopf, Becken und Beine bilden eine Diagonale, die sich während des gesamten Tests nicht verändert. Im Wechsel rechtes und linkes Bein nach hinten und schräg zur Seite anheben, kurz halten,

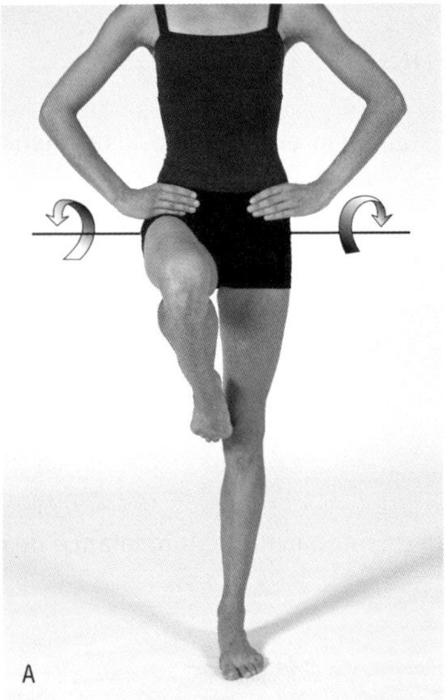

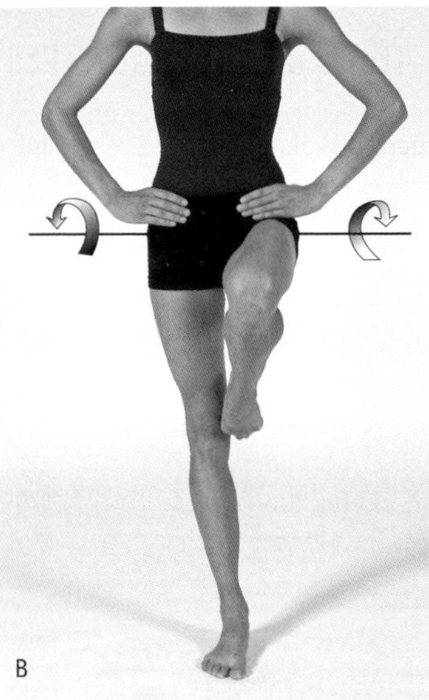

Abb. 3.10: Test der Beckenverwringung: A) Im Passé rechts dreht die linke Beckenschaufel nach hinten-unten-außen, die rechte hält nach vorne-oben-innen dagegen. B) Im Passé links dreht die rechte Beckenschaufel nach hinten-unten-außen, die linke hält nach vorne-oben-innen dagegen.

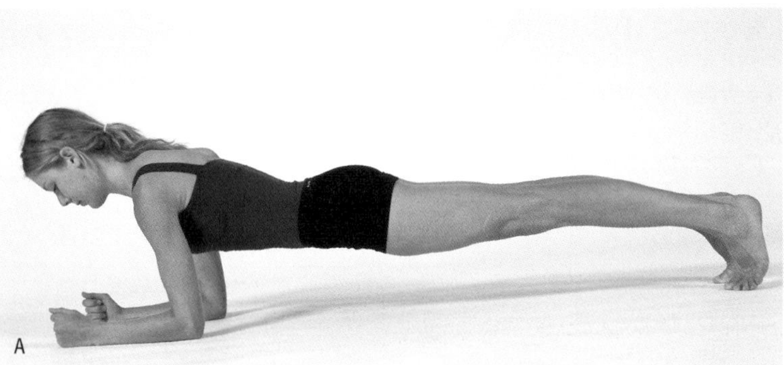

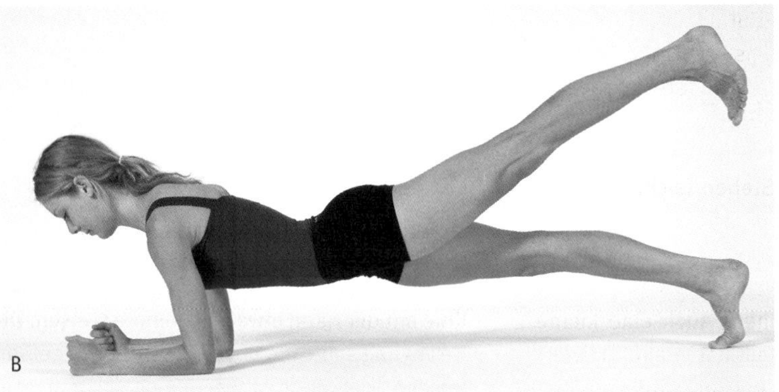

Abb. 3.11: Stabilitätstest des Beckens: A) Ausgangsposition. B) Im Wechsel rechtes und linkes Bein anheben. Dabei das Becken auf einer Höhe halten.

in die Ausgangsposition zurückführen. Die Übung sollte 25-mal wiederholt werden können, ohne dass das Becken aus seiner zentrierten Position ausweicht. Kopf, Becken und Beine müssen dabei stets in einer Linie bleiben.

Tipps und Tricks zur Prävention

Schmerzen im Becken werden oft als Rückenschmerzen fehlinterpretiert. Doch der tiefe, mittige Schmerz über dem Kreuzbein oder das seitliche Missempfinden in den Iliosacralgelenken ist meist Zeichen einer Überlastung im Beckenring, einer Fehlfunktion der Beckengelenke. Im Tanz wird das Becken ganz besonders gefordert – kein Wunder also, dass fast jeder Tänzer ihn kennt, den »tiefen Rückenschmerz«. Schon kleine Veränderungen können hier Großes bewirken; ein funktionell stabiles Becken ist belastbar, ob im Alltag oder im Tanz.

Im Alltag

Position und Funktion des Beckens lassen sich bei jeder Bewegung trainieren, im Sitzen oder Stehen, beim Gehen, Laufen oder Treppensteigen. Bewusste Beckenplatzierung im Stand und ideale dreidimensionale Verschraubung im Gehen bereiten das Becken bereits im Alltag ideal auf die erhöhte Belastung im Tanz vor.

Tipps:

- Achten Sie beim Stehen auf Ihre Beckenposition. Zeigen die Sitzbeinhöcker in Richtung Boden, ist das Becken aufgerichtet, verlängert sich die Lendenwirbelsäule? Nehmen Sie die Arbeit des Beckenbodens wahr. Nur bei aufgerichtetem Becken kommt er tatsächlich zum Einsatz.
- Statisches Stehen ist Gift. Versuchen Sie, gerade bei längerem Stehen leicht in Bewegung zu bleiben. Gehen Sie z. B. immer wieder leicht in die Knie, um das Becken aufzurichten und damit den unteren Rücken und das Kreuzbein zu entspannen. Auch eine kleine Gewichtsverlagerung fällt kaum auf, aktiviert aber das Becken. Ihr Rücken wird es Ihnen danken.
- Vermeiden Sie besonders bei längerem Stehen die einseitige Belastung Ihrer Lieblingsseite. Oft sinkt man dabei unbewusst auf dem Standbein ein. Das Iliosacralgelenk ist dann nicht mehr verkeilt und es kommt zu Scherbewegungen im Gelenk, die langfristig zu Instabilitäten und Schmerzen führen können.
- Nutzen Sie beim Gehen bewusst den Beckenboden als Impulszentrum. Besonders beim Treppensteigen kann man die wechselnde Aktivität des Beckenbodens gut erspüren und sich so nicht nur einen schwungvollen Schritt angewöhnen, sondern ganz nebenbei den Muskel und damit auch die Autobalance des Beckens trainieren.
- Nehmen Sie beim Sitzen Ihre Sitzbeinhöcker wahr. Versuchen Sie nicht hinter, sondern auf den Sitzbeinhöckern zu sitzen. Spielen Sie mit der Gewichtsverteilung. Auch Sitzen kann dynamisch sein!

Gezielte Übungen

Mobilisation

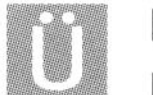

Einseitige Mobilisation des Iliosacralgelenks

Ausgangsposition: Rückenlage. Ein Bein in Hüft- und Kniegelenk beugen, mit der Hand der Gegenseite das Knie umfassen, die andere Hand mit der Handfläche nach oben unter die Beckenseite legen. Die Fingerspitzen liegen auf dem Kreuzbein, der Handballen auf dem Hüftbein, die Handfläche liegt über dem Iliosacralgelenk.

Aktion: Das gebeugte Bein mit der Hand der Gegenseite so weit anbeugen und zur Seite führen, bis in der Handfläche der unter dem Becken liegenden Hand deutlich der Knochenkamm des Hüftbeins zu spüren ist. In dieser Position das Knie mit der Hand etwa eine Minute kreisen. Die Bewegung sollte nur über die Hand durchgeführt werden, das Bein selbst bleibt völlig passiv. Wichtig: kleine, rhythmische Kreise; die Bewegung sollte weniger im Hüftgelenk, sondern vor allem im Iliosacralgelenk wahrnehmbar sein. Dann Wechsel zur anderen Seite.

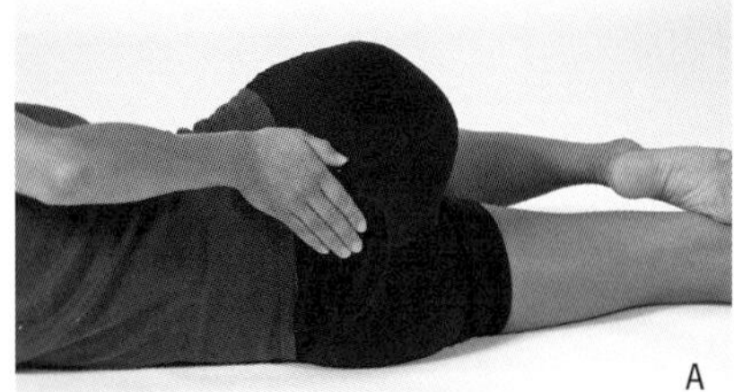
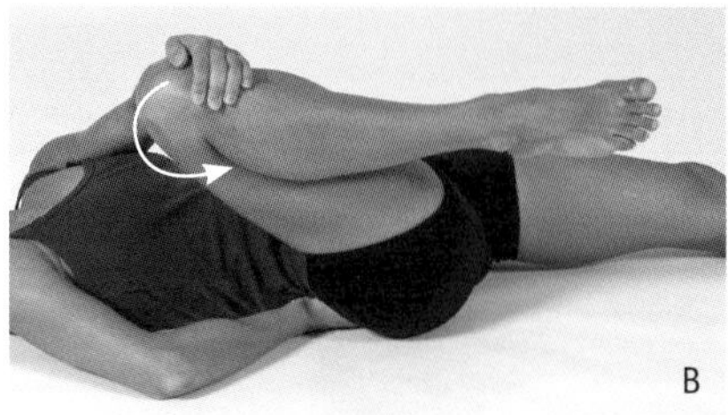

Abb. 3.12: Einseitige Mobilisation des Iliosacralgelenks: A) So liegt die Hand auf dem Iliosacralgelenk. B) Mobilisation.

Ü Beidseitige Mobilisation des Iliosacralgelenks – »Beckenachter«

Ausgangsposition: Rückenlage. Beine angewinkelt, Füße stehen parallel, in einer Linie mit den Sitzbeinhöckern ausgerichtet. Die Hände befinden sich auf den Beckenkämmen, die Daumen zeigen nach hinten.

Aktion: Der rechte Sitzbeinhöcker zieht nach vorne-oben-innen in Richtung des linken Knies, die rechte Hand unterstützt die Bewegung und führt die rechte Beckenschaufel gleichzeitig nach hinten-unten-außen. Am Ende der Bewegung übernimmt die linke Seite die Bewegung. Der linke Sitzbeinhöcker zieht nach vorne-oben-innen in Richtung des rechten Knies, die linke Hand führt die linke Beckenschaufel nach hinten-unten-außen. Die Geschwindigkeit der Bewegung kann je nach Bedarf angepasst werden.

Wahrnehmung

Ü Wahrnehmung des Beckenbodens

Ausgangsposition: Rückenlage. Beine angewinkelt, Füße parallel, in einer Linie mit den Sitzbeinhöckern, das Becken ist in Neutralposition. Die Sitzbeinhöcker bei Bedarf mit den Händen ertasten.

Aktion: Nur mit Hilfe des Beckenbodens den rechten Sitzbeinhöcker langsam nach vorne-oben-innen Richtung linkes Knie ziehen, loslassen und in die Ausgangsposition zurückkommen. Keine Aktivität in den Beinmuskeln; die Bewegung ist klein und von außen nicht zu erkennen. Mehrmals wiederholen, bis die Aktivität des Beckenbodens gut wahrgenommen werden kann. Dasselbe auf der linken Seite wiederholen. Zum Abschluss im Wechsel rechts und links: So wird im Liegen die Beckenbewegung beim Gehen imitiert.

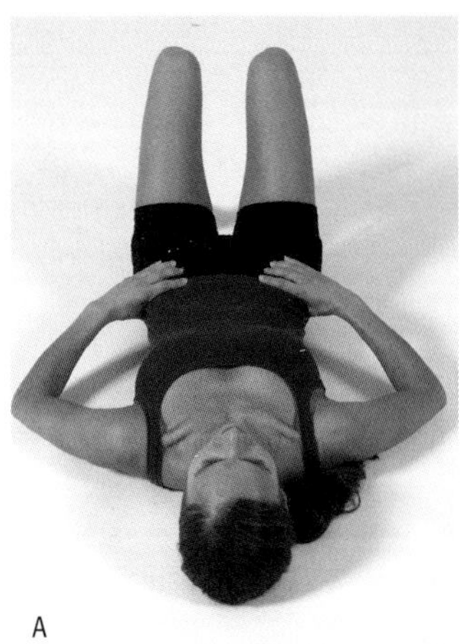
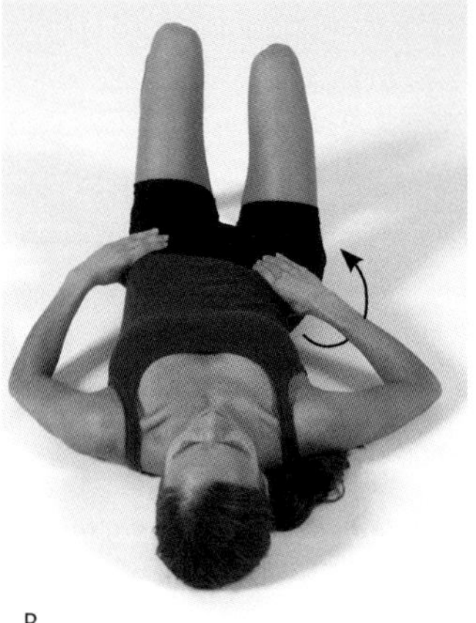
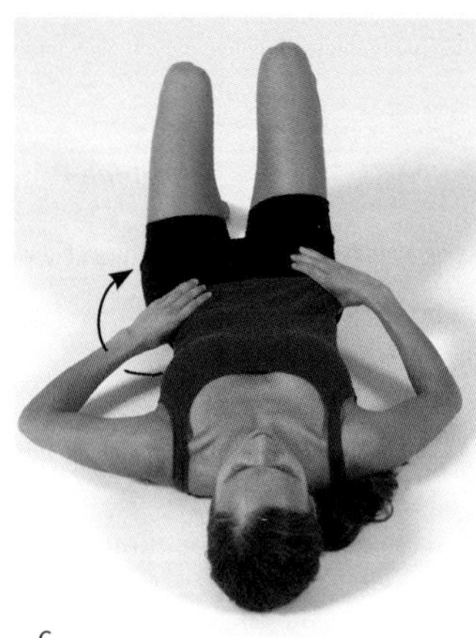

Abb. 3.13: Beidseitige Mobilisation des Iliosacralgelenks – »Beckenachter«: A) Ausgangsstellung. B) Die rechte Beckenschaufel wird nach hinten-unten-außen geführt. C) Am Bewegungsende übernimmt die linke Hand und führt die linke Beckenschaufel nach hinten-unten-außen.

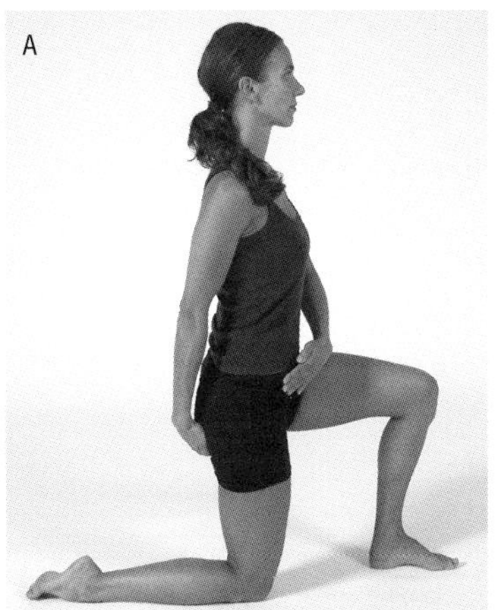

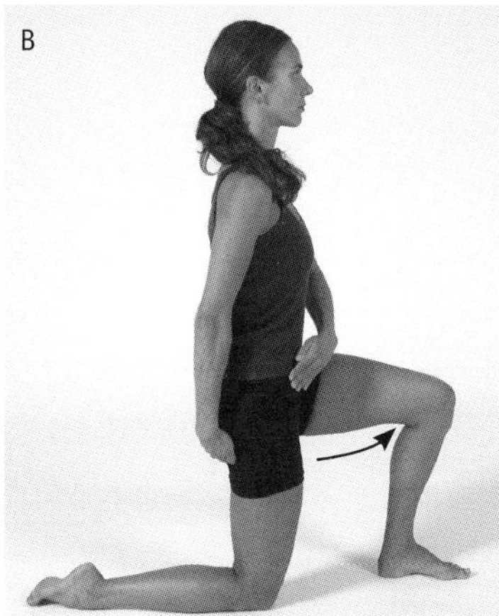

Abb. 3.14: Wahrnehmung des Beckenbodens bei Belastung: A) Ausgangsposition. B) Der rechte Sitzbeinhöcker bewegt sich nach vorne-oben-innen in Richtung linkes Knie. Die Hände unterstützen die Verschraubungsbewegung der rechten Beckenhälfte.

Ü Wahrnehmung des Beckenbodens bei Belastung

Ausgangsposition: Einkniestand auf dem rechten Knie. Rechte Hand an den rechten Sitzbeinhöcker, linke Hand an den rechten vorderen Beckenrand.

Aktion: Den rechten Sitzbeinhöcker nach vorne-oben-innen in Richtung linkes Knie bewegen. Die Hände unterstützen die Verschraubungsbewegung der rechten Beckenhälfte, der Sitzbeinhöcker gibt den Impuls. Wahrnehmung der Aktivität des rechten Beckenbodens und der dreidimensionalen Verschraubung im Hüftgelenk. Bewusst die Länge in der rechten Leiste spüren. Anschließend die Wahrnehmungsübung mit dem linken Bein als Standbein durchführen.

Kräftigung

Ü Kräftigung des Beckenbodens ohne Belastung

Hilfsmittel: Theraband

Ausgangsposition: Seitlage links. Beine in Hüft- und Kniegelenk gebeugt, Fersen in einer Linie mit den Sitzbeinhöckern. Das Theraband liegt unter dem Becken, es zieht über den rechten Sitzbeinhöcker schräg entlang des Hüftbeins nach vorne. Die rechte Hand hält das freie Ende des Therabands auf Höhe des Bauchnabels unter Zug.

Aktion: Entgegen dem Zug des Therabands dreht das rechte Hüftbein nach hinten-unten-außen. Der Beckenboden gibt dafür den Impuls: Er zieht den rechten Sitzbeinhöcker nach vorne-oben-innen in Richtung Schambein. Wirbelsäule und Beine bleiben dabei entspannt. Über den Zug am Theraband lässt sich der Widerstand entsprechend variieren.

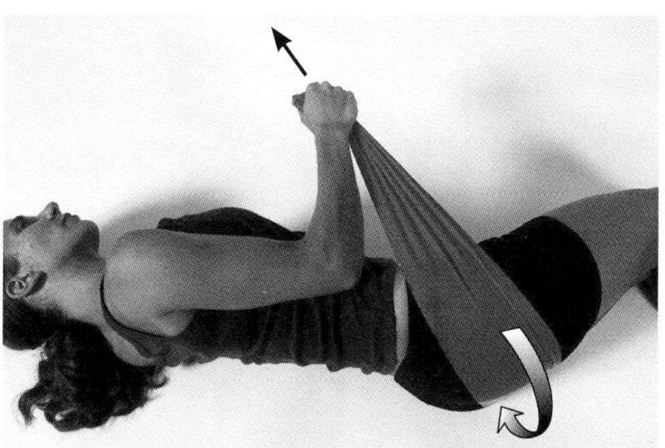

Abb. 3.15: Kräftigung des Beckenbodens ohne Belastung: Der Beckenboden zieht den Sitzbeinhöcker schräg nach vorne-oben-innen in Richtung Schambein.

Ü Kräftigung des Beckenbodens bei Belastung – Stabilität im Standbein

Hilfsmittel: Ballettstange

Ausgangsposition: Aufrechter Stand. Füße stehen parallel hüftbreit, beide Hände zur Stange, möglichst vor dem Spiegel. Ein Fuß an den Knöchel des anderen Fußes (Sur le cou-de-pied) angelegt.

Aktion: Den Sitzbeinhöcker des Standbeins weit nach hinten-unten-außen schieben, dabei das »Sitzen« auf dem Standbein wahrnehmen. Nun vom Beckenboden die Gegenbewegung einleiten: Der Sitzbeinhöcker schwingt nach vorne-oben-innen in Richtung des Schambeins, ohne dass sich dabei die andere Beckenseite zu stark anhebt. Diese Bewegung 25-mal wiederholen. Wechsel auf das andere Bein.

Entspannung

Dynamik des Beckenbodens

Ausgangsposition: Stand.

Aktion: Gehen durch den Raum. Dabei bewusst den Abstand zwischen Sitzbeinhöcker und Schambein wahrnehmen: Im Standbein nähert sich der Sitzbeinhöcker dem Schambein an, im Spielbein wird der Abstand größer. Der Beckenboden wechselt zwischen konzentrischer Arbeit im Standbein und exzentrischem Loslassen im Spielbein.

Im Training

- Oberstes Ziel im Tanz ist ein gut zentriertes Becken! Bilder wie »Verbindung von Sitzbeinhöcker und Ferse spüren«, »Sitzbeinhöcker zum Boden ziehen« oder die Vorstellung, dass sich das Steißbein wie ein Känguruschwanz bis in den Boden hinein verlängert, können bei der Beckenaufrichtung helfen.
- Nutzen Sie die Sitzbeinhöcker auch beim Springen. Lassen Sie sie während Absprung,

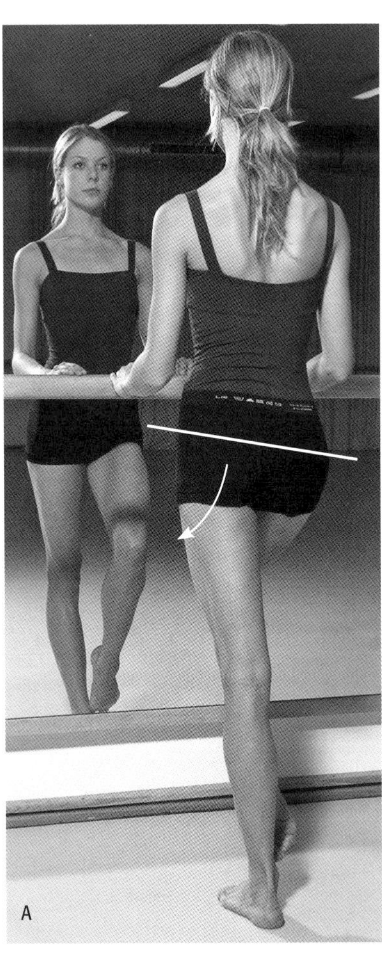

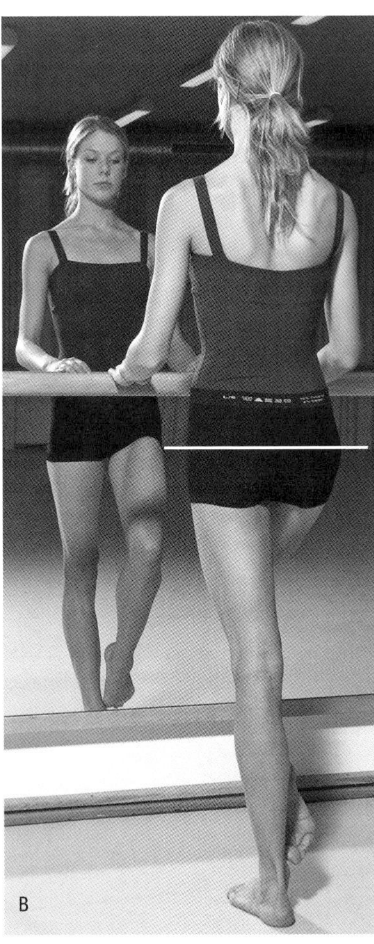

Abb. 3.16: Kräftigung des Beckenbodens bei Belastung: A) Der Beckenboden ist inaktiv: »Sitzen« auf dem Standbein. B) Aktivität des Beckenbodens auf der Standbeinseite.

Flugphase und Landung stets in Richtung Boden zeigen. Sie werden merken: Ohne Mehraufwand springen Sie plötzlich viel höher.

- Die neutrale Beckenposition ist wichtiger als das Ausmaß des Turnouts. Daher erst das Becken platzieren und anschließend die Beine im Hüftgelenk ausdrehen.
- Die Korrektur »Po anspannen« kann zur übertriebenen Aufrichtung des Beckens verleiten. Sie sollte aus dem Vokabular des Trainings gestrichen werden.
- Wärmen Sie vor der Belastung Ihre Iliosacralgelenke gezielt auf. Damit schonen Sie nicht nur die Gelenke, sondern vergrößern auch Ihre Beweglichkeit im Tanz.
- Ein aktiver Beckenboden erleichtert die Balance und entlastet die gesamte Hüft-, Rücken- und Bauchmuskulatur. Einen effektiveren Muskel für die Beckenstabilität gibt es nicht!
- Lenken Sie Ihr Augenmerk auch auf die kleinen Bewegungen innerhalb Ihres Beckens. Die Wahrnehmung der Verwringung hilft Ihnen, das Becken zu zentrieren und es auch in Extrempositionen stabil zu halten.

***Überprüfen Sie Ihre Tanztechnik*:**

Don't:
- Kippe ich das Becken nach vorne oder hinten, um das Turnout zu forcieren?
- Kippe ich beim Grand plié oder Demi plié das Becken nach hinten?
- »Sitze« ich auf dem Standbein?
- Hebe ich auf der Spielbeinseite das Becken mit an?

Do:
- Ist mein Becken in den Grundpositionen neutral ausgerichtet?
- Setze ich den Beckenboden ein, um mein Standbein zu stabilisieren?
- Kann ich die 3-D-Verschraubung des Beckens in der Bewegung wahrnehmen?

4. Die Hüfte – Ein Gelenk mit Folgen ...

»Halte die Hüfte gerade. Mach dich in der Leiste lang.« Typische Tanzkorrekturen, die gerne mehr Verwirrung stiften als Hilfe geben. Unter »Hüfte« versteht man im Tanz oft nicht das Hüftgelenk selbst, sondern die komplette Beckenhälfte, bestehend aus dem Hüftbein *und* dem tatsächlichen Hüftgelenk. Als »Leiste« bezeichnet man hingegen die gesamte Region vom Beckenkamm bis zum Schambein.

Das Hüftgelenk ist ein außergewöhnlich gut geschütztes, stabiles Gelenk. Für Tänzer ist ganz besonders seine Beweglichkeit wichtig. Ob hohe Beine oder ein gutes Turnout: Überdurchschnittliche Flexibilität im Hüftgelenk ist in alle Bewegungsrichtungen gefragt. Um das Bein hoch in der Luft zu halten, muss aber nicht nur das Hüftgelenk beweglich sein. Erst der koordinierte Einsatz der Hüftmuskulatur erlaubt die aktive Bewegung des Spielbeins und ermöglicht es dem Tänzer, sein Bein in der gewünschten Position zu halten.

Das Turnout – die Ausdrehung des gestreckten Beines im Hüftgelenk – findet man in vielen Tanzstilen, wenn auch in unterschiedlicher Ausprägung. Im klassischen Ballett ist ein gutes En dehors für die saubere Durchführung der typischen Tanzpositionen und Tanzschritte unumgänglich. Leider ist das oft angestrebte 180° Turnout auch Ursache für zahlreiche Überlastungen und Verletzungen im Tanz, nämlich dann, wenn die Ausdrehung über die anatomisch bedingten Grenzen hinaus erzwungen wird. Turnout ist als Stilmittel aus dem Tanz nicht wegzudenken und auch funktionell ist es sinnvoll: Die Beweglichkeit im Hüftgelenk nimmt durch die Außenrotation in fast alle Richtungen zu. Doch alles in Maßen ...

3-D-Anatomie

Das Hüftgelenk ist ein knöchern geführtes Gelenk. Seine Beweglichkeit wird maßgeblich durch Form und Stellung der gelenkbildenden Knochen bestimmt.

Aufbau

Das Hüftgelenk besteht aus zwei Gelenkpartnern: der Hüftpfanne (*acetabulum*) und dem Hüftkopf (*caput femoris*). Die Hüftpfanne sitzt seitlich, schräg nach vorne gerichtet im Beckenring, der Hüftkopf bildet das obere Ende des Oberschenkelknochens (*femur*). Den Hüftkopf kann man tasten: In der Mitte der Leiste, auf der Hälfte zwischen Schambein und vorderem oberen Darmbeinstachel (s. Kap. 3, S. 73 f.) spürt man durch die Muskelschichten hindurch in

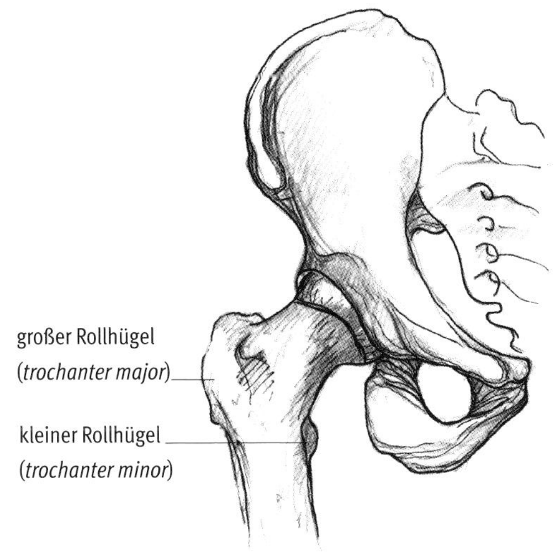

Abb. 4.1: Der knöcherne Aufbau des Hüftgelenks.

der Tiefe den vorderen Teil des Hüftkopfes. Das Hüftgelenk wird auch als Nussgelenk bezeichnet: ein Kugelgelenk, bei dem die Gelenkpfanne den Gelenkkopf zu mehr als der Hälfte umschließt. Dies gibt dem Hüftgelenk seine große Stabilität, schränkt aber auch seine Beweglichkeit ein.

Die **Hüftpfanne** ist Bestandteil des Hüftbeins. Die drei Knochenanteile des Hüftbeins – Darmbein, Sitzbein und Schambein (s. Abb. 3.2, S. 74) – treffen sich genau im tiefsten Punkt der Hüftpfanne. Der äußere Rand der knöchernen Gelenkpfanne wird von einem Ring aus Faserknorpel umschlossen (*labrum*); er vergrößert die Gelenkfläche der Pfanne und stabilisiert das Gelenk.

Der **Hüftkopf** bildet in Verlängerung des Schenkelhalses das obere Ende des Oberschenkelknochens. Nicht zu verwechseln mit dem **großen Rollhügel** (*trochanter major*) auf der Außenseite des Oberschenkelschafts, der duch die Haut gut tastbar ist und häufig als Hüftgelenk fehlinterpretiert wird. Dieser dient als wichtiger knöcherner Ansatzpunkt für die Muskulatur. An der rückwärtigen Innenseite des Oberschenkelknochens findet man sein kleines Pendant, den **kleinen Rollhügel** (*trochanter minor*); dieser dient ebenfalls als Muskelansatzstelle. Im Inneren von Hüftkopf und Schenkelhals befindet sich ein System aus kleinsten, spiralig verlaufenden Knochenbälkchen, das sogenannte Trabekelsystem. Seine Aufgabe ist es, den hohen Belastungsdruck innerhalb des Knochens optimal zu verteilen und so den Knochen langfristig stabil zu halten.

Stellung des Hüftkopfes

Zur Beschreibung der genauen Stellung von Schenkelhals und Hüftkopf dienen zwei Winkel.

Schenkelhalswinkel: Zieht man jeweils eine Linie durch die Mitte von Schenkelhals und Oberschenkelschaft, so erhält man den Schenkelhalswinkel. Bei Säuglingen beträgt dieser Winkel circa 145°; während des Wachstums bildet er sich langsam bis auf knapp 130° im Erwachsenenalter zurück. Sowohl bei sogenannten Steilhüften (Schenkelhalswinkel größer 140°) als auch bei Flachhüften (Schenkelhalswinkel kleiner 120°) ist die Belastung im Hüftgelenk erhöht. Denn durch die veränderte Gelenkstellung wird der Druck im Gelenk ungleichmäßig verteilt.

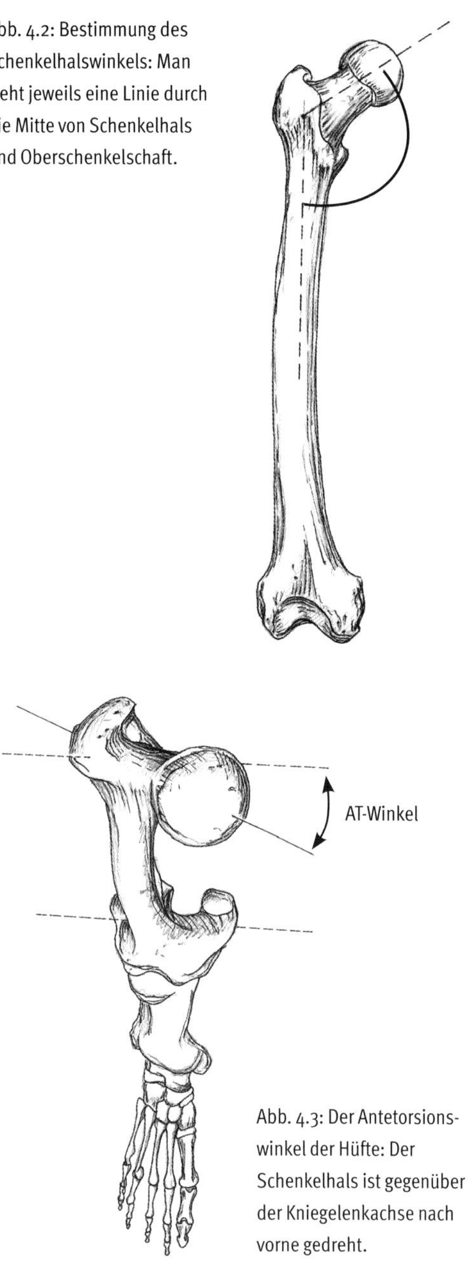

Abb. 4.2: Bestimmung des Schenkelhalswinkels: Man zieht jeweils eine Linie durch die Mitte von Schenkelhals und Oberschenkelschaft.

Abb. 4.3: Der Antetorsionswinkel der Hüfte: Der Schenkelhals ist gegenüber der Kniegelenkachse nach vorne gedreht.

Der Antetorsionswinkel (AT-Winkel): Der Schenkelhals ist gegenüber der Kniegelenkachse leicht nach vorne gedreht. Diese »Vor-Drehung« (Ante-Torsion) gilt als Schlüssel für die Rotationsfähigkeit des Hüftgelenks. Der AT-Winkel variiert zwischen 4° und 20°, im Durchschnitt beträgt er 13°.

Abb. 4.4: Der AT-Winkel beeinflusst die »Lieblingshaltung« der Hüfte: A) Normal. B) Großer AT-Winkel: Innenrotation ist die bevorzugte Haltung. C) Kleiner AT-Winkel: Außenrotation ist die bevorzugte Haltung.

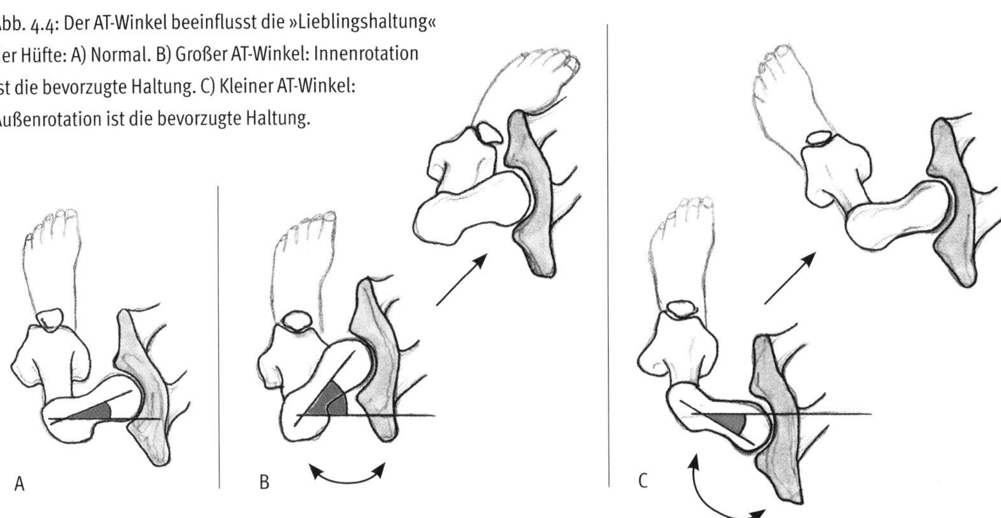

Ein weit nach vorne gedrehter Schenkelhals, eine große Antetorsion, erleichtert die Innenrotation im Hüftgelenk, schränkt dafür aber die Außenrotation ein. Umgekehrt gilt bei kleinem Antetorsionswinkel: Je kleiner der AT-Winkel, desto geringer zwar die Innenrotation, die natürliche Ausdrehung im Hüfgelenk wird dafür aber größer.

Hüftgelenkbänder

Wie ein Zylinder stülpt sich die Hüftgelenkkapsel über den Hüftkopf und verbindet die Pfanne mit dem Schenkelhals. Um die Kapsel herum bilden drei Hüftbänder eine fächerförmige Spirale: ein komplexes Kapselbandsystem, das Stabilität vermittelt, ohne dabei den Bewegungsspielraum zu stark einzuschränken. Das vordere Hüftband (*lig. iliofemorale*) wird wegen seiner Form auch als Y-Band bezeichnet. Es zieht schräg vom Darmbein über den Hüftkopf zum Oberschenkel. Seine imposante Dicke von mehr als einem Zentimeter macht es zu einem wichtigen Stabilisator des Hüftgelenks und zum stärksten Band des Körpers. Bei Außenrotation im Hüftgelenk wird das Y-Band gespannt; es begrenzt die Bewegung und stabilisiert damit gleichzeitig Becken und Hüftgelenk.

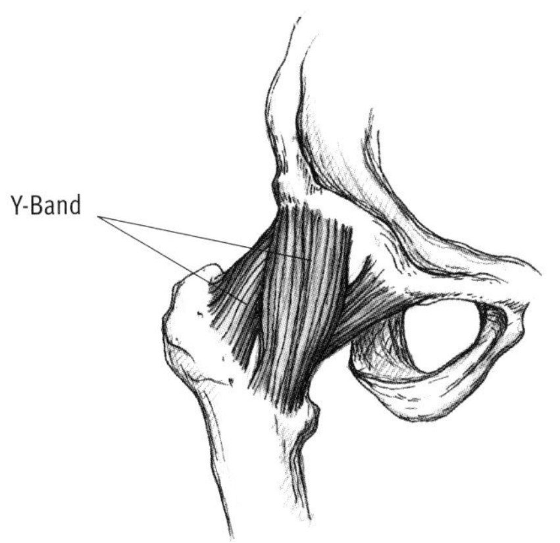

Abb. 4.5: Das Y-Band mit seinen zwei Anteilen: horizontaler und vertikaler Teil.

3-D-Funktion

Die »funktionelle Überdachung« ist für das **Standbein** von entscheidender Bedeutung. Je besser die Hüftpfanne den Hüftkopf umschließt, je weiter sich das Becken mit der Hüftpfanne gleichsam über den Hüftkopf schraubt, desto größer die Kontaktfläche im Gelenk, desto besser die Verteilung des Belastungsdrucks. Eine gute funktionelle Überdachung des Hüftkopfes hat daher oberste Priorität. Dabei spielen die Hüftgelenkbänder eine wichtige Rolle: In der Belastung werden sie gespannt und leiten so einen Teil des Drucks im Gelenkspalt auf Zug in die Bänder um. Voraussetzung für dieses ideale Belastungsspiel ist die optimale Funktion: Der Sitzbeinhöcker zieht nach vorne-oben-innen; damit schraubt sich die Hüftpfanne über den Hüftkopf und die Überdachung wird funktionell vergrößert.

Im **Spielbein** zählt die Beweglichkeit. Beim Beugen der Hüfte dreht der Hüftkopf in der Pfanne und gleitet dabei gleichzeitig leicht nach hinten-unten. Der Oberschenkel dreht nach außen, der Kapselbandapparat ist entspannt und die Beweglichkeit nimmt zu. Für die Bewegungsführung sind nun die Muskeln zuständig. Die Verschraubung im Hüftgelenk, die Bewegung zwischen Hüftbein und Oberschenkel, ist in Spiel- und Standbein gegenläufig. Der Wechsel zwischen Be- und Entlastung ist ein optimales Training für das Hüftgelenk.

Bewegungen der Hüfte

Die Form von Hüftpfanne und Hüftkopf bestimmt die passive Beweglichkeit des Hüftgelenks. Je tiefer der Hüftkopf in der Pfanne sitzt, je besser die strukturelle Überdachung, desto stabiler auch das Hüftgelenk. Doch Stabilität geht zu Lasten der Beweglichkeit: Je größer die Überdachung des Hüftkopfes, desto geringer die Mobilität im Gelenk. Bewegungen im Hüftgelenk sind prinzipiell in alle Richtungen möglich, wenn auch in unterschiedlichem Ausmaß (s. Tab. 4.1).

Als Tänzer weiß man: Bei **Beugung** des Hüftgelenks ist die Außenrotation größer als in der Streckung. »Knie über die Fußspitzen« lässt sich im Grand plié leichter einhalten als zu Beginn des Demi pliés, wenn die Hüftflexion noch minimal ist. Im Turnout ist es aber genau das, was Tänzer brauchen: Überdurchschnittliche Außenrotation im *gestreckten* Hüftgelenk. Misst man die Außenrotation bei gebeugter Hüfte, hat das leider nur wenig Aussagekraft.

Betrachtet man die **Streckung** im Hüftgelenk, so fragt man sich, wie ein Tänzer in der Arabesque das Bein 90° anheben kann, wo doch die Extension im Hüftgelenk auf gerade mal 30° beschränkt ist. Die Lösung liegt im Detail: Beinbewegungen finden selten isoliert nur im Hüftgelenk statt. Schon vor Ende der knöchern beschränkten Beweglichkeit des Hüftgelenks werden Iliosacralgelenk und untere Lendenwirbelsäule in die Gesamtbewegung einbezogen. Die Bewegung wird über das Hüftgelenk hinaus weitergeleitet und damit optisch vergrößert. Je größer das tatsächliche Bewegungsausmaß in der Hüfte, desto später findet die Bewegung ihre Fortsetzung in den Nachbargelenken. Kein Wunder also, dass Tänzer mit wenig flexiblen Hüftgelenken vermehrt auch das Iliosacralgelenk und die Lendenwirbelsäule mitbewegen und damit nicht selten ihre eigenen individuellen Überbeweglichkeiten in diesen Bereichen »züchten«.

Tab. 4.1: Die Beweglichkeit im Hüftgelenk, gemessen aus der Neutral-Null-Position

Bewegung	Beweglichkeit
Beugung (Flexion)	120° aktiv mit gebeugtem Knie 145° passiv mit gebeugtem Knie
Streckung (Extension)	20° aktiv 30° passiv
Abduktion	45°
Adduktion	30°
Außenrotation	40 – 60°
Innenrotation	40 – 60°

Die Gesamtbeweglichkeit des Hüftgelenks in Außen- und Innenrotation beträgt circa 90°. Je größer also die Außenrotation, desto kleiner die Innenrotation und umgekehrt.

Muskulatur

Alle Muskeln, die das Hüftgelenk bewegen, haben ihren Ursprung am Becken oder an der Lendenwirbelsäule. Position und Stabilität von Becken und Lendenwirbelsäule sind daher ausschlaggebend für die Beweglichkeit im Spielbein und die Stabilität im Standbein. Zahlreiche Muskeln überziehen das Hüftgelenk. Sind sie eingelenkig, so besteht ihre Aufgabe nur in der Bewegung des Hüftgelenks.

Zweigelenkige Muskeln hingegen, die nicht nur über das Hüftgelenk, sondern auch über das Knie ziehen, dienen der Koordination des gesamten Beines. Sie werden im Kapitel 5 näher beschrieben.

Beugung und Streckung

Beugung: Viele Muskeln sind an der Beugung des Hüftgelenks beteiligt. Als Hauptbeuger gelten der gerade Oberschenkelmuskel und der Lenden-Darmbeinmuskel (s. S. 97).

Der **gerade Oberschenkelmuskel** (*M. rectus femoris*) ist der einzige Muskelbauch des vierköpfigen Oberschenkelmuskels (*M. quadrizeps femoris*) (s. Kap. 5, S. 121), der bereits am Becken ansetzt. In seinem Verlauf vereinigt er sich mit den drei weiteren Muskelbäuchen und zieht über die Kniescheibe zum Schienbeinhöcker (*tuberositas tibiae*) an der Vorderkante des Schienbeins. Er beugt im Hüftgelenk und streckt gleichzeitig im Knie. Bei Kniebeugung wird er im unteren Teil vorgedehnt; dadurch nimmt seine Kraft für die Hüftbeugung zu. Ein Grund dafür, warum es relativ leicht ist, das Knie im Développé in die Höhe zu bringen, aber deutlich schwieriger, diese Höhe dann auch in der Streckung zu halten.

Sowohl aktiv als auch passiv ist die Hüftbeugung bei gebeugtem Knie deutlich größer als bei gestrecktem. Das kommt durch die **Hamstrings** (s. Kap. 5, S. 122), Muskeln, die auf der Oberschenkelrückseite vom Sitzbeinhöcker zum Unterschenkel ziehen. Bei Hüftbeugung mit gestrecktem Knie werden sie in ihrer ganzen Länge gedehnt. Ist das Knie jedoch gebeugt, entspannen die Hamstrings in der Kniekehle und geben damit die Hüftbeugung muskulär frei – die Beugung wird größer.

Streckung: Das Außmaß der Streckung im Hüftgelenk ist wesentlich geringer als die Beugung. Der **große Gesäßmuskel** (*M. glutaeus maximus*) und die Hamstrings übernehmen bei der Streckung die Hauptarbeit. Der große Gesäßmuskel zieht von der gesamten Außenseite der Beckenschaufel zum äußeren Bereich des Oberschenkelknochens, teilweise strahlt er in die Oberschenkelbinde (s. Kap. 5, S. 122) ein. Als eingelenkiger Muskel hat er einen besonders günstigen Hebel für die Hüftstreckung, unabhängig von der Stellung des Kniegelenks. Gleichzeitig rotiert er das Bein nach außen.

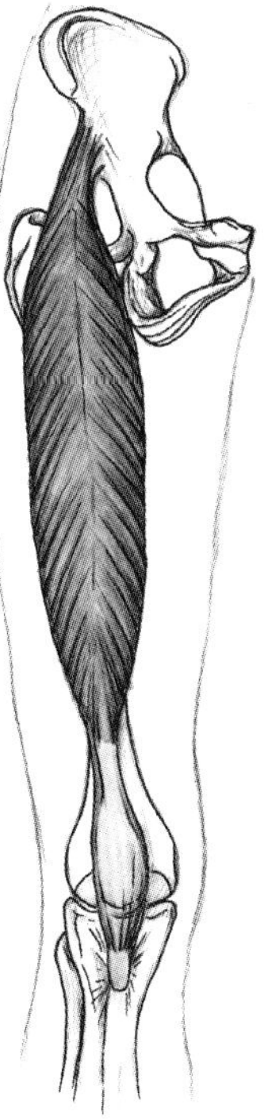

Abb. 4.6: Der gerade Oberschenkelmuskel (*M. rectus femoris*) zieht vom Becken bis zum Schienbeinhöcker.

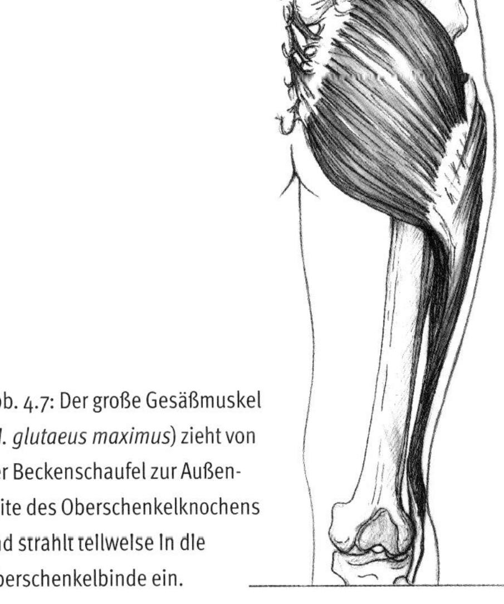

Abb. 4.7: Der große Gesäßmuskel (*M. glutaeus maximus*) zieht von der Beckenschaufel zur Außenseite des Oberschenkelknochens und strahlt teilweise in die Oberschenkelbinde ein.

Hingegen sind die **Hamstrings** als zweigelenkige Muskeln abhängig von der Kniestellung: Ist das Knie gestreckt, sind sie vorgespannt und können für die Streckung im Hüftgelenk mehr Kraft aufbringen. Ein Grund mehr, das Bein in der Arabesque bewusst zu strecken.

Adduktion und Abduktion

Adduktion: Die Gruppe der Adduktoren wird im Tänzerjargon als »Innenmuskeln« bezeichnet. Diesem Namen werden sie durchaus gerecht, liegen sie doch an der Innenseite des Oberschenkels zwischen den Kniestreckern auf der Vorderseite und den inneren Kniebeugern auf der Rückseite. Fünf Adduktoren unterschiedlicher Länge ziehen vom unteren Teil des Hüftbeins (vom Schambein bis zum Sitzbeinhöcker) zur Innen- und Rückseite des Oberschenkels. Der längste Adduktor, der schlanke Muskel (*M. gracilis*), zieht weiter über das Knie bis zur Innenseite des Schienbeins.

Hauptaufgabe der Adduktoren ist es, das Bein in Parallelstellung an den Körper heranzuziehen (Adduktion). Zusätzlich können sie im Hüftgelenk als Außen-, aber auch als Innenrotatoren wirken. Abhängig ist dies von der Stellung des Beckens: Kippt das Becken nach vorne, wandern Sitzbeinhöcker und Schambein nach hinten. Der Ursprung der Adduktoren liegt damit hinter ihrem Ansatz an der Innen- und Rückseite des Oberschenkels. Kontrahieren sie in dieser Stellung, so drehen sie die Beine nach innen. Es ist leicht zu erkennen: Die Adduktoren können nur als Außenrotatoren wirken, wenn das Becken optimal aufgerichtet ist. Dann schauen die Sitzbeinhöcker Richtung Boden, das Schambein ist *vor* der Rückseite des Oberschenkelknochens platziert. Nun können die Innenmuskeln die Außenrotation unterstützen.

Abduktion: Als Abduktoren wirken hauptsächlich der **mittlere** und der **kleine Gesäßmuskel** (*M. glutaeus medius* und *minimus*). Beide liegen unter dem großen Gesäßmuskel; sie ziehen von der Außenfläche der Beckenschaufel zur Spitze des trochanter major (großer Rollhügel). Im Spielbein spreizen sie in paralleler Stellung das Bein vom Körper ab (Abduktion), im Standbein sorgen sie für die

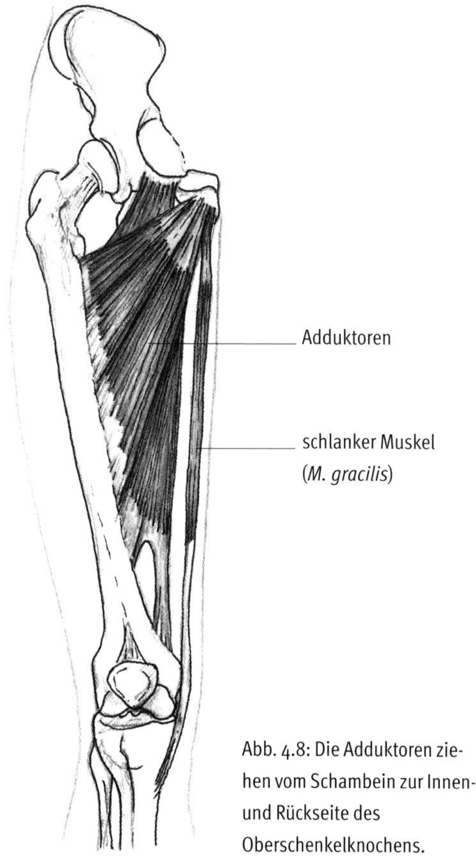

Abb. 4.8: Die Adduktoren ziehen vom Schambein zur Innen- und Rückseite des Oberschenkelknochens.

Platzierung des Beckens: Durch ihre Kontraktion helfen sie, das Absinken des Beckens zur Spielbeinseite – das unerwünschte »Sitzen« auf dem Standbein – zu verhindern.

Außen- und Innenrotation

Außenrotation: Die Außenrotation im Hüftgelenk ist nicht nur für Tänzer von entscheidender Bedeutung. Keine andere Bewegungsrichtung in der Hüfte wird von so vielen Muskeln unterstützt.

Der größte und kräftigste Außenrotator, der **große Gesäßmuskel**, wird besonders von Tanzanfängern gerne zur Ausdrehung genutzt. Aufgrund seiner Größe und seiner exponierten Lage ist seine Kontraktion gut zu spüren und kann auch von außen durch den Lehrer kontrolliert werden. Neben seiner

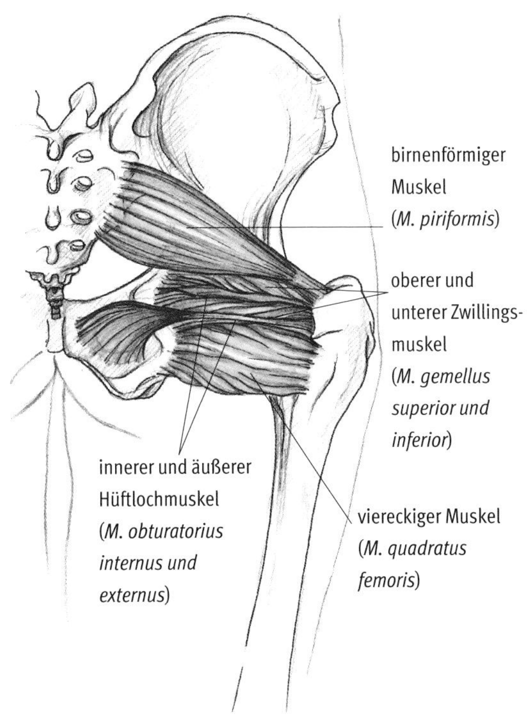

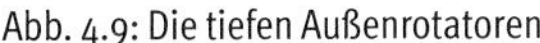

Abb. 4.9: Die tiefen Außenrotatoren.

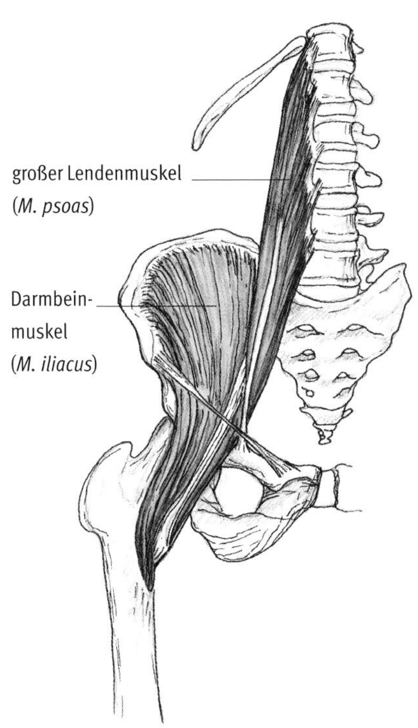

Abb. 4.10: Der M. iliopsoas (Lendendarmbeinmuskel) mit seinen beiden Muskelbäuchen.

Funktion als Außenrotator wirkt der große Gesäßmuskel auch als wichtiger Hüftstrecker (s. S. 95).

Weitaus schwieriger ist es, die Außenrotation mit der Gruppe der **tiefen Außenrotatoren** zu initiieren. Dieses ausgeklügelte System aus sechs kleinen, gelenknahen Muskeln ist durch seine Lage ideal geeignet, um das Turnout auch über längere Zeit muskulär zu stabilisieren. Direkt über der Gelenkkapsel verlaufen diese Muskeln fächerförmig vom Kreuzbein und dem Sitzbein kommend hinten um das Hüftgelenk herum und ziehen zum trochanter major. Ihre gelenknahe Lage erklärt ihre große Effektivität: Bereits geringe Kontraktion zieht den trochanter major nach hinten und bringt damit das Bein in die Außenrotation.

Innenrotation: An der Innenrotation im Hüftgelenk sind mehrere Muskeln beteiligt, doch für alle ist die Innenrotation nicht die Hauptfunktion. Es gibt keine reinen Innenrotatoren der Hüfte.

M. iliopsoas – Der Tänzermuskel

Der **Lendendarmbeinmuskel**, der *M. iliopsoas*, ist für Tänzer der wichtigste Beuger im Hüftgelenk. Wie der Name bereits erkennen lässt, besteht er aus zwei Teilen: dem **Darmbeinmuskel** (*M. iliacus*) und dem **großen Lendenmuskel** (*M. psoas*). Der Darmbeinmuskel hat seinen Ursprung an der Innenseite der Darmbeinschaufel, der große Lendenmuskel entspringt an der Vorderseite der gesamten Lendenwirbelsäule bis zum 12. Brustwirbel und an allen dazwischen liegenden Bandscheiben. Beide Muskeln vereinen sich zu einer gemeinsamen Sehne, der **Iliopsoassehne**, die vorne über den Hüftkopf zieht und an der hinteren Innenseite des Oberschenkelknochens am kleinen Rollhügel, dem trochanter minor, ansetzt. Direkt zwischen Hüftkopf und dieser Sehne eingepasst befindet sich ein Schleimbeutel, eine Art körpereigenes Silikonpolster, der die Iliopsoassehne vor Reibung schützt.

Der M. iliopsoas beugt im Hüftgelenk und dreht dabei das Bein gleichzeitig in leichte Außenrotation. Kontrahiert er, so zieht er den Hüftkopf zu Beginn der Beugung erst etwas nach unten, bevor er ihn in der Pfanne dreht und damit das Bein im Hüftgelenk beugt. Der initiale Zug nach unten schafft Platz im Gelenk und verbessert die Beweglichkeit. Durch seinen hohen Ursprung bis hinauf zum 12. Brustwirbel ist der M. iliopsoas als einziger Hüftbeuger in der Lage, das Bein auch über 90° hinaus anzuheben.

Der M. iliopsoas ist einer der wenigen Muskeln, die im Körper Rück- und Vorderseite miteinander verbinden. Schräg durch den Rumpf verlaufend, hat er engen Kontakt zu wichtigen Strukturen im Bauchraum: Zwerchfell, Niere und Dickdarm liegen in seiner direkten Nachbarschaft.

An der Vorderseite der Wirbelsäule wird der Lendenmuskel von Fasern des Zwerchfells wie von einem Bogen überspannt. Je enger und fester dieser Zwerchfellbogen, desto weniger Platz für den Muskel. Das kann Probleme machen: Ist das Zwerchfell angespannt – wie es zum Beispiel bei hoher Konzentration oder oberflächlicher Atmung der Fall sein kann –, wird der Lendenmuskel unter dem Zwerchfellbogen eingeengt. Das schränkt seine Funktion und Effizienz ein.

Auf dem Muskelbauch des großen Lendenmuskels liegen die Nieren; sie nutzen ihn als Gleitlager. Bei Einatmung gleiten die Nieren nach unten, bei Ausatmung gleiten sie nach oben. Der Darmbeinmuskel hat engen Kontakt zum Dickdarm, der sich auf beiden Seiten in die Beckenschaufel einschmiegt.

Dass eine schlechte Funktion von Zwerchfell, Niere und Darm langfristig den M. iliopsoas negativ beeinflussen kann, ist aufgrund der engen anatomischen Lage leicht zu verstehen. Nicht nur ein effizientes Muskeltraining, sondern auch gute Ernährung, ausreichend Flüssigkeit und bewusste Atmung tragen also zur Kräftigung des M. iliopsoas bei.

Tab. 4.2: Wichtige Bewegungen in der Hüfte und ihre Hauptmuskeln

Hüftbewegung	Hauptmuskeln
Beugung (Flexion)	Lendendarmbeinmuskel (*M. iliopsoas*) gerader Oberschenkelmuskel (*M. rectus femoris*) Schneidermuskel (*M. sartorius*)
Streckung (Extension)	großer Gesäßmuskel (*M. glutaeus maximus*) Hamstrings (*M. biceps femoris, M. semimembranosus, M. semitendinosus*)
Abduktion	mittlerer Gesäßmuskel (*M. glutaeus medius*) kleiner Gesäßmuskel (*M. glutaeus minimus*)
Adduktion	Adduktorengruppe (*M. pectineus, M. adductor minimus, M. adductor brevis, M. adductor longus, M. adductor magnus*) schlanker Muskel (*M. gracilis*)
Außenrotation	tiefe Außenrotatoren (*M. piriformis, Mm. gemelli inferior* und *superior, Mm. obturatorii internus* und *externus, M. quadratus femoris*) großer Gesäßmuskel (*M. glutaeus maximus*)
Innenrotation	keine

Tanz unter der Lupe: Be- und Überlastung

Hüftprobleme sind im Tanzen häufig. Dabei nimmt das Turnout eine leider nicht besonders rühmliche Schlüsselrolle ein: Übertriebenes Turnout gilt als eine der Hauptursachen für Probleme und Schmerzen im Tanz. Doch es gibt auch Positives zu berichten: Die meisten Hüftschmerzen bei Tänzern haben ihre Ursache nicht im Hüftgelenk selbst, sondern in der umgebenden Muskulatur und sind daher durch Trainingsanpassung gut zu beheben.

Belastung

Extreme Beweglichkeit im Hüftgelenk und maximale Außenrotation im Turnout sind außergewöhnliche Anforderungen an die Belastbarkeit des Hüftgelenks. Auch für das Hüftgelenk gilt: Einseitige Belastung auf Dauer ist Gift. Der ständige Wechsel zwischen Be- und Entlastung, zwischen Beugung und Streckung, zwischen Außen- und Innenrotation ist es, der Hüftgelenke im Tanz langfristig belastbar macht.

Das Turnout

Die Außenrotation im Hüftgelenk, ob als maximales En dehors im klassischen Ballett oder als gemäßigtes Turnout im zeitgenössischen Tanz, ist aus dem Vokabular der meisten Tanzstile nicht wegzudenken. Das ist kaum verwunderlich, wird doch die allgemeine Hüftbeweglichkeit durch die Außenrotation des Beines vergrößert. Grund dafür ist die knöcherne Struktur des Oberschenkels: Beim Heben des parallelen Beines zur Seite bestimmt der trochanter major an der Außenseite des Oberschenkels das Ende der Beweglichkeit, nämlich dann, wenn Muskulatur und Weichteile gleichsam zwischen trochanter major und Beckenschaufel einklemmen. Anders bei der Außenrotation: Dann dreht der große Rollhügel nach hinten weg und gibt die Bewegung frei; das ausgedrehte Bein kann so höher zur Seite angehoben werden.

Die **knöcherne Form** des Hüftgelenks bestimmt maßgeblich die natürliche Außenrotation. Dabei kommt dem Antetorsionswinkel eine ganz besondere Bedeutung zu. Er ist genetisch festgelegt und verringert sich im Laufe des Wachstums gemäß

Tab. 4.3: Faktoren, von denen die Außenrotation im Hüftgelenk abhängt

Das beeinflusst die Außenrotation der Hüfte		Das vergrößert die Außenrotation der Hüfte
Knochen	• Hüftkopf: Antetorsionswinkel (s. S. 92 f.)	Je kleiner der Antetorsionswinkel, desto größer die passive Außenrotation.
	• Hüftpfanne: Ausrichtung und Tiefe	Je seitlicher die Hüftpfanne im Becken sitzt und je geringer ihre Tiefe, desto größer die passive Außenrotation.
Bänder	• Y-Band (s. S. 93)	Je flexibler das Y-Band, desto größer die Außenrotation.
Muskeln	• Tiefe Außenrotatoren (s. S. 97)	Je differenzierter der Einsatz der tiefen Außenrotatoren, desto größer die aktive Außenrotation.
	• Adduktoren (s. S. 96)	Je besser der Einsatz der Adduktoren, desto größer die aktive Außenrotation.
Becken	• Platzierung	Ein optimal aufgerichtetes Becken erlaubt den korrekten Einsatz der tiefen Außenrotatoren und der Adduktoren und vergrößert damit die aktive Außenrotation.

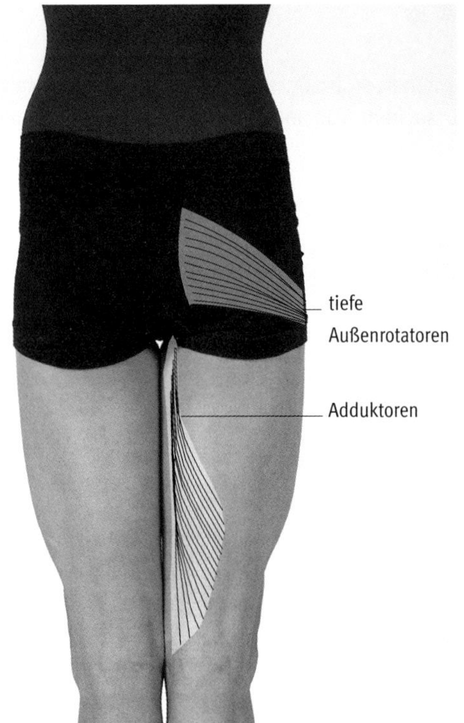

Abb. 4.11: Die tiefen Außenrotatoren initiieren das Turnout in der Hüfte, die Adduktoren unterstützen die Arbeit.

Die Außenrotation des Beines findet sowohl oberhalb des Knies – im Hüftgelenk – als auch unterhalb des Knies – im Unterschenkel – statt. Zur vollständigen Beurteilung der Außenrotationsfähigkeit des gesamten Beins muss die Außenrotation im Hüftgelenk *und* die knöcherne Rotation des Unterschenkels, die Schienbeintorsion (s. Kap. 5, S. 130 f.), gemessen werden.

Anatomisches Turnout = Außenrotation im Hüftgelenk + Schienbeintorsion

seinem genetischen Programm: von bis zu 40° Antetorsion bei Säuglingen auf durchschnittlich 13° bei Erwachsenen. Je kleiner der Antetorsionswinkel, desto größer die Außenrotation im Hüftgelenk. Damit unterstützt das Wachsen ganz natürlicherweise das Turnout. Ob und wie weit der Antetorsionswinkel durch intensives Training während dieser Wachstumsphase beeinflussbar ist, ist bis heute nicht endgültig geklärt. Sicher ist, dass sich der Antetorsionswinkel nach Abschluss des Hüftwachstums etwa mit dem 16. Lebensjahr nicht mehr weiter verändert.

Es mag erstaunen: Professionelle klassische Tänzer haben entgegen den Erwartungen im Durchschnitt keinen kleineren Antetorsionswinkel als Nicht-Tänzer. Dass ihr aktives Turnout dennoch soviel besser ist, verdanken sie vor allem der ökonomischen **Muskelarbeit.** Der funktionelle Einsatz der Muskulatur hilft, das Turnout bis an seine knöchern vorgegebenen Grenzen zu nutzen und es da zu stabilisieren, wo es stattfindet: im Hüftgelenk. Die tiefen Außenrotatoren sind dazu am besten geeignet. Sie liegen nahe am Gelenk und haben durch ihre fächerförmige Anordnung in allen Positionen des Hüftgelenks eine gute Hebelwirkung. Bei Kontraktion ziehen sie den trochanter major nach hinten und stabilisieren so das Hüftgelenk in der Außenrotation. Unterstützung bekommen sie von den Adduktoren, die bei aufgerichtetem Becken die Innenseiten der Oberschenkel nach vorne drehen. Beide Muskelgruppen – sowohl die tiefen Außenrotatoren als auch die Adduktoren – haben ihren Ursprung am Becken. Ihre Funktion ist daher abhängig von der Beckenstellung: Erst ein ideal aufgerichtetes Becken ermöglicht, das Turnout muskulär zu stabilisieren.

Hohe Beine

Hohe Beine, ob passiv geführt oder aktiv in der Höhe gehalten, sind Trainingsziel für viele Tänzer. Das ideale Zusammenspiel von knöcherner Struktur und funktioneller Muskelarbeit ist es, was über die Höhe der Beine entscheidet.

Die passive Beweglichkeit des Hüftgelenks ist abhängig von seiner knöchernen Struktur. Steilhüften, das sind Hüftgelenke mit einem großen Schenkelhalswinkel (s. S. 92), fallen besonders durch ihre große Beweglichkeit auf. Kein Wunder also, dass Steilhüften unter Tänzern überdurchschnittlich häufig anzutreffen sind.

Die funktionelle Muskelarbeit erlaubt, das Hüftgelenk in seinen knöchernen Grenzen optimal zu bewegen; sie kann durch Training gezielt geschult werden. Zwei Muskeln teilen sich in der Bewegung nach vorne und zur Seite die Arbeit: Der gerade Oberschenkelmuskel kann das Bein bis maximal 90° anheben, spätestens dann muss der M. iliopsoas die Bewegung weiterführen. Idealerweise übernimmt der M. iliopsoas bereits zu Beginn der Bewegung einen Großteil der Hebearbeit. Denn sein Verlauf macht ihn zum optimalen Beuger im Hüftgelenk: Bei Bewegungsbeginn zieht er den Hüftkopf leicht nach unten und schafft damit Platz im Gelenk, bevor er die eigentliche Hüftbeugung einleitet. Gleichzeitig dreht er dabei im Hüftgelenk aus, der trochanter major wandert nach hinten und gibt maximale Bewegungsfreiheit. Durch den Fokus auf die Arbeit des M. iliopsoas wird das Bein gleichsam »von unten gehoben«.

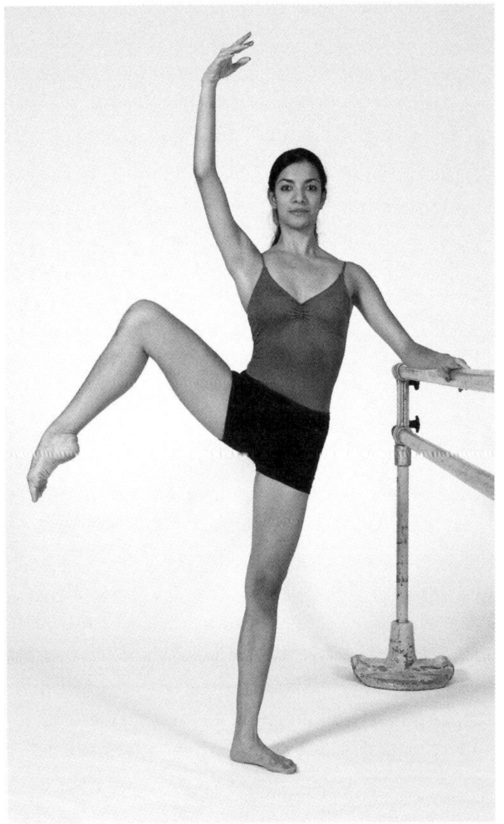

Abb. 4.12: Arbeitet der M. iliopsoas , so ist der Hüftkopf ideal in der Gelenkpfanne platziert: Der Hüftkopf gleitet nach unten, bevor er sich in der Hüftpfanne dreht.

Überlastung

Schmerzen im Bereich der Hüfte haben vielfältige Ursachen; von Muskelüberlastung über Sehnenentzündung bis hin zu Schleimbeutelreizung. In den meisten Fällen sind es die Bänder, Sehnen und Muskeln des Hüftgelenks, die Tänzern Beschwerden machen.

Chronische Überlastungen

Iliopsoas-Syndrom: Überlastung der hüftbeugenden Muskulatur, vor allem des M. iliopsoas, führt zu typischen Leistenschmerzen. Dabei ist es nicht nur die verstärkte Muskelarbeit, die zur Überreizung des Muskels führen kann. Bei jeder Außenrotation im Hüftgelenk gleitet der Hüftkopf nach vorne und drückt damit gleichsam von innen auf die an der Vorderseite der Hüfte liegenden Strukturen, auch auf den M. iliopsoas. Irritation und lokale Überdehnung des Muskels sind die Folge. Bei fehlender Muskelelastizität und -länge kann dieser Dauerdruck zur Entzündung der Muskel- und Sehnenansätze führen. Auch der Schleimbeutel direkt unterhalb der Iliopsoassehne kann mit betroffen sein.

Hüftschnappen: Geräusche im Hüftbereich kennen viele Tänzer. Eine mögliche Ursache ist die Entwicklung eines Unterdrucks in der Gelenkkapsel während großer Bewegungen des Hüftgelenks. Dabei kommt es besonders beim Absenken des Beines zu lauten Geräuschen im Gelenk.

Geräusche in der Leiste bei Bewegungen des Beins zur Seite sind oft auf eine Verspannung des M. iliopsoas zurückzuführen. Meist herrscht ein Ungleichgewicht in der Spannung der beiden Muskelteile, dem großen Lendenmuskel und dem Darmbeinmuskel. Dies lässt beim Absenken des aus- gedrehten Beines die beiden Muskelbäuche übereinander springen und verursacht so ein lautes Schnalzen. Auch die Iliopsoassehne selbst kann ein solches Geräusch verursachen, nämlich dann, wenn sie so stark gespannt ist, dass sie bei bestimmten Hüftbewegungen über den Hüftkopf springt.

Ein seitliches Hüftschnappen an der Außenseite des Oberschenkels deutet auf eine Verkürzung der äußeren Oberschenkelbinde hin (s. Kap. 5, S. 122).

Auch hier springt das zu enge Sehnengewebe über eine knöcherne Erhebung, den trochanter major, und führt so zu einem oft als unangenehm empfundenen Geräusch.

Sehnenansatzentzündung am trochanter major: Vor allem Tanzanfänger klagen oft über Schmerzen an der Außenseite des Oberschenkels, am großen Rollhügel. Dies sind keine Hüftschmerzen! Ursache ist hier der ungewohnte Einsatz der Muskulatur, der zu Überlastungen und Verkürzungen der tiefen Außenrotatoren und der Abduktoren führen kann. Durch erhöhten Zug auf die Sehnenansatzstellen am trochanter major kommt es dort zu lokaler Überreizung.

Piriformis Syndrom: Der birnenförmige Muskel (*M. piriformis*) aus der Gruppe der tiefen Außenrotatoren kann Ursache für Schmerzen an der Rückseite des Oberschenkels sein. Auf seinem Weg vom unteren Rücken zum Bein verläuft der Ischiasnerv, der größte Nerv des menschlichen Körpers, unterhalb des birnenförmigen Muskels; in manchen Fällen tritt er sogar direkt durch dessen Muskelfasern hindurch. Verspannung, Verkürzung oder Verdickung des Muskels können daher rasch zur Einengung bis hin zur Kompression des Ischiasnervs führen; ausstrahlende Schmerzen in die Rückseite des Beines sind die Folge. Die Beckenstellung spielt hier eine zentrale Rolle: Je weiter das Becken nach vorne kippt, desto höher die Anspannung im birnenförmigen Muskel. Kommt nun noch die Außenrotation im Hüftgelenk hinzu, so wird der Muskeltonus noch weiter erhöht. Die Einengung des Ischiasnervs ist vorprogrammiert.

Impingement: Das Einklemmphänomen der Hüfte lässt sich entsprechend seinen Ursachen in ein knöchernes und ein weichteiliges Impingement unterteilen. Die Beschwerden sind in beiden Fällen ähnlich. Maximale Beugung, Adduktion und Innenrotation des Hüftgelenks führen zu einschießenden Schmerzen in der Leiste. Von einem *knöchernen Impingement* spricht man, wenn der Schenkelhals am vorderen Rand der Hüftpfanne anschlägt und dadurch die Bewegung limitiert. Ursache ist meist ein knöchern verdickter Schenkelhals, der genetisch veranlagt oder durch wiederholte kleine Traumen entstanden sein kann. Kommt es am Bewegungsende zur Einklemmung der vorderen Gelenkkapsel oder der Muskulatur, so spricht man von einem *weichteiligen Impingement.* Häufige Ursache ist hier ein verhärteter und verdickter M. iliopsoas.

Labrum-Riss: Als Labrum bezeichnet man den Faserknorpelring, der die knöcherne Hüftpfanne umgibt und die Gelenkfläche vergrößert. Bei extremer Hüftbeugung, kombiniert mit Adduktion und Innenrotation, kann am Ende der Bewegung der vordere Bereich des Labrums durch den Oberschenkelhals eingeklemmt werden. Wiederholte Einklemmung kann zu Rissen im Faserknorpel führen. Das Gewebe entzündet sich, schwillt an und klemmt dadurch noch leichter ein. Ein Teufelskreis, den es rasch zu durchbrechen gilt.

Arthrose: Die schleichende Abnutzung des Hüftgelenks ist Zeichen einseitiger Belastung. Mögliche Ursachen sind eine schlechte Übereinstimmung zwischen Hüftkopf und -pfanne (Hüftdysplasie, s. S. 105 f.), schlechte Stoßabsorption (z. B. geringes Plié, schwache Füße, häufiges Tanzen auf harten Böden) oder genetische Veranlagung. Bei fortgeschrittener Arthrose ist eine baldige Beendigung der Tanzkarriere anzuraten.

Akute Verletzungen

Muskelverletzungen: Muskelzerrungen und Muskelfaserrisse betreffen vor allem die Innenmuskeln direkt an ihrem Ansatz, dem Schambein, sowie die Hamstrings in ihrem gesamten Verlauf an der Rückseite des Oberschenkels. Oft geht der akuten Muskelverletzung eine chronische Verspannung der Muskulatur voraus.

Tücken im Tanz

»Spann' den Po an«, »heb' das Bein von unten«, »entspanne den Oberschenkel«. Seit Jahrzehnten hallen diese Korrekturen durch die Tanzsäle, werden Tänzer so auf typische Technikfehler aufmerksam gemacht. Doch nicht jeder weiß, was tatsächlich hinter diesen Sätzen steckt, ob diese Korrekturen anatomisch betrachtet auch das bewirken, wofür sie eigentlich gedacht sind. Da lohnt es sich genauer hinzusehen ...

Das forcierte Turnout – Auswirkung auf das Hüftgelenk

Nur mit koordinierter Muskelarbeit lässt sich die Außenrotation im Hüftgelenk funktionell halten und nutzen. Doch diese Muskelkoordination ist besonders für Tanzanfänger schwer zu lernen. Korrekturen wie »Po anspannen« sind hier keine große Hilfe. Sie bewirken genau das Gegenteil von dem, was erreicht werden soll: Wird der große Gesäßmuskel angespannt, so dreht er zwar das Bein in die Außenrotation, doch gleichzeitig fixiert er das Hüftgelenk und verhindert seine freie Beweglichkeit. Noch viel schlimmer ist: Der angespannte große Gesäßmuskel blockiert den Einsatz der tiefen Außenrotatoren und setzt damit gerade die Muskeln außer Gefecht, die das Turnout ideal ausführen könnten.

Wird die Außenrotation im Hüftgelenk stark forciert, hat das auch Einfluss auf das Gelenkspiel der Hüfte. Bei Außenrotation gleitet der Hüftkopf nicht nur nach vorne; er wird gleichzeitig nach oben geschoben. Der vordere Gelenkspalt wird enger, der Druck im Gelenk nimmt zu. Auf Dauer kann das zu Problemen führen.

Im gestreckten Hüftgelenk begrenzt das kräftige Y-Band die Außenrotation, in der Beugung hingegen ist es entspannt. Leicht gebeugte Hüftgelenke sind daher – bewusst oder unbewusst – ein weit verbreiteter Trick, um das Turnout zu vergrößern. Doch das hat seinen Preis: Das Becken kippt nach vorne und es entsteht ein Hohlkreuz. Auf Dauer überlastet das die Lendenwirbelsäule, Rückenschmerzen sind die Folge (s. Kap. 3, S. 80). Durch die Beckenkippung nach vorne verändert sich das Muskelspiel: Die Innenmuskeln ziehen die Beine in die Innenrotation und machen es den tiefen Außenrotatoren noch schwerer, das Turnout muskulär zu halten. Das kann zu Muskelhartspann, Muskelverkürzungen bis hin zu Muskelentzündungen führen.

Erkennen: In Socken auf möglichst glattem Boden stehen, so dass die Füße auf dem Untergrund nicht »festgeklebt« werden können. Füße stehen parallel, die Innenseiten der Beine berühren sich. Mit gestreckten Knien die Beine im Hüftgelenk ausdrehen. Die Fersen bleiben auf dem Boden. Dabei mit

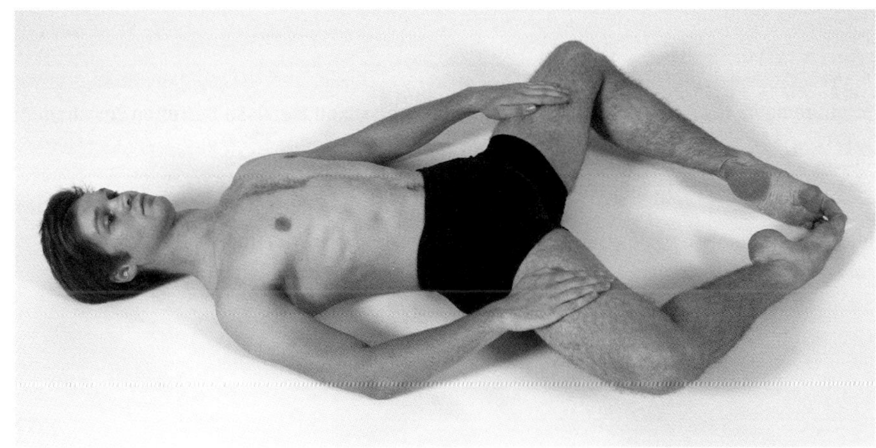

Abb. 4.13: Wenn überhaupt, so sollte die Froschposition nur in Rückenlage ausgeführt werden.

Was man tun kann:

- Die Beine sollten nur so weit ausgedreht werden, wie die Außenrotation auch tatsächlich im Hüftgelenk von den Muskeln gehalten werden kann.
- Bilder wie »Rollhügel nach hinten bringen« sprechen konkret die tiefen Außenrotatoren an. Das Turnout kann damit leichter und effizienter ausgeführt werden.
- Weg mit der Froschposition in Bauchlage! Diese Position ist weder zum Testen der Außenrotation in der Hüfte noch zur Dehnung oder zum Training der Außenrotatoren geeignet. Ein gebeugtes Hüftgelenk ist immer beweglicher als ein gestrecktes! Eine verwertbare Aussage kann nur gemacht werden, wenn die Messung im gestreckten Hüftgelenk erfolgt. Ein Positives hat die Froschposition: Sie dehnt die Innenmuskeln der Oberschenkel und kann damit als Vorbereitung für den Herrenspagat genutzt werden. Doch wenn Froschposition, dann nur in Rückenlage!
- Auswärts-Laufen außerhalb des Tanzsaals belastet die Hüfte unnötig. Bei parallelem Gang ist der Hüftkopf in der Hüftpfanne gut zentriert. Die wechselnde Be- und Entlastung des Gelenks ist dann ein optimales Training für Gelenk und Muskulatur.

der Hand den großen Gesäßmuskel tasten. Kann die Außenrotation ausgeführt werden, ohne dass dabei der große Gesäßmuskel kontrahiert? Auch von außen ist die Anspannung des großen Gesäßmuskels gut zu erkennen. Als Leitmotto dient: Je weniger Spannung im großen Gesäßmuskel, desto mehr arbeiten die tiefen Außenrotatoren, desto ökonomischer ist die Muskelarbeit.

Hohe Beine – Der Leistenschmerz

Die optimale Koordination der hüftbeugenden Muskulatur ist es, die zum großen Teil über Höhe der Beine und Kraft der Bewegung entscheidet. Meist kommt der gerade Oberschenkelmuskel bei der Hüftbeugung besonders zum Einsatz, da er aufgrund seiner Größe auch von weniger trainierten Tänzern leicht anzusteuern und seine Arbeit schnell zu spüren ist. Doch seine Kontraktion kann zu Problemen führen. Da er das Bein von oben anhebt, presst er schon zu Beginn der Hüftbeugung den Hüftkopf fest in die Pfanne; Folge ist eine verminderte Beweglichkeit im Gelenk. Durch seinen Ursprung am unteren vorderen Darmbeinstachel des Beckens kann er das Bein nur bis maximal 90° anheben; spätestens dann müsste der M. iliopsoas die Arbeit übernehmen. Doch hier spielt die Koordination oft einen Streich. Kräftige Anspannung des geraden Oberschenkelmuskels macht es dem M. iliopsoas fast unmöglich, rechtzeitig die Arbeit zu übernehmen. Sein Einsatz wird durch die starke Kontraktion des geraden Oberschenkelmuskels gleichsam blockiert. Das hat nicht nur Folgen für die Beinhöhe und die Tanztechnik. Fasern des geraden Oberschenkelmuskels strahlen vorne in die Hüftgelenkkapsel ein. Überlastung des Muskels kann damit nicht nur zu Problemen im Muskel selbst, sondern auch zu Reizungen der Gelenkkapsel des Hüftgelenks führen.

Erkennen: Einen stark arbeitenden geraden Oberschenkelmuskel erkennt man meist schon an der äußeren Form. Ist der Muskelbauch prominent, spricht das für seinen häufigen Einsatz. Die Hüftbeugung scheint hauptsächlich von diesem Muskel initiiert zu werden. Ein geschultes Auge sieht dies auch in der Bewegung: Wird der Hüftkopf zu Beginn der Beugung fest in die Hüftpfanne gepresst, verliert das Gelenk seine Bewegungsfreiheit. Die erhöhte Spannung im Hüftgelenk spiegelt sich in der Bewegung wieder, sie scheint hart und fest.

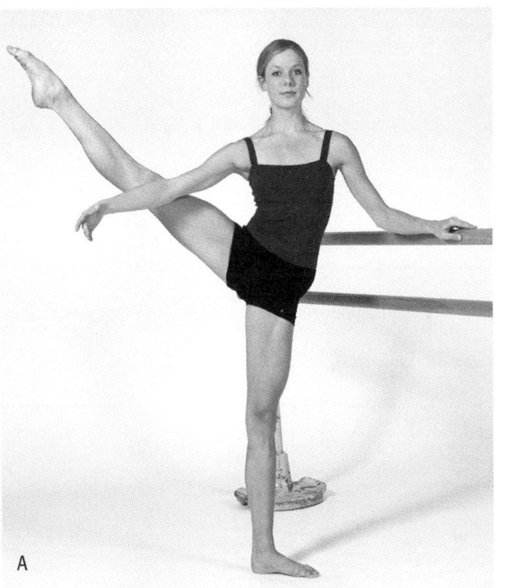

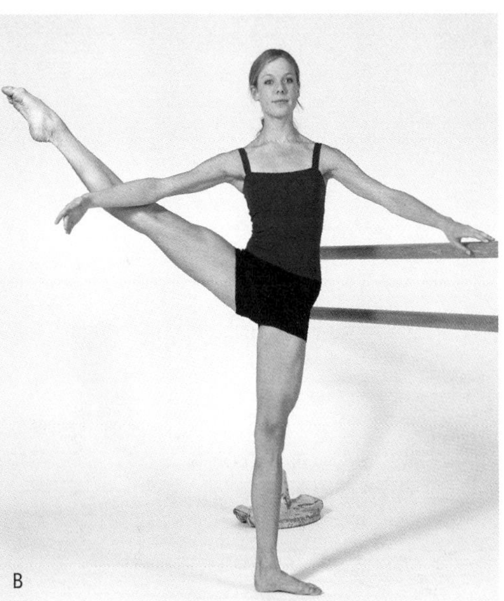

Abb. 4.14: Zwei Arten, das Bein zur Seite anzuheben: A) Der gerade Oberschenkelmuskel übernimmt die Hauptarbeit; der Hüftkopf wird in die Pfanne gepresst, die Beweglichkeit nimmt ab. B) Der M. iliopsoas initiiert die Bewegung; der Hüftkopf wird zu Beginn der Bewegung nach unten gezogen, die Beweglichkeit im Gelenk wird größer, die Ausdrehung leichter.

Was man tun kann:

- Gezielte Aufmerksamkeit auf die Arbeit des M. iliopsoas bei der Hüftbeugung. Die Vorstellung »das Bein von unten zu heben« kann helfen, den M. iliopsoas in der Bewegung zu erspüren und für den Tanz zu nutzen.
- Ein detailliertes Bild des Verlaufs des M. iliopsoas von seinen Ursprüngen an Wirbelsäule und Becken zu seinem Ansatz am Oberschenkel kann seine Wahrnehmung in der Bewegung unterstützen.
- Die konkrete Vorstellung der Hüftbewegung hilft bei der Beweglichkeit: Mit Beginn der Bewegung gleitet der Hüftkopf in der Pfanne nach hinten unten, erst dann hebt sich das Bein.
- Niere und Darm spielen durch ihren engen Kontakt eine Schlüsselrolle für den M. iliopsoas. Ihre Funktion wird maßgeblich durch die Ernährung bestimmt. Hohe Beine können also auch ein Zeichen von guter Ernährung sein!

Überbewegliches Hüftgelenk – Die Hüftdysplasie

Gute Beweglichkeit im Hüftgelenk ist für viele Tanzsparten ein wichtiges Auswahlkriterium. Damit werden häufig gerade die Tänzer ausgewählt, deren Hüftgelenke zwar die nötige Beweglichkeit besitzen, die von ihrer knöchernen Struktur aber den Belastungen des Tanzes nicht optimal gewachsen sind: Tänzer mit Hüftdysplasie. Diese »Fehlform« der Hüfte ist angeboren und zeichnet sich durch verschiedene Komponenten aus, die – je nach Grad der Dysplasie – unterschiedlich ausgeprägt sind. Meist liegt eine Kombination vor aus großem Antetorsionswinkel, Steilhüfte und einer steilen, abgeflachten Hüftpfanne. Alles Faktoren, die zu einer schlechten Überdachung des Hüftkopfes führen, eine ideale Druckverteilung im Gelenk erschweren und damit die Belastbarkeit des Gelenks herabsetzen. Die schlechte Passform der Gelenkpartner ist es, die andererseits das Hüftgelenk so beweglich macht, die besonders in der Beugung und der Abduktion maximalen Bewegungsspielraum ermöglicht. Doch auch der große Antetorsionswinkel

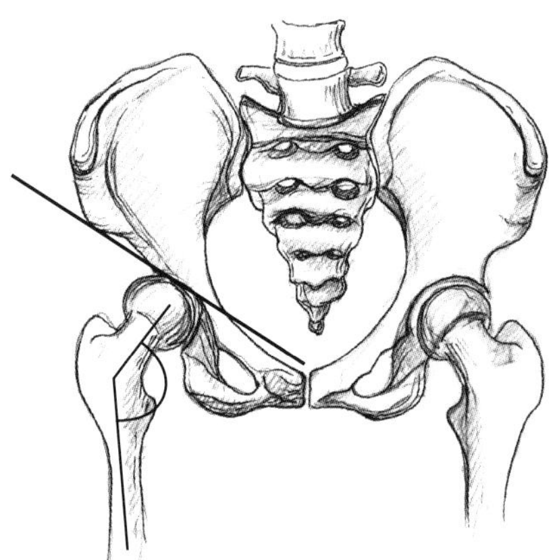

Abb. 4.15: Hüftdysplasie: Ein großer Antetorsionswinkel, Steilhüfte und eine steile, abgeflachte Hüftpfanne führen zur schlechten Überdachung des Hüftgelenks.

Was man tun kann:

- Ein überdurchschnittlich bewegliches Hüftgelenk sollte kein alleiniges Kriterium zur Auswahl eines Tänzers sein.
- Das Hüftgelenk sollte sowohl auf Beweglichkeit als auch auf Kraft und Stabilität getestet werden.
- Zur vollständigen Beurteilung der Hüftbeweglichkeit muss immer auch die Innenrotation getestet werden. Ist diese deutlich größer als die Außenrotation, ist eine weitere ärztliche Abklärung zu empfehlen.

fordert seinen Tribut. Die Außenrotation ist meist deutlich eingeschränkt – gerade im klassischen Tanz ist das ein nicht zu unterschätzendes Problem.

Erkennen: Bei Verdacht auf eine Hüftdysplasie sollte stets eine genaue ärztliche Abklärung erfolgen. Zur Groborientierung im Tanzsaal kann eine Abschätzung der Rotation im Hüftgelenk helfen. Der Tänzer liegt auf dem Bauch, beide Beine parallel gestreckt, die Innenseiten der Knie berühren sich. Das Knie der Testseite wird 90° abgewinkelt, der Unterschenkel dient als Messlatte (s. Abb. 4.16). Den Unterschenkel passiv nach innen in Richtung Boden führen – dies entspricht einer Außenrotation im Hüftgelenk. Das Becken darf sich dabei nicht von der Unterlage abheben. Für die Innenrotation den Unterschenkel passiv nach außen führen, auch dabei soll das Becken unbewegt bleiben. Ist die Innenrotation deutlich größer als die Außenrotation – lässt sich der Unterschenkel also deutlich weiter nach außen als nach innen führen – deutet das auf einen großen Antetorsionswinkel hin. Ist gleichzeitig die Hüftbeugung und -abduktion überdurchschnittlich groß, spricht vieles für eine Hüftdysplasie.

Der genaue Blick – Die Eigenanalyse

Einige einfache Tests helfen, sich auch ohne Röntgenbild einen Eindruck von der Form des Hüftgelenks zu verschaffen, die eigenen Bewegungsgrenzen zu erkennen und gezielt mit ihnen zu arbeiten.

Form und Beweglichkeit

Für die Arbeit in und am Turnout ist die **Außenrotation** der Hüfte von entscheidender Bedeutung. Bin ich mit meiner Hüftaußenrotation bereits an den anatomischen Grenzen angekommen oder kann ich durch gezielte Muskelarbeit die Ausdrehung noch weiter verbessern? Die Eigenanalyse der Hüftaußenrotation lässt sich am einfachsten mit einem Partner durchführen.

Die muskuläre Außenrotation der Hüfte: Bauchlage. Beide Beine gestreckt, Knieinnenseiten berühren sich. Das Knie der Testseite wird 90° abgewinkelt, der Unterschenkel dient als Messlatte. Der Partner führt den Unterschenkel passiv nach innen in Richtung Boden – dies entspricht einer Außenrotation im Hüftgelenk. Das Becken des Tänzers darf sich dabei nicht von der Unterlage abheben. Auf unangenehme Rotationsbewegungen im Knie achten. Der Winkel zwischen dem Unterschenkel und der Senkrechten ergibt die muskulär zugelassene Außenrotation der Hüfte.

Die knöcherne Außenrotation der Hüfte: Ausgangsposition wie oben. Der Partner führt den Unterschenkel passiv nach innen in die maximale Außenrotation der Hüfte, ohne dass sich dabei das Becken von der Unterlage abhebt. In dieser Position wird das Bein fixiert. Nun drückt der Tänzer gegen den Widerstand des Partners seinen Unterschenkel für 8 Sekunden nach außen: Die Hüfte wird dabei eingedreht, alle Innenrotatoren arbeiten. Anspannung loslassen, ggf. die Außenrotation weiter vergrößern (»nachjustieren«). Diese Abfolge – Anspannen, Loslassen, Nachjustieren – 5-mal wiederholen. Dann die Messung erneut ausführen wie oben beschrieben. Der Winkel zwischen dem Unterschenkel und

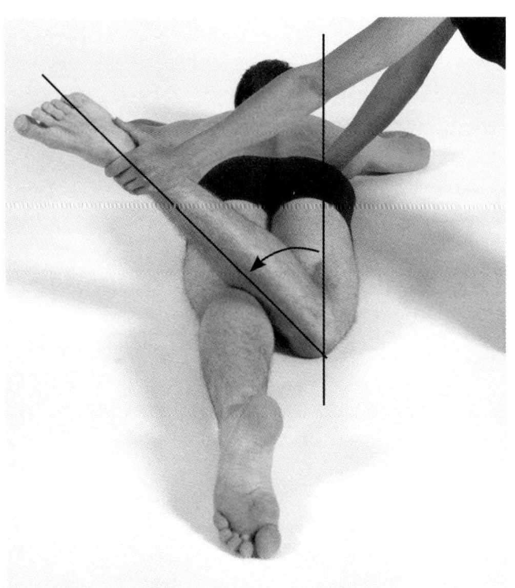

Abb. 4.16: Messung der muskulären Außenrotation der Hüfte in Bauchlage: Bestimmung des Winkels zwischen dem Unterschenkel und der Senkrechten.

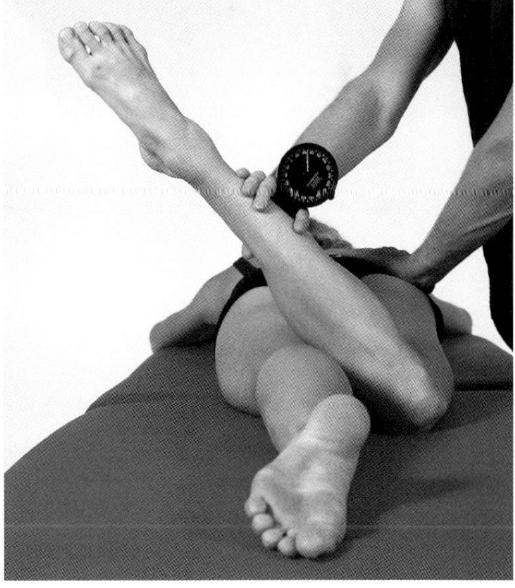

Abb. 4.17: Tanzmedizinische Messung der Außenrotation mit einem speziellen Winkelmesser, dem Pluri-V-Messgerät.

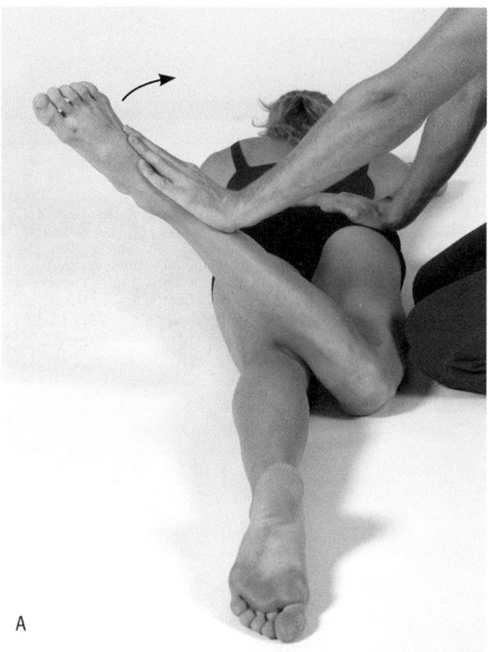

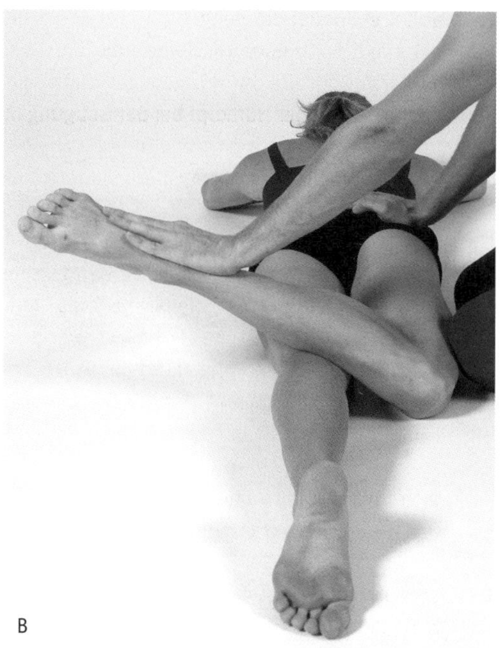

Abb. 4.18: Messung der knöchernen Außenrotation der Hüfte in Bauchlage:
A) Der Tänzer spannt in die Innenrotation an, sein Partner gibt Widerstand.
B) Der Tänzer lässt die Muskelspannung los, der Partner vergrößert sanft die Außenrotation.

der Senkrechten ergibt die knöcherne Außenrotation der Hüfte. Ist die knöcherne Außenrotation größer als die muskuläre, so kann durch gezieltes Muskeltraining das Turnout in der Hüfte noch weiter verbessert werden. Sind knöcherne und muskuläre Außenrotation gleich, so wird die Außenrotationsfähigkeit des Hüftgelenks bereits in vollem Umfang genutzt. Eine weitere Verbesserung durch Training ist nicht möglich.

Wichtig: Bei Hüftbeugung sind alle Strukturen an der Vorderseite der Hüfte entspannt. Im Sitz oder in der Froschposition lässt sich die Außenrotationsfähigkeit für das Turnout *nicht* beurteilen. Die Außenrotation der Hüfte sollte stets im gestreckten Hüftgelenk gemessen werden!

Die Beweglichkeit in der **Beugung** testet man am besten in Rückenlage. Ein Bein anbeugen, das andere Bein gestreckt auf dem Boden lassen. Passiv das gebeugte Knie mit den Händen in Richtung Brustkorb ziehen, das Becken darf dabei nicht vom Boden abgehoben werden. Aufmerksamkeit am Ende der Bewegung: Weicht das Knie nach außen aus? Blockiert die Bewegung im Hüftgelenk? Schmerzt es in der Leiste, wenn das Bein leicht adduziert wird? All dies sind mögliche Anzeichen für ein Impingement des Hüftgelenks (s. S. 102).

Funktion

Das Spielbein:

- In Rückenlage: Beine angewinkelt, Füße stehen parallel, in einer Linie mit den Sitzbeinhöckern ausgerichtet. Die Hände liegen vorne auf den Hüftgelenken. Einen Fuß vom Boden abheben, dabei die Beugung in der Hüfte mit der Hand kontrollieren: Bleiben die Muskeln an der Vorderseite des Hüftgelenks relativ entspannt? Sinkt der Hüftkopf bei der Beugung in Richtung Boden? Bleibt das Bein bei der Beugung parallel? Hüftbeugung mehrmals wiederholen.

- Im Stand an der Stange: Füße in 1. Position, linke Hand an der Stange, rechte Hand vorne auf dem rechten Hüftgelenk. Rechtes Bein langsam ins Passé anheben, dabei die Beugung in der Hüfte mit der Hand kontrollieren: Bleiben die Muskeln an der Vorderseite des Hüftgelenks relativ entspannt? Sinkt der Hüftkopf bei der Beugung nach unten? Verstärkt sich die Außenrotation bei der Beugung? Passé mehrmals wiederholen.

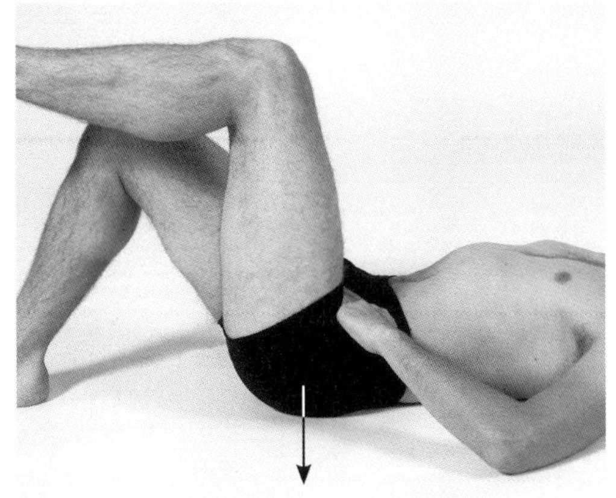

Abb. 4.19: Hüftbeugung im Spielbein, Wahrnehmung in Rückenlage: Der Hüftkopf gleitet nach hinten in Richtung Boden.

Das Turnout:

- In Socken auf möglichst glattem Boden stehen, so dass die Füße nicht auf dem Untergrund »festgeklebt« werden können. Aus paralleler Ausgangsposition mit gestreckten Knien die Beine in den Hüftgelenken maximal ausdrehen; die Fersen bleiben dabei auf dem Boden. Achtung auf Ausweichbewegungen: Das Becken weder nach vorne (Hohlkreuz) noch nach hinten (»Tucking under«) kippen, die Füße nicht auf die Innenseiten fallen lassen, keine Verdrehung in den Kniegelenken! Der Winkel zwischen beiden Füßen ergibt das funktionelle Turnout.

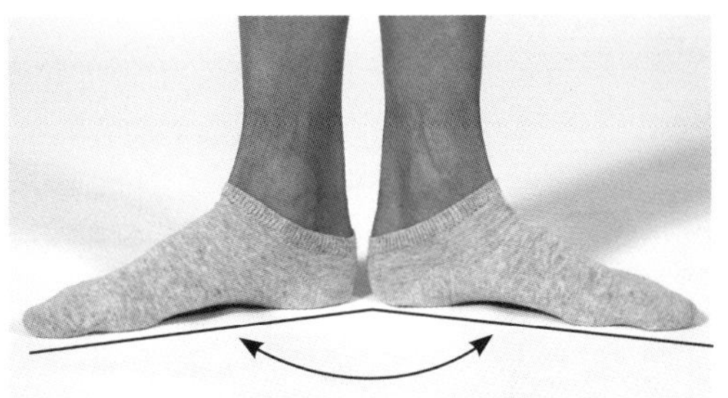

Abb. 4.20: Beurteilung des funktionellen Turnouts: Mit gestreckten Beinen in den Hüftgelenken maximal ausdrehen.

Tipps und Tricks zur Prävention

Durch gezieltes Training und einige Vorsichtsmaßnahmen lassen sich viele Probleme im Hüftbereich verhindern. Im Idealfall können sie ausgeräumt werden, bevor sie den Tänzer in Training oder Alltag beeinträchtigen.

Im Alltag

Beim Gehen kann die dreidimensionale Hüftbewegung effizient trainiert werden. Bewusste Verschraubung im Standbein, Loslassen im Spielbein – ein idealer Wechsel zwischen Be- und Entlastung, der die Hüftgelenke fordert, ohne sie zu überlasten. Am besten funktioniert das im parallelen Gang, wenn Beckenboden und tiefe Außenrotatoren zwischen konzentrischer Arbeit im Standbein und exzentrischer Arbeit im Spielbein wechseln, wenn auf aktive Verkürzung der Muskulatur ihre dynamische Verlängerung folgt. Gutes Timing ist hier wichtig. Sobald die Ferse den Boden berührt, arbeiten die kleinen Außenrotatoren und stabilisieren das Bein in die Außenrotation; der Beckenboden lässt den Sitzbeinhöcker nach vorne-oben-innen schwingen und schraubt damit die Hüftpfanne über den Hüftkopf. Der schwingende Mannequin-Schritt, bei dem das Becken von einer Seite zur anderen gewogen wird, hat zwar seinen optischen Reiz, ist aber für die langfristige Belastung und das funktionelle Muskeltraining der Hüftgelenke nicht geeignet.

Tipps:

- Nutzen Sie beim Gehen bewusst die tiefen Außenrotatoren und den Beckenboden, um sich optimal auf dem Standbein zu verschrauben. Dadurch schützen Sie nicht nur das Hüftgelenk, sondern trainieren auch die Kraft ihrer Muskulatur. Ihr Turnout wird es Ihnen danken.
- Nehmen Sie beim Treppensteigen auch mal zwei Stufen auf einmal. Ihre tiefen Außenrotatoren werden dadurch ganz besonders gefordert.

Gezielte Übungen

Mobilisation

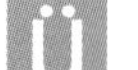

Mobilisation des Hüftgelenks
Hilfsmittel: Stuhl

Ausgangsposition: Sitz auf Stuhl in 2. Position. Die rechte Hand an der Innenseite des rechten Oberschenkels, die linke Hand umgreift von vorne den rechten Beckenkamm.

Aktion: Die rechte Hand mobilisiert den Oberschenkel in die Außenrotation, die linke Hand mobilisiert gleichzeitig die rechte Beckenhälfte nach vorne und zieht damit das gesamte Becken in eine leichte Linksrotation. Das rechte Hüftgelenk wird dreidimensional verschraubt. Die 3-D-Bewegung in der Hüfte wird durch den Zug der

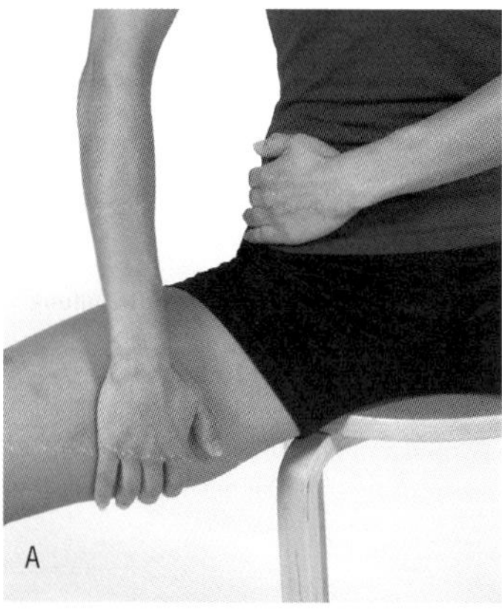

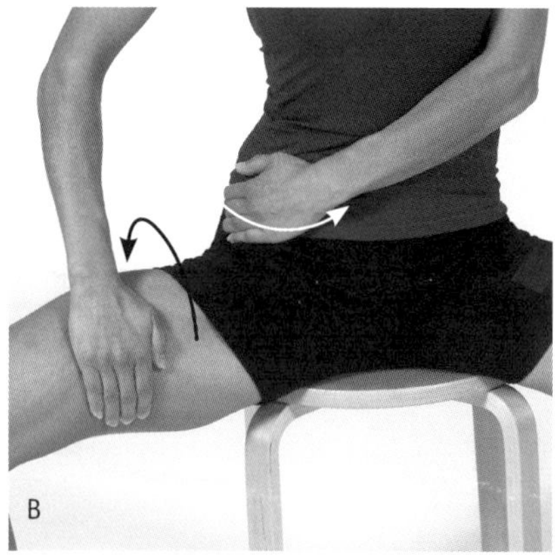

Abb. 4.21: Mobilisation des Hüftgelenks: A) Ausgangsposition. B) Die rechte Hand zieht den Oberschenkel in die Außenrotation, die linke Hand zieht gleichzeitig die rechte Beckenhälfte nach vorne. Das Hüftgelenk wird dreidimensional verschraubt.

Hände verstärkt. Die Übung mit dem linken Hüftgelenk wiederholen. Diese Übung kann auch im Seitspagat auf dem Boden ausgeführt werden.

Wahrnehmung

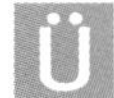

Wahrnehmung der tiefen Außenrotatoren im Turnout

Ausgangsposition: Aufrechter Stand. Füße stehen parallel. Rechte Handfläche auf dem rechten großen Gesäßmuskel, die Fingerspitzen tasten die tiefen Außenrotatoren an der unteren Gesäßfalte. Linke Hand vorne am rechten Beckenkamm.

Aktion: Aus dem parallelen Stand mit gestreckten Knien das rechte Bein im Hüftgelenk ausdrehen; die Ferse bleibt dabei am Platz. Auf Ausweichbewegungen achten: Die linke Hand kontrolliert die neutrale Ausgangsposition des Beckens, der rechte Fuß darf nicht auf die Innenseiten kippen, das Kniegelenk sich nicht verdrehen. Die Bewegung wahrnehmen: Der trochanter major wandert nach hinten und nähert sich dem Kreuzbein an. Die tiefen Außenrotatoren initiieren die Bewegung, ihre Anspannung lässt sich unter den Fingerspitzen spüren. Der große Gesäßmuskel bleibt währenddessen möglichst entspannt. Wiederholung mit der linken Seite.

Wahrnehmung des M. iliopsoas

Ausgangsposition: Rückenlage. Beine angewinkelt, Füße stehen parallel, in einer Linie mit den Sitzbeinhöckern ausgerichtet. Die Hände liegen vorne auf den Leisten.

Aktion: Das rechte Bein kräftig vom Boden abheben. Mit der rechten Hand lässt sich dabei leicht die Sehne des geraden Oberschenkelmuskels tasten, die wie ein gespanntes Seil an der Vorderseite des Hüftgelenks hervortritt. Sie dient als Indikator für die Arbeit des geraden Oberschenkelmuskels. Nun das Bein wiederholt in der Hüfte beugen, *ohne* dabei den geraden Oberschenkelmuskel anzuspannen. Dazu wird

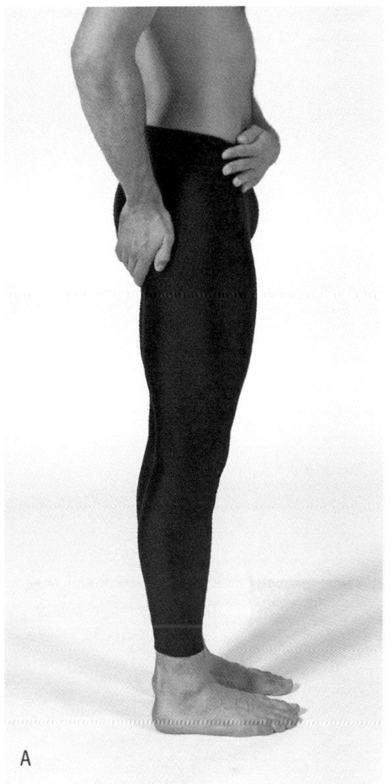

A

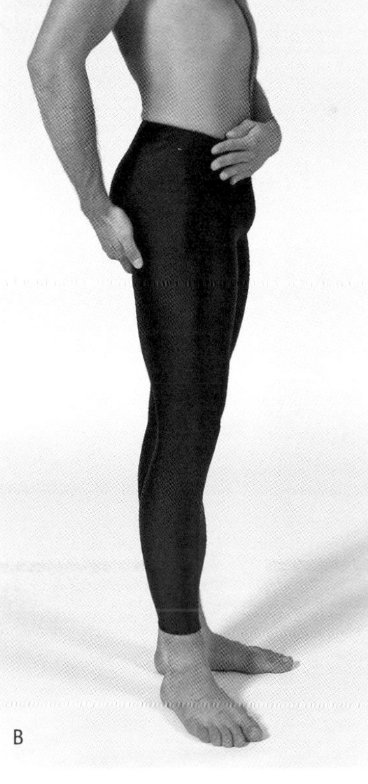

B

Abb. 4.22: Wahrnehmung der tiefen Außenrotatoren im Turnout:
A) Ausgangsstellung.
B) Das gestreckte rechte Bein im Hüftgelenk ausdrehen.

das Bein gleichsam »von unten gehoben«, vom kleinen Rollhügel, dem Ansatz des M. iliopsoas. Dabei kann es helfen, den Muskelbauch des M. iliopsoas zu tasten. Man findet ihn auf der Mitte der Linie zwischen Bauchnabel und vorderem oberen Darmbeinstachel. Dort kann man in der Tiefe mit flacher Hand den Muskelstrang fühlen. Diese Übung braucht Zeit und Geduld. Durchhalten, auch wenn es nicht sofort funktioniert! Die Übung mit dem anderen Bein wiederholen. Oft ist der M. iliopsoas auf einer Seite deutlich leichter wahrzunehmen als auf der anderen.

Kräftigung

Ü **Kräftigung der tiefen Außenrotatoren**
Hilfsmittel: Theraband

Ausgangsposition: Rückenlage. Beine gestreckt, Knie schauen Richtung Decke, Füße geflext. Theraband um den rechten Vorfuß wickeln, beide Enden des Bandes in der rechten Hand.

Aktion: Das rechte Bein gegen den Widerstand des Therabands nach unten wegschieben; der Fuß bleibt dabei in Flexposition, die rechte Beckenseite wandert nach unten. So werden die tiefen Außenrotatoren auf die anschließende Arbeit vorbereitet. In die Bauchlage wechseln, Knieinnenseiten berühren sich. Das Theraband bleibt um den Vorfuß gewickelt, beide Enden bleiben in der rechten Hand, der rechte Arm wird gestreckt zur Seite abgelegt. Das rechte Knie 90° anwinkeln. Nun den Unterschenkel aktiv gegen den Zug des Therabands nach innen in Richtung Boden bringen. Achtung: Das Becken dabei am Boden lassen, das Knie im rechten Winkel halten. Diesen Übungsteil 25-mal hintereinander ausführen. Die gesamte Übungsabfolge mit dem linken Bein wiederholen.

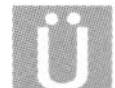

Kräftigung des M. iliopsoas
Hilfsmittel: Theraband

Ausgangsposition: Seitlage links. Theraband in einer Acht oberhalb der Knie um beide Beine wickeln. Becken, Rücken und Kopf sind neutral ausgerichtet, beide Beine ausgedreht. Das oben liegende Bein ins Passé führen.

Aktion: Gegen den Widerstand des Therabands das Passé erhöhen. Dabei den Hüftkopf in der Pfanne

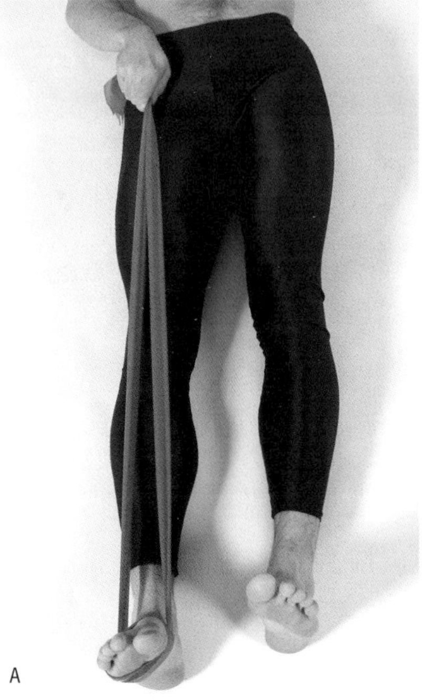

A

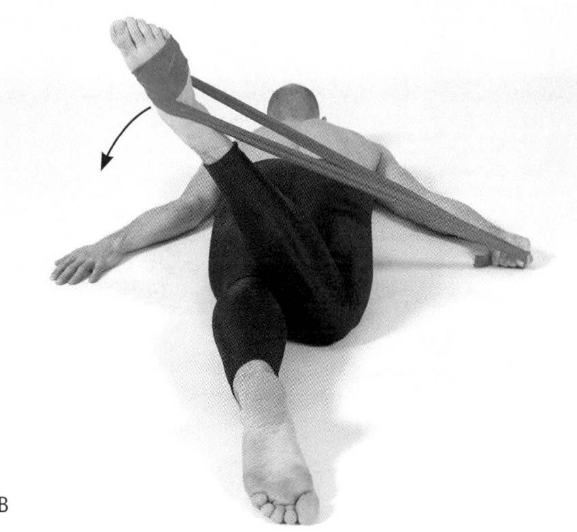

B

Abb. 4.23: Kräftigung der tiefen Außenrotatoren: A) Vorbereitung: Das rechte Bein gegen den Widerstand des Therabands nach unten wegschieben. B) Anschließende Aktion: Das rechte Knie 90° anwinkeln; den Unterschenkel gegen den Zug des Therabands nach innen in Richtung Boden bringen.

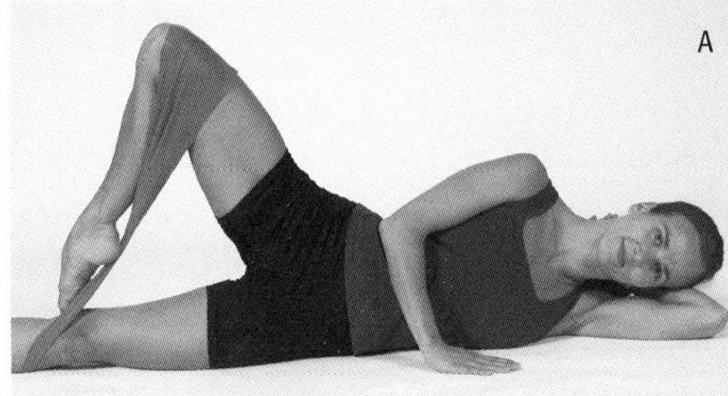

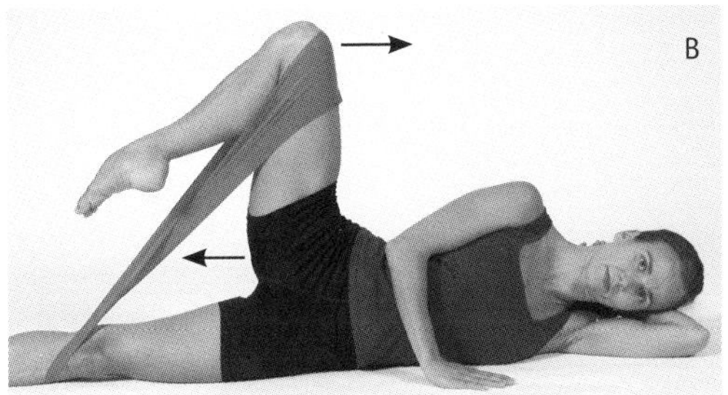

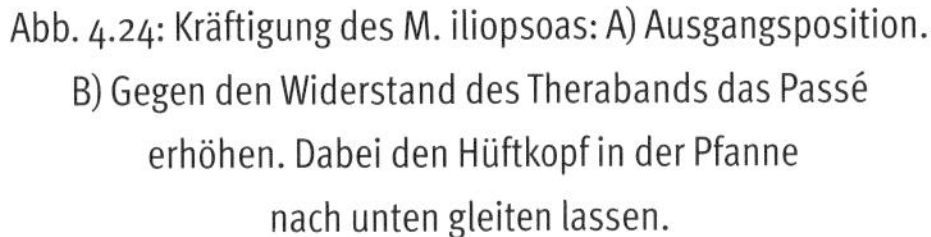
Abb. 4.24: Kräftigung des M. iliopsoas: A) Ausgangsposition. B) Gegen den Widerstand des Therabands das Passé erhöhen. Dabei den Hüftkopf in der Pfanne nach unten gleiten lassen.

nach unten gleiten lassen; der Sitzbeinhöcker schaut in Richtung Ferse. 25 Wiederholungen, auf die Platzierung des Beckens achten.

Entspannung

Ü Contract-Relax-Dehnung der tiefen Außenrotatoren

Ausgangsposition: Rückenlage. Beine angewinkelt, Füße stehen parallel, in einer Linie mit den Sitzbeinhöckern ausgerichtet. Rechten Knöchel auf das linke Knie legen, rechtes Bein ausdrehen. Linkes Knie mit beiden Händen umfassen.

Aktion: Das linke Knie mit den Händen zur Brust heranziehen, bis eine Muskeldehnung im rechten Gesäß zu spüren ist. Dehnung 8 Sekunden halten. Anschließend aktiv das rechte Knie nach unten drücken, die Muskelarbeit in den tiefen Außenrotatoren wahrnehmen, die Spannung für 8 Sekunden halten. Spannung loslassen, Dehnung vertiefen. Die Übung 5-mal wiederholen, mit der Dehnung abschließen.

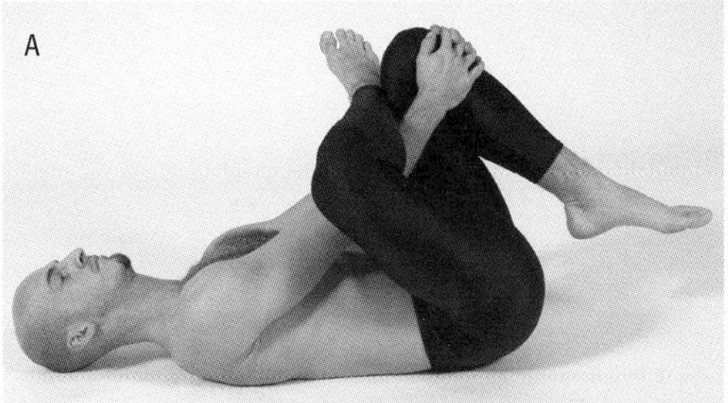

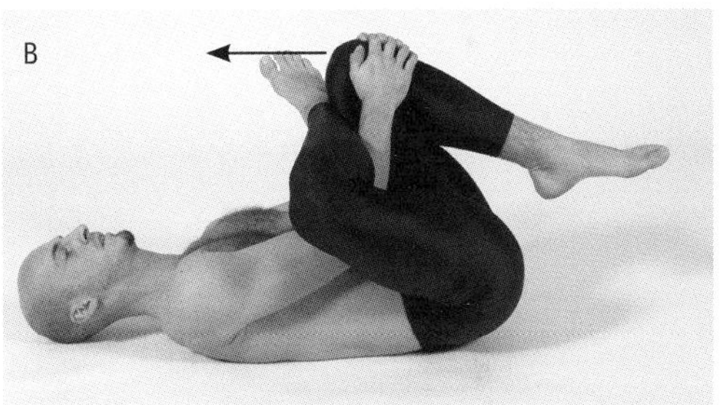

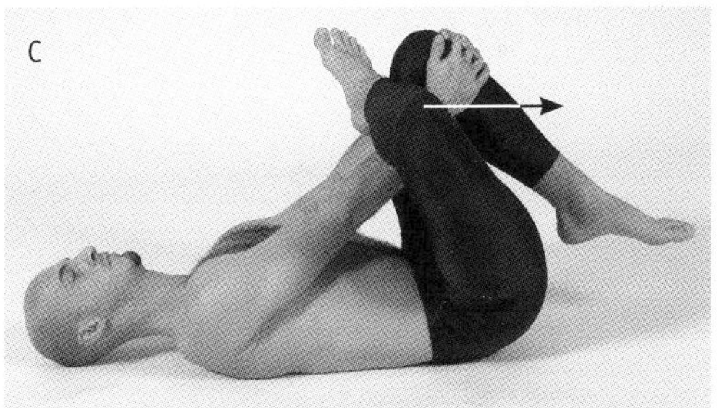

Abb. 4.25: Contract-Relax-Dehnung der tiefen Außenrotatoren: A) Ausgangsposition. B) Das linke Knie zur Brust ziehen, bis eine Dehnung im rechten Gesäß zu spüren ist. C) Das rechte Knie nach unten drücken und dabei die Muskelarbeit in den tiefen Außenrotatoren wahrnehmen.

Ü Exzentrisches Dehnen des M. iliopsoas

Hilfsmittel: Handtuch, gerollt

Ausgangsposition: Rückenlage. Knie schauen Richtung Decke. Das gerollte Handtuch quer unter dem Becken platzieren. Ein Bein gebeugt, das Knie mit beiden Händen umfassen und locker zu sich heranführen.

Aktion: Das gestreckte Bein über Développé 90° zur Decke strecken und im Hüftgelenk leicht eindrehen, der Fuß bleibt locker. Nun das Bein langsam zum Boden sinken lassen. Achtung: Dabei

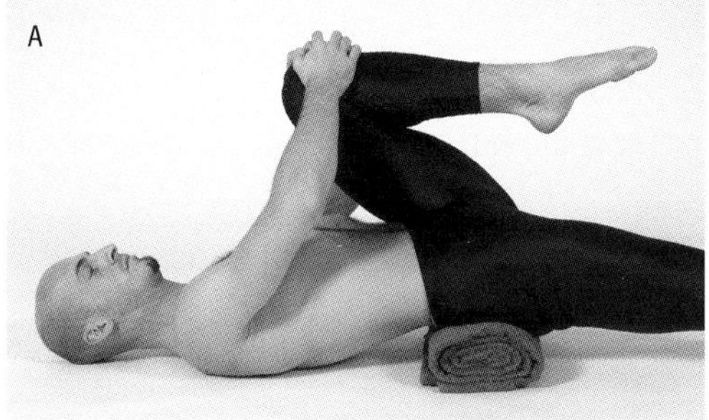

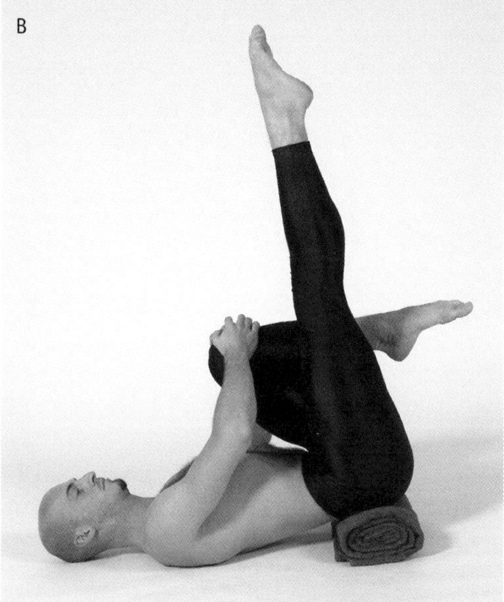

die Innenrotation bestmöglichst beibehalten; das Bein bleibt gestreckt, ein Abweichen nach außen vermeiden. Das Becken gerade halten, kein Hohlkreuz! Je näher das Bein dem Boden kommt, umso langsamer wird die Bewegung; tiefe Ausatmung verstärkt die Dehnung. Das lang gestreckte Bein am Boden ablegen und kurz vollkommen loslassen. Anschließend das Bein erneut über das gebeugte Knie zur Decke strecken. Die Übung 15-mal wiederholen. Dabei mit jedem Mal das Bein weiter verlängern, die Dehnung und Entspannung des M. iliopsoas wahrnehmen. Nach Abschluss der Übung das Handtuch unter dem Becken entfernen, beide Beine ausstrecken, locker auf dem Rücken liegen und den Seitenunterschied wahrnehmen. Anschließend die Übung mit dem anderen Bein wiederholen.

Im Training

- Wärmen Sie Ihr Hüftgelenk vor dem Training auf. Am besten legen Sie sich dazu auf den Rücken, beugen das Bein und ziehen das Knie mit der Hand zu sich heran. Mobilisieren Sie nun passiv das Hüftgelenk mit kleinen rhythmischen Kreisen. Die Hüftmuskulatur sollte dabei vollkommen entspannt bleiben.

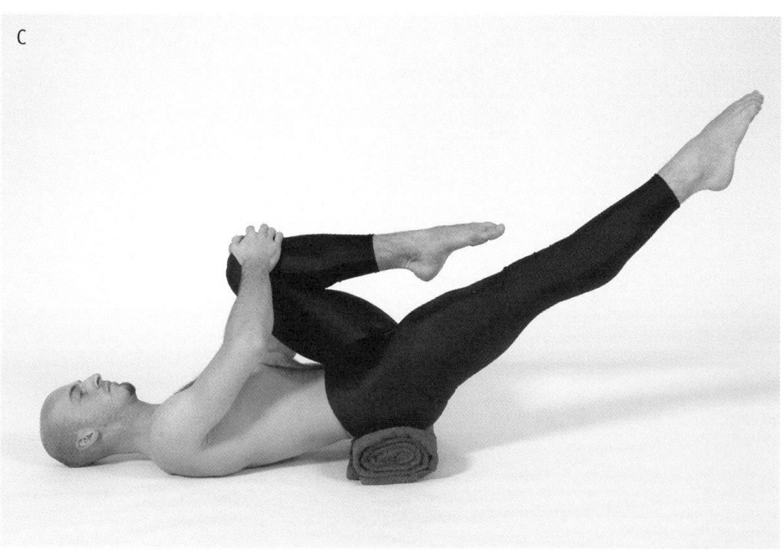

Abb. 4.26: Exzentrisches Dehnen des M. iliopsoas: A) Ausgangsposition. B) Das zur Decke gestreckte Bein leicht eindrehen. C) Das Bein langsam zum Boden bringen.

- Das Turnout sollte nur so groß sein, wie es tatsächlich von der Muskulatur im Hüftgelenk gehalten werden kann.
- Nutzen Sie die tiefen Außenrotatoren für ihr Turnout. Das Bild »Rollhügel nach hinten bringen« spricht konkret die tiefen Außenrotatoren an und hilft so, das Turnout leichter und effizienter auszuführen.
- Stellen Sie sich die Bewegungen im Hüftgelenk bildlich vor: Mit Beginn der Beugung gleitet der Hüftkopf in der Pfanne nach hinten unten, erst dann hebt sich das Bein.
- Bringen Sie bei der Hüftbeugung die Aufmerksamkeit gezielt auf die Arbeit des M. iliopsoas. Die Vorstellung »das Bein von unten zu heben« hilft, den M. iliopsoas in der Bewegung zu erspüren und seine ideale Biomechanik für den Tanz zu nutzen.
- Stellen Sie sich den anatomischen Verlauf des M. iliopsoas von seinen Ursprüngen an der Wirbelsäule und der Innenseite des Beckens zu seinem Ansatz an der Innenseite des Oberschenkels genau vor. Dies hilft, ihn in der Bewegung zu nutzen.
- Dehnen und entspannen Sie auch während des Trainings – besonders im klassischen Tanz – immer wieder die tiefen Außenrotatoren. Das geht ganz einfach: Stellen Sie sich bei der Erklärung der nächsten Übung oder während Ihre Gruppe pausiert einfach mal mit gestreckten Beinen für 10 Sekunden in die Innenrotation.
- Dehnen Sie regelmäßig nach dem Training Ihre Hüftbeuger und Außenrotatoren. Besonders bei Hüftschnappen (s. S. 101f.) sollten Sie die entsprechenden Muskeln regelmäßig entspannen, um eine Überreizung der schnappenden Sehnen zu verhindern.

Überprüfen Sie Ihre Tanztechnik:

Don't:

- Initiiere ich das Turnout über den großen Gesäßmuskel?
- Hebe ich das Bein hauptsächlich von oben über den geraden Oberschenkelmuskel an?
- Fixiere ich meine Hüftgelenke durch starke Muskelspannung?

Do:

- Kann ich im Turnout den großen Gesäßmuskel entspannen?
- Spüre ich im Turnout die Arbeit der tiefen Außenrotatoren und die Unterstützung der Innenmuskeln?
- Kann ich beim Anheben des Beines die Aktivität des M. iliopsoas wahrnehmen?
- Kann ich die 3-D-Verschraubung des Hüftgelenks in Spiel- und Standbein wahrnehmen?

5. Stabil auf den Beinen – Koordinationseinheit Knie

Wohlgeformte Muskeln, Stabilität im Standbein, Dynamik beim Sprung: Das sind hohe Anforderungen an Tänzerbeine. Überstreckte Knie, die sogenannten »Säbelbeine«, findet man besonders im klassischen Tanz. Zusammen mit dem hohen Spann bilden sie die ästhetisch ideal geschwungene Beinlinie. Doch Ästhetik und Funktion gehen hier nicht immer Hand in Hand.

Als größtes Gelenk des Körpers bildet das Knie die Schaltstelle des Beines. Eingebettet zwischen Hüftgelenk und Fuß reagiert es auf alle Bewegungen und Positionen seiner beiden Funktionspartner. Kippen auf die Innenseite des Fußes oder zu geringe Außenrotation im Hüftgelenk belasten vor allem das Knie. Die typischen Kompensationsstrategien bei kleinem Turnout sind eine der Hauptursachen für Kniebeschwerden im Tanz.

Mit dem immer akrobatischeren Bewegungsvokabular der verschiedenen Tanzstile hat auch die Belastung der Knie zugenommen. Training auf harten, ungeeigneten Böden oder Choreographien auf hochhackigen Schuhen tun ein Übriges dazu. Kniepirouetten, direkte Kneedrops, aber auch ein Plié in der 4. Position setzen eine besonders gute Beinstabilität und optimale Beweglichkeit im Kniegelenk voraus. Doch die Knie finden bei Tänzern oft nur wenig Beachtung. Selten werden sie gezielt aufgewärmt, spezifisch trainiert oder im Alltag bewusst eingesetzt. Dabei steht ihre Funktionalität an oberster Stelle, um Tänzerbeine gesund zu erhalten.

3-D-Anatomie

Beinachse und Kniegelenk sind direkt abhängig von der Stellung des Fußes und der Hüfte. Eine gute funktionelle Integration des Kniegelenks zwischen Fuß und Hüftgelenk kann selbst strukturelle Defizite positiv beeinflussen. »Die Funktion beeinflusst die Form« – ein wichtiges Prinzip für gesunde Beine.

Aufbau

Die knöcherne Beinachse wird vom **Oberschenkelknochen** (*femur*) und dem Unterschenkel gebildet. Der Unterschenkel setzt sich aus zwei Knochen zusammen: dem kräftigen **Schienbein** (*tibia*) und dem schlanken **Wadenbein** (*fibula*). Beide sind durch eine bindegewebige Membran miteinander verbunden. An seinem oberen Ende ist das Wadenbein über das Wadenbeinköpfchen mit der Außenseite des Schienbeins gelenkig verbunden. Sein unteres Ende bildet gemeinsam mit dem Schienbein eine Knochengabel, in die sich der Fuß einpasst. Charakteristisch für das Schienbein ist seine leicht

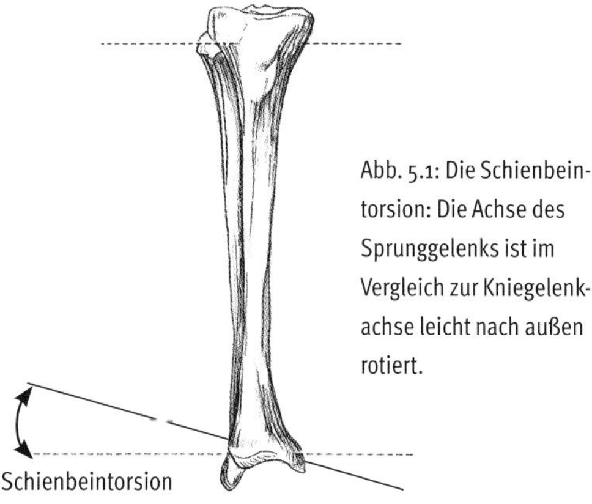

Abb. 5.1: Die Schienbeintorsion: Die Achse des Sprunggelenks ist im Vergleich zur Kniegelenkachse leicht nach außen rotiert.

gedrehte Knochenstruktur: Das untere Ende des Schienbeins ist im Vergleich zur Kniegelenkachse leicht nach außen rotiert. Beim Erwachsenen beträgt diese Schienbeintorsion im Durchschnitt zwischen 10 und 15°.

Menisken

Das obere Ende des Schienbeins bildet zusammen mit dem unteren Ende des Oberschenkelknochens das Kniegelenk. Dabei treffen zwei völlig unterschiedliche Knochenformen aufeinander: von oben das runde Ende des Oberschenkels und von unten das flächige Plateau des Schienbeins. Beide Gelenkpartner haben daher besonders in der Bewegung nur geringe Berührungspunkte, was für die Druckverteilung auf Dauer sehr ungünstig ist. Doch die Natur hat eine Lösung: Zwischen den beiden Knochenenden eingebettet liegen zwei halbmondförmige Scheiben aus Faserknorpel, die *Menisken*. Der Innenmeniskus liegt dabei auf dem inneren Schienbeinplateau, der Außenmeniskus auf dem äußeren Plateau auf. Interessant ist es, die Oberflächen der Schienbeinplateaus genauer zu betrachten. Das innere Schienbeinplateau bildet eine Mulde, in welche der Innenmeniskus eingebettet ist; die Form des äußeren lässt sich eher mit einem Hügel vergleichen, auf dem der Außenmeniskus gleitet. Damit erklärt sich die größere Beweglichkeit des Außenmeniskus im Vergleich zu seinem inneren Pendant, welches zusätzlich noch mit dem Innenband verwachsen ist. Aufgabe der Menisken ist es, die Kontaktfläche im Kniegelenk zu vergrößern und so in Statik und Bewegung den Druck im gesamten Knie möglichst gleichmäßig zu verteilen. Gleichzeitig dienen sie als Stoßdämpfer und vergrößern durch ihren Gleitmechanismus die Beweglichkeit des Knies.

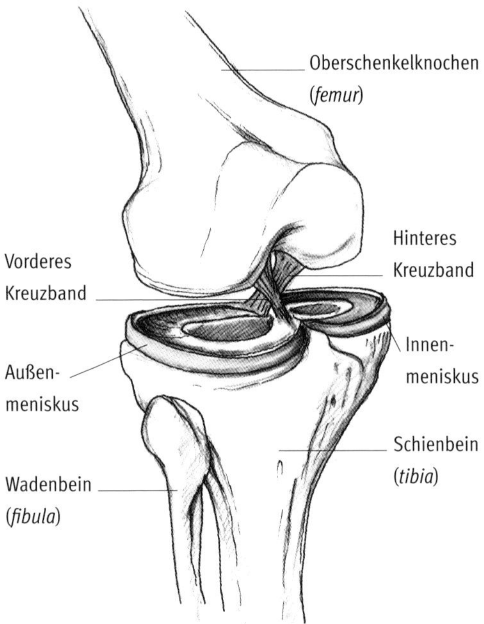

Abb. 5.2: Das knöcherne Kniegelenk mit Menisken und Kreuzbändern.

Kniebänder

Ein komplexes Bandsystem unterstützt die Mechanik des Knies. Auf der Innen- und Außenseite verstärken die **Seitenbänder** die Gelenkkapsel. Ist das Knie gestreckt, sind sie gespannt und verhindern dadurch eine seitliche Bewegung im gestreckten Bein. In der Beugung sind sie entspannt; kleine Seitbewegungen und Rotation des Unterschenkels gegenüber dem Oberschenkel sind möglich. Die **Kreuzbänder** machen ihrem Namen alle Ehre. Im Inneren des Kniegelenks gelegen verbinden jeweils zwei Kreuzbänder, das vordere und das hintere, das Schienbeinplateau mit dem Oberschenkelknochen. Dabei wringen sich die beiden Bänder umeinander – sie kreuzen sich. Die Kreuzbänder sind die wichtigsten Bänder des Knies. Sie stabilisieren das Knie in der Beugung, dann, wenn die Seitenbänder entspannt sind. Sie verhindern dabei das Abgleiten des Oberschenkels über die Gelenkfläche des Schienbeins hinaus. Das vordere Kreuzband begrenzt das Nach-hinten-gleiten des Oberschenkels in der Beugung, das hintere Kreuzband ein Gleiten in die Gegenrichtung.

Die Kniescheibe

Die Kniescheibe (*patella*) bildet mit dem Oberschenkelknochen ein eigenes Gelenk. Mit ihrer Rückseite ist sie in eine Rille an der Vorderseite des Oberschenkels eingebettet, ihrem Gleitlager. An ihrem Oberrand setzt die Sehne des vierköpfigen Oberschenkelmuskels (*M. quadrizeps femoris*) an, am Unterrand entspringt das Kniescheibenband, das weiterzieht zum Schienbeinhöcker, der *tuberositas tibiae*. Die Kniescheibe ist damit gleichsam in den Muskelverlauf des vierköpfigen Oberschenkelmuskels eingebettet. Sie dient einerseits zum Schutz des Muskels in der Beugung, andererseits zur besseren Hebelwirkung für die Streckbewegungen im Knie. Die Bewegungsführung der Kniescheibe ist von der Form des Oberschenkelgleitlagers, von der Form der Kniescheibe selbst und von der Koordination der Muskulatur abhängig. Asymmetrien in der Knochenstruktur sowie Muskeldysbalancen können zu ungünstigen Druckverhältnissen hinter der Kniescheibe und damit zu Beschwerden führen.

3-D-Funktion

Stabilität im Standbein – ob im Gehen, beim Absprung oder in der Balance – hat höchste Priorität. Die dreidimensionale Verschraubung ist hierfür ein wichtiges Grundprinzip. Die Spirale des Beines spiegelt sich gleich mehrfach in seiner Struktur wider: In der Knochenform, der Gelenkfunktion des Kniegelenks, der Bandstruktur der Kreuzbänder und der Anatomie der Muskeln mit ihren diagonal und spiralig verlaufenden Muskelzügen. Das Hüftgelenk dreht nach außen, der Vorfuß rotiert dagegen und dreht damit den Unterschenkel nach innen – das ist die Grundlage für die 3-D-Verschraubung des Beines. Hüfte, Knie und Sprunggelenk stehen so in einer idealen Belastungslinie; das Gewicht wird gleichmäßig im Knie verteilt.

Dreht der Oberschenkel nach außen und der Unterschenkel nach innen, so werden die Kreuzbänder gespannt. Sie schlingen sich umeinander und erhöhen damit die Stabilität im Knie. Auch die Bewegungsführung der Kniescheibe wird durch die Verschraubung im Kniegelenk verbessert. Durch die Innenrotation des Unterschenkels wird der Schienbeinhöcker, der Ansatz des Kniescheibenbandes, mit nach innen gedreht. Das Kniescheibenband verläuft dann vertikal vom Kniescheibenunterrand zum Schienbein, die Kniescheibe wird in ihrem Oberschenkelgleitlager zentriert und ihre Bewegungsrichtung optimiert.

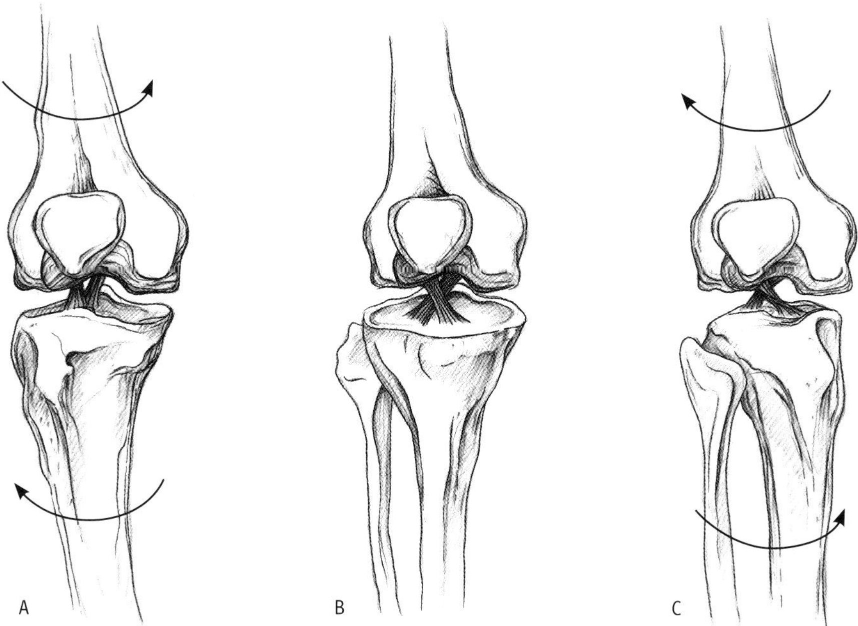

Abb. 5.3: Kreuzbänder in Aktion: A) Dreht der Oberschenkel nach innen und der Unterschenkel nach außen, »entschrauben« sich die Kreuzbänder. Die Stabilität im Knie lässt nach. B) Grundstellung. C) Dreht der Oberschenkel nach außen und der Unterschenkel nach innen, werden die Kreuzbänder gespannt. Die Stabilität im Knie nimmt zu.

Beugt das Standbein, so nimmt die Beinverschraubung weiter zu: Der Oberschenkel rotiert nach außen, während der Großzehenballen den Bodenkontakt hält und damit den Unterschenkel in der Innenrotation stabilisiert. Die Ferse ist aufgerichtet, das Knie zeigt genau in Verlängerung der Fußachse über die zweite Zehe: Die ideale Belastungslinie für das Knie im Plié.

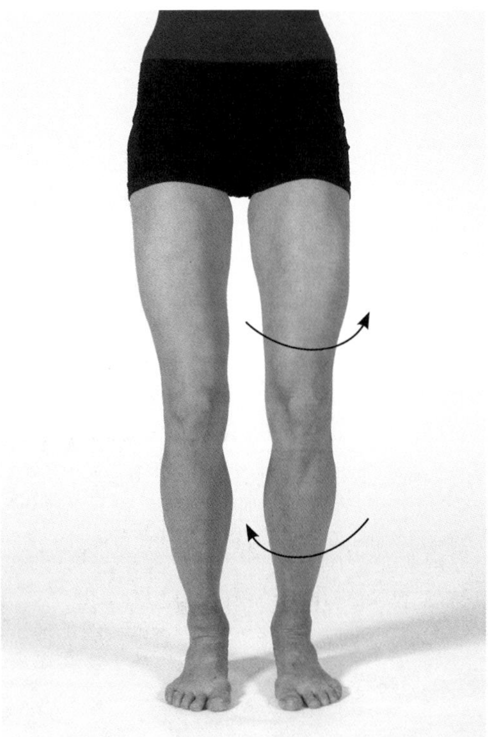

Abb. 5.4: 3-D-Verschraubung im gebeugten Knie: Die Beinverschraubung nimmt zu.

Bewegungen im Kniegelenk

Das Knie ist ein Drehscharniergelenk. Es erlaubt die Streckung und Beugung und kann im gebeugten Zustand – und *nur* im gebeugten Zustand – auch drehen. Die Form der Gelenkflächen bewirkt die hohe Stabilität im gestreckten Knie, im gebeugten Knie dominiert die Beweglichkeit. Die beiden Menisken sorgen für eine optimale Druckverteilung. In der Beugung gleiten sie nach hinten, um die fehlende Kongruenz der Gelenkpartner auszugleichen. In der Streckung bewegen sie sich nach vorne und legen sich wie eine Art Platzhalter zwischen Ober- und Unterschenkel. In der Bewegung wechseln sich Druck und Entlastung ab; die Menisken werden gleichsam massiert.

Wie auch in anderen Gelenken besteht im Kniegelenk ein deutlicher Unterschied zwischen der aktiven und der passiven Beweglichkeit. So kann man aktiv das Knie bis ca. 130° beugen, passiv jedoch fast bis 160°. Das gerade durchgestreckte Bein wird mit 0° Streckung bezeichnet, eine Überstreckung des Knies bis zu 10° ist bei Tänzern häufig. Bei gebeugtem Knie kann der Unterschenkel nach außen und innen rotiert werden, häufig überwiegt hier – besonders bei Tänzern – die Außenrotation. Als *Schlussrotation* bezeichnet man die automatische Endverriegelung des Knies am Ende der Streckung; der Oberschenkel dreht dabei im Vergleich zum Unterschenkel leicht nach innen, das Gelenk wird in der Streckstellung stabilisiert.

Muskulatur

Die Leitmuskeln der 3-D-Beinverschraubung

Der Schneidermuskel (*M. sartorius*) und der vordere Schienbeinmuskel (*M. tibialis anterior*) sind die Leitmuskeln für die spiralige Verschraubung des Beines.

Der **Schneidermuskel** verläuft mit seinem langen, schlanken Muskelbauch gleich über zwei Gelenke, über Hüft- und Kniegelenk. Er zieht von der Vorderseite des Beckens, vom vorderen oberen Darmbeinstachel, zur Innenseite des Schienbeins. Durch seine schräge Verlaufsrichtung lässt er im Plié den Oberschenkel nach außen rotieren und hält gleichzeitig das Schienbein in Innenrotation dagegen.

Exakt den gleichen schrägen Verlauf, nur mit Ursprung und Ansatz an Unterschenkel und Fuß, hat auch der **vordere Schienbeinmuskel**. Von der vorderen Schienbeinaußenseite zieht er zur Innenseite des Rück- und Mittelfußes und stabilisiert so bei optimal ausgerichtetem Fuß den Unterschenkel in Innenrotation.

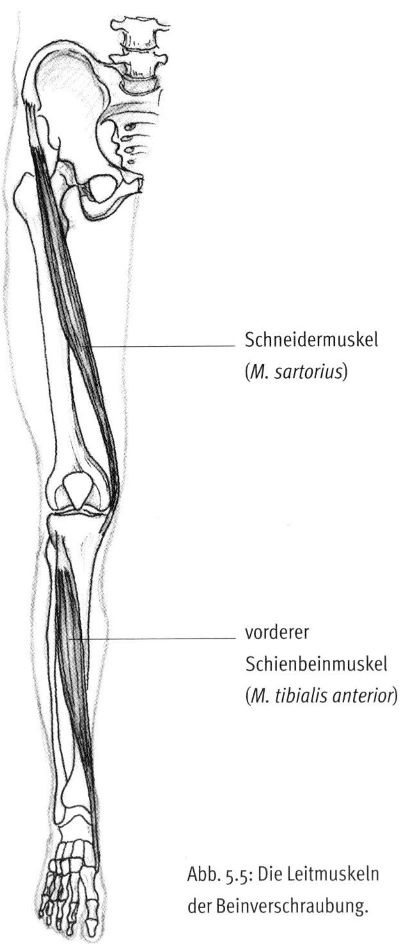

Abb. 5.5: Die Leitmuskeln der Beinverschraubung.

Beugung und Streckung

Flexion und Extension sind die Hauptbewegungen im Kniegelenk. Interessant ist der unterschiedliche Aufbau der kniebeugenden und -streckenden Muskulatur. Der Hauptteil der Kniebeuger ist zweigelenkig, beugt also nicht nur im Knie, sondern bewegt auch gleichzeitig im Hüft- oder Sprunggelenk. Feinkoordination ist hier gefragt. Die meisten Kniestrecker sind hingegen eingelenkig und bewegen damit isoliert im Knie. Kraft steht hier im Vordergrund.

Streckung: Der Hauptstrecker im Kniegelenk ist der **vierköpfige Oberschenkelmuskel** *(M. quadrizeps femoris)*. Drei seiner Muskelbäuche (*M. vastus medialis, intermedius* und *lateralis*) entspringen an der Vorderseite des Oberschenkelknochens, der vierte, der gerade Oberschenkelmuskel (*M. rectus femoris*), entspringt am Becken, am vorderen unteren Darmbeinstachel. Alle vier Muskelteile vereinigen sich oberhalb der Kniescheibe zu einer Sehne, die an den Oberrand der Kniescheibe zieht. Als eine Verlängerung dieser Sehne zieht vom unteren Rand der Kniescheibe das Kniescheibenband an den Schienbeinhöcker. Für die optimale Bewegungsführung der Kniescheibe ist eine gut koordinierte Muskelarbeit des vierköpfigen Oberschenkelmuskels essentiell. Besonders wichtig ist dabei das Gleichgewicht zwischen dem inneren und äußeren Muskelbauch. Überwiegt die Kraft des äußeren Muskelteils, so wird die Kniescheibe in der Bewegung verstärkt nach außen gezogen, einseitige Belastung bis hin zur Luxation (zum Herausspringen) der Kniescheibe kann die Folge sein.

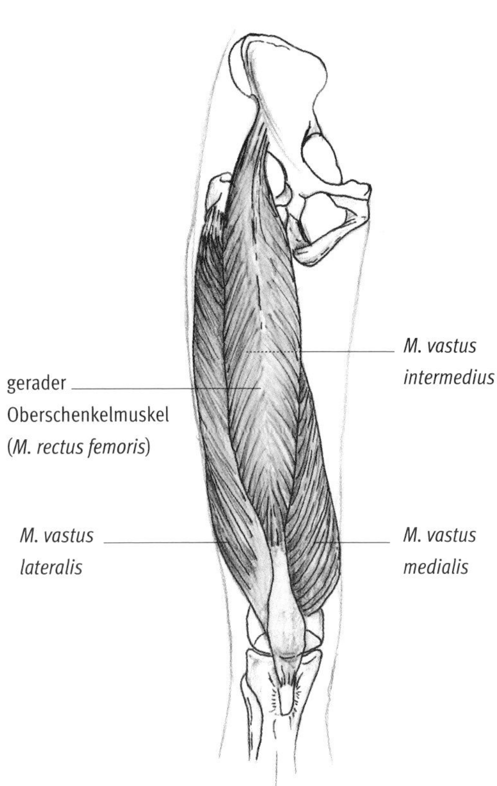

Abb. 5.6. Der vierköpfige Oberschenkelmuskel (*M. quadrizeps femoris*).

Beugung: Die **Hamstrings** (engl.: ham-string = Schinken-Strecker) auf der Rückseite des Oberschenkels sind für die Kniebeugung zuständig. Aufgrund ihres Verlaufes werden sie auch als *ischiocrurale Muskulatur* bezeichnet: Sie ziehen vom Sitzbeinhöcker (*ischium*) zum Unterschenkel (*crus*). Drei Muskeln zählen zur Gruppe der Hamstrings; alle haben ihren Ursprung am Sitzbeinhöcker und ziehen von dort entweder zur Innenseite (*M. semitendinosus, M. semimembranosus*) oder zur Außenseite (*M. biceps femoris*) des Unterschenkels. Gemeinsam beugen sie das Knie. Die an der Innenseite des Knies ansetzenden Muskeln wirken dabei gleichzeitig als Innenrotatoren, der äußere als Außenrotator. Im Plié hilft der koordinierte Einsatz der Hamstrings bei der optimalen Ausrichtung des Knies. Als zweigelenkige Muskeln strecken die Hamstrings im Hüftgelenk, während sie gleichzeitig im Kniegelenk beugen. Bei gebeugter Hüfte, z. B. beim Battement devant, werden sie daher in ihrem oberen Teil gedehnt. Damit erhöht sich ihr Zug auf das Knie. Fazit: Das Knie wird automatisch leicht gebeugt, wenn andere Muskeln nicht gezielt dagegen arbeiten.

Der **Wadenmuskel** (*M. triceps surae*) zählt ebenfalls zu den Kniebeugern. Sein Verlauf und seine Funktion werden in Kap. 6, S. 144 f. näher beschrieben.

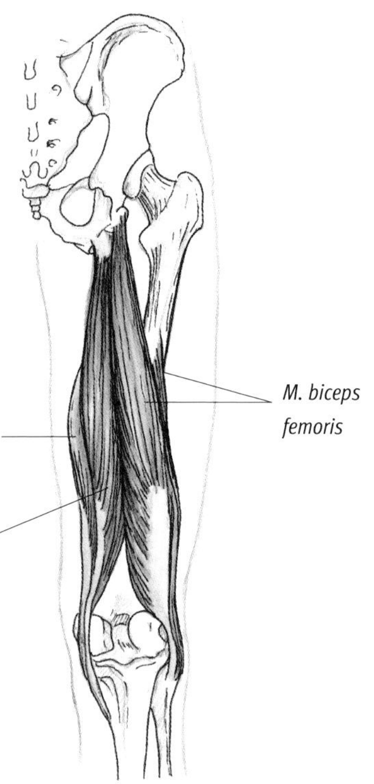

Abb. 5.7: Drei Muskeln zählen zu den Hamstrings: Sie ziehen vom Sitzbeinhöcker zur Innenseite und Außenseite des Unterschenkels.

Als sehnenartiges Band zieht die **Oberschenkelbinde** (*tractus iliotibialis*) an der Außenseite des Oberschenkels entlang. Von oben wird sie durch Fasern aus dem großen Gesäßmuskel (*M. gluteus maximus*) und durch den Spanner der Oberschenkelbinde (*M. tensor fasciae latae*) gestrafft, unten setzt sie an der Außenseite des Schienbeins an. Ihre Aufgabe ist die Verspannung der Oberschenkelaußenseite beim Stand auf einem Bein. Sie wirkt dem »Sitzen auf dem Standbein«, dem Abkippen des Beckens zur Spielbeinseite, entgegen und verhindert eine einseitige Überlastung im Kniegelenk.

Tab. 5.1: Wichtige Bewegungen im Knie und ihre Muskulatur

Kniebewegung	Hauptmuskeln
Beugung (Flexion)	Hamstrings (*M. biceps femoris, M. semitendinosus, M. semimembranosus*) zweiköpfiger Wadenmuskel (*M. gastrocnemius*) Schneidermuskel (*M. sartorius*)
Streckung (Extension)	vierköpfiger Oberschenkelmuskel (*M. quadrizeps femoris*)
Außenrotation im gebeugten Knie	äußerer Hamstring (*M. biceps femoris*)
Innenrotation im gebeugten Knie	innere Hamstrings (*M. semitendinosus, M. semimembranosus*) Schneidermuskel (*M. sartorius*) Schlanker Muskel (*M. gracilis*)

Beinformen

Bei der Beurteilung der Beinform unterscheidet man knöchern bedingte Fehlstellungen von funktionellen Fehlhaltungen. Die Struktur von Ober- und Unterschenkelknochen beeinflusst Form und Achse der Beine. Durch Tanztraining allein kann eine knöcherne Beinfehlstellung nicht behoben werden. Doch kann eine gute Muskelkoordination und eine bewusste Beinverschraubung die Fehlstellung positiv beeinflussen.

Die bekannten Beinfehlstellungen, **O-** und **X-Bein**, sind auch bei Tänzern häufig anzutreffen. Im parallelen Stand von vorne betrachtet erkennt man die charakteristische Abweichung des Knies: eine Abweichung in der Frontalebene, beim O-Bein nach außen, beim X-Bein nach innen. Diese Beinfehlstellungen gehen häufig mit einer »Entschraubung« der Beinspirale einher, bei der der Oberschenkel nach innen und der Unterschenkel nach außen dreht – das Gegenteil der funktionell stabilen 3-D-Beinverschraubung. In der Folge schielen die Kniescheiben nach innen. Je nach Position der Unterschenkel und Füße entsteht dadurch ein funktionelles O- oder X-Bein.

Die im Tanz häufig anzutreffende Überstreckbarkeit (*Hyperextension*) der Knie, das sogenannte **Säbelbein**, kann man am besten von der Seite erkennen. Geachtet wird dabei auf die maximale Streckfähigkeit im Kniegelenk. Im klassischen Tanz ist eine Überstreckbarkeit des Kniegelenks von etwa 10° erwünscht. Abzugrenzen ist der Begriff des Säbelbeins, wie er in der Schulmedizin Verwendung findet. Dort versteht man unter Säbelbein nicht die Überstreckbarkeit im Kniegelenk, sondern eine angeborene Verformung des Schienbeinknochens. Die im Tanz als Säbelbein bezeichnete Überstreckung im Knie wird hingegen im medizinischen Jargon als *genu recurvatum* bezeichnet.

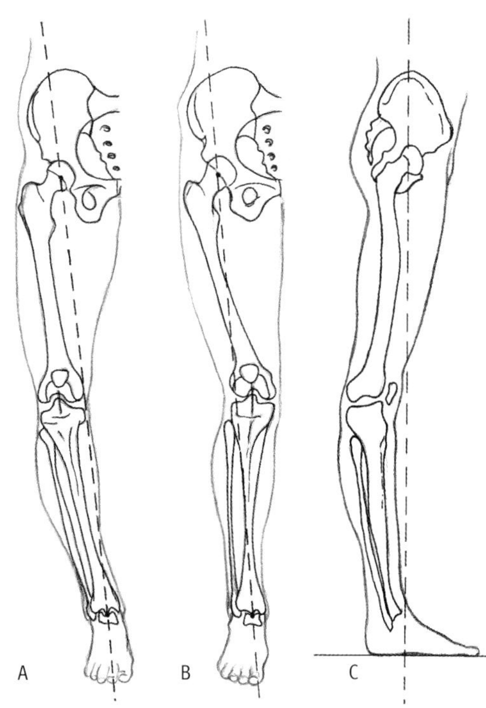

Abb. 5.8: Auch bei Tänzern finden sich die typischen Abweichungen der Beinachse: A) O-Bein. B) X-Bein. C) Säbelbein.

Tanz unter der Lupe: Be- und Überlastung

Die optimale Ausrichtung der Beinachsen ist der Schlüssel für gesunde Knie. Die Korrektur »Knie über die Fußspitzen« beinhaltet alles, was man für die Stabilisierung und Ausrichtung der Beinachse braucht. Sie ist eine der wirksamsten Vorbeugungsmaßnahmen gegen Knieprobleme, nicht nur im Tanz ...

Belastung

Die Beanspruchung der Knie ist hoch, egal welchen Tanzstil man betrachtet. Durch eine saubere Technik, welche die eigenen körperlichen Voraussetzungen beachtet, können viele Überlastungen bereits im Vorfeld vermieden werden.

Das Turnout

Die Hauptbewegung des Turnouts findet im Hüftgelenk statt. Sie kann und sollte auch nur dort trainiert werden (s. Kap. 4, S. 99 f.). Dennoch zählt zur Beurteilung des gesamten Turnouts neben der Rotationsfähigkeit im Hüftgelenk auch die knöcherne Form der Beinachse. Besonders wichtig ist hier die Schienbeintorsion. Mit einer Spannbreite von 0° bis 40° beim Erwachsenen kann sie stark variieren. Tänzer mit einer großen Schienbeintorsion können relativ entspannt in der 5. Fußposition stehen, und sogar eine eher kleine Außenrotation im Hüftgelenk lässt sich durch eine große Schienbeintorsion teilweise kaschieren. Doch einen Wermutstropfen gibt es: Tänzer mit großer Schienbeintorsion können zu Beginn des Demi plié, wenn die Hüfte noch kaum gebeugt ist, ihre Knie nur schwer über den Fußspitzen ausrichten.

Das Arbeiten im Turnout verändert die Ausrichtung der gesamten Beinmuskulatur. Durch die Außenrotation im Hüftgelenk werden die Muskeln an der Innenseite des Oberschenkels (Adduktoren) nach vorne gedreht; die Oberschenkelbinde an der Außenseite dreht nach hinten und auch der seitliche Hamstring richtet sich nach hinten aus. Dadurch kann es zu Muskeldysbalancen kommen: Die Innenmuskeln verlieren ihre Spannung und schwächen ab, der nach hinten rotierte äußere Hamstring und die Oberschenkelbinde verspannen sich und verkürzen. Wird zur Außenrotation im Hüftgelenk anstelle der tiefen Außenrotatoren verstärkt der große Gesäßmuskel eingesetzt – was man besonders bei Anfängern häufig antrifft –, so verspannt die Oberschenkelbinde durch den direkten Zug des großen Gesäßmuskels noch mehr. Das ökonomische Muskelgleichgewicht ist gestört.

Das Plié

Plié ist eine der häufigsten Bewegungen im Tanz. Jeder Absprung, jede Landung beginnt oder endet im Plié. Die Kniebeuger initiieren dabei konzen-

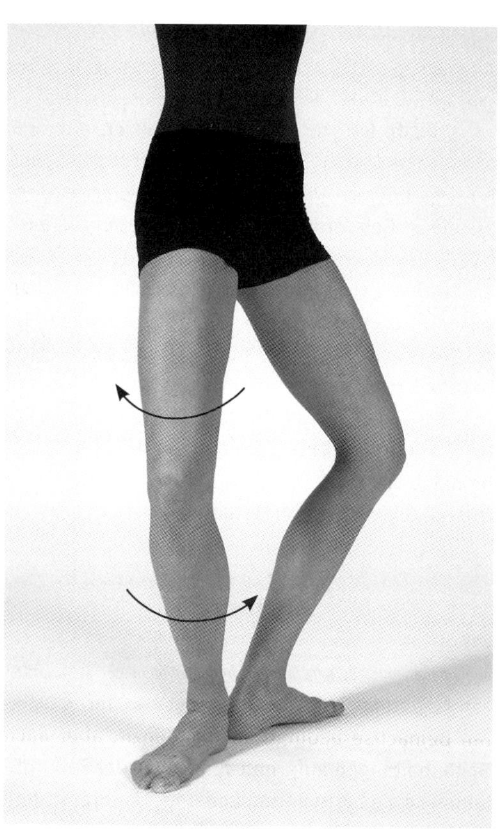

Abb. 5.9: Die ideale Verschraubung des Knies im Plié: Der Oberschenkel dreht nach außen, der Unterschenkel hält in Innenrotation dagegen.

trisch die Beugung, der vierköpfige Oberschenkelmuskel hält exzentrisch dagegen. Beide Muskelgruppen entspringen am Becken; dessen zentrierte Stellung ist damit Voraussetzung für ein gut koordiniertes Plié. Idealerweise wird in der Beugung die dreidimensionale Beinverschraubung beibehalten und sogar verstärkt: Außenrotation in der Hüfte, Innenrotation des Unterschenkels. So wird die Belastung gleichmäßig auf Innen- und Außenmeniskus verteilt, die Kreuzbänder sind umeinander gewrungen und damit optimal belastungsstabil, die Kniescheibe ist in ihrem Oberschenkelgleitlager zentriert. Die Verschraubung des Kniegelenks ist dabei unabhängig von der Ausgangsstellung des Beines, egal ob in 1., 5. oder paralleler Position. Idealerweise beugt das Knie genau in Verlängerung der Fußachse über die zweite Zehe.

Die gestreckten Knie

Maximal gestreckte Beine sind in vielen Tanzstilen gefragt. Je höher die passive Überstreckbarkeit im Knie, desto leichter fällt es dem Tänzer, das Knie auch aktiv in der Bewegung zu strecken. Säbelbeine gelten daher besonders im klassischen Tanz als ideale Beinform. Doch Säbelbeine bergen auch Gefahren: In der Überstreckung geht die dreidimensionale Beinverschraubung verloren, der Oberschenkel dreht leicht nach innen, die Kreuzbänder entspannen sich und die Kniescheibe wird einseitig belastet; die Kniestabilität lässt nach. Als Kompromiss zwischen stabiler Beinachse und ästhetischer Linie gilt eine leichte Überstreckbarkeit im Standbeinknie von etwa 10°. Im Spielbein kann die volle Überstreckung genutzt werden.

Überlastung

Knieschmerzen im Tanz sind meist Zeichen einer Fehlbelastung, oft durch Fehlstatik der gesamten Beinachse bedingt. Technikdefizit, aber auch Schonhaltungen aufgrund von Hüft- oder Fußproblemen sowie harte Böden und ungewohnte Schuhe sind mögliche Ursachen. Das Knie trägt oft nur die Folgen.

Chronische Überlastungen

Entzündung des Kniescheibenknorpels: *Chondropathia patellae* gilt als Überbegriff für Schmerzen hinter der Kniescheibe. Ursache ist eine Überlastung des Knorpels auf der Rückseite der Kniescheibe. Es kommt zu Irritationen, zur Knorpelschwellung bis hin zum Knorpelabbau. Das Problem entsteht, wenn sich die Kniescheibe in ihrem Gleitlager nicht in ihrer idealen Ausrichtung bewegt; dann wird der Druck im Gelenk ungleichmäßig verteilt. Meist bekommt der äußere Bereich der Kniescheibe den meisten Druck ab. Hoher Druck auf relativ kleiner Gelenkfläche führt langfristig zur Überlastung des Knorpels. Passen Form der Kniescheibenrückseite und des Oberschenkelgleitlagers anatomisch nicht gut ineinander, sind Überlastungen häufig. Auch funktionelle Fehlstellungen können Beschwerden hervorrufen. Dreht der Oberschenkel bei Kniebeugung nach innen, so wird damit das Gleitlager der Kniescheibe gleichsam unter der Kniescheibe hindurch mit nach innen gedreht. In der Beugung folgt die Kniescheibe dem Zug des Kniescheibenbandes nach außen. Der Anpressdruck im äußeren Bereich der Kniescheibe wird deutlich höher. Schmerzen nach langem Sitzen, zu Beginn der Belastung sowie nach längerem Training sind die Folge. Starke Anspannung der Oberschenkelmuskulatur kann durch das ständige Anpressen der Kniescheibe an den Oberschenkel die Beschwerden weiter verschlimmern.

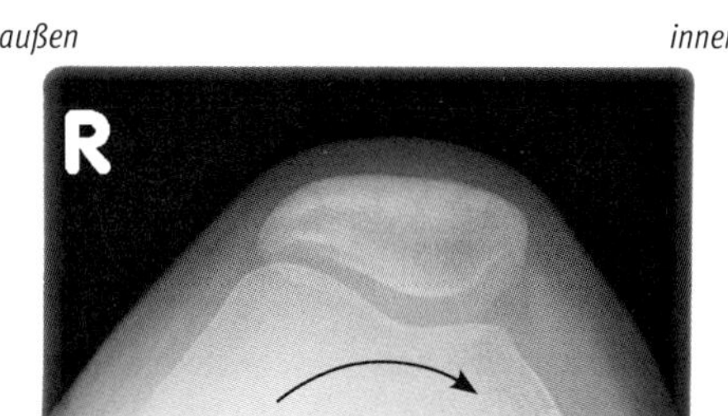

Abb. 5.10: Röntgenaufnahme bei gebeugtem Knie, Ansicht von unten: Die Kniescheibe ist verkippt, der Hauptdruck lastet auf der äußeren Seite der Kniescheibe. Dreht der Oberschenkel weiter nach innen, nimmt die Dysbalance im Gelenk noch zu.

Meniskusdegeneration: Abnutzungen betreffen meist den Innenmeniskus und hier besonders den hinteren Teil, das sogenannte Hinterhorn. Im Gegensatz zum Außenmeniskus ist der Innenmeniskus weniger beweglich und damit auftretenden Torsionskräften vermehrt ausgesetzt. Maximale Kniebeugung komprimiert das Innenmeniskushinterhorn und kann so zu langsamer Veränderung der Knorpelstruktur führen; die Stabilität des Meniskus nimmt ab.

Patellaspitzensyndrom: Eine Entzündung des Kniescheibenbandes direkt am unteren Pol der Kniescheibe wird als Patellaspitzensyndrom bezeichnet. Ursachen können extreme Säbelbeine sein, forcierte Rotation im Knie bei unzureichendem Turnout der Hüfte, Springen auf harten Böden, rasche intensive Trainingszunahme oder unzureichendes Warm-up. Zur Therapie ist eine vorübergehende Belastungsreduktion nötig.

Morbus Osgood Schlatter: Starker Zug des Kniescheibenbandes an seiner Ansatzstelle am Schienbeinhöcker kann besonders bei jungen männlichen Tänzern zu Entzündungen in diesem Bereich führen. Während des Wachstums ist das Kniescheibenband über eine Knorpelzone mit dem Schienbeinknochen verbunden. Auf zu starken Zug reagiert dieser Knorpelbereich empfindlich: Der Knorpel wird gereizt, der Schienbeinhöcker schwillt an. Belastungsreduktion ist nötig. Einen durchgemachten Morbus Osgood Schlatter kann man oft noch Jahre später an einem prominenten Schienbeinhöcker erkennen.

Bursitis: Im Bereich des Knies befinden sich zahlreiche Schleimbeutel. Ihre Aufgabe ist der Schutz von Muskeln, Sehnen oder Bändern vor Druck und Reibung. Durch direkten mechanischen Druck, zum Beispiel bei dynamischer Bodenarbeit oder enger Beinkleidung, können sich besonders die auf oder unterhalb der Kniescheibe liegenden Schleimbeutel entzünden. Schwellung, Rötung und Schmerz sind typische Zeichen für eine Schleimbeutelentzündung. Entlastung und weitere Druckvermeidung sind angesagt.

Akute Verletzungen

Riss des vorderen Kreuzbandes: Im gebeugten Knie übernehmen die Kreuzbänder die Stabilisierung des Knies. Kommt es bei Kniebeugung zu einer plötzlichen forcierten Rotation des Unterschenkels, gerät besonders das vordere Kreuzband unter maximale Spannung. Fehlt die muskuläre Stabilisation, hält das Band der Spannung nicht Stand: Anriss, Teilriss oder Komplettriss sind die Folge. Zum Riss des hinteren Kreuzbandes kommt es deutlich seltener. Ursachen für einen Kreuzbandriss gibt es viele: Akute Traumen bei der Landung oder in der dynamischen Bodenarbeit, aber auch direkte Fremdeinwirkung durch andere.

Akuter Meniskusriss: Ein Komplettriss des vorderen Kreuzbands geht nicht selten mit weiteren Verletzungen einher. Für größere Knietraumen typisch ist eine Kombination aus Riss des vorderen Kreuzbandes, des Innenbandes und Einriss des Innenmeniskus. Verletzungen im Meniskusbereich treten aber auch isoliert auf. Häufig ist der hintere Teil des Innenmeniskus betroffen, da dort biomechanisch die größten Scherkräfte auftreten.

Patellaluxation: Zum Herausspringen der Kniescheibe aus ihrem Gleitlager kommt es meist bei Landungen oder Drehungen auf instabiler Beinachse. Forcierte Außenrotation des Unterschenkels zieht die Kniescheibe nach außen. Fehlt die muskuläre Gegensteuerung, so kann die Kniescheibe komplett aus ihrem Gleitlager herausspringen. Luxiert die Kniescheibe wiederholt bereits bei kleinen Belastungen, so spricht man von einer *habituellen Kniescheibenluxation*. Eine professionelle Tanzkarriere ist dann nicht zu empfehlen.

Tücken im Tanz

So essentiell die dreidimensionale Beinverschraubung im Tanz ist, so schwierig ist ihre konsequente Umsetzung. Wird das Turnout von den Knien erzwungen, ist das Plié nicht muskulär stabilisiert oder hat der Tänzer die Angewohnheit, seine Knie maximal zu überstrecken, dann ist eine optimale Koordination im Knie nicht mehr möglich. Dann passiert genau das Gegenteil von dem, was das Knie entlastet: Der Oberschenkel dreht nach innen, der Unterschenkel nach außen, das Knie »entschraubt«. Keine gute Voraussetzung für gesunde Tänzerknie!

Das forcierte Turnout – Auswirkung auf das Knie

Das maximale Turnout von den Füßen aufwärts und nicht von den Hüften abwärts ist für einen Großteil der Knieprobleme im Tanz verantwortlich. Biomechanisch betrachtet ist eine Rotation im gestreckten Kniegelenk nicht möglich. Im überstreckten Knie hingegen ist durch die Instabilität des Kapselbandapparats und die oft fehlende muskuläre Stabilisierung die Beweglichkeit erhöht: Das Kniegelenk kann in geringem Ausmaß passiv rotiert werden. Ein gefährlicher Mechanismus, denn durch die forcierte Rotation im gestreckten Knie werden nicht nur das Innenband überlastet und die an der Knieinnenseite ansetzenden Muskeln und Sehnen überdehnt. Auch der Innenmeniskus muss gefährliche Scherkräfte aushalten. Durch die Außenrotation im Unterschenkel wird die Kniescheibe in ihrem Gleitlager nach außen gezogen: Einseitige Überlastung des Kniescheibenknorpels bis hin zur Patellaluxation (s. S. 126) können die Folgen sein. Die äußere Oberschenkelmuskulatur (der äußere Hamstring und die Oberschenkelbinde) verkürzt und fixiert damit den Unterschenkel auch außerhalb des Tanzsaals in leichter Außenrotation. Selbst beim Gehen »entschraubt« das Knie so immer weiter. Der äußere Muskelzug fixiert das Wadenbeinköpfchen hinten, die fehlende Bewegung des Wadenbeins kann sich nach unten auswirken: Auch das Sprunggelenk büßt an Beweglichkeit ein.

Erkennen: Anhand der Stellung der Kniescheibe und der Lage des Schienbeinhöckers lassen sich die Rotationsverhältnisse im gestreckten Bein abschätzen. Im Idealfall stehen Mittellinie der

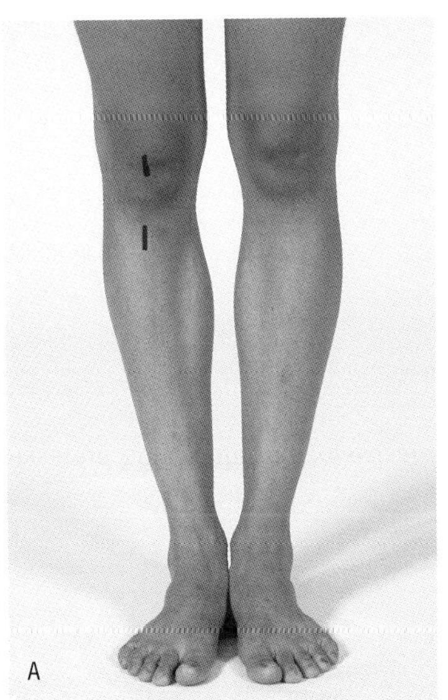

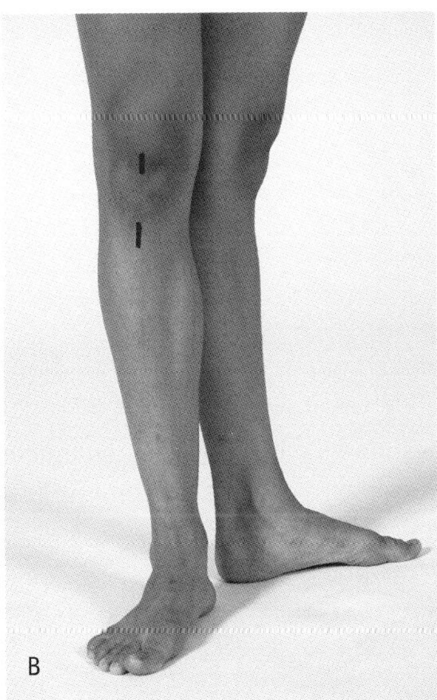

Abb. 5.11: Abschätzen der Rotationsverhältnisse im gestreckten Knie:
A) Paralleler Stand: Die Mittellinie der Kniescheibe und der Mittelpunkt des Schienbeinhöckers sollten fast senkrecht untereinander stehen.
B) Turnout: Der Abstand der Linien sollte gegenüber dem parallelen Stand unverändert bleiben.

Kniescheibe und Mittelpunkt des Schienbeinhöckers fast senkrecht untereinander. Eine geringe Abweichung des Schienbeinhöckers nach außen ist besonders bei Frauen normal. Betrachtet wird die Knieausrichtung im parallelen Stand, anschließend im Turnout. Dabei sollte sich der Abstand zwischen der Mittellinie der Kniescheibe und dem Mittelpunkt des Schienbeinhöckers in beiden Positionen nicht verändern. Wird der Abstand im Turnout größer, ist das ein Zeichen dafür, dass das Turnout aus den Knien forciert wird.

Was man tun kann:

- Die Beine sollten nur so weit ausgedreht werden, wie die Außenrotation auch tatsächlich im Hüftgelenk von den Muskeln gehalten werden kann (s. Kap. 4, S. 99 f.).
- Die 1. Fußposition sollte stets mit gestreckten Knien über die Außenrotation in der Hüfte eingenommen werden. Das Aufstellen über das Plié von den Füßen nach oben ist für die Knie Gift.
- Auswärts-Laufen außerhalb des Tanzsaals belastet die Knie unnötig. Im parallelen Gang lässt sich die Beinverschraubung gut trainieren und so das Knie auch für seine Aufgaben im Tanz kräftigen.

Das unkontrollierte Plié

Wohl einer der häufigsten Fehler im Tanz ist das Nach-innen-Fallen der Knie beim Demi plié, ob parallel oder im Turnout. Ursachen dafür gibt es viele, sei es die knöcherne Einschränkung der Hüftbeweglichkeit, Schwäche oder Dysbalance der Muskulatur oder fehlende Feinkoordination. Für das Knie hat dies schwerwiegende Folgen: Bei jeder Bewegung im Kniegelenk bewegen die Menisken passiv mit, in der Beugung gleiten sie zusammen mit dem Oberschenkelknochen nach hinten. Fällt nun beim Plié das Knie nach innen, so werden die Menisken auch in diese Bewegung mitgenommen. Während der Unterschenkel beugt, rotiert der Oberschenkel nach innen, oder umgekehrt betrachtet: Der Unterschenkel dreht gegenüber dem Oberschenkel nach außen. Die Menisken folgen nun auf der einen Seite der Gleitbewegung des Oberschenkels nach hinten, auf der anderen Seite der Außenrotation des Schienbeins nach außen. Ein Verhängnis besonders für den Innenmeniskus, der ana- tomisch bedingt nur wenig Beweglichkeit besitzt. Sein unterer Teil wird mit dem Schienbeinplateau nach vorne, sein oberer Teil mit dem Oberschenkelknochen nach hinten gezogen. So entstehen Scherkräfte, denen kein Meniskus lange standhalten kann.

Bei jedem Plié wird der vierköpfige Oberschenkelmuskel, der *M. quadrizeps*, exzentrisch gedehnt. Je tiefer das Plié, desto stärker wird dabei die Kniescheibe, die ja in den Verlauf des Oberschenkelmuskels eingebettet ist, in ihr Gleitlager gepresst. Es lässt sich ahnen, welch hohe Druckverhältnisse im Grand plié hinter der Kniescheibe herrschen müssen. Eine gute Achsenausrichtung des Knies ist hier essentiell.

Erkennen: »Knie über die Fußspitzen.« Die Umsetzung dieser Korrektur lässt sich leicht erkennen: Ist die Kniescheibe in einer Linie mit der Fußspitze ausgerichtet? Fällt im gebeugten Knie das Lot zwischen erste und zweite Zehe?

Was man tun kann:

- »Knie über die Fußspitzen« gilt in jeder Position, egal ob im parallelen Stand oder Turnout, ob im Demi oder Grand plié.
- 4. Position Grand plié sollte, wenn überhaupt, nur in warmem Zustand und bei guter Tanztechnik ausgeführt werden. Nur bei optimaler Ausrichtung der Beinachse ist es möglich, den hohen Anpressdruck der Kniescheibe gleichmäßig auf die gesamte Kniescheibenrückseite zu verteilen.

Säbelbeine – Überstreckbare Knie

Zwar ist das Säbelbein, das *genu recurvatum*, besonders aus dem klassischen Tanz nicht wegzudenken, doch funktionell ist es alles andere als ideal. Überstreckte Knie verhindern die stabile Beinverschraubung: Der Oberschenkel dreht nach innen, die Kreuzbänder »entschrauben«, das Knie wird instabil. Die Rotation in den Knien kann zu Meniskusschäden führen, die hinteren Muskel- und Sehnenansätze werden überlastet. Ausgeprägte Säbelbeine verstärken eine Hohlkreuzhaltung, das Becken kippt nach vorne und die Balance wird erschwert. Die klassischen Fußpositionen können nicht mehr sauber eingenommen werden. 1. und 5. Fußposition sind nur mit gebeugten Knien möglich. Ausgeprägte Säbelbeine führen oft zu einer Gewichtsverlagerung nach hinten, wobei die Ferse das Hauptgewicht trägt. Zahlreiche Überlastungsschmerzen im gesamten Beinbereich können darin ihre Ursache haben.

Eine Überstreckbarkeit des Knies von bis zu 10° wird im Tanzen toleriert. Ein Kompromiss, der nicht leicht zu erspüren ist. Das Knie im Standbein nie ganz durchzustrecken, das Endgefühl der Streckung nicht als Körpersignal für die optimale Beinachse verwenden zu können, das fällt vielen Tänzern schwer. Umso komplizierter wird es, wenn man im Spielbein die volle Überstreckbarkeit des Knies nutzt. Dann muss das Gehirn lernen, schnell und genau zwischen Spiel- und Standbein zu differenzieren.

Erkennen: Das typische Säbelbein erkennt man am besten von der Seite. Füße parallel, die Beine sind gestreckt. Man zieht eine gedachte Linie vom Hüftgelenk zur Mitte des Sprunggelenks. Befindet sich das Kniegelenk hinter dieser Linie, spricht man vom Säbelbein.

In der Tanzmedizin wird zur Abschätzung des Säbelbeins die Überstreckung im Kniegelenk selbst gemessen. Dies sollte sowohl passiv im Liegen als auch aktiv im Stehen erfolgen.

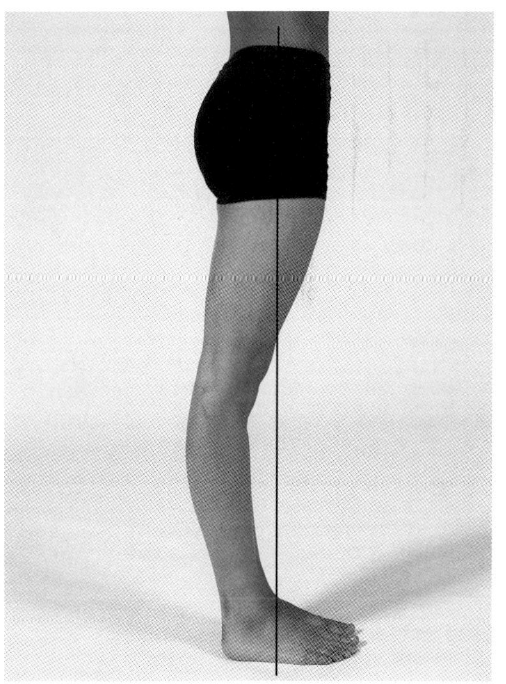

Abb. 5.12: Das Säbelbein.

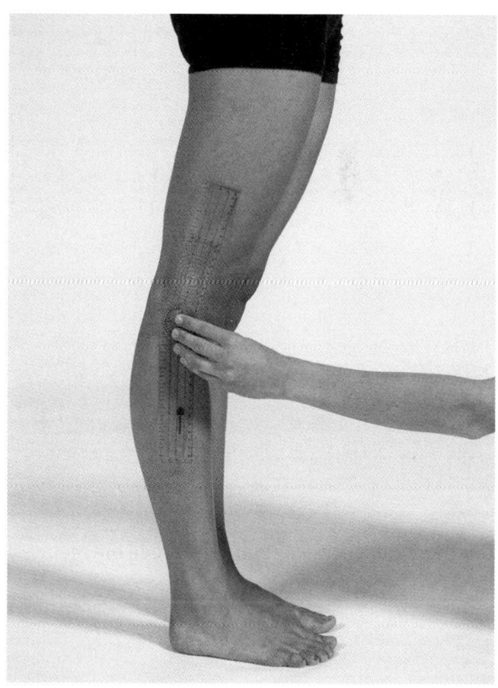

Abb. 5.13: Tanzmedizinische Messung des Säbelbeins im Stand mit Hilfe eines Winkelmessgerätes.

Was man tun kann:

- Nicht passiv in der Überstreckung hängen. Einer Überstreckung von über 10° im Standbein muss im Training entgegen gearbeitet werden.
- Im Standbein an die gerade Beinachse denken. Die gesamte knieumgreifende Muskulatur sollte an der Stabilisation des Beines beteiligt sein. Nicht die Kniescheibe beim Strecken des Beines nach oben ziehen! Nur so kann hintere und vordere Oberschenkelmuskulatur im Gleichgewicht arbeiten.
- Das Bild der dreidimensionalen Beinverschraubung kann helfen, die optimale Beinstreckung zu erspüren. Beginnt der Oberschenkel nach innen zu drehen, so fällt das Knie in die Überstreckung. Auch im parallelen Stand das Knie nur so weit strecken, dass eine leichte Außenrotation im Hüftgelenk gehalten werden kann!

Der genaue Blick – Die Eigenanalyse

Eine gut koordinierte Beinachse ist Basis für langes, verletzungsfreies Tanzen. Form, Beweglichkeit, Funktion und Kraft des gesamten Beines lassen sich am einfachsten mit einem Partner beurteilen.

Form und Beweglichkeit

Die Beinachse wird einerseits durch die knöcherne Struktur von Ober- und Unterschenkel, andererseits durch die Beweglichkeit von Hüft-, Knie- und Sprunggelenk bestimmt.

Die **knöcherne Torsion des Schienbeins** ist ein wichtiger Faktor bei der Bestimmung des gesamten Turnouts. Die Abschätzung der Schienbeintorsion erfolgt in Bauchlage. Beide Beine gestreckt, Knieinnenseiten berühren sich. Die Knie werden 90° gebeugt, die Füße sind locker. Der Partner bringt die Füße durch leichten Druck auf die Fußsohlen in die Flexposition (Dorsalflexion des Fußes), ohne die Bewegung dabei in eine Richtung zu forcieren. Die Füße werden ganz locker nur im Sprunggelenk bewegt. Legt man nun durch beide Füße eine gedachte Linie von der Mitte der Ferse zur zweiten Zehe, so bildet jede dieser Linien mit der Mittellinie einen Winkel, anhand dessen sich die Schienbeintorsion abschätzen lässt. Je größer dieser Winkel, desto größer auch die Scheinbeintorsion. Unterschiede zwischen beiden Seiten sind keine Seltenheit.

In der Tanzmedizin wird die Schienbeintorsion im Kniestand gemessen. Der Tänzer kniet auf der Untersuchungsliege, die Knie rechtwinklig

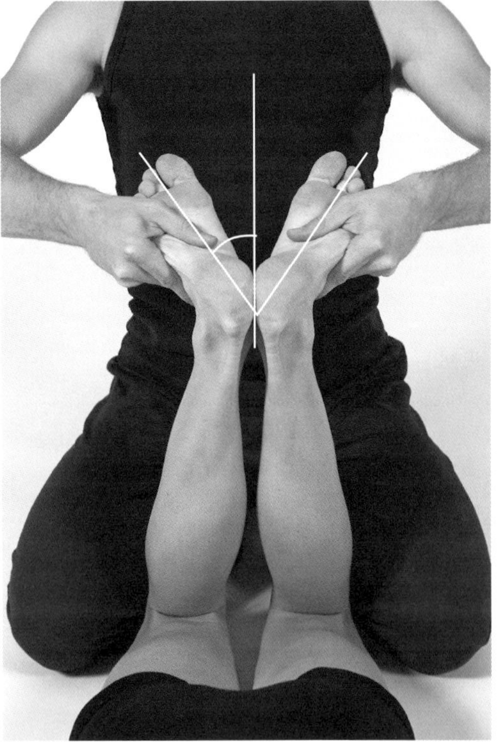

Abb. 5.14: Abschätzung der knöchernen Schienbeintorsion: Der Winkel zeigt die Schienbeintorsion an.

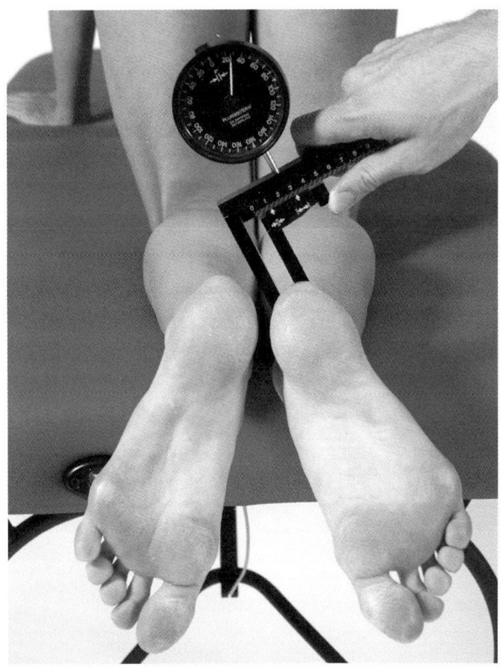

Abb. 5.15: Tanzmedizinische Messung der Schienbeintorsion mit dem Pluritor-T-Messgerät.

gebeugt, die Füße hängen locker über den Rand der Liege. Ein spezieller Winkelmesser (Pluritor T) wird von hinten auf die Rückseite der Fußknöchel aufgesetzt und die Schienbeintorsion direkt abgelesen.

Zur Beurteilung der **Beinachse** steht man parallel, hüftbreit vor einen Spiegel. Die Beinmuskeln sind möglichst locker.

- Fallen die Kniescheiben nach innen?
- Berühren sich die Knieinnenseiten?
- Stehen die Beine in O- oder X-Beinstellung?

Anschließend seitlich zum Spiegel stellen, Füße parallel, hüftbreit, Knie maximal gestreckt. Nun zieht man eine gedachte Linie vom Hüftgelenk zur Mitte des Sprunggelenks. Ein Säbelbein liegt vor, wenn sich das Kniegelenk hinter dieser Linie befindet (s. S. 129).

Die **Beweglichkeit im Kniegelenk** testet man im unbelasteten Knie:

Maximale Beugung: Rückenlage. Nacheinander werden beide Knie maximal gebeugt. Fühlt sich die Beugung am Ende der Bewegung weich und federnd an? Ist sie für beide Knie gleich?

Passive Überstreckung: Rückenlage, Beine locker ausgestreckt, Knie schauen Richtung Decke. Der Partner hebt einen Fuß soweit vom Boden ab, dass die Rückseite des Knies gerade noch Bodenkontakt hat. Die Distanz zwischen Ferse und Boden dient zur Abschätzung der passiven Streckbarkeit im Knie.

Rotation: Sitz, ein Knie 90° gebeugt, Fuß leicht geflext, Gewicht auf der Ferse. Beide Hände umgreifen den Unterschenkel direkt unterhalb des Knies. Sie helfen aktiv mit, den Unterschenkel nach außen und innen zu drehen. Der Fuß zeigt das Bewegungsausmaß an. Idealerweise sollten Innen- und Außenrotation gleich groß sein. (s. Abb. 5.16)

Funktion und Kraft

Aufschluss über die dreidimensionale Verschraubung der Beinachse gibt die genaue **Analyse der Kniestellung:**

1. Im Sitzen bei entspanntem Knie mit einem Stift die Mittellinie der Kniescheibe und die Mittellinie des Schienbeinhöckers markieren. Die beiden Punkte dienen als Hilfslinien für die Beurteilung der funktionellen Beinachse (s. Abb. 5.11, S. 127).
2. Aufrechter Stand vor dem Spiegel, Füße stehen parallel hüftbreit, Muskulatur entspannt. Wie groß ist der Abstand zwischen den beiden gezeichneten Hilfslinien?
3. Füße parallel nach vorne ausgerichtet lassen, aktiv die Oberschenkel im Hüftgelenk nach außen drehen, dabei den Bodenkontakt mit dem Großzehengrundgelenk halten. Lässt sich der Abstand zwischen den beiden Linien dadurch verkleinern?
4. Demi plié parallel. Lassen sich die Linien im Demi plié genau übereinander bringen?
5. Wiederholung von 3. und 4. im Turnout.

Die **Kraft der funktionellen Beinachse** testet man im Stand. Die Füße stehen parallel hüftbreit, beide Hände zur Stange, möglichst vor dem Spiegel. Ein Bein ist belastet, der Fuß des anderen an den Knö-

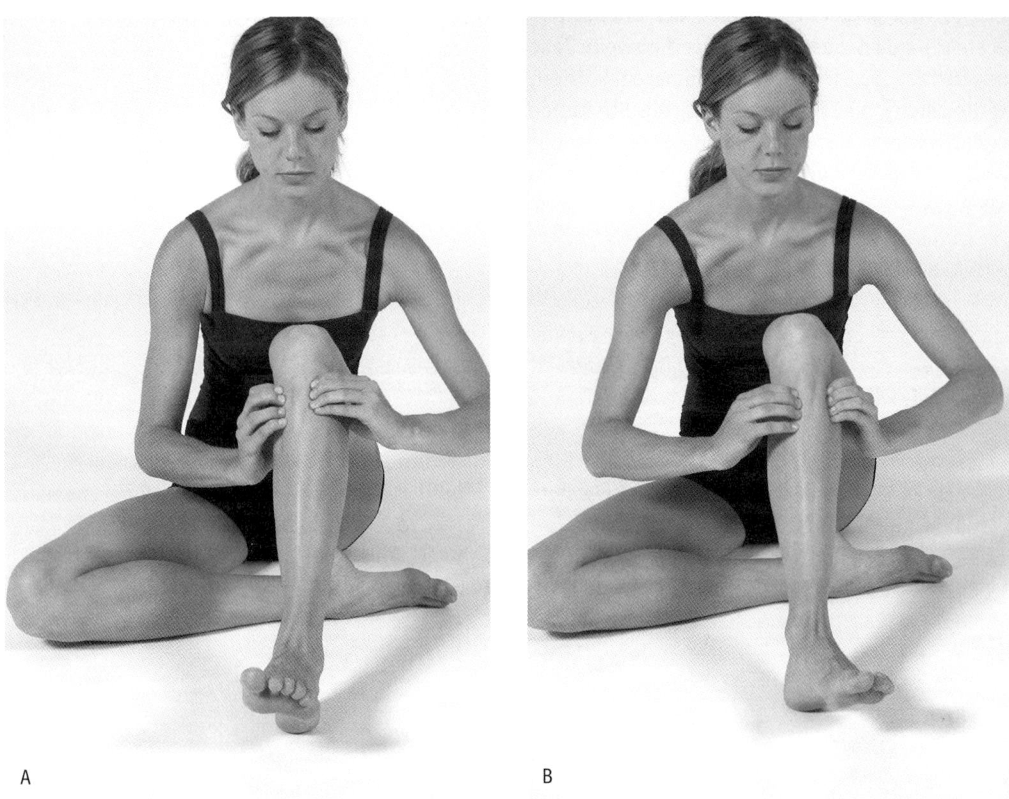

A B

Abb. 5.16: Beurteilung der Rotation im Knie: Beide Hände helfen mit, den Unterschenkel nach innen (A) und außen (B) zu drehen; der Fuß zeigt das Bewegungsausmaß an.

chel des Standbeines (Sur le cou-de-pied) angelegt. Wiederholtes Demi plié auf einem Bein unter optimaler Ausrichtung der Beinachse. 25 Wiederholungen sollten möglich sein, ohne dass die Hilfslinien für die Knieausrichtung – Mittellinie der Kniescheibe und Mittellinie des Schienbeinhöckers, vgl. Analyse der Kniestellung oben – im Plié oder in der Streckung stark voneinander abweichen. Klassische Tänzer sollten diesen Test auch im Turnout wiederholen.

Tipps und Tricks zur Prävention

Schmerzen in den Knien sind im Tanz keine Seltenheit. Überlastung und Technikfehler sind die häufigsten Ursachen für Knieprobleme. Gezielte Maßnahmen im und außerhalb des Trainings können helfen, Knieprobleme wieder in den Griff zu bekommen oder sie – im Idealfall – gar nicht erst auftreten zu lassen.

Im Alltag

Wie im Tanz so sollten auch im Alltag die Knie stets über die Fußspitzen ausgerichtet werden, egal ob im Stand, beim Gehen, oder Laufen. Besonders beim Treppensteigen lässt sich die Verschraubung des Beines effizient trainieren. Bei Kniebeugung dreht der Oberschenkel im Hüftgelenk leicht nach außen, der Fuß wird parallel aufgesetzt, der Unterschenkel steht parallel, das Knie ist über die zweite Zehe ausgerichtet. So ist das Knie optimal stabilisiert, die Belastung großflächig verteilt, die Strukturen werden entlastet. Streckt nun das Knie, wird das Ausmaß der Verschraubung kleiner, die Rotationsrichtungen – Oberschenkel dreht nach außen, Unterschenkel nach innen – bleiben jedoch bis zur vollen Streckung erhalten. Achtung: Im überstreckten Knie drehen sich die Rotationsrichtungen um. Kniescheibe, Kreuzbänder und Menisken werden dadurch einseitig belastet und langfristig überlastet, das Knie wird instabil.

Tipps:

- Achten Sie beim Gehen darauf, die Knie stets über die Fußspitzen auszurichten. Dies lässt sich besonders gut beim Treppensteigen üben. Wählen Sie eine Alltagsstrecke aus, die Sie täglich ganz bewusst mit optimal verschraubtem Knie »beschreiten« wollen.
- Auch beim Stehen auf die Ausrichtung der Knie achten. Drehen die Oberschenkel im Hüftgelenk leicht nach innen, »schielen« die Kniescheiben, so neigen Sie dazu, passiv in den Knien zu hängen. Das Bild der aktiven Verschraubung der Beinachse kann Ihnen helfen, Ihre Beinachse auch im Alltag bewusst auszurichten. O- oder X-Beine werden so funktionell verbessert.
- Überstreckte Knie sind auch im Alltag ein Problem. Achten Sie auch hier auf die funktionelle Verschraubung: Die Kniescheiben sollten stets über die Fußspitzen ausgerichtet werden.
- Beim Sitzen sollten Sie die Beine nicht für längere Zeit übereinander schlagen. Denn dabei hängt der Unterschenkel des oberen Beines in einer leichten Außenrotation, das Knie wird »entschraubt«. Das ist langfristig keine ideale Haltung zur Entspannung des Kniegelenks.
- Vermeiden Sie im Alltag das häufige Tragen hoher Schuhe. Hohe Absätze belasten die Knie und können zu Überlastungen und Schmerzen besonders im vorderen Kniebereich führen.

Gezielte Übungen

Mobilisation

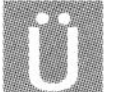

Mobilisation der Menisken – Entspannung des äußeren Hamstring (*M. biceps femoris*) – »Scheibenwischer«

Ausgangsposition: Sitz. Ein Knie 90° gebeugt, die innere Hand umfasst die Innenseite des Unterschenkels. Der Fuß ist locker geflext oder entspannt auf dem Boden.

Aktion: Unterschenkel nach innen rotieren, die Hände unterstützen die Bewegung: Die äußere Hand streicht die seitliche Oberschenkelmuskulatur in die Verlängerung aus, die innere Hand initiiert die Innenrotation des Unterschenkels. Die Mobilisation mehrmals wiederholen und dabei das Bewegungsausmaß jedes Mal leicht vergrößern. In der Innenrotation bewusst die Entspannung und Verlängerung des äußeren Hamstring wahrnehmen.

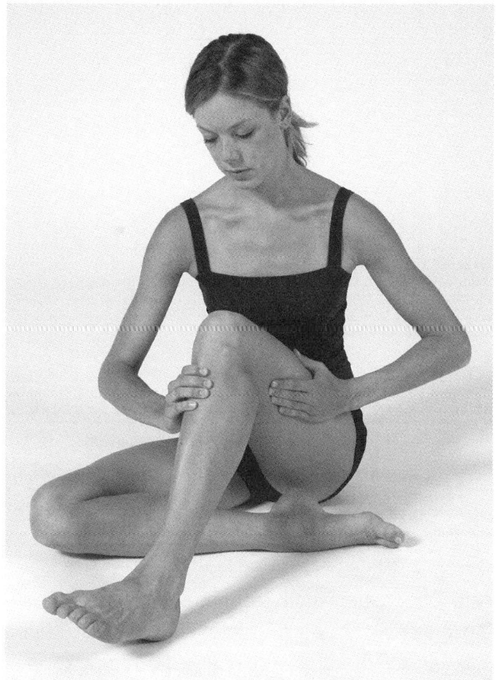

Abb. 5.17: Der »Scheibenwischer«: Die Hände helfen mit, den Unterschenkel nach Innen zu rotieren.

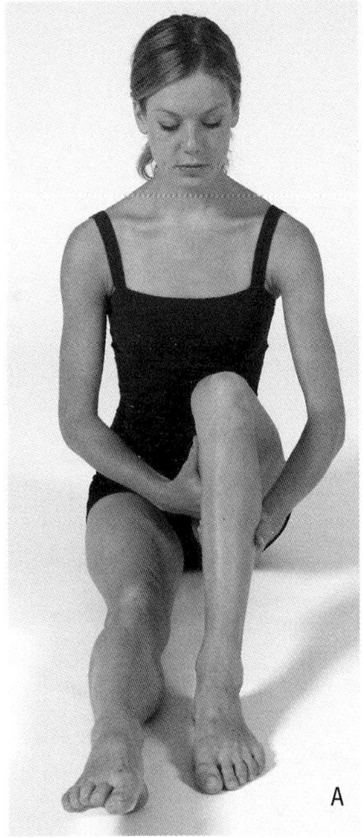

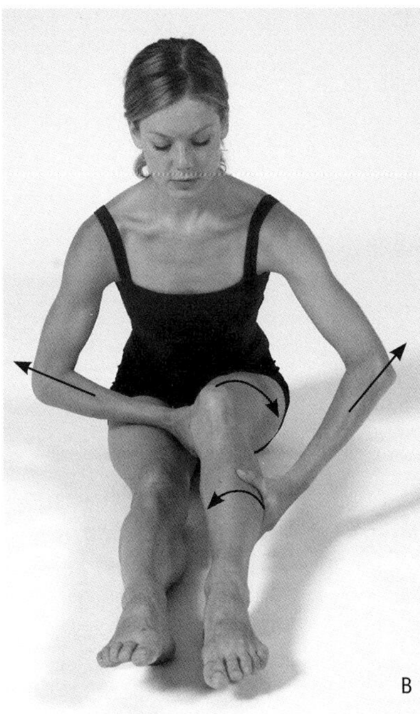

Abb. 5.18: Wahrnehmung der 3-D-Beinverschraubung ohne Belastung: A) Ausgangsposition. B) Während das Knie streckt, ziehen beide Arme nach außen, so dass der Oberschenkel nach außen, der Unterschenkel nach innen rotiert.

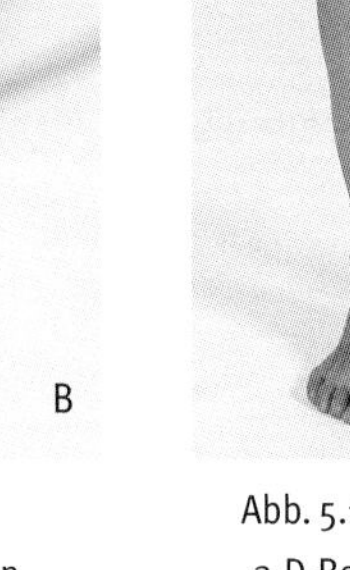

Abb. 5.19: Wahrnehmung der 3-D-Beinverschraubung bei Belastung.

Wahrnehmung

Wahrnehmung der 3-D-Beinverschraubung ohne Belastung

Ausgangsposition: Sitz. Rechtes Bein leicht gebeugt. Den Oberschenkel des rechten Beins mit der linken Hand, den Unterschenkel mit der rechten Hand jeweils von unten umgreifen.

Aktion: Das rechte Knie strecken, dabei beide Arme nach außen ziehen, so dass der Oberschenkel in Außenrotation, der Unterschenkel in Innenrotation mobilisiert wird. Die Verschraubung wahrnehmen. Dasselbe mit dem linken Bein wiederholen.

Wahrnehmung der 3-D-Beinverschraubung bei Belastung

Hilfsmittel: Theraband

Ausgangsposition: Aufrechter Stand. Füße stehen parallel hüftbreit. Ein Bein analog der Darstellung in Abb. 5.19 mit Theraband umwickelt.

Aktion: Wahrnehmung der Rotationsverhältnisse im Bein: Den Großzehenballen aktiv in den Boden drücken, die Außenrotation im Hüftgelenk durch Zug des Therabands verstärken. Das so umwickelte Bein in verschiedenen Positionen als Spiel- und Standbein testen. Die Verschraubung wahrnehmen: Oberschenkel dreht nach außen, Unterschenkel hält in Innenrotation dagegen. Im Plié verstärkt sich die Verschraubung, in der Streckung nimmt sie ab.

Kräftigung

Kräftigung der Kniemuskulatur

Ausgangsposition: Aufrechter Stand. Füße stehen parallel hüftbreit, beide Hände zur Stange, möglichst vor dem Spiegel. Ein Bein belastet und mit Theraband umwickelt (s. Abb. 5.19), der Fuß des anderen Beins an den Knöchel des Standbeins (Sur le cou-de-pied) angelegt.

Aktion: 25 Demi pliés auf dem Standbein unter Einhaltung der optimalen Beinachse. Verschraubung wahrnehmen: Oberschenkel dreht nach außen, Unterschenkel hält in Innenrotation dagegen. Im Plié die Verschraubung bewusst verstärken, in der Streckung leicht nachlassen, aber nie komplett aufgeben. Die Übung mit dem anderen Bein wiederholen.

Entspannung

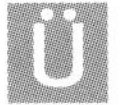

Contract-Relax-Dehnung des vierköpfigen Oberschenkelmuskels (*M. quadrizeps femoris*)

Ausgangsposition: Bauchlage. Beide Beine gestreckt, Knieinnenseiten berühren sich.

Aktion: Ein Knie anbeugen, den Fuß mit der Hand umfassen, das Bein in die maximale Kniebeugung ziehen, Beckenschaufel und Schambein gegen den Boden drücken, um die Dehnung zu verstärken. Achtung: Nicht ins Hohlkreuz fallen! Die Dehnung 8 Sekunden halten. Anschließend aktiv den Fuß in die Hand drücken, die Muskelaktivität im Oberschenkel wahrnehmen, die Spannung für 8 Sekunden halten. Spannung loslassen. Die Übung 5-mal wiederholen, mit der Dehnung abschließen. Die Übung mit dem anderen Bein wiederholen.

Contract-Relax-Dehnung der Hamstrings

Ausgangsposition: Rückenlage. Beine gestreckt, Knie schauen Richtung Decke. Rechtes Bein gestreckt anheben, das Becken bleibt dabei gerade. Mit beiden Händen das Bein – je nach Beweglichkeit – am Ober- oder Unterschenkel umgreifen. Das linke Bein bleibt gerade ausgestreckt auf dem Boden liegen.

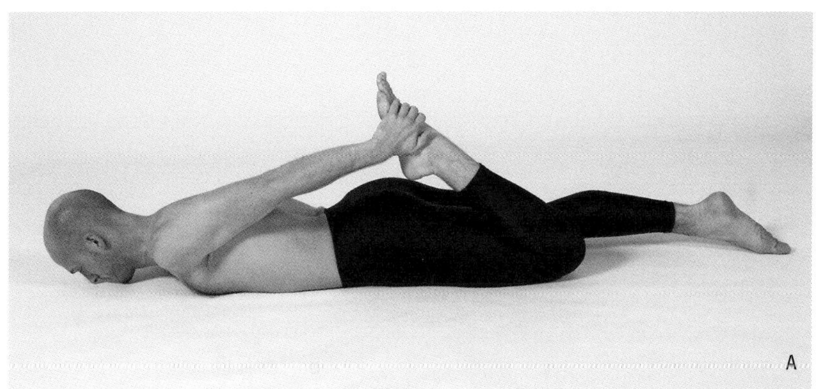

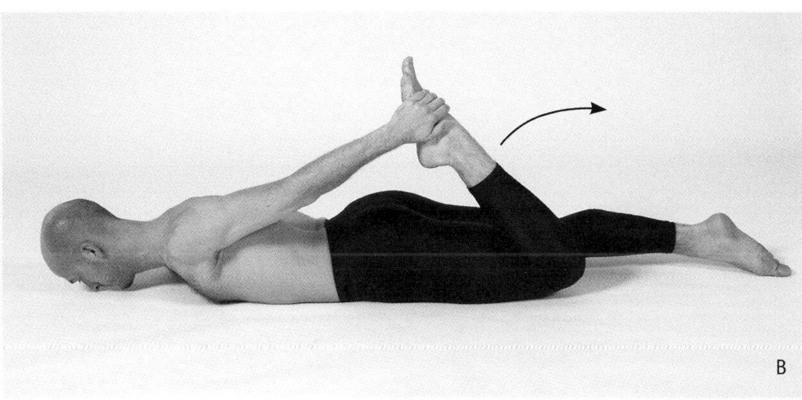

Abb. 5.20: Contract-Relax-Dehnung des vierköpfigen Oberschenkelmuskels: A) Das Bein in die maximale Kniebeugung ziehen. B) Den Fuß aktiv in die Hand drücken.

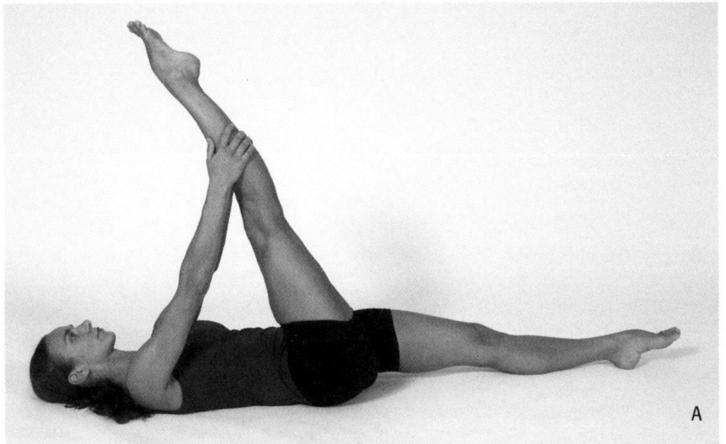

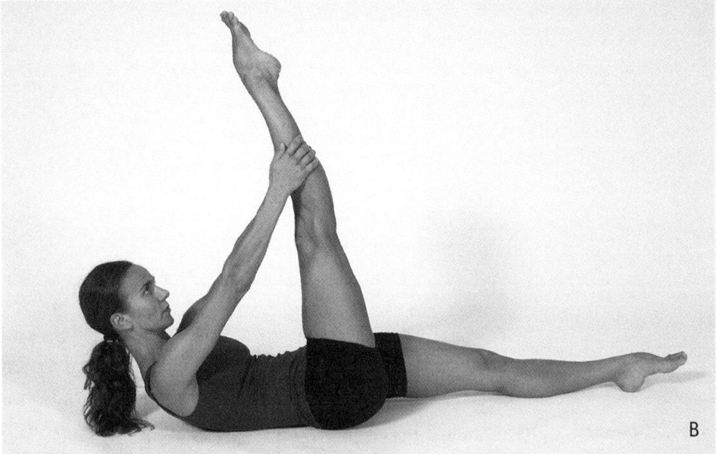

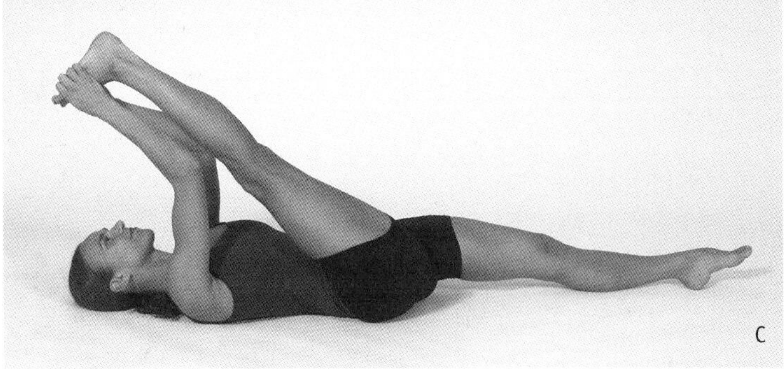

Abb. 5.21: Contract-Relax-Dehnung der Hamstrings:
A) Rechtes Bein mit den Händen in die Dehnung führen.
B) Das Bein gestreckt gegen den Widerstand der eigenen Hände drücken.
C) Dehnposition vertiefen.

Aktion: Das rechte Bein mit den Händen in die Dehnung führen. Die Dehnposition 8 Sekunden halten. Anschließend das rechte Bein gestreckt gegen den Widerstand der eigenen Hände drücken, die Muskelaktivität an der Rückseite des Oberschenkels wahrnehmen. Die Spannung 8 Sekunden halten. Spannung loslassen, anschließend die Dehnung vertiefen. Die Übungs-

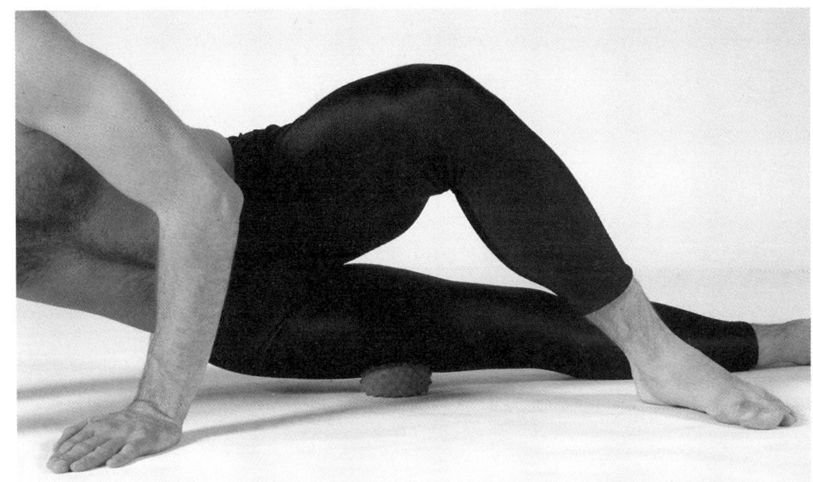

Abb. 5.22: Entspannung der äußeren Oberschenkelbinde I, mit Noppenball: Das gestreckte Bein mit der Oberschenkelaußenseite vom Becken bis zum Kniegelenk über den Noppenball rollen.

sequenz 5-mal wiederholen, mit der Dehnung abschließen. Anschließend die Dehnung mit dem linken Bein durchführen.

Ein Tipp für Tänzer, die viel im Turnout arbeiten: Durch die Außenrotation wird der äußere Hamstring (*M. biceps femoris*) verstärkt belastet. Um ihn gezielt zu entspannen, dreht man in der Übung das Bein nach innen. Die Dehnung auf der äußeren Oberschenkelrückseite ist dann meist deutlich zu spüren.

Entspannung der äußeren Oberschenkelbinde (*tractus iliotibialis*) I

Hilfsmittel: Noppenball

Ausgangsposition: Seitlage. Beide Beine gestreckt. Das oben liegende Bein beugen, den Fuß vor dem Unterschenkel des anderen Beines absetzen. Den Noppenball unter die Oberschenkelaußenseite des gestreckten Beines legen. Mit den Händen vorne aufstützen, sie tragen gemeinsam mit dem aufgestellten Bein das Hauptgewicht.

Aktion: Das gestreckte Bein mit der Oberschenkelaußenseite vom Becken (Ursprung der Oberschenkelbinde) bis zum Kniegelenk (Ansatz der Oberschenkelbinde) über den Noppenball rollen. Den Druck dabei je nach Bedarf variieren. Die Übung auf der anderen Seite wiederholen.

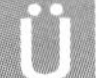

Entspannung der äußeren Oberschenkelbinde (*tractus iliotibialis*) II

Ausgangsposition: Sitz. Rechtes Bein leicht gebeugt, den Unterschenkel etwas nach innen gerichtet.

Aktion: Mit der rechten Hand die gesamte seitliche Oberschenkelmuskulatur nach hinten-außen massieren, als wenn man die Muskeln losgelöst um den Oberschenkelknochen herum drehen könnte. Die linke Hand unterstützt den Unterschenkel bei seiner Innenrotation. Die Massagebewegung mit jedem Mal vergrößern. Dann Wechsel zur anderen Seite.

Im Training

- Wärmen Sie Ihre Knie vor dem Training auf. Dazu eignet sich am besten das Durchbewegen der Knie ohne viel Gewicht. Fahrradfahren (z. B. mit dem Fahrrad zum Training) oder die Fahrradbewegung in Rückenlage auf dem Boden ausgeführt, ist hier optimal. Beachten Sie dabei Ihre Beinachsen: Knie und Fußspitzen sollten parallel nach vorne zeigen und auch beim Beugen in dieser Achse bleiben.
- Kein Turnout aus den Knien! Die Außenrotation muss immer von den Hüftaußenrotatoren gehalten werden, um Verdrehungen im Kniegelenk zu vermeiden. Stellen Sie sich nicht

mit gebeugten Knien ins Turnout, um dann anschließend die Knie zu strecken. Nehmen Sie das Turnout immer mit gestreckten Knien ein.

- Achten Sie auf Ihre Beinachsen! Im Standbein stets die 3-D-Verschraubung der Beinachse wahrnehmen: Außenrotation im Hüftgelenk, Gegenzug durch Verankerung des Großzehenballens im Boden. Damit können Sie ihre Beinachse funktionell verbessern und eine starke Überstreckung im Kniegelenk vermeiden.
- Nicht die Kniescheibe nach oben ziehen. Der Anpressdruck der Kniescheibe wird dadurch deutlich höher, es können Knorpelirritationen auftreten. Denken Sie an die Länge und Verschraubung des Beines, nicht an die maximale Streckung im Knie!
- Stehen Sie im parallelen Stand nicht zu breit, sonst kann es zu ungünstigen Muskeldysbalancen kommen: Die äußere Oberschenkelmuskulatur wird hart und verkürzt, die Innenmuskeln werden überdehnt und schwach. Richten Sie die Füße unter den Hüftgelenken, nicht unter dem Außenrand des Beckens aus.
- Im Plié aktiv die Beinverschraubung halten: Oberschenkel dreht nach außen, Unterschenkel hält nach innen dagegen. Die Knie zeigen über die Fußspitzen in Verlängerung der zweiten Zehe. Achten Sie auf die Spannung im äußeren Hamstring (*M. biceps femoris*). Für die ideale Verschraubung im Knie muss er exzentrisch nachgeben. Das ist nur möglich, wenn er nicht zum Halten des Turnouts missbraucht wird.
- Grand plié nur im warmen Zustand! Meiden Sie Grand pliés zu Beginn des Trainings, wenn Sie nicht ausreichend warm sind. Ist die Muskulatur noch kalt und wenig flexibel, so wird die Kniescheibe mit voller Kraft an den Oberschenkelknochen gepresst. Grand plié in der 4. Position – wenn überhaupt – nur bei guter muskulärer Kontrolle und gesunden Knien ausführen!
- »Rolling in« verstärkt die Belastung auf die Knieinnenseite. Achten Sie auf die 3-D-Fußverschraubung (s. Kap. 6, S. 141). Je stabiler der Fuß, desto weniger Stress für das Knie.
- Dehnen und entspannen Sie die Oberschenkelmuskulatur nach dem Training. Bei Schmerzen im Bereich der Kniescheibe sollten Sie besonders die vordere Oberschenkelmuskulatur entspannen, um so den Druck auf die Kniescheibe zu reduzieren.
- Tragen Sie Knieschoner bei Training und Proben mit häufigem Bodenkontakt der Knie.

Überprüfen Sie Ihre Tanztechnik:

Don't:

- Forciere ich das Turnout aus den Knien?
- Fallen meine Knie im Demi plié nach innen?
- Überstrecke ich im Standbein?
- Ziehe ich beim Strecken der Beine die Kniescheiben nach oben?

Do:

- Bringe ich im Plié stets die Knie direkt über die Fußspitzen?
- Kann ich mein Bein strecken und trotzdem die »Weite« im Kniegelenk wahrnehmen?
- Kann ich die 3-D-Beinverschraubung in allen Positionen wahrnehmen und halten?

6. Der Fuß als Basis

Unsere Gesellschaft schenkt im Allgemeinen dem Fuß nur wenig Beachtung. Schon früh stecken wir ihn in – oft nicht besonders gut geeignetes – Schuhwerk und lassen ihm wenig Bewegungsfreiheit. Harter Asphalt tut das Seinige dazu, so dass der gesunde, mobile und kräftige Fuß in unserer Zivilisation leider eher die Ausnahme ist.

Doch gesunde Füße sind die Basis des tanzenden Körpers. Egal ob Sprünge, Pirouetten oder Spitzentanz: Nur ein gesunder Fuß kann Stöße abfedern, elastisch auf Bodenunebenheiten reagieren und dynamisch die tänzerische Bewegung unterstützen. Tänzer müssen ihren Füßen daher ganz besondere Aufmerksamkeit schenken, und das nicht nur im Tanzsaal. Tanz fordert den Fuß wie keine andere »Sportart«. Wer strapaziert schon sein Quergewölbe durch stundenlanges Training auf der halben Spitze oder zwängt seine Füße gar in harte Spitzenschuhe?

Gerne wird der Tanz für eine Vielzahl von Fußverletzungen und Deformitäten verantwortlich gemacht. Tanz belastet die Füße, das steht außer Frage, doch er fordert sie auch. Gutes Training lässt Tänzer auf stabilen Füßen stehen.

An oberster Stelle steht für den Tänzerfuß seine Beweglichkeit: Ob auf halber oder ganzer Spitze oder im Demi plié, ein mobiler Fuß verbessert den Bewegungsfluss. Schutz und Stütze durch den Tanzschuh sind nur selten möglich. Meist fordern High Heels, Spitzenschuhe, Schläppchen oder der Barfußtanz eine ausreichende Eigenstabilität des Fußes. Die Kombination aus stabiler Statik, großer Beweglichkeit und dynamischer Muskelkraft ist daher für den gesunden Tänzerfuß ein Muss.

3-D-Anatomie

Die Füße sind eine anatomische Meisterleistung hinsichtlich Beweglichkeit, Kraft und Stabilität.

Aufbau

Der Fuß setzt sich aus 26 einzelnen Knochen zusammen. Er ist in Rückfuß, Mittelfuß und Vorfuß unterteilt.

Der Rückfuß – auch als Fußwurzel bezeichnet – setzt sich aus **Sprungbein** (*talus*), **Fersenbein** (*calcaneus*), **Kahnbein** (*naviculare), **Würfelbein** (*cuboid*) und den drei **Keilbeinen** (*cuneiformia*) zusammen. Der Mittelfuß besteht aus den fünf röhrenförmigen **Mittelfußknochen** (*metatarsalia)*. Gezählt wird hier von innen nach außen, von medial nach lateral: Der Großzehenstrahl ist die Nummer I, der Mittelfußknochen der Kleinzehe die Nummer V. Eine Sonderstellung nimmt der zweite Mittelfußknochen ein. Er ist tief in der Fußwurzel verankert und damit der Unbeweglichste der Mittelfußknochen. Im Tanz, besonders auf Spitze oder halber Spitze, wird er stark belastet und reagiert darauf mit einer typischen Verdickung des Knochenmantels (*kortikalis)*, die man im Röntgenbild gut erkennen kann (s. Abb. 6.2, S. 140).

Die Zehen bilden den Vorfuß. Dabei bestehen alle **Zehen** aus drei Gliedern (*phalangen*). Nur die **Großzehe** (*hallux)* nimmt – wie auch der Daumen – eine Sonderstellung ein: Sie besteht trotz ihrer dominanten Form nur aus zwei Gliedern. Durch seine zahlreichen Gelenke erhält der Fuß seine Beweglichkeit. Die vielen straffen Gelenkbänder geben ihm seine elastische Dynamik.

Das **Sprungbein** ist ein ganz besonderer Knochen. Es ist mit zahlreichen Gelenkflächen überzo-

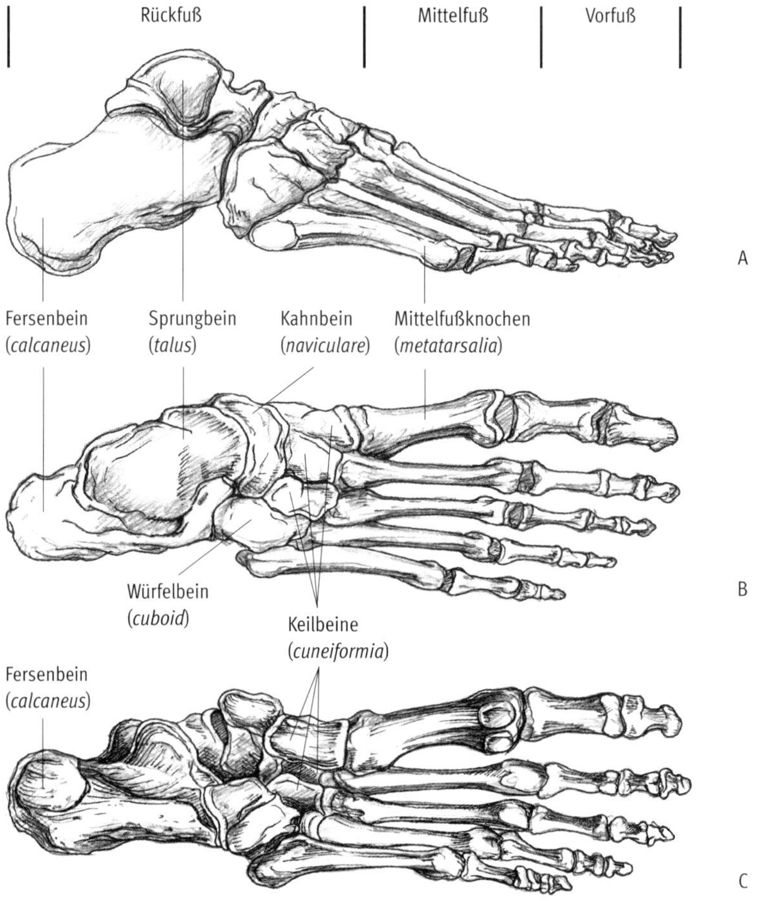

Rückfuß
Mittelfuß
Vorfuß
A
Fersenbein
(*calcaneus*)
Sprungbein
(*talus*)
Kahnbein
(*naviculare*)
Mittelfußknochen
(*metatarsalia*)
Würfelbein
(*cuboid*)
Keilbeine
(*cuneiformia*)
B
Fersenbein
(*calcaneus*)
C

Abb. 6.1: Der knöcherne Fuß von drei Seiten: A) Von außen. B) Von oben. C) Von unten.

R
Verdickung
der Kortikalis

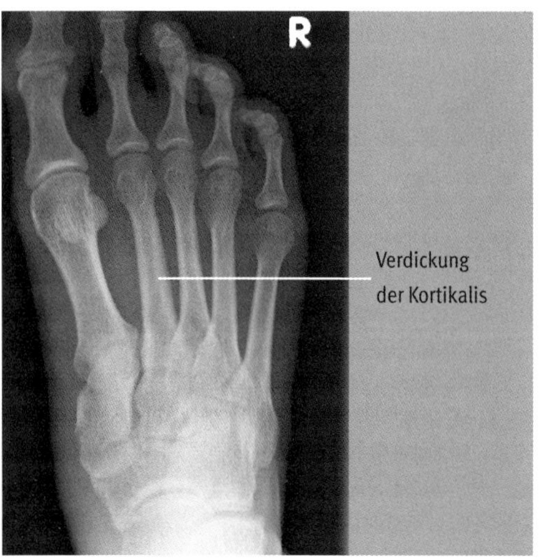

gen und wird durch einen komplexen Bandapparat stabilisiert, besitzt selbst aber keine Muskelansätze. Es gibt das Körpergewicht an den Fuß weiter; umgekehrt kann es Stöße und Krafteinwirkung vom Fuß nach oben übertragen. Mit seiner Trapezform ist es gut in die Gabel des Unterschenkels eingepasst. Die an ihm vorbeilaufenden Muskeln und seine zahlreichen angrenzenden Gelenkpartner beeinflussen die Beweglichkeit des Sprungbeins.

Abb. 6.2: Verdickung der Kortikalis des zweiten Mittelfußknochens im Tänzerfuß: Eine typische Reaktion des Knochens auf die erhöhte Belastung.

3-D-Funktion

Füße müssen standfest sein, gleichzeitig aber auch beweglich und elastisch. Diesem hohen Anspruch wird der Fuß durch ein ideales Bauprinzip gerecht. Es ist schematisch mit einer Spirale vergleichbar. Dabei verschrauben sich die beiden Enden der Spirale – Vorfuß und Ferse – in entgegengesetzte Richtungen: Der Vorfuß dreht nach innen (Pronation), die Ferse als Gegenbewegung nach außen (Supination). Das Fersenbein ist vertikal aufgerichtet, der Vorfuß liegt horizontal auf dem Boden. Der Großzehenballen hat festen Bodenkontakt, während die Zehen entspannt den Boden berühren. So entsteht die dynamische dreidimensionale Struktur des gesunden Fußes. Die Keilbeine machen dabei ihrem Namen alle Ehre. Ihre dreieckige Form – oben breit und unten schmal – erinnert an die Schlusssteine eines römischen Bogens. Ähnlich dieser verkeilen sie sich unter Belastung und bilden so ein stabiles Gewölbe.

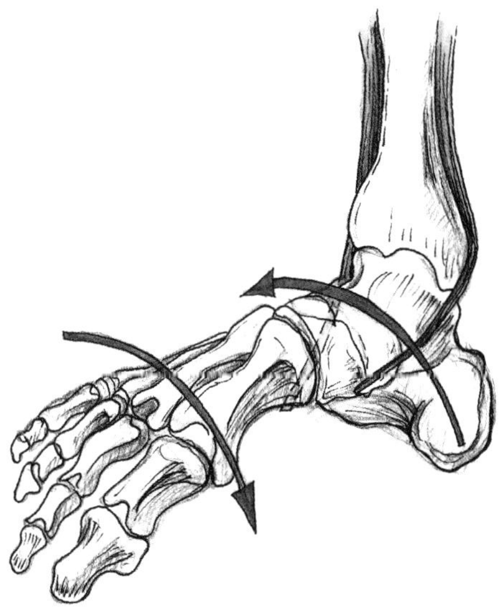

Abb. 6.3: Die 3-D-Verschraubung des Fußes: Drehung des Vorfußes nach innen (Pronation), Drehung des Rückfußes nach außen (Supination). Vorfuß und Rückfuß sind um 90° gegeneinander verschraubt.

Gewölbe des Fußes

Die 3-D-Verschraubung des Fußes führt zu dem bekannten Quer- und Längsgewölbe. Dabei läuft das Längsgewölbe vom Fersenbein zum Großzehengrundgelenk, das Quergewölbe erstreckt sich zwischen den Mittelfußknochen I bis V. Unter dem Aspekt der Spirale lassen sich beide Gewölbe auch zu einer dreidimensionalen Gewölbearchitektur zusammenfassen. Diese reicht von der Fersenaußenkante zum Großzehengrundgelenk. Das Quergewölbe findet man vor allem im unbelasteten Fuß. Unter Belastung gibt es exzentrisch-dämpfend nach. Beim Abrollen wird es flach auf den Boden gedrückt, was eine flächige Verteilung der Druckbelastung erlaubt. Ähnlich einer Feder wird der Fuß so bei jedem Bodenkontakt in Vorspannung gebracht, um sich dann dynamisch wieder vom Boden abzustoßen.

Dieser Wechsel zwischen Halten und Nachgeben, zwischen Dehnen und Kontrahieren ist Voraussetzung für einen gesunden Fuß. Durch die Belastung wird er immer kräftiger: Sie verbessert die Durchblutung und Ernährung des Gewebes, der Druck baut den Knochen auf, der Zug stärkt die Bänder und die Muskulatur wird durch den regelmäßigen Gebrauch trainiert.

Nomenklatur der Fußbewegung

Die Nomenklatur der Bewegungsrichtungen des Fußes führt zwischen Tänzern und Medizinern immer wieder zu Missverständnissen. Während unter Tänzern Einigkeit darüber besteht, was mit »Flex« und »Point« des Fußes gemeint ist, herrschen in der Medizin in den einzelnen Sprachen unterschiedliche Auffassungen über die sinnvollste Namensgebung.

Point im Tanz = Senken des Fußes; in der Medizin = *Plantarflexion* (englisch und deutsch). »Plantar« leitet sich ab von »Planta pedis«, die Sohle des Fußes.

Flex im Tanz = Heben des Fußes; in der Medizin = *Dorsalextension* (deutsch) oder *Dorsalflexion* (englisch).

Die im Deutschen verwendeten Begriffe Plantarflexion und Dorsalextension leiten sich von der Benennung der Muskulatur ab, welche die jeweilige Bewegung im oberen Sprunggelenk initiiert. Alle Muskeln, die den Fuß in die Plantar*flexion* bringen, werden als *Flexoren* bezeichnet, z. B. der lange Großzehenbeuger (*M. flexor hallucis longus*); Muskeln, welche die Dorsal*extension* initiieren, heißen *Extensoren*, z. B. der vordere Schienbeinmuskel (*M. tibialis anterior*). Da ein Großteil der tanzmedizinischen Literatur englischsprachig ist, wird im Folgenden zur Vereinheitlichung die englische Nomenklatur verwendet. Damit wird das Flexen des Fußes als Dorsalflexion, das Pointen als Plantarflexion bezeichnet.

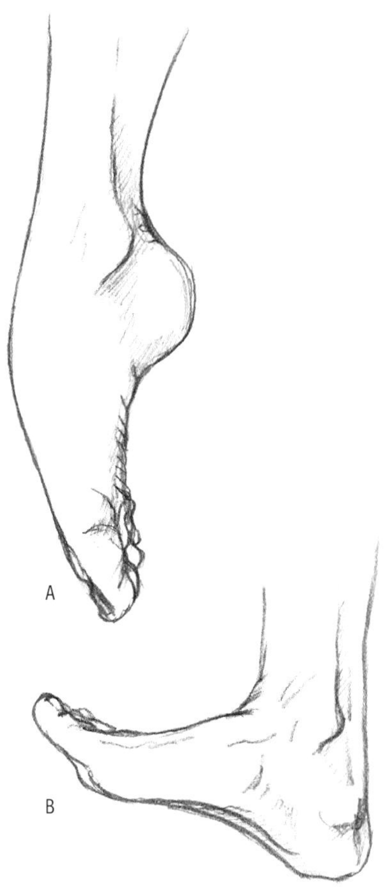

Abb. 6.4: Die Fußbewegung im oberen Sprunggelenk:
A) Plantarflexion, im Tanz: Point.
B) Dorsalflexion, im Tanz: Flex.

Gelenke des Fußes

Die Gelenke zwischen Mittelfuß und Rückfuß sowie innerhalb des Rückfußes sind aktiv kaum beweglich. Ihre Hauptaufgaben sind die Stoßdämpfung, Dynamisierung und Balance des gesamten Fußes.

Zehengrundgelenke

Die vorderen Enden der Mittelfußknochen, die sogenannten Mittelfußköpfchen *(Metatarsalköpfchen)*, bilden gemeinsam mit den Grundgliedern der Zehen die Zehengrundgelenke. Sie werden als ***M**etatarso-**P**halangial-Gelenke* – kurz **MTP** – bezeichnet und gemäß der Nummerierung der Mittelfußknochen von innen nach außen durchnummeriert. Das Großzehengrundgelenk wird entsprechend als MTP I bezeichnet. Unter ihm liegen zwei circa linsengroße flache Knöchelchen, die Sesambeine des Fußes.

Das Sprunggelenk

Von besonderem Interesse ist das Gelenk zwischen Fuß und Unterschenkel, das Sprunggelenk, denn hier findet die größte Bewegung statt. Anatomisch unterteilt man das Sprunggelenk in zwei Bereiche: Ein unteres und ein oberes Sprunggelenk. Das **untere Sprunggelenk** liegt zwischen Sprungbein, Fersenbein, Kahnbein und Würfelbein. Seine verschachtelte Form macht es zu einem komplexen Gelenk. Hier findet die Drehung des Fußes um die Sagittalachse statt: die *Supination*, das Anheben des inneren Fußrandes, und die *Pronation*, das Heben des äußeren Fußrandes (s. Kap. 1; s. S. 20).

Als **oberes Sprunggelenk** bezeichnet man das Gelenk zwischen Sprungbein und Unterschenkel, das sich zwischen den beiden Fußknöcheln befindet. Den Außenknöchel bildet das Ende des Wadenbeins, den Innenknöchel das Ende des Schienbeins. Zusammen formen beide Unterschenkelknochen eine Knochengabel, in die sich das Sprungbein einpasst. Bei jeder Plantarflexion dreht das Sprungbein in der Gabel und gleitet dabei gleichzeitig nach vorne. Umgekehrt bei der Dorsalflexion: Dann dreht und gleitet das Sprungbein nach hinten. Die Gleitbewegung vergrößert dabei das Bewegungsausmaß und ist daher für Tänzer von ganz besonderem Interesse.

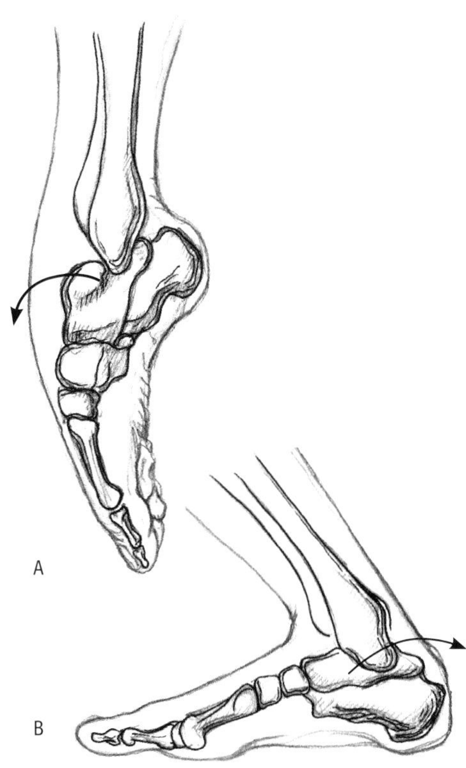

Abb. 6.5: Die Bewegung im oberen Sprunggelenk:
A) In der Plantarflexion gleitet das Sprungbein nach vorne.
B) In der Dorsalflexion gleitet das Sprungbein nach hinten.

Interessant ist auch die Form des Sprungbeins. Seine Gelenkfläche ist vorne breiter als hinten. Dies erklärt die höhere Gelenkmobilität auf halber Spitze im Vergleich zum Stand auf dem flachen Fuß: Durch die Drehung und das Gleiten des Sprungbeins nach vorne sitzt nun der hintere schmälere Teil der Gelenkfläche in der Knochengabel und das Gelenk hat mehr Spiel; die knöcherne Stabilität im oberen Sprunggelenk ist also in der Plantarflexion geringer. Im tiefen Plié oder bei maximal geflextem Fuß ist es genau umgekehrt. Hier wird die Unterschenkelgabel durch die vordere breitere Gelenkfläche leicht aufgedehnt. Ein Teil des Drucks im Gelenk wird so in Zug auf die umgebenden Bandstrukturen umgewandelt, die Bewegung wird federnd abgestoppt. Eine intelligente Konstruktion zur Entlastung des Gelenks.

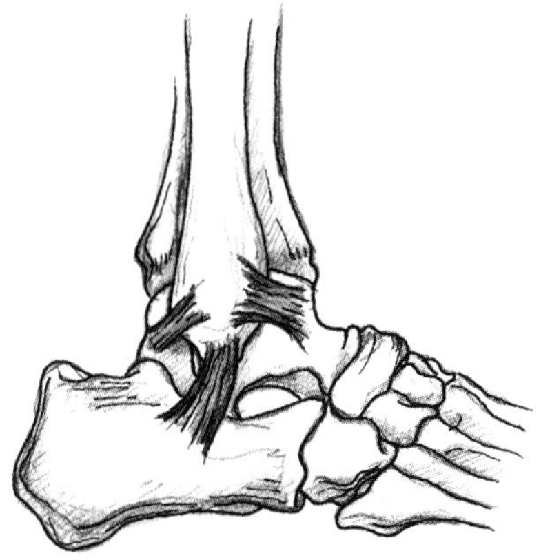

Abb. 6.6: Der seitliche Bandapparat des Fußes:
Drei Außenbänder stabilisieren das Sprunggelenk.

Ein wohldurchdachtes **Bandsystem** schützt und stabilisiert das obere Sprunggelenk. An der Außenseite ziehen die drei Außenbänder sternförmig vom Außenknöchel nach vorne und hinten zum Sprungbein sowie direkt nach unten zum Fersenbein. In diesen Bändern haben zahlreiche Rezeptoren ihren Sitz. Sie sind zuständig für die Balance und Stabilität des Sprunggelenks. An der Innenseite findet sich das breitflächige Deltaband, das wie ein Fächer vom inneren Sprunggelenkknöchel zu den Fußwurzelknochen zieht. Durch den fächerförmigen Verlauf der Innen- und Außenbänder wird die Bewegung im Sprunggelenk in jeder Stellung optimal geführt, egal ob auf hoher halber Spitze oder im tiefen Plié.

Das Heben und Senken des Fußes, die reine Scharnierbewegung, findet im oberen, die seitlichen Bewegungen finden dagegen im unteren Sprunggelenk statt. Beide Gelenke gemeinsam ermöglichen die Bewegung des Fußes in alle Raumrichtungen; sie werden als funktionelle Einheit betrachtet. Die Bewegungsachse des oberen Sprunggelenks – zwischen Innen- und Außenknöchel – ist verglichen mit der Kniegelenkachse leicht nach außen rotiert (s. Kap. 5, S. 117). Sie verläuft schräg von hinten-oben-außen nach vorne-unten-innen. Dieser schräge Verlauf führt dazu, dass der Fuß in der Pointstellung gerne nach innen sichelt, während umgekehrt im Plié das Schienbein auf dem Sprungbein nach innen dreht und damit zum typischen »Rolling in« des Fußes führen kann. Dieser Biomechanik muss im Tanz aktiv entgegen gearbeitet werden.

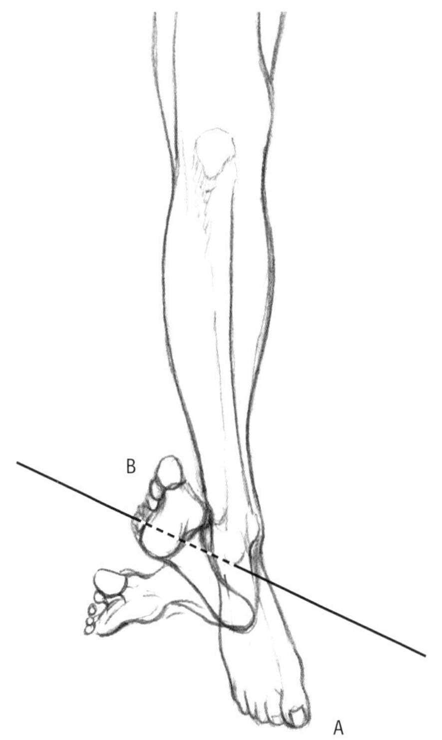

Abb. 6.7: Bevorzugte Bewegungsrichtung des Fußes aufgrund der schrägen Bewegungsachse des Sprunggelenks: A) Im Point: Vorsicht Sicheln! B) Im Flex: Vorsicht Rolling in!

Muskulatur

Die Muskeln sind es, die eine aktive, kraftvolle und dynamische Bewegung des Fußes erlauben. Grob unterteilt man sie in zwei Gruppen: die intrinsische – die fußeigene – und die extrinsische – die vom Unterschenkel über das Sprunggelenk bis in den Fuß ziehende – Muskulatur.

Intrinsische Muskulatur – Kurze Fußmuskeln

Die intrinsische Muskulatur ist die eigentliche lokale Fußmuskulatur. Diese Muskeln haben ihren Ursprung und Ansatz im Bereich des Fußes und damit keinen Einfluss auf Bewegungen im Sprunggelenk. Ihre Aufgabe ist es, den Fuß zu stabilisieren und die dreidimensionale Gewölbestruktur zu unterstützen. Dabei sind sie vor allem an der Bildung und Dynamik des Quergewölbes beteiligt. Besondere Bedeutung für den Tanz besitzen die **kurzen Zehenbeuger** und **-strecker**. Sie ziehen vom Rückfuß zu den Zehengrundgliedern und beugen bzw. strecken die Zehen in ihren Grundgelenken. Gemeinsam mit den langen Zehenflexoren und -extensoren sind sie für die Bewegung und Kraft der Zehen verantwortlich.

Extrinsische Muskulatur – Lange Fußmuskeln

Die extrinsischen Fußmuskeln entspringen am Unterschenkel und ziehen als Sehnen über das Sprunggelenk zu ihrer Ansatzstelle an den Fußknochen. Ein Teil dieser langen Muskeln setzt bereits am Rück- oder Mittelfuß an; sie bewegen den Fuß im Sprunggelenk und beeinflussen die Stellung von Rück- und Mittelfuß. Andere Muskeln, wie die langen Zehenbeuger und -strecker, ziehen an Rück- und Mittelfuß vorbei bis zu den Endgliedern der Zehen. Ihre Hauptaufgabe ist die Bewegung der Zehen; bei stabilen Zehen können sie auch isoliert im Sprunggelenk bewegen.

Der Wadenmuskel: Der wohl imposanteste extrinsische Fußmuskel ist der Wadenmuskel *(M. triceps surae)*. Er wirkt als Fußsenker und ist somit konzentrisch für die Fußstreckung im Sprunggelenk, exzentrisch für das weiche Nachgeben im Plié verantwortlich. Er wirkt nicht nur als reiner Plantarflexor, sondern bringt gleichzeitig den Fußinnenrand nach oben, führt also zu dem im Tanz unerwünschten Sicheln des Fußes. Der Wadenmuskel besteht aus zwei Muskeln, die gemeinsam zu ihrem Ansatz am Fersenbein ziehen: Der **Zwillingsmuskel** (*M. gastrocnemius)* entspringt mit seinen zwei Muskelbäuchen an der Rückseite des Oberschenkelknochens kurz oberhalb des Knies, der **Schollenmuskel** (*M. soleus*) beginnt an der Rückseite des Unterschenkels.

Der Zwillingsmuskel ist ein zweigelenkiger Muskel. Er zieht über Knie- und Sprunggelenk. Neben der Bewegung des Fußes im Sprunggelenk beugt er auch im Knie. Der Schollenmuskel hingegen ist

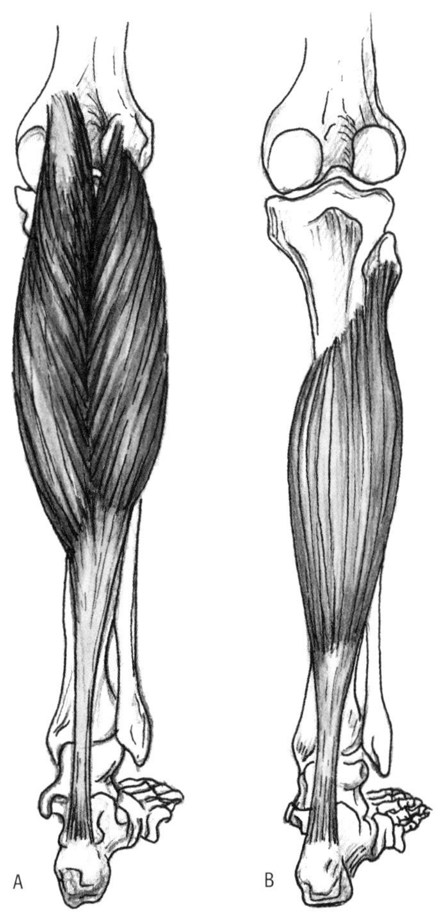

Abb. 6.8: Der Wadenmuskel besteht aus zwei Muskeln:
A) Zwillingsmuskel (*M. gastrocnemius*).
B) Schollenmuskel (*M. soleus*).

ein eingelenkiger Muskel. Er bewegt den Fuß im Sprunggelenk; auf das Knie hat er keinen Einfluss. Beide Muskeln vereinen sich gemeinsam zur Achillessehne, der mit bis zu 1 cm Durchmesser stärksten Sehne des menschlichen Körpers. Sie zeichnet sich durch ihre große Reißfestigkeit aus – bis zum 12- bis 15-fachen des Körpergewichts –, ist jedoch nur wenig dehnbar.

Die Muskeln des Steigbügels: Wie in einer Hängematte hängt der Fuß in einer Muskelschlaufe, die ihn von beiden Seiten umfasst und wegen ihres Verlaufs auch als »Steigbügel« bezeichnet wird. An der Außenseite entlang des Wadenbeins entspringen die **langen** und **kurzen Wadenbeinmuskeln** (*Mm. peroneus longus* und *brevis*). Beide ziehen von hinten um den Außenknöchel herum; der kurze Wadenbeinmuskel läuft weiter bis zum fünften Mittelfußknochen, der lange zieht mit seiner Sehne unter der Fußsohle hindurch bis zu seiner Ansatzstelle am inneren Keilbein und ersten Mittelfußknochen. Ihre Aufgabe ist die Stabilisierung des Sprunggelenks gegen ein Umknicken nach außen. Dies ist besonders auf halber oder ganzer Spitze wichtig, da hier die Knochenführung nur unzureichende Stabilität gewährleistet.

Die Innenseite des Steigbügels bilden der **vordere** und **hintere Schienbeinmuskel** (*Mm. tibialis anterior* und *posterior*). Der vordere Schienbeinmuskel zieht von der äußeren Vorderseite des Schienbeins schräg nach unten-innen zur Innenseite des Mittelfußes. Er flext den Fuß oder zieht bei aufgestelltem Fuß den Unterschenkel nach vorne ins Plié. Der hintere Schienbeinmuskel verläuft ebenfall schräg von der gesamten Unterschenkelrückseite zur inneren Fußsohle in Höhe des Kahnbeins und der Keilbeine. Er ist ein wichtiger Initiator der Fußstreckung.

Gemeinsam bilden die Muskeln des Steigbügels die Stütze für die 3-D-Verschraubung des Fußes. Der lange Wadenbeinmuskel führt den Vorfuß in die Drehung nach innen, die Pronation, und garantiert so den funktionell wichtigen Bodenkontakt des Großzehengrundgelenks. Die vorderen und hinteren Schienbeinmuskeln sorgen durch die Supination (die Drehung nach außen) des Fersenbeins für die aufrechte Stellung des Rückfußes.

Der lange Großzehenbeuger: Als typischer Tänzermuskel des Fußes gilt der lange Großzehenbeuger (*M. flexor hallucis longus),* in der Literatur oft nur als **FHL** bezeichnet. Seine Berühmtheit im Tanz verdankt er nicht nur seiner Funktion, sondern auch seinen tänzertypischen Beschwerden. Sein Muskelbauch entspringt an der äußeren Rückseite des Unterschenkels; von da zieht er in Richtung Innenknöchel. Dort geht er in eine kräftige Sehne über, die in eine Sehnenhülle eingebettet von hinten um den Innenknöchel verläuft. Sie zieht weiter

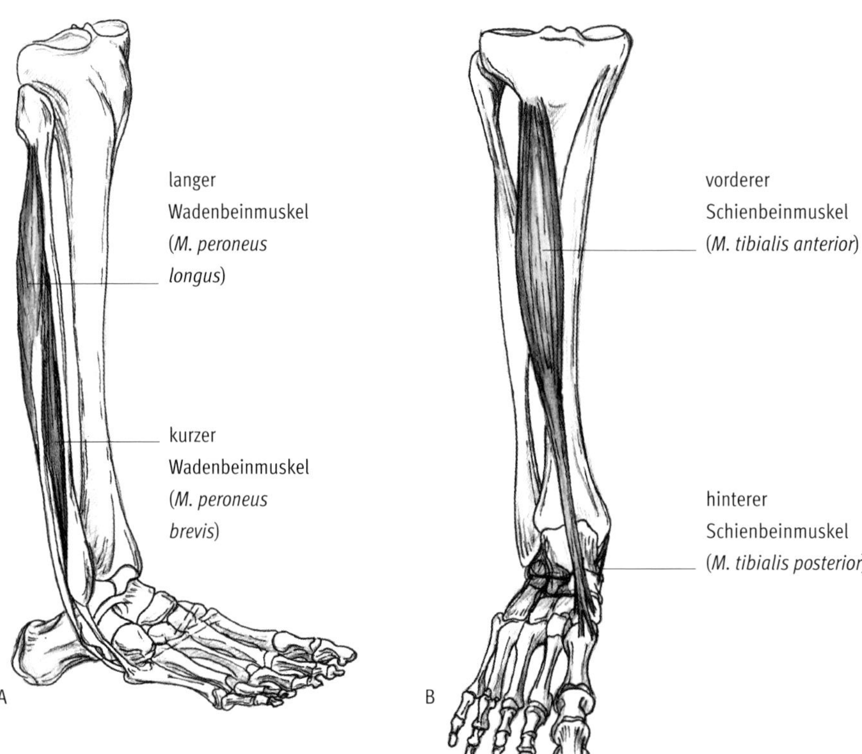

Abb. 6.9: Wie ein Steigbügel umfassen die Muskeln den Fuß. A) Außenseite. B) Innenseite.

an der Innenseite der Fußsohle entlang, zwischen den beiden Sesambeinen des Großzehengrundgelenks hindurch bis zum Endglied der Großzehe. Die Hauptaufgabe des FHL ist die Plantarflexion der Großzehe und des Sprunggelenks. In der konzentrischen Arbeit ist er wichtig für den kraftvollen Abstoß des Fußes im Sprung und die Stabilität auf der Spitze, exzentrisch hilft er bei der sanften Landung im Plié.

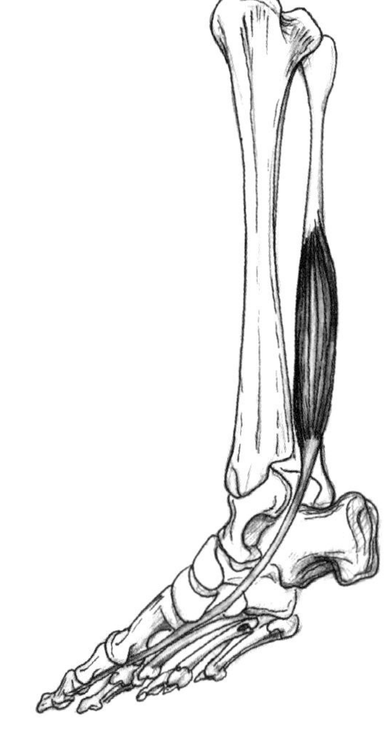

Abb. 6.10: Der lange Großzehenbeuger (*M. flexor hallucis longus*).

Fußformen

Anhand des Fußabdrucks werden verschiedene Fußformen unterschieden. Der gesunde Fuß mit seinem funktionellen Längsgewölbe zeigt im Abdruck eine typische Aussparung an der inneren Belastungsfläche. Im Idealfall beträgt die Breite des Abdrucks an seiner schmalsten Stelle etwa ein

Tab. 6.1: Wichtige Bewegungen in Sprunggelenk und Fuß mit ihrer Hauptmuskulatur

Bewegung im Sprunggelenk	**Hauptmuskeln**
Plantarflexion (»Point«)	Wadenmuskel (*M. triceps surae*): • Zwillingsmuskel (*M. gastrocnemius*) • Schollenmuskel (*M. soleus*) *zusätzlich:* Hinterer Schienbeinmuskel (*M. tibialis posterior*) Langer Großzehenbeuger (*M. flexor hallucis longus*) Langer Zehenbeuger (*M. flexor digitorum longus*) Langer und kurzer Wadenbeinmuskel (*M. peroneus longus* und *brevis*)
Dorsalflexion (»Flex«)	Vorderer Schienbeinmuskel (*M. tibialis anterior*) Langer Zehenheber (*M. extensor digitorum longus*)
Bewegung im Fuß	**Hauptmuskeln**
Pronation (Rotation nach innen)	Langer Wadenbeinmuskel (*M. peroneus longus*)
Supination (Rotation nach außen)	Vorderer Schienbeinmuskel (*M. tibialis anterior*) Hinterer Schienbeinmuskel (*M. tibialis posterior*)

Drittel der gesamten Vorfußbreite. Abhängig von dieser Breite werden unterschiedliche Fußformen definiert.

Ist der Abdruck breiter als normal, so spricht man von einem **Senkfuß**: Das Längsgewölbe ist abgeflacht. Ist die Aussparung gänzlich verschwunden oder der Abdruck im mittleren Bereich sogar breiter als im Vorfuß, liegt ein **Plattfuß** vor; das Längsgewölbe ist hier völlig aufgehoben. Beiden Fußformen fehlt im Allgemeinen die natürliche Elastizität, was durch die fehlende Federung zu Abnutzungserscheinungen in den Fußwurzelgelenken führen kann. Doch Vorsicht bei der Bewertung des Fußabdrucks von Menschen mit afrikanischer Abstammung. Sie besitzen unter dem funktionell völlig unauffälligen Längsgewölbe oft ein Fettgewebekissen zur Polsterung. Der Fußabdruck täuscht dann einen Plattfuß vor, obwohl die knöcherne Struktur völlig unauffällig ist.

Ist die Belastungsfläche an der schmalsten Stelle schmaler als ein Drittel des Vorfußbereichs oder fehlt sie völlig, so spricht man von einem **Hohlfuß**. Das Längsgewölbe ist überhöht, die Verschraubung zwischen Vor- und Rückfuß meist verstärkt. Wichtig ist die Abgrenzung des belastbaren Tänzerfußes mit hohem Spann vom medizinisch bedenklichen Hohlfuß. Ein echter Hohlfuß wird mit der Zeit immer unbeweglicher und unelastischer; seine Starrheit macht Tanzen fast unmöglich. (s. S. 158 f.)

Die häufigste Fehlstellung des Fußes – auch und gerade bei jungen Tänzern – ist der **Knickfuß**. Bei Beurteilung nur durch den Fußabdruck kann er sowohl einen Senk- oder Plattfuß imitieren als auch einen Hohlfuß kaschieren. Der Fußabdruck alleine hilft hier nicht weiter. Als Ursache der Knickfußstellung gilt die »Entschraubung« des Fußes. Die Umkehrung der Drehrichtungen führt zur Aufhebung des Keilprinzips. Der Rückfuß kippt nach innen, wodurch das Sprungbein nach innen abgleitet; die Fußwurzel sinkt Richtung Boden. Die am Fußinnenrand verlaufenden Muskeln werden überdehnt und abgeschwächt, der lange Wadenbeinmuskel an der Außenseite verliert seine Funktionalität. Erkennen kann man den Knickfuß am besten im parallelen Stand von hinten: Das Fersenbein kippt nach innen, die Achillessehne bildet einen Knick. (s. Abb. 6.12)

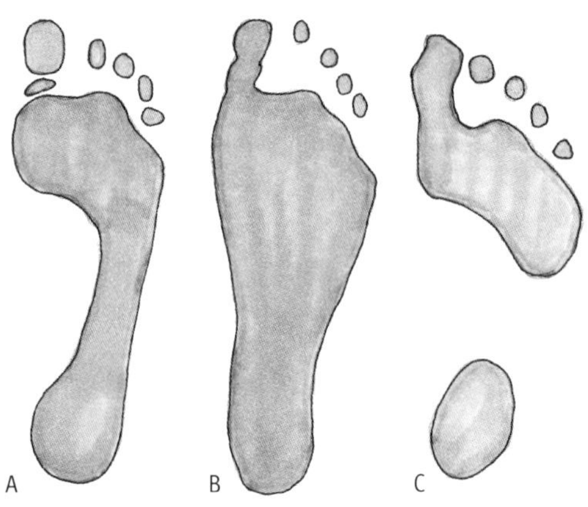

Abb. 6.11: Verschiedene Fußformen und ihre Einteilung anhand des Fußabdrucks: A) Normaler Fuß. B) Plattfuß. C) Hohlfuß.

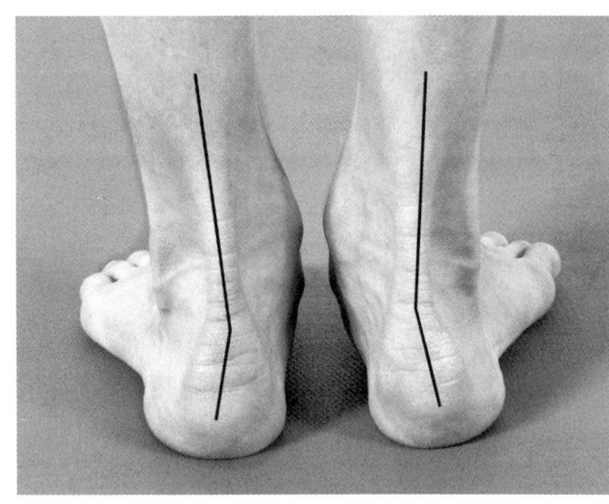

Abb. 6.12: Den Knickfuß erkennt man am besten von hinten: Das Fersenbein kippt nach innen, die Achillessehne macht einen Knick.

Unter **Sichelfuß** versteht man im Tanz einen nach innen gestreckten Fuß. Diese Stellung sieht man besonders häufig bei Anfängern, denn durch die schräge Bewegungsachse im oberen Sprunggelenk zieht der Wadenmuskel den Fuß automatisch nach innen, wenn die Wadenbeinmuskeln dem nicht entgegen wirken. Der Sichelfuß im Tanz ist klar vom medizinischen Sichelfuß abzugrenzen. Dabei handelt es sich um eine angeborene Fehlstellung, bei welcher der Vorfuß nach innen abweicht. Die Fußinnenseite – von Ferse zu Großzehe – ist dadurch im Vergleich zur Außenseite verkürzt; die Großzehe zeigt nach innen.

Tanz unter der Lupe: Be- und Überlastung

Maximal gestreckte Füße, Tanz in Spitzenschuhen, auf High Heels oder barfuß – so manchem Tänzerfuß sieht man die tägliche Belastung an. Schmerzen oder gar Verletzungen der Füße scheinen für viele Tänzer ganz normaler Alltag. Von Rissen in der Hornhaut über Schwielen und Blasen bis hin zu bleibenden Deformationen des Vorfußes reicht die Beschwerdenskala. Wer, außer Tänzern, verbringt schon einen Großteil seines Arbeitstages auf halber Spitze, in dünnen Schläppchen oder barfuß?

Belastung

Hunderte von Malen steht ein Tänzer am Tag auf halber Spitze, landet über den Fuß abgerollt im Demi plié, streckt ihn maximal. Belastungen des Fußes, die seine Belastbarkeit fördern, ihn aber auch überfordern können.

Das Relevé

Die halbe Spitze ist anatomisch betrachtet der Stand auf den Mittelfußköpfchen. Der Fuß ist im oberen Sprunggelenk und in den Fußwurzelgelenken maximal gestreckt. Die Zehengrundgelenke sind dagegen maximal geflext. Ausschlaggebend ist dabei vor allem die Beweglichkeit des Großzehengrundgelenks: 90° passive Dorsalflexion im MTP I sind für ein hohes Relevé erforderlich. Idealerweise liegt die Schwerkraftlinie zwischen dem ersten und zweiten Mittelfußknochen. Die Last wird dann größtenteils auf diese beiden Knochen verteilt, der Fuß ist vertikal in Verlängerung des Unterschenkels ausgerichtet. Die Zehen sind entspannt und möglichst viele

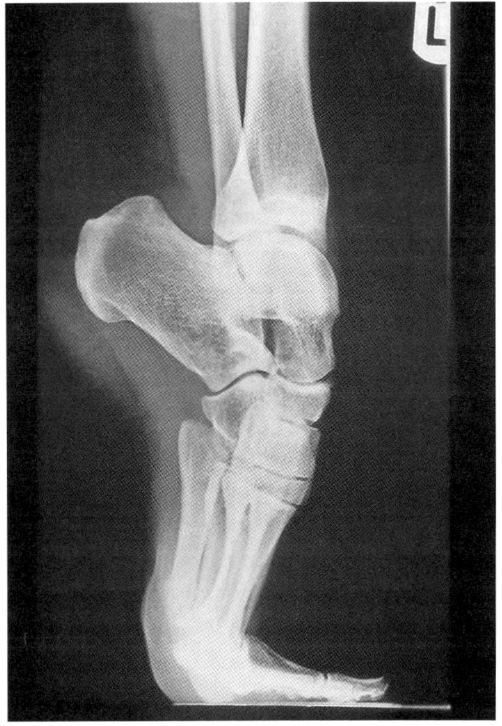

Abb. 6.13: Die knöcherne Situation auf halber Spitze im Röntgenbild: Der Fuß steht auf den Mittelfußköpfchen.

Zehen haben Bodenkontakt. Um die Standfläche zu vergrößern, spreizen sich die Mittelfußköpfchen auf; der Bandapparat und die intrinsischen Fußmuskeln werden gedehnt und das Quergewölbe flacht ab. Die Gefahr ist offensichtlich: häufiges Aufdehnen des Quergewölbes vermindert seine Elastizität. Durch aktives Training der intrinsischen Fußmuskulatur kann dies verhindert werden (s. S. 165).

Der Spann

In der Medizin wird als Spann die höchste Erhebung des medialen Fußlängsgewölbes bezeichnet, der Übergang zwischen Kahn- und Keilbein. Im Tanz versteht man darunter die Ideallinie des gestreckten Fußes als Verlängerung der ästhetischen Beinachse. Große Beweglichkeit im oberen Sprunggelenk, ausreichende Mobilität im Fußwurzelbereich und leicht gebogene Mittelfußknochen sind Voraussetzung für einen guten Tänzerspann. Besonders im Spitzentanz ist ein guter Spann wichtig: Dann vermögen Schienbein, Sprungbein, Mittelfuß und Vorfuß in einer vertikalen Linie zu stehen, der optimalen Schwerkraftlinie. Die Belastung wirkt axial auf die Fußknochen ein; biomechanisch gewährleistet das die größtmögliche Stabilität.

Das Plié

Die korrekte Ausführung des Pliés ist nicht nur für die Tanztechnik hilfreich, sie beugt auch Verletzungen vor. Anatomisch betrachtet gleitet im Plié die Knochengabel von Schien- und Wadenbein auf dem Sprungbein nach vorne. Durch die schräge Bewegungsachse im oberen Sprunggelenk kommt es dabei zu einem leichten Abgleiten nach innen – dem muss der Tänzer aktiv entgegen arbeiten. Ist der Fuß schwach, so kippt er auf die Innenkante und das Knie weicht nach innen ab. Was folgt, ist eine unerwünschte Rotation im Kniegelenk. Im tiefen Plié kommt dem Fersenbein eine Schlüsselrolle zu. Durch den Zug der Wadenmuskulatur wird das Fersenbein in seinem hinteren Bereich leicht nach oben gezogen. Damit werden alle plantaren Strukturen des Fußes gedehnt und vorgespannt und sind dann in der Lage, den idealen Impuls für den kräftigen Absprung zu geben.

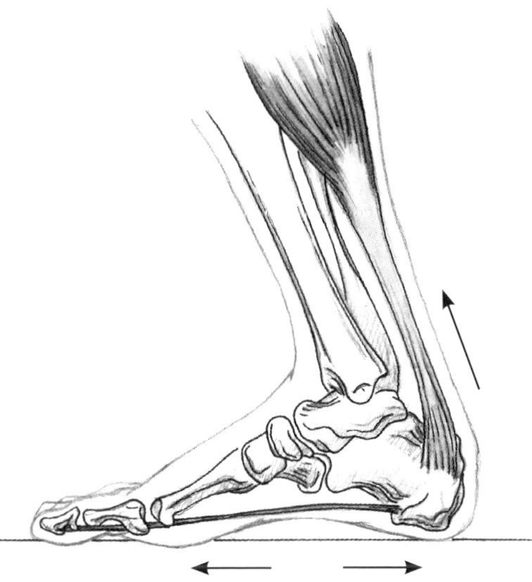

Abb. 6.14: Die Biomechanik des Pliés: Die Knochengabel von Schien- und Wadenbein gleitet auf dem Sprungbein nach vorne. Der hintere Bereich des Fersenbeins wird nach oben gezogen, die plantaren Strukturen des Fußes werden gedehnt.

Überlastung

Dass Tanzen den Fuß fordert, darüber sind sich alle einig. Dass eine zu rasche Belastungssteigerung, ungenaue Tanztechnik, schlechtes Schuhwerk, harte Böden oder einfach zu kurze Erholungspausen den Fuß unnötig mehr belasten können, wird oft übersehen. Die Gründe für Überlastungen und Verletzungen des Tänzerfußes sind vielfältig, und meist kommen mehrere Faktoren zusammen. Auffällig ist, dass chronische Überlastungen die Verletzungsskala anführen; akute Fußverletzungen sind deutlich seltener.

Chronische Überlastungen des Vorfußes

Spreizfuß: Das wohl häufigste Problem im Tanz ist die Ausbildung eines Spreizfußes. Durch das Aufspreizen der Mittelfußköpfchen im Relevé zur Vergrößerung der Standfläche werden Bandapparat und intrinsische Fußmuskeln gedehnt. Wird nach der Belastung dieser Dehnung nicht bewusst durch Aktivierung der Muskulatur entgegen gearbeitet, so flacht das Quergewölbe über die Zeit langsam ab. Bandapparat und intrinsische Fußmuskeln schwächen ab und verlieren ihre Elastizität; die Mittelfußköpfchen driften auseinander, und das Quergewölbe bricht zusammen. Übrigens ein Mechanismus, der auch bei Nicht-Tänzern häufig auftritt, denn hohe Schuhe haben eine ähnliche Wirkung wie der Stand auf halber Spitze.

Metatarsalgie: Ist das Quergewölbe durchgetreten und fehlt seine natürliche Elastizität, so werden besonders die Mittelfußköpfchen II bis IV verstärkt belastet. Schon beim normalen Gehen ist der Bodenkontakt dann deutlich härter. Im Relevé nimmt die Belastung noch um ein Vielfaches zu. Durch die maximale Dorsalflexion der Zehen werden die Gelenkkapseln gedehnt, und genau auf diese gedehnte Gelenkkapsel wirkt bei fehlender Federung des Quergewölbes der hohe Belastungsdruck ein. Entzündungen im Bereich der plantaren Gelenkkapsel oder gar am Mittelfußköpfchen selber sind vorprogrammiert.

Hallux valgus: Die Abweichung der Großzehe nach außen, meist verbunden mit einer dominanten Ausbildung des Ballens, wird als Hallux valgus bezeichnet. Zwar spielt die genetische Veranlagung eine große Rolle, doch auch die Fußfunktion ist maßgeblich an seiner Entstehung beteiligt: Ein Hallux valgus ist häufig Folge eines Senk- und Spreizfußes. Weicht der erste Mittelfußknochen nach innen ab, so wird die Großzehe muskulär in die Gegenrichtung nach außen gezogen. Hier spielt uns die Evolution einen Streich, denn die Beweglichkeit des ersten Mittelfußknochens in seinem Übergang zur Fußwurzel kann – analog zum Daumen – recht groß sein. Fehlt die Stütze vorne durch das Quergewölbe, so löst sich die Verankerung des Großzehenstrahls und der erste Mittelfußknochen gleitet nach innen ab. Oft kommt es dabei zu einer »Entschraubung« der gesamten inneren Fußstütze: Kahnbein und erster Mittelfußknochen stehen in Supination, die Großzehe dreht dagegen in Pronation – der Großzehennagel »schielt« nach innen.

Zahlreiche Tanzarten fördern die Bildung eines Spreizfußes und dieser wiederum die Ausbildung eines Hallux valgus. Auch »Rolling in«, schwache Fußmuskeln und zu früher Spitzentanz scheinen hierbei eine Rolle zu spielen. Wird die Verformung größer, so drücken Tanz- und Straßenschuhe auf

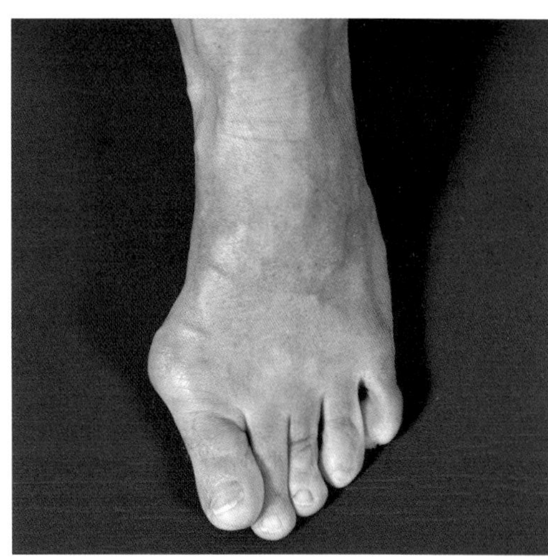

Abb. 6.15: Hallux valgus, die typische Abweichung der Großzehe nach außen; der Großzehennagel »schielt« nach innen.

das Großzehengrundgelenk; es kommt zur Entzündung des Ballens, zur typischen Schleimbeutelreizung. Ein fortgeschrittener Hallux valgus verändert die Statik des gesamten Fußes. Arthrose im Großzehengrundgelenk mit Einschränkung der Beweglichkeit ist die Folge. Besteht bereits im Kindesalter ein ausgeprägter Hallux valgus, so ist von einer professionellen Tanzkarriere abzuraten.

Bei Tendenz zum Hallux valgus sollten zur Stärkung des Quergewölbes besonders die kleinen Fußmuskeln trainiert werden (s. S. 165). Ziel ist es, dem Spreizfuß entgegenzuarbeiten, die Großzehe in ihrer Achse auszurichten und die dreidimensionale Gewölbearchitektur des Fußes wiederherzustellen. Ein Tapeverband für das Quergewölbe oder regelmäßige Entspannung des Großzehengrundgelenks sind passive Hilfen, die jedoch eine kräftige Muskulatur nicht ersetzen können.

Hallux rigidus (lat. rigidus = hart, fest): Im streng medizinischen Sinn spricht man erst ab einer Bewegungseinschränkung von 30° Dorsalflexion im Großzehengrundgelenk von einem Hallux rigidus, der steifen Großzehe. Im Tanz wird die Diagnose sehr viel früher gestellt. Schon eine Dorsalflexion des MTP I von unter 80° gilt hier als Hallux rigidus, denn die hohe halbe Spitze fordert eine Beweglichkeit von idealerweise 90°. Fehlt diese Beweglichkeit, kann es als Kompensation zu vermehrter Beweglichkeit im Großzehenendgelenk oder durch häufige Mikrotraumen im Gelenk – das vorhandene Bewegungsausmaß wird ja stets bis an seine Grenzen ausgereizt – zu Abnutzungen der Gelenkstrukturen im MTP I kommen. Arthrose des Großzehengrundgelenks und damit eine weitere Einschränkung der Beweglichkeit sind die Folge. Für betroffene Tänzer ist ein hohes Relevé ohne Abweichung des Fußes nach außen in die unerwünschte Sichelfußstellung nur schwer möglich.

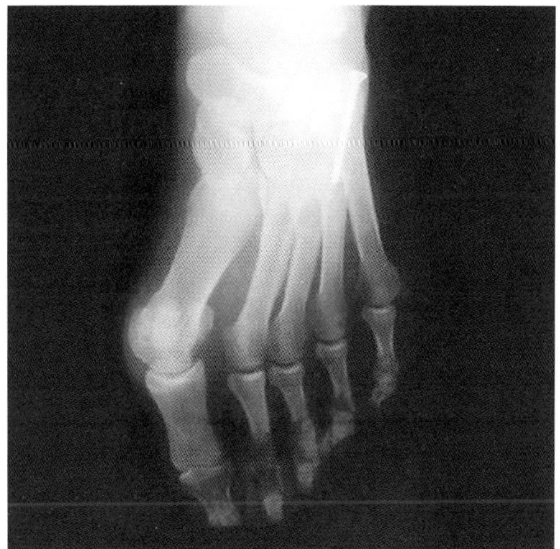

Abb. 6.16: Hallux valgus im Röntgenbild. Hier zeigt sich die Abweichung des ersten Mittelfußknochens nach innen; die Großzehe wird durch die Muskulatur nach außen gezogen.

Sesamoiditis: Direkt unter dem Großzehengrundgelenk befinden sich die zwei kleinen Sesambeine. Ihre Aufgabe besteht einerseits in der Schienung der Sehne des langen Großzehenbeugers (FHL), die zwischen den kleinen Knochen hindurch zum Großzehenendglied zieht, andererseits in der Optimierung der Druckverteilung im Großzehengrundgelenk. Jedes Relevé bringt einen Großteil des Körpergewichts auf diese kleinen Knöchelchen. Schwache Fußmuskulatur, das Absinken des Quergewölbes, schlechte Gewichtsverteilung auf halber Spitze oder das gefürchtete »Rolling in« können zu einer Überlastung dieser Strukturen führen. Auch Traumen vom Springen auf hartem Boden oder von langen Proben auf hohen Absätzen können Entzündungen der Sesambeinchen, eine Sesamoiditis, verursachen.

Die »zu lange« zweite Zehe: Schon der Blick von außen erlaubt die Diagnose der »zu langen« zweiten Zehe. Doch dahinter verbergen sich zwei mögliche Ursachen, die zu völlig unterschiedlichen Problemen führen können. Ist es tatsächlich die zweite Zehe, die länger ist als die Großzehe, so werden vor allem im Spitzentanz Probleme auftreten, dann, wenn die zweite Zehe wegen ihrer Länge im Spitzenschuh krallt. Weitreichender sind die Probleme, wenn es nicht die Zehe selbst, sondern der zweite Mittelfußknochen ist, der deutlich über die anderen Mittelfußknochen hinausreicht. Aufgrund seiner Länge muss er auf halber Spitze besonders viel Gewicht tragen. Eine Gewichtsverteilung auf den gesamten Vorfuß ist dann kaum möglich; die Balance im hohen Relevé ist erschwert.

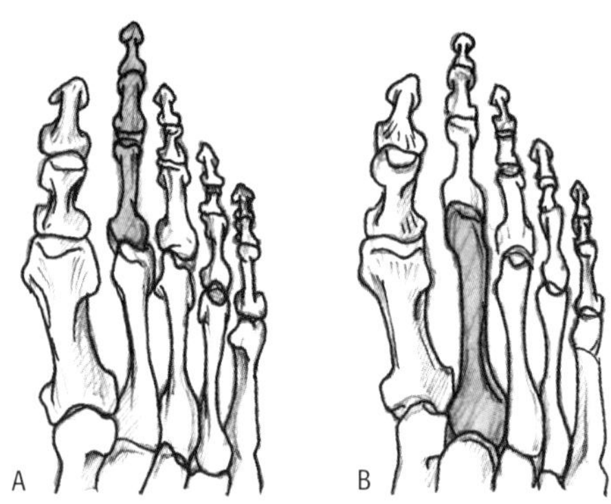

Abb. 6.17: Die »zu lange« zweite Zehe:
A) Die drei Zehenglieder sind zu lang.
B) Der zweite Mittelfußknochen ist im Verhältnis zu den benachbarten Mittelfußknochen zu lang.

Krallenzehen: Sie sind nicht nur unschön und Ursache für so manche Blase – Krallenzehen sind auch ein Zeichen für eine schwache kurze Fußmuskulatur. Überwiegt beim Strecken des Fußes die Kraft der langen Zehenbeuger, die ja bis zu den Zehenendgliedern ziehen, so werden dadurch die Zehen in all ihren Gelenken gebeugt; es kommt zur typischen Deformation, der Krallenzehe. Ein Training der kleinen Zehenflexoren schafft Abhilfe (s. S. 165).

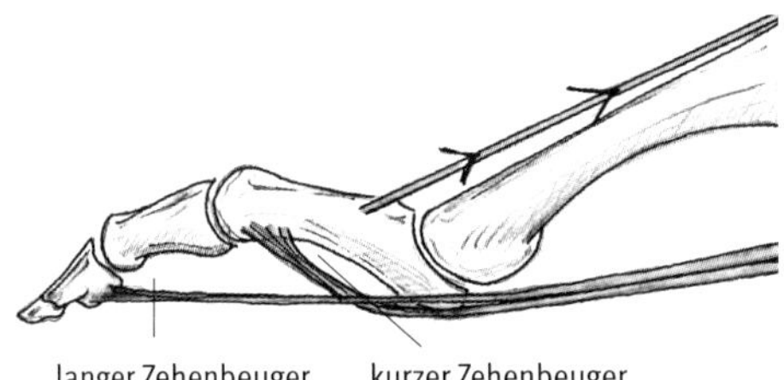

Abb. 6.18: Krallenzehen entstehen meist durch Muskeldysbalance.

Blasen und Hühneraugen: Diese gehören zum Alltag fast jedes Tänzers. Sie treten an Stellen des höchsten Drucks und der stärksten Reibung auf. Probleme können sie bereiten, wenn sie sich entzünden, was besonders nach Manipulationen mit scharfen, unsterilen Gegenständen passieren kann. Risse unter dem Ballen entstehen bei ausgeprägter Hornhaut oft nach längerem Barfußtanzen.

Chronische Überlastungen des Mittel- und Rückfußes

Stressfraktur: Kein akutes Trauma, sondern zunehmende Überlastung mit ständigen Biege- oder Torsionskräften an prädisponierten Knochenstellen führen zu Ermüdungsbrüchen, der schleichenden Fraktur des Knochens. Der zweite und dritte Mittelfußknochen sind hier besonders betroffen, tragen sie doch auf halber oder ganzer Spitze einen Großteil des Körpergewichts. Hält der Knochen diesen ständigen Belastungen nicht mehr Stand, entstehen kleine Risse bis hin zur tatsächlichen Fraktur. Ursache können schwache Fußmuskeln, ein zu langer zweiter Mittelfußknochen, harte Böden, extreme Belastung während der sensiblen Wachstumsschübe oder »dünner« Knochen durch Mangelernährung und niedriges Körpergewicht sein. Die Schmerzen beginnen meist schleichend und werden langsam intensiver. Die Diagnose ist oft schwierig zu stellen und die Therapie langwierig. Stressfrakturen zwingen nicht selten zur Beendigung der Tanzkarriere.

Dancers tendinitis: Die Sehnenscheidenentzündung des langen Großzehenbeugers, des FHL, ist ein typisches Tänzerproblem. Die Beschwerden können etwas oberhalb des Innenknöchels am Übergang zwischen Muskelbauch und Sehne, hinter dem Innenknöchel im Verlauf der Sehnenscheide oder an der Innenseite des Fußes auftreten. Bei Entzündung schwillt die Sehne an, wird dicker und verliert ihre Gleitfähigkeit. Sie hat kaum noch Platz in ihrer Sehnenhülle; jedes Gleiten bereitet Schmerzen. Ursache ist häufig eine Muskeldysbalance: Sind die kurzen Zehenflexoren zu schwach, übernimmt der FHL die ganze Arbeit. Häufige Auslöser der Beschwerden sind das Krallen der Großzehe bei der Fußstreckung oder auf Spitze, die Verlagerung des Hauptgewichts auf halber Spitze nur auf das Großzehengrundgelenk oder die Überlastung der Fußinnenseite durch »Rolling in«. Werden die Zehen gekrallt – beispielsweise in zu kurzen Schläppchen oder auf Relevé –, verkürzt der lange Zehenflexor.

Dieser Muskel kreuzt in seinem Verlauf die Sehne des FHL. Bei erhöhter Spannung engt er sie ein, was zur Entzündung der Sehne führen kann. Ungünstige anatomische Verhältnisse liegen vor, wenn sich der FHL aus einer relativ kurzen Sehne und einem langen Muskelbauch zusammensetzt. Im tiefen Demi oder im Grand plié kann dann der Muskelbauch in die Sehnenscheide hineingepresst werden: Das Gewebe reibt, die Sehnenscheide entzündet sich. Aufgrund der Lokalisation können Beschwerden des langen Großzehenbeugers auch als Achillessehnenschmerz fehlinterpretiert werden.

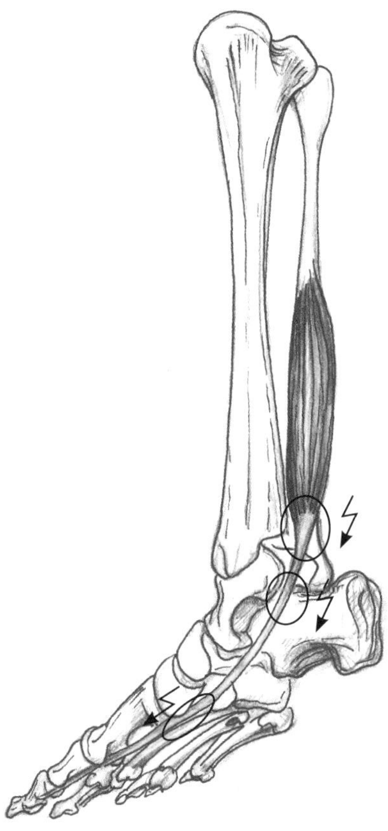

Abb. 6.19: Typische Schmerzbereiche bei der Dancers tendinitis: Übergang zwischen Muskelbauch und Sehne, Verlauf der Sehnenscheide und Fußinnenseite.

Chronische Überlastungen des Sprunggelenks

Impingement: Als Impingement bezeichnet man ganz allgemein die Einklemmung von Knochen oder Gewebe am Ende einer Bewegung. Im Sprunggelenk unterscheidet man ein hinteres und ein vorderes Impingement. Bei forcierter Streckung des Fußes kann es zu stechenden Schmerzen im hinteren Bereich des Sprunggelenks kommen. Ursache des hinteren (*dorsalen*) Impingements ist oft ein prominenter Knochenfortsatz des Sprungbeins oder ein zusätzliches Knöchelchen, das sogenannte *os trigonum*. Auch ein vergrößerter Schleimbeutel kann Beschwerden hervorrufen. Bei maximaler Streckung des Fußes wird das Gewebe zwischen Sprungbein und Unterschenkelknochen eingeklemmt; wiederholte Einklemmung führt zu lokaler Irritation und Entzündung. Ein os trigonum findet man bei ca. 10% der Bevölkerung; auch jeder fünfte Tänzer hat diesen zusätzlichen Knochen. Doch nicht jedes os trigonum bereitet Beschwerden, und oft sind Tänzer jahrelang beschwerdefrei,

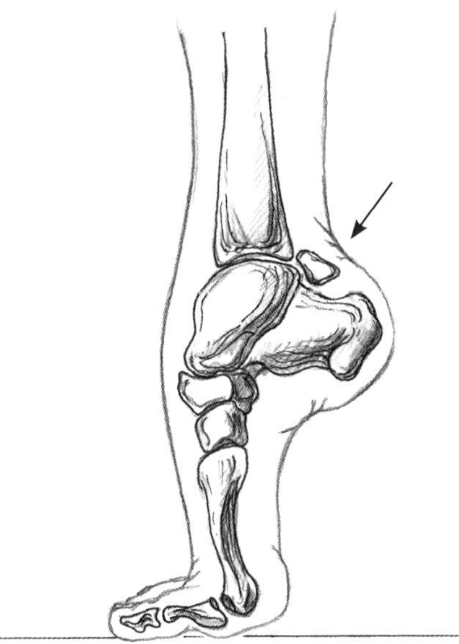

Abb. 6.20: Hinteres (dorsales) Impingement. Bei Fußstreckung oder hohem Relevé kommt es zur Einklemmung von Gewebe oder Knochen im hinteren Bereich des Sprunggelenks.

bis Überlastung, Änderung der Tanztechnik oder ungewohnte Schuhe plötzlich Probleme bereiten. Verbesserung des Gleitmechanismus im oberen Sprunggelenk und Koordination der Muskelarbeit sind sinnvolle Therapieansätze.

Vom vorderen *(anterioren)* Impingement spricht man, wenn es beim Plié zum knöchernen Anschlag im vorderen Sprunggelenkbereich kommt. Treffen Sprungbein und vordere Schienbeinkante aufeinander, führt das nicht nur zu Schmerzen und Bewegungseinschränkung. Der ständige Anschlag lässt die Knochen reagieren: Es bilden sich knöcherne Auszackungen an Sprung- und Schienbein; die Bewegung wird dadurch noch weiter eingeschränkt. Tänzer mit hohem Spann oder ausgesprochen tiefem Plié sind hiervon besonders betroffen.

Achillessehnenreizung: Springen auf hartem Boden, fehlendes Absetzen der Ferse bei der Landung, verspannte Wadenmuskulatur, »Rolling in«, aber auch mechanisches Scheuern von Schuhbändern oder -rändern kann zur Entzündung der Achillessehne führen. Typischerweise kommt es zu lokaler Schwellung, Dehn- und Belastungsschmerz. Ständige kleine Mikrotraumen können die Sehne so sehr schwächen, dass sie schließlich reißt. Besonders geachtet werden sollte daher auf Elastizität der Wadenmuskulatur und gute Tanztechnik.

Chronische Überlastungen des Unterschenkels

Shin splint: Hauptsymptom des shin splints sind Schmerzen an der Vorder- und Innenseite des Schienbeins. Dahinter können sich muskulärer Hartspann, Knochenhautreizung und -entzündung, aber auch Durchblutungsstörungen der Muskulatur verbergen. Ursachen liegen häufig in der Tanztechnik – z. B. wenn das Gewicht zu weit hinten ist, die Knie stark überstreckt werden oder die Fersen beim Landen nicht auf dem Boden abgesetzt werden. Doch auch unzureichendes Warm-up und Cooldown, Muskeldysbalancen oder ungeeignete harte Tanzböden können Ursache eines shin splints sein.

Stressfraktur: Vom shin splint abzugrenzen ist die Stressfraktur im Bereich der Schienbeinvorderkante. Lokale Überwärmung, Schwellung und Druckschmerz sind ernstzunehmende Zeichen, die eine genaue medizinische Abklärung erforderlich machen.

Akute Verletzungen

Supinationstrauma: Das Umknicken im Sprunggelenk ist die häufigste akute Verletzung im Tanz. Typischerweise geschieht das bei Landungen aus dem Sprung oder einfach bei Balanceverlust. Können die Muskeln nicht rechtzeitig gegensteuern, werden Gelenkkapsel und Außenbänder des oberen Sprunggelenks überdehnt oder reißen. In maximaler Plantarflexion – ob auf Spitze, halber Spitze oder in High Heels – ist das vordere Außenband (*lig. fibulotalare anterior*) gespannt. Knickt der Fuß nach außen um, erhöht sich die Spannung in dem bereits vorgedehnten Band. Überdehnung oder Bänderriss ist die Folge. Je nach Unfallhergang können ein oder mehrere Bänder betroffen sein; abhängig davon gestalten sich Therapie und notwendige Trainingspause. Verletzungen der Bänder führen immer auch zu Verletzungen der in den Bändern liegenden Rezeptoren. Darunter leidet die Propriozeption des Gelenks und damit die Feinkoordination für die Balance. Auf ihre frühzeitige Wiederherstellung muss in der Therapie besonders Wert gelegt werden.

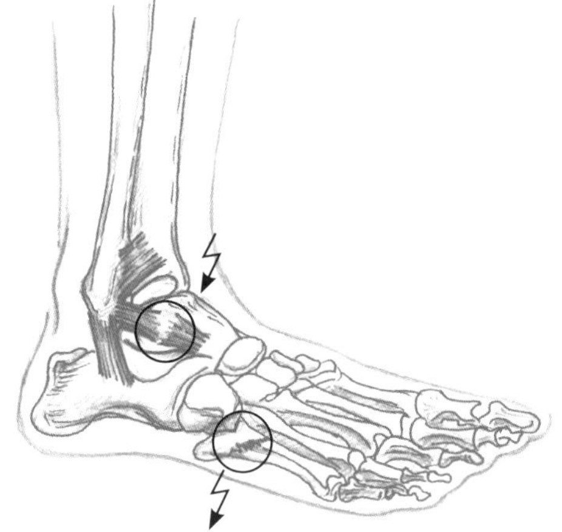

Abb. 6.21: Supinationstrauma. Das Umknicken des Fußes kann zu verschiedenen Verletzungen führen: Riss eines oder mehrerer Außenbänder, Spiralbruch des 5. Mittelfußknochens.

Dancers Fracture: Beim Umknicken des Fußes nach außen kann die Außenkante des Mittelfußes so hart auf dem Boden aufschlagen, dass der fünfte Mittelfußknochen bricht. Spiralbrüche im distalen Drittel des fünften Mittelfußknochens kommen im Tanz gehäuft vor und werden daher auch als »Tänzerfraktur« bezeichnet.

Cuboidblockade: Die hohe Beweglichkeit des Tänzerfußes fordert eine gute Mobilität des Würfelbeins (*cuboid*). Bei maximaler Plantarflexion gleitet das Würfelbein in Richtung Fußrücken, in Dorsalflexion sinkt es in Richtung Fußsohle ab. Diese Beweglichkeit ist essentiell für den belastbaren Fuß. Doch die hohe Mobilität birgt auch Gefahren, denn ein überbewegliches Gelenk kann leicht blockieren. Sinkt das Würfelbein zu weit Richtung Fußsohle ab, kann es sich in dieser Position »verhaken«. Der Gleitmechanismus ist gestört, das Würfelbein blockiert. Die Streckung des Fußes ist dann nur noch sehr eingeschränkt und unter Schmerzen möglich. Typisch für eine Cuboidblockade sind zudem Schmerzen am äußeren Fußrand und Schwäche beim Absprung.

Tücken im Tanz

»Füße strecken«, »Nicht auf die Innenkante rollen« – welcher Tänzer hat diese Korrekturen nicht schon oft gehört? Eine gute Beweglichkeit und optimale Belastungsverteilung sind ausschlaggebend für gesunde Tänzerfüße. Doch so mancher Technikfehler macht gerade das unmöglich ...

Rolling in – Der funktionelle Knickfuß

Eine häufige Fehlhaltung ist das »Rollen« auf die Innenseite des Fußes, das »Rolling in«. Häufiger Grund: Das Forcieren des Turnouts. Großes Turnout trotz geringer Außenrotation im Hüftgelenk verdreht Knie, Sprunggelenk und besonders den Fuß. Die optimale Fußverschraubung geht verloren. Statt die Fersenaußenseite zu belasten, kippt die Ferse nach innen und dreht damit in die gleiche Richtung wie der Vorfuß; der erste Mittelfußknochen trägt nun das Hauptgewicht. Die Verkeilung der Keilbeine löst sich, und das Sprungbein gleitet nach vorne-innen-unten. Die Fußgewölbe stürzen ein, was die Fußstreckung erschwert und die Ausbildung eines Hallux valgus unterstützt. Oft wird der Vorfuß im Vergleich zur Ferse *noch* weiter nach außen gedreht – eine zusätzliche Belastung für die Fußinnenseite. Es kommt zum typischen funktionellen Knick-Senk-Fuß. Auch außerhalb des Tanzsaals wird diese Fußhaltung oft beibehalten. Die Füße »gewöhnen« sich an die Fehlstellung, selbst beim normalen Gehen verlieren sie ihre dynamische Verschraubung. Auswärts-Gehen im Alltag verstärkt die »Entschraubung« des Fußes noch weiter.

Erkennen: Mit einem kurzen Test lässt sich abschätzen, wo die Ursache für den Knickfuß liegt: im Fuß selbst oder in der übertriebenen Außenrotation. Aufrechter Stand, Füße parallel hüftbreit. Bodenkontakt von Großzehengrundgelenk und Fersen-

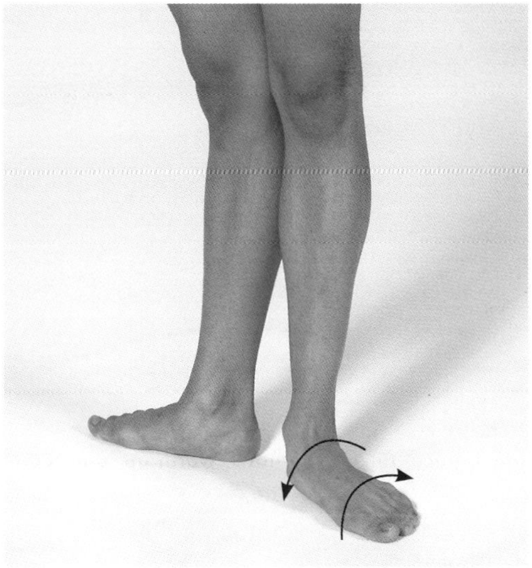

Abb. 6.22: Das »Rolling in« führt zum funktionellen Knick-Senk-Fuß. Die Ferse kippt auf die Innenseite, die Pronation des Vorfußes geht verloren.

außenseite gleichzeitig verstärken, um so den Fuß optimal zu verschrauben. Lässt sich die Ferse vertikal aufrichten, ohne dass sich dabei das Großzehengrundgelenk vom Boden löst? Dann ist der Fuß ausreichend mobil; es fehlt ihm jedoch an Muskelkraft, um diese Verschraubung auch im Turnout zu halten. Hebt sich bei der vertikalen Aufrichtung der Ferse das Großzehengrundgelenk vom Boden, so fehlt die wichtigste Beweglichkeit im Fuß, seine Pronation. Die Ursache für das Rolling in ist dann im Fuß selbst zu suchen.

Was man tun kann:

- Die Beine sollten nur so weit ausgedreht werden, wie die Außenrotation auch tatsächlich im Hüftgelenk von den Muskeln gehalten werden kann (s. Kap. 4, S. 99 f.).
- Die Wahrnehmung der Fußbelastungspunkte Großzehenballen und Fersenaußenseite hilft, die Fußstabilität zu verbessern.
- Auswärts-Laufen außerhalb des Tanzsaals belastet die Füße unnötig. Im parallelen Gang kann man die 3-D-Fußverschraubung gut trainieren und so den Fuß auch für seine Aufgaben im Tanz kräftigen.

Point und Relevé – Extrembewegungen des Fußes

Voraussetzung für eine biomechanisch ideale Position im Point und Relevé ist eine ausreichende Beweglichkeit in Sprunggelenk, Fußwurzelbereich und Großzehengrundgelenk. Fehlt die Beweglichkeit in einem der Gelenke, werden oft Kompensationen antrainiert, die mehr hinderlich als hilfreich sind: Geringe Beweglichkeit im Großzehengrundgelenk (Hallux rigidus) verleitet viele Tänzer dazu, im Relevé nach außen zu kippen. Damit opfern sie die ideale Fußbelastung dem Versuch, höher auf halbe Spitze zu kommen. Überlastung im Sprunggelenk, an der Fußaußenseite und im Vorfußbereich sind die Folgen. Bei Bewegungseinschränkung im Sprunggelenk oder im Fußwurzelbereich wird oft der Fuß in

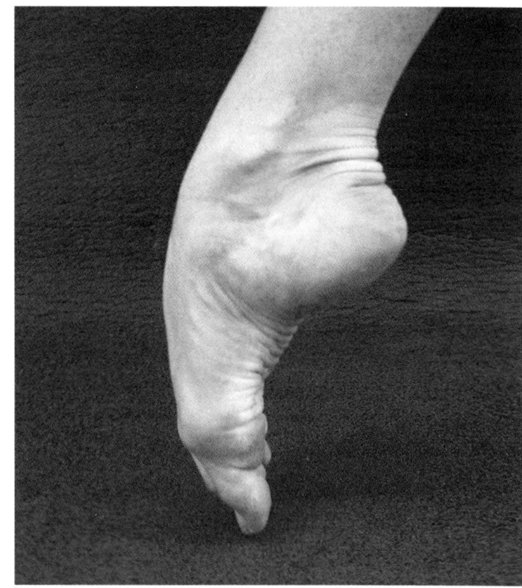

Abb. 6.23: Die Ideallinie des gestreckten Fußes.

Was man tun kann:

- Beim Hochgehen in das Relevé, aber auch beim Abrollen sollte sich der Schwerpunkt stets zwischen erstem und zweitem Mittelfußknochen befinden. Lieber ein weniger hohes, dafür aber ein gut ausbalanciertes Relevé.
- Beim Stand auf dem flachen Fuß ist es hilfreich, immer wieder das Quergewölbe aktiv anzuspannen. Besonders nach langen Balancen auf halber Spitze kräftigt dies die kleinen Fußmuskeln und entlastet so den Vorfuß.
- Bei gestrecktem Fuß sollte man eine gerade Linie vom Schienbein über die Mitte des oberen Sprunggelenks bis zum Zehenzwischenraum zwischen Großzehe und zweiter Zehe ziehen können.
- Das Krallen der Zehen unbedingt vermeiden! Gekrallte Zehen verbessern die Plantarflexion *nicht*, ganz im Gegenteil: Sie schränken die Beweglichkeit im oberen Sprunggelenk ein und reduzieren damit sogar den Spann.

der Streckung nach innen gesichelt, um so scheinbar weiter in die Pointstellung zu kommen. Häufig werden beim Strecken auch die Zehen gekrallt, ein Zeichen der maximalen Muskelanstrengung.

Erkennen: Die Beweglichkeit des Fußes sollte immer detailliert in den einzelnen Gelenken geprüft werden (s. S. 160 f.). Nur so können mögliche Kompensationsstrategien bereits im Vorfeld erkannt und ganz gezielt dagegen gearbeitet werden.

Das tiefe Plié – Zu viel Spannung schadet

Ein tiefes Plié ist für viele Tänzer Synonym für Geschmeidigkeit und Flexibilität. Tief ins Plié zu kommen ist daher ein Ziel, das oft verbissen verfolgt wird. Ungünstig, denn hohe Muskelspannung macht genau das unmöglich, was für ein tiefes Plié so wichtig ist: ein lockeres oberes Sprunggelenk, in dem das Sprungbein ungehindert in der Knochengabel gleiten kann. Typischerweise versuchen viele Tänzer, sich mit Muskelkraft in das Plié hineinzudrücken oder krampfhaft dem »Rolling in« im Fuß entgegenzuwirken. Besonders der vordere Schienbeinmuskel kommt dabei zum Einsatz. Seine Arbeit kann man an der Anspannung seiner Sehne vorne am Sprunggelenk gut erkennen. Tritt diese Sehne im Plié deutlich hervor, erhöht sich die Spannung im oberen Sprunggelenk. Der Tänzer engt damit die Beweglichkeit ein und erreicht so das Gegenteil von seinem Ziel: Sein Plié wird kleiner.

Erkennen: Das Hervortreten der Sehne des vorderen Schienbeinmuskels im Plié ist Zeichen für eine zu hohe Muskelspannung. Mögliche Ursache ist ein zu weit nach hinten verlagertes Körpergewicht, so dass der vordere Schienbeinmuskel die Balance halten muss. Eine Entspannung im Plié würde zu Balanceverlust führen. Auch knöcherne Bewegungseinschränkungen im oberen Sprunggelenk oder erhöhter Muskeltonus der Wadenmuskulatur können zu vermehrtem Einsatz des vorderen Schienbeinmuskels führen. Manche Tänzer versuchen, das »Rolling in« des Fußes statt von oben über die tiefen Hüftaußenrotatoren direkt lokal im Fuß zu kompensieren, indem sie den Fußinnenrand aktiv nach oben ziehen. Auch hier ist der vordere Schienbeinmuskel im Einsatz; ein entspanntes Plié wird dadurch unmöglich.

Was man tun kann:

- An- und Entspannung des Muskels wahrnehmen: Der Tänzer steht mit den Füßen parallel, hüftbreit, bei einem zweiten Durchlauf in der 1. Position. Anhand der Sehne des vorderen Schienbeinmuskels wird die Aktivität des Muskels überprüft. Seine Entspannung lässt sich mit geschlossenen Augen oft leichter wahrnehmen.
- Zur Erleichterung der Entspannung im oberen Sprunggelenk kann es helfen, sich die knöcherne Bewegung im Gelenk – insbesondere das Gleiten der Knochengabel über das Sprungbein nach vorne – bildlich vorzustellen (s. Abb. 6.14, S. 149).

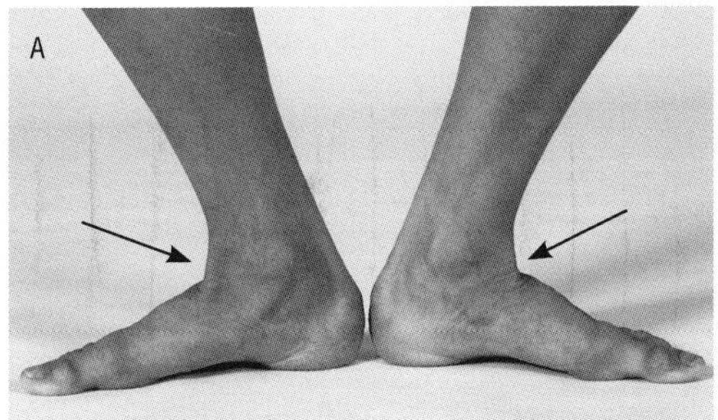

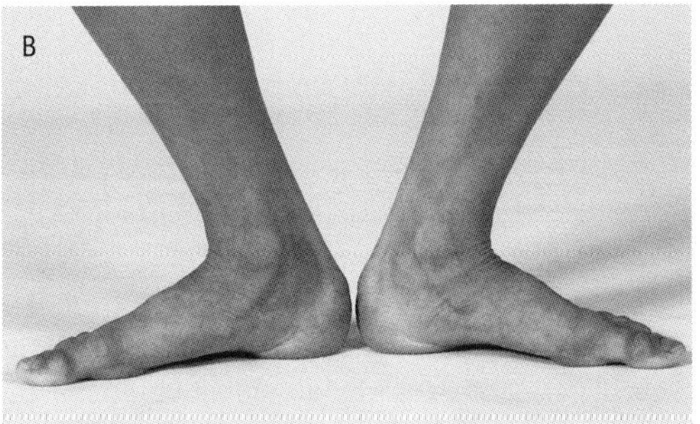

Abb. 6.24: A) Durch die Anspannung des vorderen Schienbeinmuskels versucht der Tänzer, sein Plié zu vertiefen. B) Ist der Muskel entspannt, verringert sich der Druck im Sprunggelenk.

Der Hohlfuß – Hoher Spann mit Problemen

Nicht nur aus ästhetischen Gründen ist ein guter Spann im Tanz von Bedeutung. Die vertikale Ausrichtung von Schienbein, Sprungbein, Mittelfuß und Vorfuß in die optimale Schwerkraftlinie erlaubt eine axiale Belastung der Fußknochen, was biomechanisch die größte Stabilität gewährleistet. Doch Vorsicht: Das Auswahlkriterium »hoher Spann« verleitet dazu, gerade solche Füße verstärkt für den Tanz auszusuchen, die dieser enormen Beanspruchung kaum gewachsen sind: Hohlfüße. Ein echter Hohlfuß verliert mit der Zeit seine Beweglichkeit; er wird hart und starr, seine Belastbarkeit sinkt drastisch. Die fehlende Beweglichkeit vermindert die Stoßabsorption im Fuß und kann so zu Verstauchungen des Sprunggelenks, aber auch zu Stressfrakturen der Mittelfußknochen führen. Zudem schränken Hohlfüße die Beweglichkeit im oberen Sprunggelenk ein; ein tiefes Plié wird dadurch immer schwieriger. Wichtig ist daher, den im Tanz erwünschten flexiblen »hohen Spann« von einem rigiden Hohlfuß zu unterscheiden.

A) *1.* ***Schritt:*** *Statischer Fußabdruck. Ist ein Verbindungssteg zwischen Vorfuß und Ferse zu erkennen?*

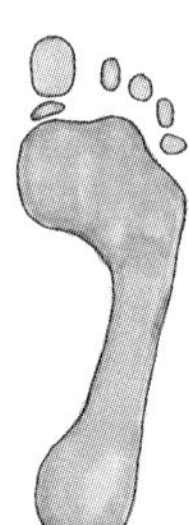

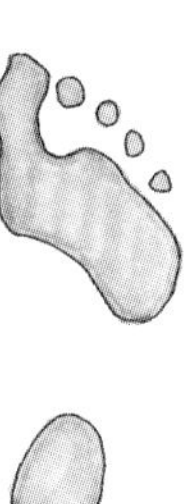

Erkennen: Hoher Spann und Hohlfuß lassen sich mit einer einfachen Methode unterscheiden. Man braucht dazu einen Fußabdruck, den man am einfachsten mit Wasser oder Babyöl anfertigt.

1. Schritt: Anfertigen eines statischen Fußabdrucks. Der Tänzer stellt den nassen oder vorher mit Babyöl eingeriebenen Fuß mit voller Belastung auf ein Stück Papier.

- Ist der dabei entstandene Fußabdruck geteilt, d.h. zwischen Vorfuß und Ferse ist kein Verbindungssteg zu erkennen, so könnte es sich um einen Hohlfuß handeln. Die Beurteilung geht weiter mit Schritt zwei.
- Ist zwischen Vorfuß und Ferse ein deutlicher Verbindungssteg zu erkennen, so kann ein Hohlfuß ausgeschlossen werden. Der Tänzer hat zwar einen hohen Spann, der Fuß ist aber ausreichend flexibel.

2. Schritt: Der statische Fußabdruck wird wie oben beschrieben wiederholt, diesmal jedoch mit vertikal aufgerichteter Ferse. Der neu erhaltene Fußabdruck wird nun wieder auf das Vorliegen eines Verbindungssteges zwischen Vorfuß und Ferse hin beurteilt.

- Hat sich der Fußabdruck normalisiert, liegt ein Knick-Hohlfuß vor. Wichtig ist hier, die Aufrichtung der Ferse zu verbessern, um so dem Knickfuß entgegen zu wirken. Die Gefahr der typischen frühzeitigen Starrheit des Hohlfußes besteht nicht.
- Fehlt der Verbindungssteg weiterhin, liegt ein Hohlfuß vor, der dringend tanzmedizinisch abgeklärt werden sollte.

B) *2.* ***Schritt:*** *Statischer Fußabdruck mit aufgerichteter Ferse. Ist nun ein Verbindungssteg zu erkennen?*

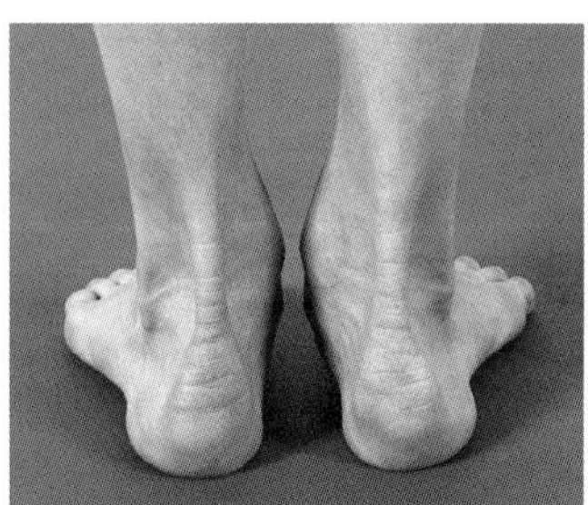

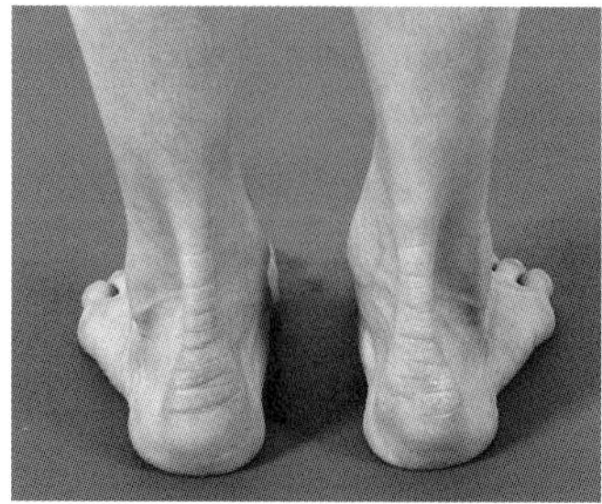

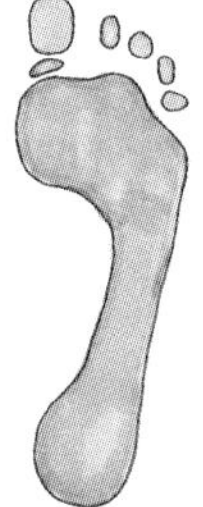

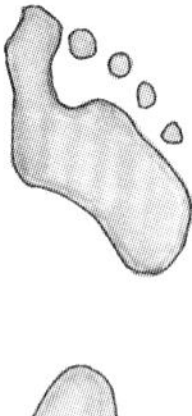

Abb. 6.25: Unterscheidung von hohem Spann und Hohlfuß.

Was man tun kann:

- Zur optischen Verbesserung des Spanns zwängen sich Tänzer oft in enge und kurze Schläppchen. Keine gute Idee, denn der Fuß wird bei Belastung länger, ein Zeichen seiner Elastizität. Wird diese durch Schuhe behindert, lässt langfristig die Beweglichkeit des Fußes nach. Daher wichtig: Schmale Schläppchen ja, zu kurze nein!
- Nicht ein hoher Spann, sondern vor allem ein stabiler und gleichzeitig flexibler Fuß sollte Auswahlkriterium für Tänzerfüße sein. Das Testen der Muskelkraft – besonders auch der kleinen (intrinsischen) Fußmuskeln – sowie der Mobilität von Mittelfuß und Fußwurzel gehört zur Beurteilung jedes Tänzerfußes dazu.

Spitze, aber wann?

Seit Jahren quält diese Frage Tanzpädagogen, junge Tanzschüler, Eltern und Ärzte gleichermaßen. Galt lange Zeit das 12. Lebensjahr als magische Zahl, so steht bei in den heutigen Empfehlungen die funktionelle Beurteilung im Vordergrund. Den Wachstumsabschluss des Fußes abzuwarten, hilft leider nicht. Der kommt mit dem 13. bis 16. Lebensjahr bei Mädchen – zumindest für den professionellen klassischen Tanz – zu spät.

Als Mindestvoraussetzungen für den Beginn des Spitzentanzes gelten:

- Gute Stabilität und optimale Ausrichtung von Beinachse und Fuß ausgedreht auf einem Bein im Relevé (eine Linie vom Hüftgelenk, Knie und Schienbein über die Mitte des oberen Sprunggelenks bis zum Zehenzwischenraum von Großzehe und zweiter Zehe)
- Ausreichende Kraft des Fußes (s. S. 161 f.)
- Stabile Körpermitte

Damit rückt die Beurteilung über den Beginn des Spitzentanzes wieder mehr zurück in die Verantwortung des Tanzpädagogen. Als Anhaltspunkt kann man ein ernsthaftes klassisches Tanztraining über mindestens 3 Jahre 2-mal pro Woche ansetzen, bevor im Allgemeinen die oben angeführten Voraussetzungen erfüllt sind. Die Vorgabe »ab dem 12. Lebensjahr« scheint demnach für einen Großteil der Tanzschülerinnen doch noch ihre Berechtigung zu haben. Helfen kann auch ein Ausspruch von George Balanchine, der auf die Frage, was er vom frühen Beginn des Spitzentanzes halte, antwortete: »Why should children get on point, if they don’t know what to do up there?«

Der genaue Blick – Die Eigenanalyse

Gute Beweglichkeit, optimale Funktion und Kraft sind die Hauptparameter für einen stabilen, belastbaren Tänzerfuß. Die Eigenanalyse kann helfen, Schwachstellen aufzudecken und durch entsprechendes individuelles Fußtraining die Belastbarkeit zu steigern.

Form und Beweglichkeit

Beweglichkeit und Form des Fußes sind zum großen Teil genetisch festgelegt, können jedoch durch frühzeitiges und korrektes Training verbessert werden. Welches Bewegungsausmaß in den einzelnen Fußgelenken notwendig ist, zeigt der folgende Kasten.

Die klassische Tanztechnik fordert ein großes Bewegungsausmaß in folgenden Fußgelenken:

- **Oberes Sprunggelenk:**
  Dorsalflexion mindestens 25°
  Plantarflexion mindestens 70°
- **Fußwurzel:**
  Plantarflexion 10° bis 20°
  Pronation des Vorfußes 15°
- **Großzehengrundgelenk:**
  Dorsalflexion mindestens 80°

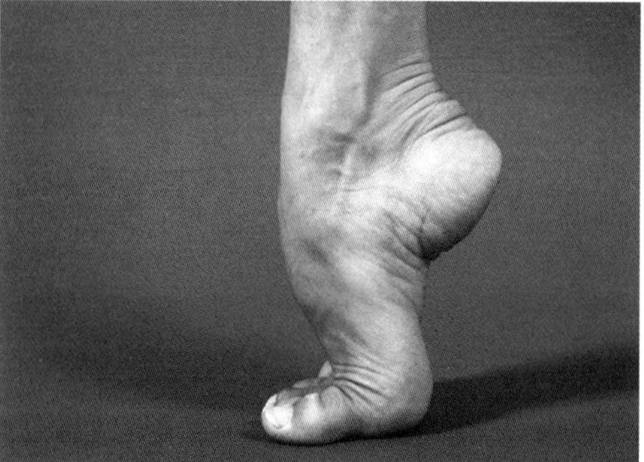

Abb. 6.26: Auf halber Spitze ist maximale Beweglichkeit im oberen Sprunggelenk, in der Fußwurzel und im Großzehengrundgelenk gefordert.

Eine **Pronation** des Vorfußes von 15° ist Grundvoraussetzung für die optimale Fußfunktion. Die Pronationsfähigkeit kann man folgendermaßen abschätzen: Den Fuß mit beiden Händen umfassen, eine Hand an der Ferse, die andere Hand von vorne am Fußrücken, an der Stelle, an der die Sehne des vorderen Schienbeinmuskels am Fuß ansetzt. Den Fuß mit beiden Händen in entgegengesetzter Richtung verschrauben; der gesamte Fuß wird gleichsam wie ein nasser Waschlappen ausgewrungen. Wichtig ist dabei die Einhaltung der korrekten Verschraubungsrichtung: Der Vorfuß dreht in Richtung Boden nach innen, die Ferse wird nach außen festgehalten. Der Fuß wird während der Verschraubung in seiner Längsachse verlängert, die Bewegung ist in der Fußwurzel spürbar. Optimal ist ein weiches und federndes Endgefühl der Bewegung, ein Zeichen für eine gute Mobilität der Fußwurzel. (s. Abb. 6.31, S. 163)

Den **Spann** testet man am einfachsten aktiv im Relevé oder ggf. auf Spitze: Die Füße sollten in gerader Verlängerung des Unterschenkels stabili-

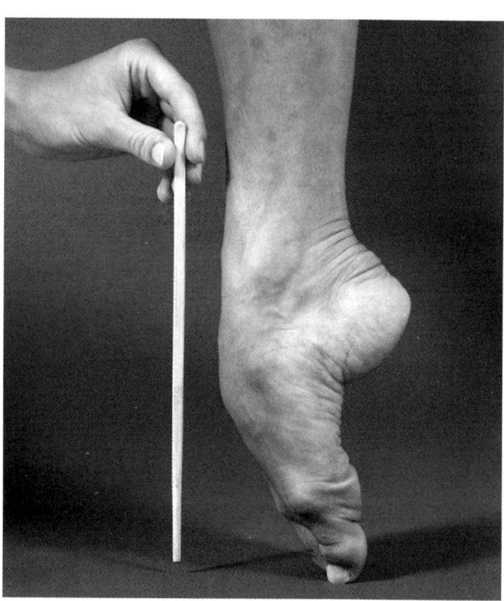

Abb. 6.27: Beurteilung des Spanns mit einem Stift: Der Fuß sollte in gerader Verlängerung des Unterschenkels stabilisiert werden können.

siert werden können. Das setzt eine ausreichende Beweglichkeit im oberen Sprunggelenk und im Fußwurzelbereich voraus. Je höher die Beweglichkeit im oberen Sprunggelenk, desto weniger Bewegung ist im Bereich der Fußwurzel nötig. Das schont die kleinen Gelenke. Durch das Anlegen eines Stiftes an die Schienbeinvorderkante kann man den Spann schnell und einfach testen: Idealerweise bildet der Fuß die direkte Verlängerung der Schienbeinvorderkante. Wichtig ist dabei auch, mögliche Abweichungen zur Seite – sicheln oder »Schwalbe« – zu vermeiden.

Funktion

Zur Beurteilung von **Längs-** und **Quergewölbe** werden folgende Punkte im parallelen Stand bzw. im Sitzen getestet. Für einige Tests ist die Hilfe eines Partners sinnvoll.

Im parallelen Stand, Beurteilung des belasteten Fußes:

- Ist das Fersenbein in der Sicht von hinten vertikal aufgerichtet?
- Ist der Innenknöchel gut in den Verlauf der inneren Beinlinie integriert und knickt nicht nach innen?
- Liegen alle Zehen entspannt und gerade auf dem Boden auf, ohne zu krallen?

Im Sitz, Beurteilung des unbelasteten Fußes:

- Spannt bei Plantarflexion der Zehengrundgelenke die Knöchelreihe der Mittelfußköpfchen einen harmonischen Bogen?
- Lässt sich auf der Fußsohle zwischen Groß- und Kleinzehenballen eine Längsfurche erkennen?

Kraft und Stabilität

Für die Kraft und Stabilität des Fußes müssen extrinsische und intrinsische Fußmuskeln harmonisch zusammenarbeiten. Je aktiver die intrinsische Fußmuskulatur eingesetzt wird, desto entspannter und dynamischer können die langen Fußmuskeln agieren.

Intrinsische Fußmuskeln:

- Die Kraft der **kleinen Zehenbeuger** und **-strecker** testet man im Sitzen. Der Fuß hängt locker, die Zehen sind entspannt, ohne zu krallen. Mit der Hand die gestreckten Zehen abwechselnd in Plantar- und Dorsalflexion drücken. Die Fußmuskeln arbeiten dagegen, sie versuchen die Zehen in der Ausgangsposition zu halten, die Zehen bleiben dabei gestreckt. Vorsicht: Keine Bewegung im oberen Sprunggelenk zulassen. Sind die kleinen Zehenbeuger und -strecker kräftig, so gelingt es nicht, die Zehen mit der Hand aus ihrer Ausgangsposition wegzudrücken.
- Auch die Kraft des **Quergewölbes** kann im Sitzen getestet werden. Der Fuß ist entspannt auf dem Boden aufgestellt. Groß- und Kleinzehenstrahl fest in den Boden verankern und damit aktiv das Quergewölbe aufbauen. Die mittleren drei Zehengrundgelenke leicht vom Boden abheben. Achtung: Dabei die Zehen entspannt

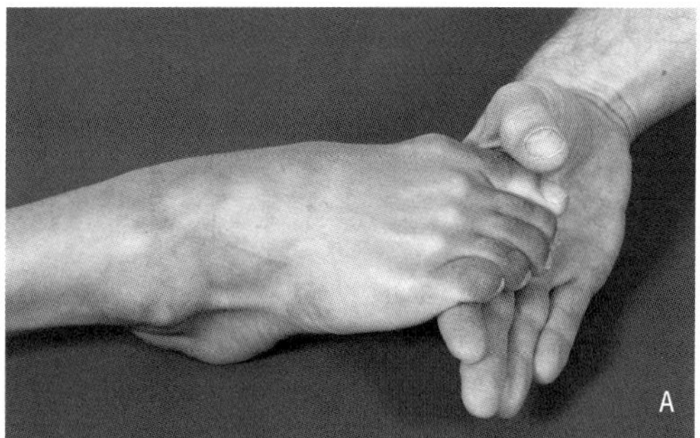

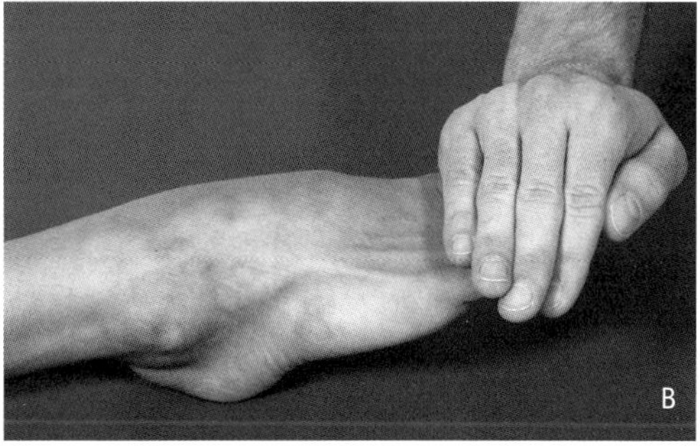

Abb. 6.28: Test der Kraft der kleinen Zehenbeuger und -strecker: Mit der Hand werden die gestreckten Zehen abwechselnd in A) Dorsalflexion und B) Plantarflexion gedrückt.

lassen! Anschließend mit der Hand in der Mitte des Quergewölbes Gegendruck geben und versuchen, die Mittelfußköpfchen auf den Boden zu drücken. Das aktivierte Quergewölbe sollte diesem Druck standhalten können.

Extrinsische Fußmuskeln:

- Die Kraft der extrinsischen Fußmuskeln **allgemein** lässt sich gut im aufrechten Stand testen. Die Füße stehen parallel hüftbreit, beide Hände liegen auf der Stange. So viele Relevés auf einem Bein ausführen, bis die Wadenmuskulatur zu schmerzen beginnt. Dabei auf die korrekte Fußausrichtung achten. Ein kräftiger Tänzerfuß sollte 25 Relevés hintereinander ausführen können, ohne dass die Muskulatur dabei stark ermüdet.
- Den Krafttest der **Wadenbeinmuskeln** führt man mit einem Partner im Sitzen durch. Den Fuß ins maximale Point strecken, die Zehen lang, nicht krallen. Der Partner versucht nun, mit der Hand von außen den Mittelfuß nach innen wegzudrücken. Ein kräftiger Tänzerfuß kann diesem Druck widerstehen und bleibt in seiner Ausgangsposition stabil, ohne dabei die Zehen nach oben zu ziehen oder zu krallen.

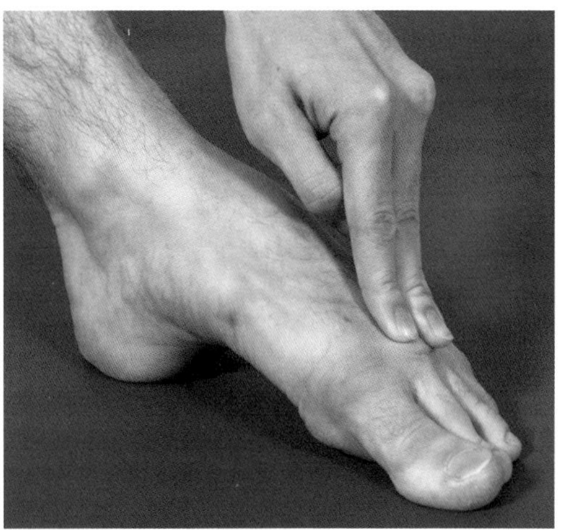

Abb. 6.29: Test der Kraft des Quergewölbes.

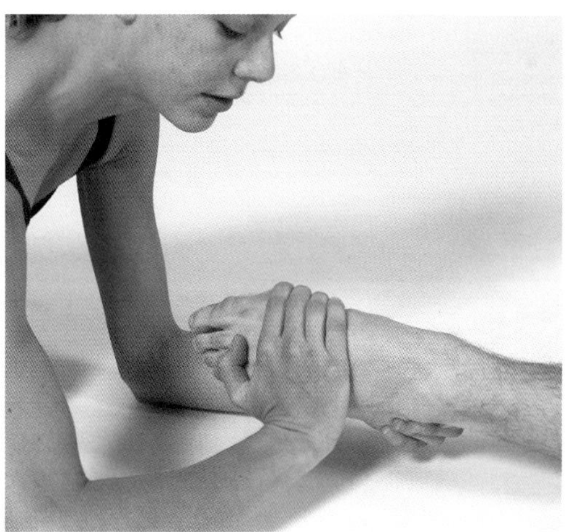

Abb. 6.30: Krafttest der Wadenbeinmuskeln.

Tipps und Tricks zur Prävention

Ursachen für Probleme im Fußbereich gibt es viele. Nicht alle lassen sich durch den Tänzer selbst beeinflussen. Dennoch kann man durch geeignetes Training und bei Beachtung einiger Vorsichtsmaßnahmen vielen Überlastungen und Verletzungen vorbeugen.

Im Alltag

Im Gehen kann man seine Füße ideal trainieren. Der ständige Wechsel zwischen Be- und Entlastung fördert und fordert die Füße ganz nebenbei. Ein Potential, was man gerade als Tänzer bewusst nutzen sollte. Die ideale Fußbelastung von der Außenseite der Ferse zum Großzehenballen führt zur Verwringung des Fußes. Beim Landen dehnt sich der Fuß in der Länge und die Gewölbe flachen ab; das Fersenbein bleibt dabei aufgerichtet. Kurz vor dem Abstoß steht der Fuß auf dem Ballen; die Strukturen sind gespannt wie eine Feder, die sich beim Abstoß blitzschnell zusammenzieht. Das Quergewölbe baut sich auf, die Zehen drücken sich vom Boden ab: Optimale Bewegungsqualität im Gehen. So mancher Tänzer gewöhnt sich im Laufe seiner Karriere den tänzertypischen »Entengang« an, sei es aus purer Gewohnheit, aus der Annahme, dadurch das Turnout auch im Alltag zu trainieren oder einfach nur um aufzufallen. Fakt ist: Die Füße sind nicht für den Auswärtsgang konstruiert, die ideale »Beübung« des Fußes im Gehen geht dabei verloren.

Tipps:

- Achten Sie beim Gehen – und ganz besonders beim Joggen – darauf, die Füße möglichst parallel aufzusetzen und sich immer wieder ganz bewusst über das Quergewölbe abzudrücken.
- Gönnen Sie Ihren Füßen auch mal Pause. Ein Fußbad am Abend entspannt die Fußmuskulatur. Massieren Sie die schmerzenden Stellen; besonderes Augenmerk sollten Sie dabei auf die Innenseite des Fußes, die gesamte Fußsohle und den Ansatz der Achillessehne richten.
- Nehmen Sie sich Zeit beim Schuhekaufen. Nicht nur Tanzschuhe sollten optimal sitzen. Besonders nach langen Trainingstagen sollten Straßenschuhe den Fuß nicht noch weiter unnötig belasten.

Gezielte Übungen

Mobilisation

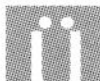

Mobilisation der Fußwurzel

Ausgangsposition: Sitz. Einen Fuß zu sich heranziehen. Mit der einen Hand den Spann auf Höhe der Fußwurzel umgreifen, genau an der Ansatzstelle des vorderen Schienbeinmuskels. Mit der anderen Hand die Ferse fassen.

Aktion: Den Fuß in entgegengesetzter Richtung verschrauben: Die vordere Hand dreht die Fußwurzel in Richtung Boden nach innen, die hintere Hand dreht die Ferse dagegen. Dabei wird der Fuß in seiner Längsachse verlängert; die Bewegung kann man im Fußwurzelbereich wahrnehmen. Die Mobilisation mehrmals rhythmisch wiederholen, das Bewegungsausmaß jedes Mal erweitern. Anschließend den anderen Fuß mobilisieren.

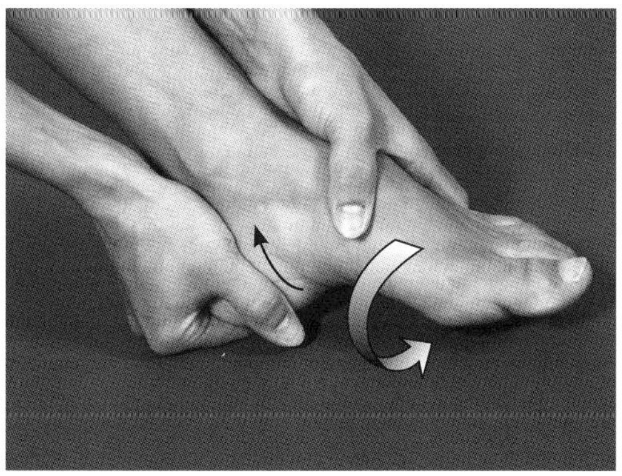

Abb. 6.31: Mobilisation der Fußwurzel: Die vordere Hand dreht die Fußwurzel in Richtung Boden nach innen, die hintere Hand dreht die Ferse dagegen.

Wahrnehmung

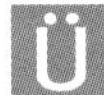

Wahrnehmung der 3-D-Verschraubung des Fußes

Hilfsmittel: Stift oder Theraband

Ausgangsposition: Sitz. Fuß locker auf dem Boden aufsetzen.

Aktion: Großzehenballen und Fersenaußenseite bewusst belasten, den Fuß dazwischen wie einen Bogen aufspannen. Zur Unterstützung kann man einen Stift oder ein aufgerolltes Theraband – Vorsicht, nicht zu dick rollen – unter den Fuß legen. Nun den Fuß so aufsetzen, dass der Stift von der Ferseninnenseite zur Kleinzehe verläuft. Großzehenballen und Fersenaußenseite spannen sich bogenförmig um den Stift. Nach einigen Minuten den Stift entfernen und das Bogengefühl des trainierten Fußes mit der anderen Seite vergleichen.

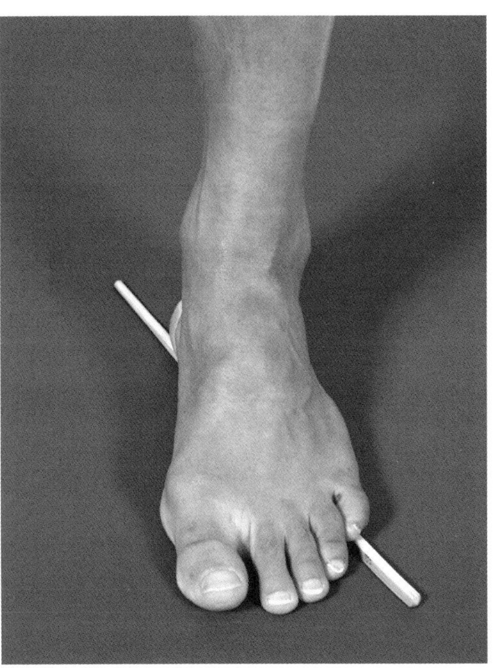

Abb. 6.32: Wahrnehmung der 3-D-Verschraubung des Fußes.

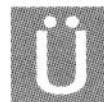

Training der Propriozeption des Sprunggelenks

Hilfsmittel: Mehrfach gefaltetes Handtuch oder Kissen

Ausgangsposition: Aufrechter Stand. Füße stehen parallel. Ein Bein, das spätere Standbein, auf das Handtuch oder Kissen stellen.

Aktion: Das Spielbein vom Boden abheben, das Standbein ist leicht gebeugt. Nun mit geschlossenen Augen versuchen, die Balance zu halten. Um das Gelenk zu stabilisieren, müssen die Rezeptoren im Sprunggelenk jetzt volle Arbeit leisten. Zur Steigerung der Schwierigkeit kann die Übung auch im Turnout oder auf halber Spitze ausgeführt werden.

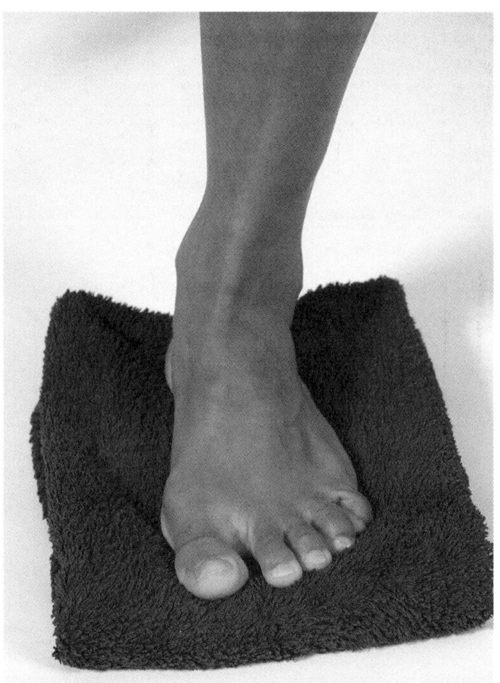

Abb. 6.33: Training der Propriozeption des Sprunggelenks.

Kräftigung

Ü Kräftigung des Quergewölbes bzw. der intrinsischen Fußmuskulatur

Ausgangsposition: Sitz. Ein Fuß parallel aufgestellt.

Aktion: Groß- und Kleinzehenstrahl fest im Boden verankern. Nun versuchen, die mittleren drei Zehengrundgelenke leicht vom Boden abzuheben. Hier hilft die Vorstellung, den ersten und fünften Strahl um ihre Achsen nach innen einzurollen. Achtung: Dabei die Zehen lang lassen! Diese Übung eignet sich auch ideal als Blitzübung zum Einbau in den Alltag.

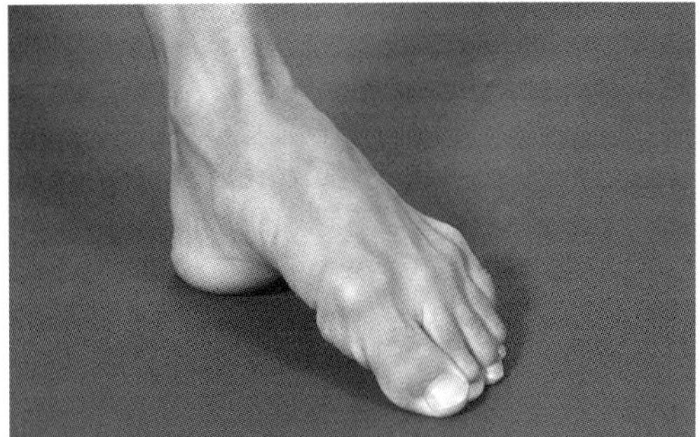

Abb. 6.34: Kräftigung des Quergewölbes bzw. der intrinsischen Fußmuskulatur: Die Zehen bleiben dabei gestreckt.

Ü Kräftigung des langen Wadenbeinmuskels (*M. peroneus longus*) I

Ausgangsposition: Sitz. Beine übereinander schlagen. Den unteren Fuß flexen – er dient später als Widerstand –, den oberen pointen.

Aktion: Den oberen Fuß mit aller Kraft gegen den unteren nach außen drücken, dabei spannt sich die Wadenbeinmuskulatur an. Die Übung sollte mit unterschiedlich stark gestrecktem Fuß so häufig wiederholt werden, bis man ein leichtes Brennen an der Außenseite des Unterschenkels spürt. Ziel ist es, 25 Wiederholungen ohne Ermüdungserscheinungen des Muskels zu bewältigen.

Ü Kräftigung des langen Wadenbeinmuskels (*M. peroneus longus*) II

Ausgangsposition: Sitz. Ein Fuß parallel aufgestellt, Knie über der Fußspitze ausgerichtet. Den Fuß auf die Außenseite stellen, dabei die Außenseite

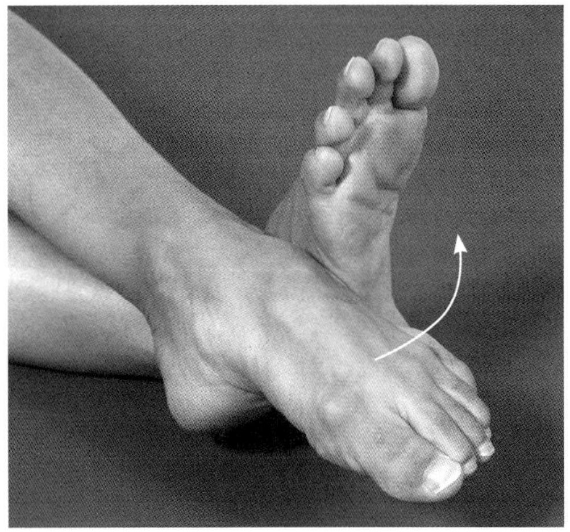

Abb. 6.35: Kräftigung des langen Wadenbeinmuskels I: Den oberen Fuß gegen den unteren nach außen drücken, so dass sich die Wadenbeinmuskulatur anspannt.

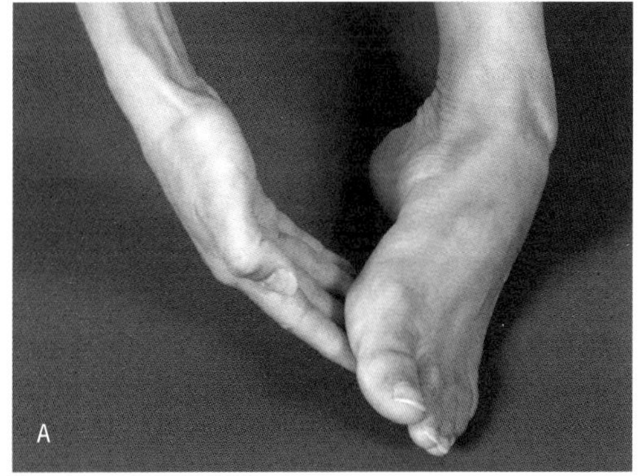

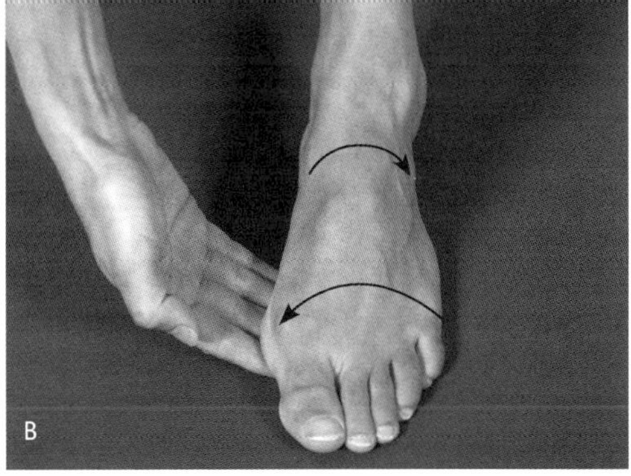

Abb. 6.36: Kräftigung des langen Wadenbeinmuskels II: A) Ausgangsposition. B) Die aktive Verschraubung gegen den Widerstand am Großzehenballen stärkt die Muskulatur.

der Ferse fest im Boden verankern. Zeige- und Mittelfinger der entgegengesetzten Hand unter dem Großzehenballen platzieren.

Aktion: Den Vorfuß gegen den Widerstand der Finger zum Boden verschrauben, bis der Großzehenballen festen Bodenkontakt bekommt. Achtung: Den Druck der Fersenaußenseite konstant beibehalten. Am Ende der Bewegung sind Großzehenballen und Fersenaußenseite mit gleichem Gewicht in den Boden verankert. Ziel sind 25 Wiederholungen, ohne dass der Muskel ermüdet.

Entspannung

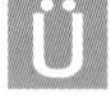

Dehnung der Wadenbeinmuskulatur (*Mm. peronei*)

Ausgangsposition: Aufrechter Stand. Füße stehen parallel hüftbreit.

Aktion: Auf die Außenkanten der Füße kippen, den Oberkörper langsam mit dem Kopf beginnend nach vorne abrollen, bis die Muskeldehnung an den Außenseiten der Unterschenkel gut zu spüren ist. Kurz in der Dehnposition verweilen und die Dehnung durch tiefes Ausatmen weiter verstärken.

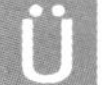

Contract-Relax-Dehnung der Wadenmuskulatur (*M. triceps surae*)

Ausgangsposition: Aufrechter Stand. Füße stehen parallel hüftbreit. Mit beiden Fußballen auf eine Treppenstufe stellen, dabei gut festhalten.

Aktion: Für die Dehnung des Zwillingsmuskels mit gestreckten Knien die Fersen nach hinten-unten fallen lassen. Dabei sollte die Außenseite der Ferse noch ein wenig tiefer fallen als die Innenseite. 8 Sekunden in dieser Position bleiben, dann für 8 Sekunden auf halbe Spitze gehen. Den Ablauf im Wechsel 5-mal wiederholen, mit der Dehnposition abschließen. Anschließend das Ganze für den Schollenmuskel mit gebeugten Knien ebenfalls 5-mal wiederholen. Auch hier die Übung mit der Dehnposition abschließen.

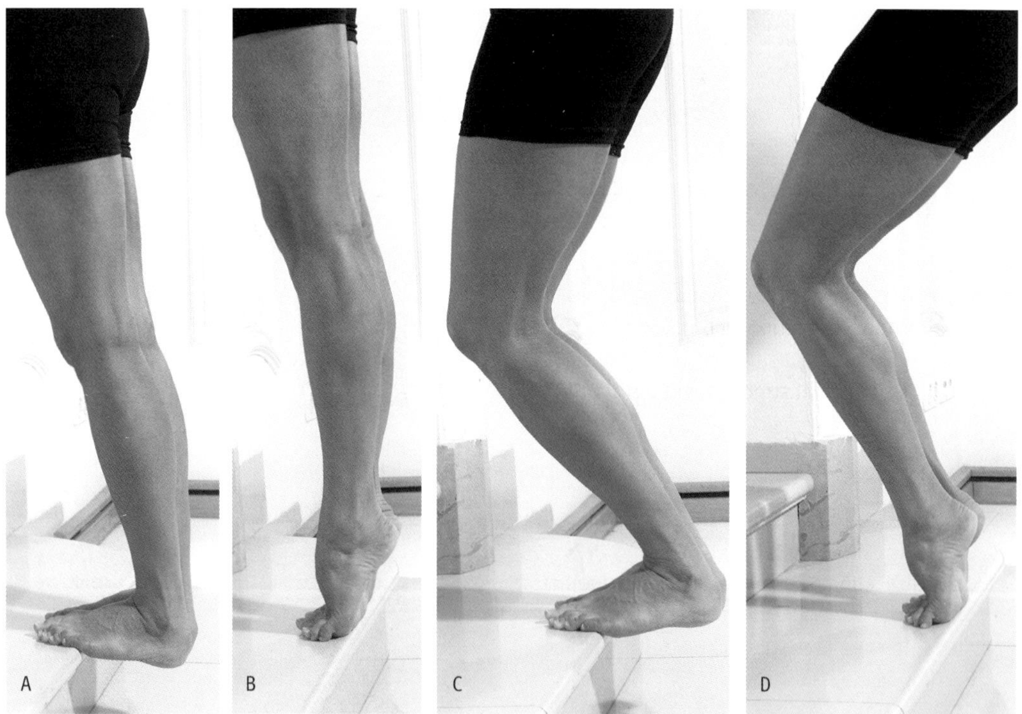

Abb. 6.37: Contract-Relax-Dehnung der Wadenmuskulatur: 1. Dehnung des Zwillingsmuskels: A) Dehnung und B) Anspannung mit gestrecktem Knie. 2. Dehnung des Schollenmuskels: C) Dehnung und D) Anspannung mit gebeugtem Knie.

Das Timing der Fußstreckung

Das Timing der Muskelarbeit bei der Fußstreckung ist für die Verbesserung des Spanns von großer Bedeutung. Bis zu 10° mehr Plantarflexion kann man darüber erreichen. Im maximal gestreckten Fuß ist das Sprungbein im Vergleich zu den übrigen Fußwurzelknochen nach hinten-oben-außen positioniert. Das trägt zum idealen Bogen des Fußes bei. Ziel bei der koordinierten Fußstreckung ist es daher, das Sprungbein auf dem Fersenbein erst nach hinten-oben-außen gleiten zu lassen, bevor es sich zur Plantarflexion des Fußes in der Unterschenkelgabel wieder nach vorne bewegt. Wie lässt sich das erreichen? An der Fußstreckung sind sechs Flexoren beteiligt (der lange und kurze Wadenbeinmuskel, der hintere Schienbeinmuskel, der lange Großzehenbeuger, die langen Zehenbeuger und der Wadenmuskel). Wichtig für die Positionierung des Sprungbeins ist die Reihenfolge, in der diese Muskeln agieren: Um das Sprungbein in die gewünschte Richtung zu bringen, hilft es, die Plantarflexion erst

Training zum Muskeltiming bei der Fußstreckung:

1. Sitz. Fuß flexen, die Ferse mit einer Hand stabil an Ort und Stelle halten. Den großen Wadenmuskel anspannen, *ohne* dass die Ferse dabei mitbewegt. Die Aktivität im Muskel lässt sich gut spüren.

2. Aus der gleichen Position nun den Fuß strecken, *ohne* den Wadenmuskel dabei anzuspannen. Die Bewegung geht vom höchsten Punkt des Längsgewölbes, vom Kahnbein, aus. Der hintere Schienbeinmuskel initiiert die Bewegung. Diese Bewegungsabfolge braucht Zeit! Weiter üben, auch wenn es nicht sofort funktioniert.

3. Fuß geflext, nur die Zehen nach unten strecken, ohne dabei den Fuß im Sprunggelenk zu bewegen. Jetzt hilft der lange Zehenbeuger, das Sprungbein in die Wunschposition zu bringen.

4. Den Fuß maximal strecken, mit der Hand von oben auf den Fußrücken Druck geben. Gegen den Widerstand der Hand den Fuß in Flexion anspannen, ohne dass sich der Fuß dabei bewegt. Diese isometrische Anspannung 5-mal wiederholen.

5. Die Streckung über den hinteren Schienbeinmuskel noch einmal wie unter 2 beschrieben wiederholen. Meist geht es jetzt schon deutlich leichter.

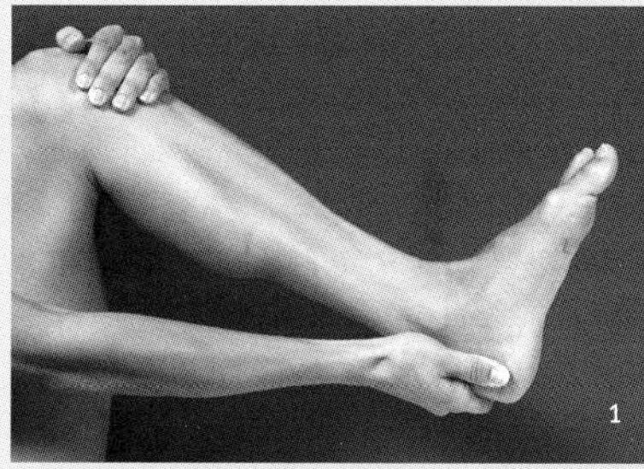
1

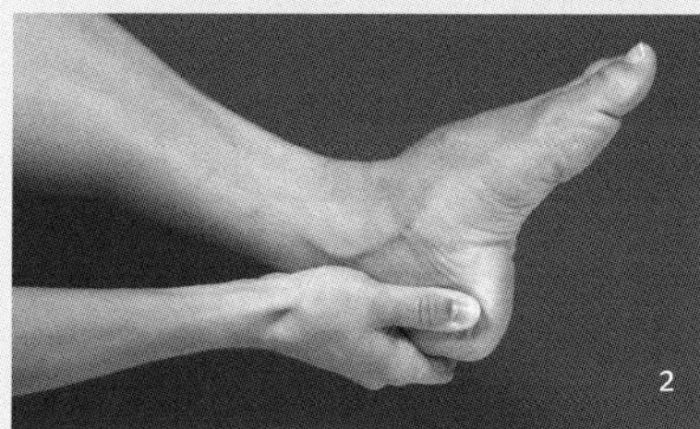
2

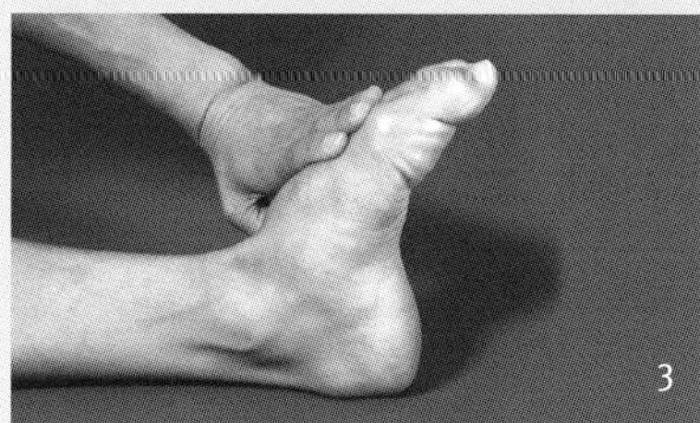
3

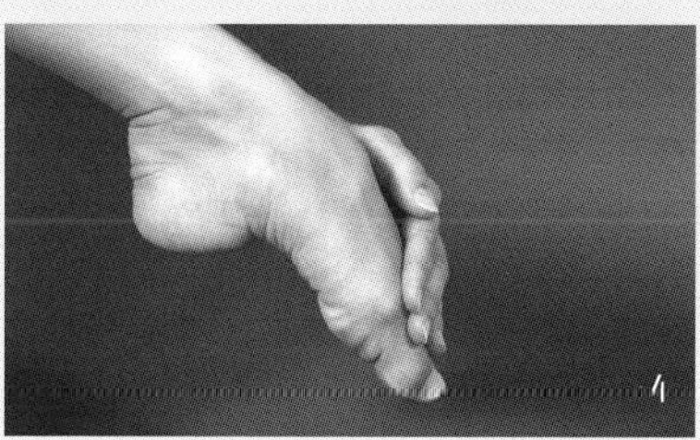
4

mit den weiter vorne ansetzenden Muskeln zu initiieren, die Streckung also erst *ohne* den Wadenmuskel durchzuführen. Leider haben diese Muskeln alle gemeinsam wesentlich weniger Kraft als der Wadenmuskel allein – etwa im Verhältnis 1:4 –, so dass es anfangs schwierig sein kann, ihre Aktivität überhaupt wahrzunehmen.

Im Training

- Das »ehrliche« Turnout ist eine wichtige Prävention für den Fuß. Nur bei ausreichender Stabilisierung der Außenrotation in der Hüfte kann der Fuß seine dynamische Verschraubung auch im Turnout tatsächlich nutzen.
- Eine gedachte Verbindung zwischen Großzehenballen und Fersenaußenseite hilft, die dreidimensionale Verschraubung in allen Fußpositionen zu initiieren, ob auf flachem Fuß, auf halber Spitze oder im Point.
- Zusätzliches Training der kurzen Fußmuskulatur hilft, das Quergewölbe aktiv zu halten und seine Federungsfunktion zu stärken. Ein kleiner Tipp: Bauen Sie vor jeder Stangenübung eine kurze Aktivierung des Quergewölbes ein, sozusagen als Teil der Préparation.
- Ideal ist es, jedes Tendu mit dem Aufbau des Quergewölbes zu starten. Das braucht zwar etwas Übung, doch die Wirkung ist enorm.
- Benutzen Sie beim Absprung ganz bewusst das Quergewölbe. Der kräftige Absprung vom Vorfuß lässt den Sprung leichter und höher werden.
- Bei jedem Relevé auf die optimale Gewichtsverteilung im Fuß achten. Die Hauptbelastung sollte zwischen erstem und zweitem Mittelfußknochen liegen. Besonders bei eingeschränkter Beweglichkeit im Großzehengrundgelenk sollte das Relevé nicht durch Ausweichen nach außen auf Kosten der idealen Belastungsachse erhöht werden.
- Für die Vertiefung des Demi pliés kann die Vorstellung der Gleitbewegung der Knochengabel helfen: Je weiter sie auf dem Sprungbein nach vorne gleitet, desto tiefer das Plié. Die Sehne des vorderen Schienbeinmuskels sollte dabei entspannt bleiben.
- Trainieren Sie nicht in zu kurzen Schuhen. Der Fuß wird bei Belastung größer. Kurze Schläppchen scheinen zwar optisch den Spann zu verbessern, schaden aber dem gesamten Fuß. Auch Schuhränder, Bänder und Gummis sollten nicht zu eng sein. Der Fuß muss ausreichend durchblutet werden, wenn er arbeiten soll. Häufige Muskelkrämpfe in der Fußsohle können auch ein Zeichen von Durchblutungsstörungen sein.
- Trainieren Sie auch mal ohne Schuhe. Ein Training in Socken fordert die kleinen Fußmuskeln. Aber Vorsicht wegen der Rutschgefahr bei Drehungen oder Sprüngen!

Überprüfen Sie Ihre Tanztechnik:

Don't:

- Forciere ich das Turnout von den Füßen?
- Stehe ich oft auf der Innen- oder Außenkante des Fußes?
- Kralle ich mit den Zehen?
- Stütze ich mich im Tendu auf die Großzehe?

Do:

- Kann ich meine Zehen im Relevé entspannen?
- Liegt meine Hauptbelastung im Relevé zwischen erster und zweiter Zehe?
- Kann ich das Tendu mit dem bewussten Aufbau des Quergewölbes beginnen?
- Setze ich meine Ferse bei der Landung ab?
- Kann ich meine vordere Schienbeinmuskulatur im Demi plié entspannen?
- Kann ich die 3-D-Verschraubung des Fußes in allen Positionen wahrnehmen?

7. Schultern und Arme – Stabilität trotz Mobilität

Schulterblätter, die sich flach dem Rücken anschmiegen, weiche Arme, welche die Bewegungen des Körpers harmonisch bis in die Hände weiter laufen lassen – in vielen Tanzsparten werden Schultern und Arme gezielt als Stilmittel eingesetzt. Dabei sind unterschiedliche Bewegungsqualitäten gefragt: von der kraftvollen Armbewegung im Flamencotanz über die lyrisch weiche Bewegung im klassischen Ballett bis hin zum kraftvollen Stützen im Break Dance.

Eine gute Koordination von Schulter- und Armbewegung ist wichtig, nicht nur für die Ästhetik, sondern auch für Stabilität und Balance. In den letzten Jahren ist die Belastung der Schulter-Arm-Partie im Tanz stark gestiegen. Immer akrobatischer werden die Hebungen – es sind schon lange nicht mehr nur Männer, die komplizierte Hebungen auf der Bühne zeigen –, immer größer wird der Anteil an Bodenarbeit, an Tanzschritten, die einen Großteil des eigenen Körpergewichts über die Arme abfedern. Dennoch finden Schultern und Arme in den Tanzstunden nur selten die ihnen gebührende Beachtung.

Die außergewöhnliche Beweglichkeit der Schultern, die Möglichkeit, beinahe den ganzen Raum um sich herum mit den Händen zu fassen, erlaubt große Bewegungsvielfalt. Doch die Beweglichkeit schafft auch Probleme: Der flexible Schultergürtel, das in alle Richtungen bewegliche Schultergelenk und das komplexe System der muskulären Gelenksicherung machen den Schulterbereich anfällig für Verletzungen. Schon kleine Dysbalancen können das Gleichgewicht von Beweglichkeit und Stabilität empfindlich stören.

3-D-Anatomie

Schultergürtel, Schultergelenk und Arme bilden funktionell eine Einheit. Größtmögliche Stabilität bei Gewichtsbelastung und Mobilität in der Bewegung sind ihre Aufgaben.

Aufbau

Ein Vergleich der Anatomie von Arm und Bein liegt nahe, ist doch, entwicklungsgeschichtlich betrachtet, der Arm die mobilere und leichtere Ausführung der Gewicht tragenden Beine. Der knöcherne Aufbau von Schultergürtel, Arm und Hand ähnelt in vielem dem Aufbau von Becken, Bein und Fuß (s. Tab. 7.1).

Tab. 7.1: Vergleich des anatomischen Aufbaus von Arm und Bein

Arm	Bein
Schultergürtel	Beckenring
Schultergelenk – ein Kugelgelenk	Hüftgelenk – ein Nussgelenk
Ein Oberarmknochen (*humerus*)	Ein Oberschenkelknochen (*femur*)
Zwei Unterarmknochen: Elle (*ulna*) Speiche (*radius*)	Zwei Unterschenkelknochen: Schienbein (*tibia*) Wadenbein (*fibula*)
Handwurzelknochen	Fußwurzelknochen
Fünf Mittelhandknochen	Fünf Mittelfußknochen
Fünf Finger	Fünf Zehen

Die Schulter

Der **Schultergürtel** wird von den beiden Schulterblättern (*scapula*), den Schlüsselbeinen (*clavicula*) und dem Brustbein (*sternum*) gebildet. Er macht seinem Namen alle Ehre: Wie ein Gürtel liegt er dem Brustkorb auf. Im Gegensatz zum Beckenring fehlt dem Schultergürtel die knöcherne Stabilität. Die hintere Verbindung zwischen Schulterblatt und Wirbelsäule wird nur über Muskeln gehalten. An der Seite bildet der äußere Ausläufer des Schulterblatts das sogenannte Schulterdach. Über ein kleines Gelenk ist das Schulterdach mit dem äußeren Ende des Schlüsselbeins verbunden. Die einzige knöcherne Verbindung vom Schultergürtel zum Oberkörper bildet das Gelenk zwischen dem inneren Ende des Schlüsselbeins und dem Brustbein, das *Sternoclaviculargelenk*.

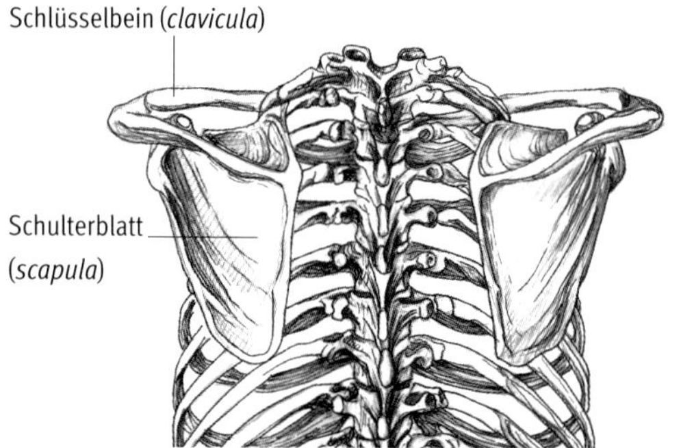

Abb. 7.1: Der Schultergürtel wird von den beiden Schulterblättern (*scapula*), den Schlüsselbeinen (*clavicula*) und dem Brustbein (*sternum*) gebildet. Ansicht von hinten.

Das **Schulterblatt** (*scapula*) ist ein großer, dreieckiger, flacher Knochen, der mit seiner muldenförmigen Innenseite auf dem Brustkorb aufliegt. Beide Flächen – die Innenseite des Schulterblatts und die Außenseite des Brustkorbs – sind von Muskeln überzogen. Bei der Bewegung des Schulterblatts sind es diese Muskelschichten, die sich gegeneinander verschieben, die das Schulterblatt auf den Rippen gleiten lassen. Auf der Rückseite des Schulterblatts verläuft die prominente Schulterblattgräte (*spina scapulae*), deren seitlicher Ausläufer das Schulterdach (*acromion*) bildet. An der Außenseite des Schulterblatts befindet sich die Schultergelenkpfanne.

Während der Evolution durchlief die Stellung der Schulterblätter einen Wandel. Mit der Aufrichtung zum Zweibeiner änderte sich ihre Position grundlegend: Aus der seitlichen Stellung beim Vierfüßler begannen sie in Richtung Rücken zu wandern. Wie weit diese Wanderung heute bei jedem Einzelnen fortgeschritten ist, ist unterschiedlich. Doch fest steht: Je besser die Schulterblätter hinten auf dem Rücken verankert sind, desto seitlicher ist die Gelenkpfanne ausgerichtet. Der Aktionsradius der Arme nimmt damit zu.

Das **Schlüsselbein** (*clavicula*) ist ein S-förmiger, leicht spiralig gedrehter Knochen. Seine genaue Form ist ausschlaggebend für die Stellung der Schultern: Je gestreckter und horizontaler die Schlüsselbeine, desto eher sind die Schulterblätter auf dem Rücken und nicht zur Seite platziert. Doch auch die Funktion beeinflusst die Form. Bis ins Erwachsenenalter sind die Schlüsselbeine verform-

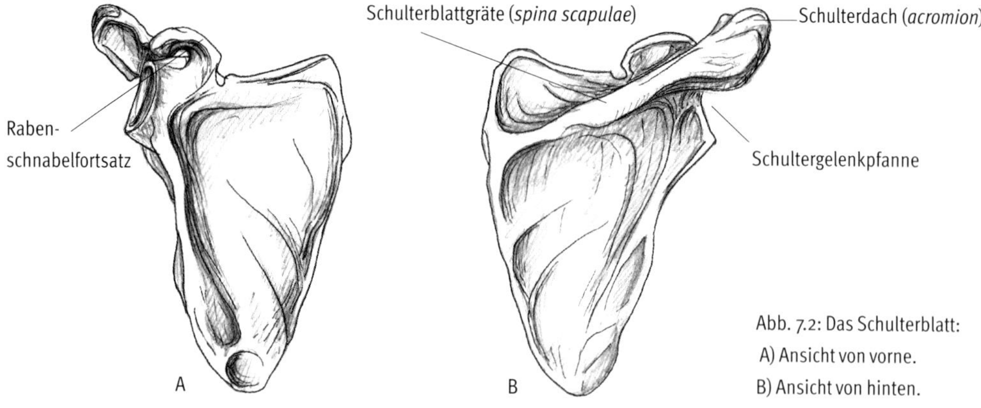

Abb. 7.2: Das Schulterblatt:
A) Ansicht von vorne.
B) Ansicht von hinten.

bar; ihre Verknöcherung ist erst spät abgeschlossen. So ist es nicht nur die erbliche Veranlagung, sondern auch die Schulterstellung und -bewegung in der Jugend, welche die Schlüsselbeine formt – positiv wie negativ.

Arm und Hand

Der **Oberarmknochen** (*humerus*) ist gleichsam die kleinere Ausführung des Oberschenkelknochens (s. Kap. 5, S. 117). Doch einen wichtigen Unterschied gibt es: Während der Oberschenkelkopf in der Horizontalebene nach vorne gedreht ist und den für die Rotationsrichtungen so wichtigen Antetorsionswinkel bildet (s. Kap. 4, S. 92 f.), zeigt der Oberarmkopf nach hinten. Er besitzt eine *Retroversion* von etwa 40°.

Elle (*ulna*) und **Speiche** (*radius*) bilden gemeinsam den Unterarm. Sie sind durch eine bindegewebige Membran miteinander verbunden. Die Elle hat einen relativ geradlinigen Verlauf. An ihrem oberen Ende findet sich ein kräftiger, hakenförmiger Knochenfortsatz, das Gegenstück zur Kniescheibe. Dieser Fortsatz ist allerdings nicht mobil wie die Kniescheibe, sondern fest mit der Elle verwachsen. Die Speiche ist an ihrem unteren Ende deutlich breiter. Sie bildet dort die Gelenkpfanne für das Handgelenk.

Analog zum anatomischen Aufbau des Fußes formen **Handwurzelknochen**, fünf **Mittelhandknochen** und die **Fingerknochen** das Skelett der Hand. Alle Finger bestehen aus drei Gliedern (*phalangen*); nur der Daumen nimmt – wie auch die Großzehe (s. Kap. 6, S. 139 f.) – eine Sonderstellung ein: Er setzt sich aus zwei Daumengliedern zusammen.

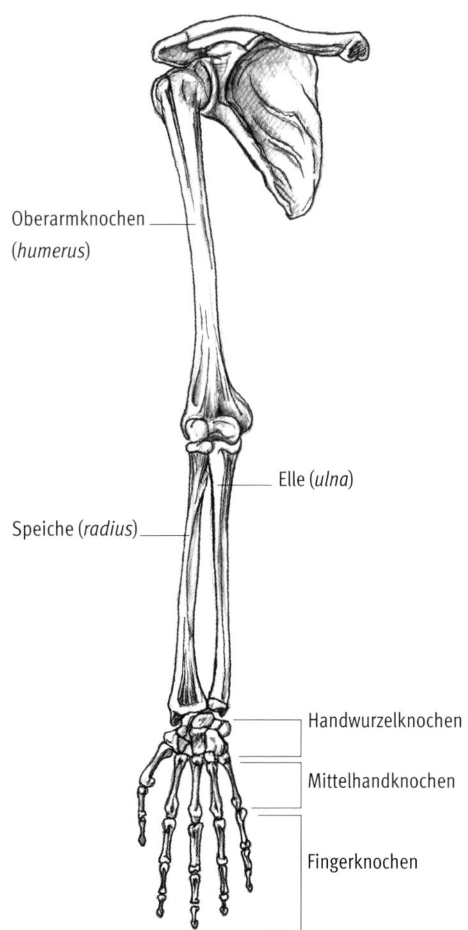

Abb. 7.3: Der knöcherne Aufbau von Arm und Hand.

Die Gelenke

Das Schultergelenk

Die oben seitlich am Schulterblatt gelegene Schultergelenkpfanne und der Oberarmkopf bilden das eigentliche Schultergelenk, ein Kugelgelenk, das in alle Richtungen beweglich ist. Die Gelenkpfanne ist klein und relativ flach. Trotz eines faserknorpeligen Rings (*labrum*), der ähnlich wie im Hüftgelenk die Pfanne umgibt (s. Kap. 4, S. 92), ist die Kontaktfläche zwischen Oberarmkopf und Schulterpfanne nur gering: Maximal ein Drittel des Oberarmkopfes steht mit der Pfanne in Kontakt. Dies erlaubt die große Beweglichkeit des Gelenks, erschwert aber auch seine Stabilisierung. Durch einen intelligenten architektonischen Trick wird das Schultergelenk trotz seiner leichten Bauweise entlastet. Das Schlüsselbein, die Schulterblattgräte und der Oberarm bilden gemeinsam die Kanten einer Pyramide, an deren Spitze das Schultergelenk sitzt. Ein ausgeklügeltes Muskel- und Bandsystem verbindet die Teile dieser Pyramide. Druckbelastungen werden so in Zug umgewandelt und die Belastung im Gelenk in alle Richtungen verteilt. Das hilft, die einzelnen Strukturen zu entlasten.

Das Ellbogengelenk

Das Ellbogengelenk ist ein sogenanntes Drehscharniergelenk. Es verbindet den Oberarmknochen mit den beiden Knochen des Unterarms, der Elle und der Speiche. Seine Hauptbewegungen sind Beugen und Strecken sowie Rotation des Unterarmes sowohl im gebeugten als auch im gestrecktem Ellbogengelenk. Für die Beugung und Streckung ist das Gelenk zwischen Oberarmknochen und Elle, für die Rotation – die Supination und Pronation – das Gelenk zwischen Elle und Speiche zuständig. In der Supination stehen die beiden Unterarmknochen parallel. Bei der Pronation hingegen schlingt sich die Speiche um die Elle: Im Ellbogengelenk dreht sie um sich selbst, am Handgelenk rotiert sie um die Elle. Durch diese Verschraubung gewinnt der Unterarm an Stabilität.

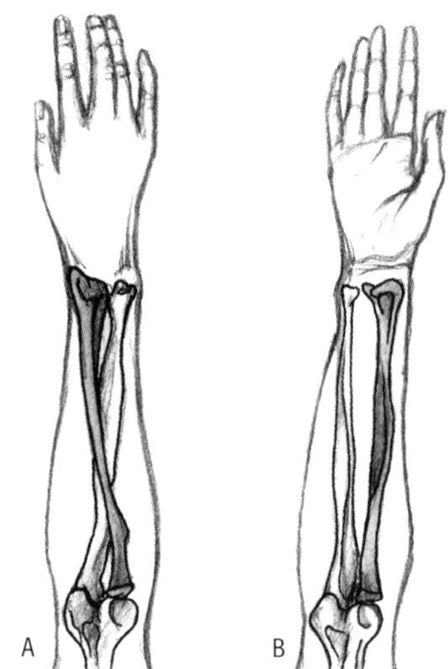

Abb. 7.4: Rotation des rechten Unterarms: A) In der Pronation überkreuzt die Speiche die Elle. B) In der Supination stehen Speiche und Elle parallel.

3-D-Funktion

Die Stabilität des Schulterblatts ist für alle Bewegungen des Armes von entscheidender Bedeutung. Seine Platzierung auf dem Brustkorb hinten-unten-außen gibt dem Schultergürtel die nötige Stabilität. Das Schulterblatt liegt auf diese Weise optimal an den Rippen an, und die Schulterblattmuskeln sind im Gleichgewicht. Das Schultergelenk ist seitlich in idealer Ausgangsposition ausgerichtet, um Arm und Hand den größtmöglichen Bewegungsspielraum zu geben.

Analog zu den Beinen sind auch bei den Armen die Rotationsrichtungen entscheidend. Im Hüftgelenk überwiegt die Außenrotation (s. Kap. 4, S. 94) – anders im Schultergelenk. Hier scheint die Innenrotation wichtiger; zahlen- und kräftemäßig überwiegen die Innenrotatoren. Die entgegengesetzte Orientierung setzt sich fort: Der Unterschenkel beugt im Knie nach hinten, doch der Unterarm bewegt im Ellbogengelenk nach vorne.

Die Hand zum Mund führen und das Stützen: Das sind die archaischen Bewegungen des Menschen, die in der Entwicklungsgeschichte eine entscheidende Rolle gespielt haben. Ihre Bewegungsmuster spiegeln sich im dreidimensionalen Gebrauch der Arme wieder. Dabei führen die beiden Pole Ober-

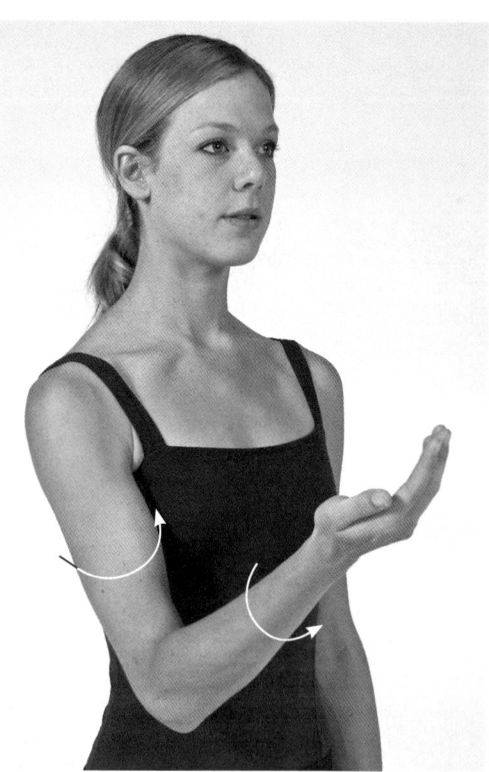

Abb. 7.5: Die 3-D-Verschraubung von Schulter und Arm bei der Armbeugung.

armkopf und Hand die Bewegung an. Beim Beugen des Armes ist das Schulterblatt nach hinten-unten-außen platziert. Der Oberarmkopf dreht in der Gelenkpfanne nach innen und gleitet gleichzeitig nach hinten-unten. Um die Handfläche zum Mund zu führen, dreht der Unterarm nach außen (Supination). Der gesamte Arm ist dann verschraubt.

Beim Stütz sind die Drehrichtungen genau umgekehrt, nur die Stellung des Schulterblatts bleibt bestehen. Analog zur Verschraubung des Beines (s. Kap. 5, S. 119 f.) dreht der Oberarm in der Belastung nach außen, der Unterarm rotiert dagegen nach innen (Pronation). Durch die Pronation des Unterarmes schlingen sich Elle und Speiche spiralig umeinander; die Stabilität nimmt zu. Die gegenläufige Verschraubung von Ober- und Unterarm hat noch einen weiteren Vorteil: Sie richtet die Armachse in der Belastungsrichtung aus und verleiht dem gesamten Arm damit noch mehr Stabilität.

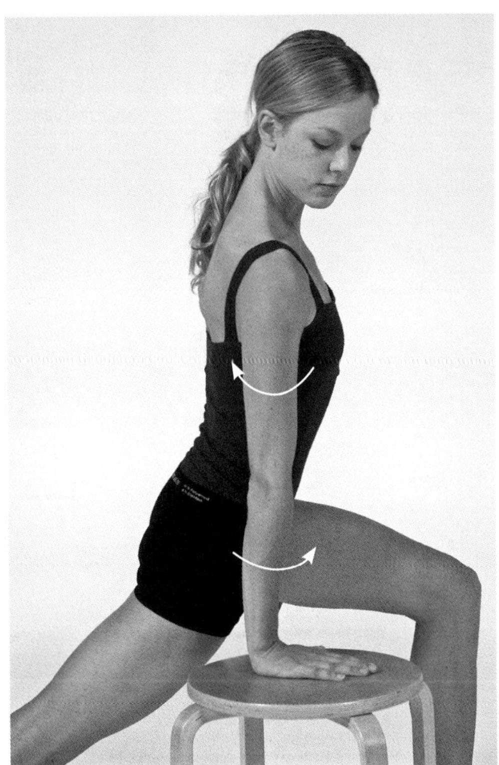

Abb. 7.6: Die 3-D-Verschraubung von Schulter und Arm im Stütz.

Bewegungen von Schulter und Arm

Das Schultergelenk

Das Schultergelenk ist das beweglichste Gelenk des Körpers. Als grobe Richtlinie gilt: In alle Richtungen beträgt das Bewegungsausmaß knapp 90° – außer bei der Hebung nach hinten, hier ist die Beweglichkeit wesentlich geringer. Gehen die Bewegungen über das Bewegungsausmaß des Schultergelenks hinaus, so ist zuerst der Schultergürtel und später auch die Brustwirbelsäule an der Gesamtbewegung beteiligt.

Tab. 7.2: Folgende Bewegungen sind im Schultergelenk möglich:

Achse	Bewegung	Ausmaß der Bewegung
Horizontalachse	Armhebung nach vorne (*Flexion*)	70°
	Armhebung nach hinten (*Extension*)	50°
Sagittalachse	Armhebung zur Seite (*Abduktion*)	80°
Vertikalachse	Außenrotation	80°
	Innenrotation	110°

Die Bewegungen im Schultergelenk sind stets kombinierte Bewegungen, zusammengesetzt aus einer Drehung des Oberarmkopfes und seinem gleichzeitigen Gleiten in der Pfanne. Beim Anheben des Armes nach vorne gleitet der Oberarmkopf in der Pfanne nach hinten-unten, während er sich um die Horizontalachse dreht. Der Oberarmkopf schafft sich selber Platz: Durch die Gleitbewegung wird der Raum zwischen ihm und dem Schulterdach größer, so dass ein schmerzhaftes »Einklemmen« der unter dem Schulterdach liegenden Strukturen verhindert wird. Die Kombination aus Gleit- und Drehbewegung zentriert den Oberarmkopf während der gesamten Bewegung in der Pfanne: Das sorgt für die nötige Stabilität im Gelenk.

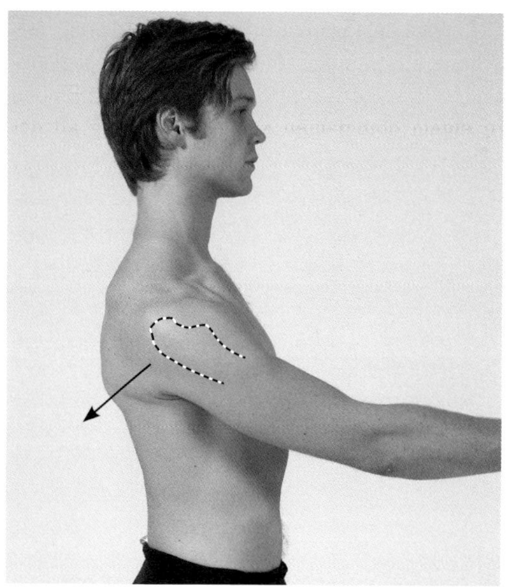

Abb. 7.7: Beim Heben des Armes nach vorne gleitet der Oberarmkopf in der Pfanne nach hinten-unten.

Das Schulterblatt

Bewegt sich der Arm, so ist es selten das Schultergelenk allein, in dem die Bewegung stattfindet. Bei fast jeder Bewegung der Schulter ist auch der Schultergürtel im Einsatz. Das Schulterblatt dreht und gleitet auf den Rippen. Über das Schlüsselbein setzt sich seine Bewegung bis in das Sternoclaviculargelenk, die Verbindung zwischen Schlüsselbein und Brustbein, fort. Das Schulterblatt kann um alle drei Raumachsen drehen; gleichzeitig gleitet es auf dem Brustkorb nach oben und unten sowie zur Seite. Die Kombination aus Gleitbewegung und Rotation verleiht ihm seine große Beweglichkeit.

Die Bewegungen von Schulterblatt und Schultergelenk sind eng miteinander verbunden. Meist beginnt die Bewegung im Schultergelenk und setzt sich in das Schulterblatt fort. Ist das Schulterblatt auf den Rippen gut beweglich, kann sich die Stellung der Schultergelenkpfanne immer dem Bedarf anpassen; damit wird die Beweglichkeit der Schulter fast verdoppelt. Deutlich wird das bei der Hebung des Armes zur Seite (Abduktion). Hier entsteht der Bewegungsimpuls im Schultergelenk, doch schon nach etwa 30° – also lange vor Bewegungsende des Schultergelenks – bewegt das Schulterblatt mit: Es dreht um seine Sagittalachse. Die Schultergelenkpfanne wandert nach oben, was eine Gesamtbeweglichkeit des Armes von über 150° ermöglicht – und das, obwohl die Beweglichkeit im Schultergelenk allein auf 80° beschränkt ist.

Muskulatur

Schulter- und Armmuskulatur bilden ein komplexes System. Über 50 Muskeln sind an der Bewegung der Arme beteiligt. Zum besseren Verständnis werden im Folgenden nur die funktionell bedeutendsten Muskeln dargestellt.

Schultermuskulatur

Das Schulterblatt ist nach allen Seiten über Muskeln mit dem Oberkörper verbunden. Sämtliche Ränder, Kanten und Vorsprünge dienen als Ansatz für die Muskulatur. Die Ordnung innerhalb dieser Muskeln wird durch drei Schlingen verdeutlicht: eine horizontal und zwei schräg verlaufende Muskelschlaufen. Wie in eine Schlinge ist das Schulterblatt in diese Muskelschlaufen eingepasst. Das koordinierte Zusammenspiel innerhalb und zwischen den einzelnen Muskelschlaufen ist daher für Stabilität und Bewegung des Schulterblatts entscheidend.

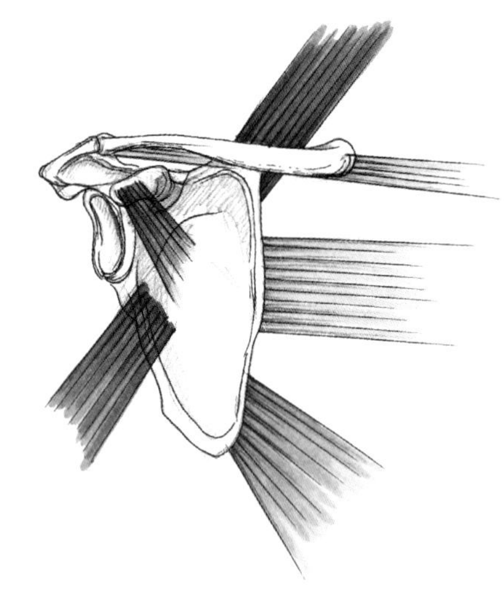

Abb. 7.8: Die Muskelschlaufen des Schulterblatts: zwei Schrägsysteme und ein Horizontalsystem.

Tab. 7.3: Die Muskelschlaufen des Schulterblatts

System	Beteiligte Hauptmuskeln
Unteres Schrägsystem	kleiner Brustmuskel (*M. pectoralis minor*) unterer Kapuzenmuskel (*M. trapezius*, aufsteigender Anteil)
Oberes Schrägsystem	vorderer Sägezahnmuskel (*M. serratus anterior*) oberer Kapuzenmuskel (*M. trapezius*, absteigender Anteil)
Horizontal-system	Unterschlüsselbeinmuskel (*M. subclavius*) mittlerer Kapuzenmuskel (*M. trapezius*, horizontaler Anteil)

Eine herausragende Rolle für die Platzierung des Schulterblatts spielt der kleine Brustmuskel (*M. pectoralis minor*). Er zieht von den oberen Rippen zu einem dominanten Knochenvorsprung an der Vorderseite des Schulterblatts, dem »Rabenschnabelfortsatz«. Ist der kleine Brustmuskel verkürzt, so zieht er das gesamte Schulterblatt nach vorne-unten-innen – eine ungünstige Position für die koordinierte Schulterbewegung.

Armmuskulatur

Das Schultergelenk ist ein hauptsächlich durch Muskeln gesichertes Gelenk. Wie eine Kapsel legen sich vier Muskeln um den Oberarmkopf. Alle gemeinsam bilden die sogenannte **Rotatorenmanschette**. Sie zentriert und stabilisiert den Oberarmkopf in der Gelenkpfanne und ist zuständig für die Innen- und Außenrotation im Schultergelenk.

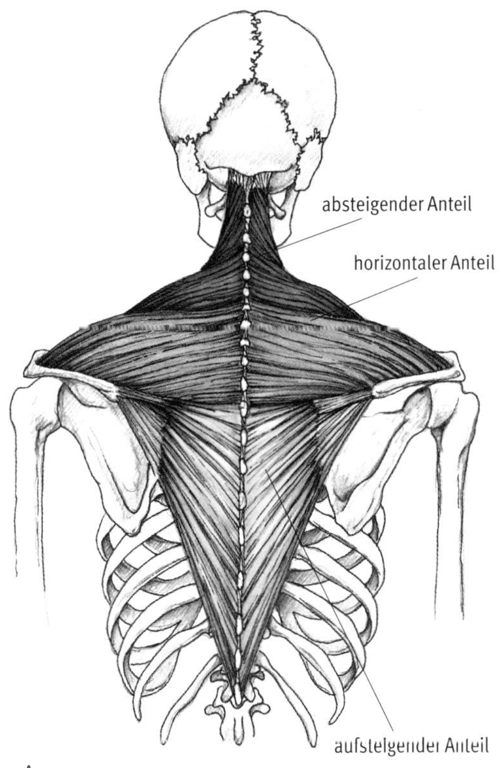

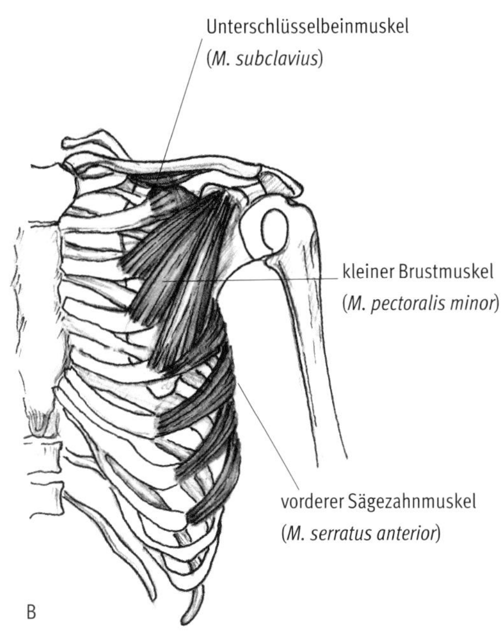

Abb. 7.9: Die wichtigsten Muskeln des Schulterblatts:
A) Ansicht von hinten: Der Kapuzenmuskel (*M. trapezius*) mit seinen drei Anteilen.
B) Ansicht von vorne.

Zwei große Rumpfmuskeln ziehen zum Oberarm: von vorne der **große Brustmuskel** (*M. pectoralis major*), von hinten der **breite Rückenmuskel** (*M. latissimus dorsi*). Auch sie sorgen für die Innenrotation des Armes.

Der **zweiköpfige Oberarmmuskel**, besser bekannt als **Bizeps** (*M. biceps brachii*), teilt sich in einen langen und einen kurzen Kopf. Die kurze Bizepssehne entspringt an der Vorderseite des Schulterblatts, am Rabenschnabelfortsatz. Die lange Sehne zieht von der Oberkante der Schultergelenkpfanne durch den engen Raum zwischen Schulterdach und Oberarmkopf. Gemeinsam ziehen beide Muskelköpfe an die Vorderseite des Unterarms. Im Schultergelenk erfüllt der lange Bizepskopf eine besondere Aufgabe. Erhöht sich die Spannung in der Sehne, wird der Oberarmkopf nach hinten und gleichzeitig nach unten gedrückt: So entsteht Raum unter dem Schulterdach. Das häufige »Platzproblem« beim Anheben des Armes ist auf intelligente Art gelöst.

Die 3-D-Verschraubung des Armes wird durch die **Leitmuskeln** koordiniert: Den Bizeps und den Trizeps. Bei der Beugung von Schulter- und Ellbogengelenk gibt der Bizeps die Bewegungsrichtung an. Die lange Bizepssehne schiebt den Oberarmkopf nach hinten-unten; gleichzeitig unterstützt sie die Innenrotation des Oberarms. Der Unterarm wird nach außen rotiert, die Handfläche dreht nach oben. Anders in der Stützbewegung. Hier koordiniert der an der Rückseite des Oberarms liegende Gegenspieler des Bizeps, der Trizeps (*M. triceps brachii*), den Oberarm in der Drehung nach außen. Zusammen mit der Innenrotation des Unterarms gibt das dem belasteten Arm die nötige Stabilität.

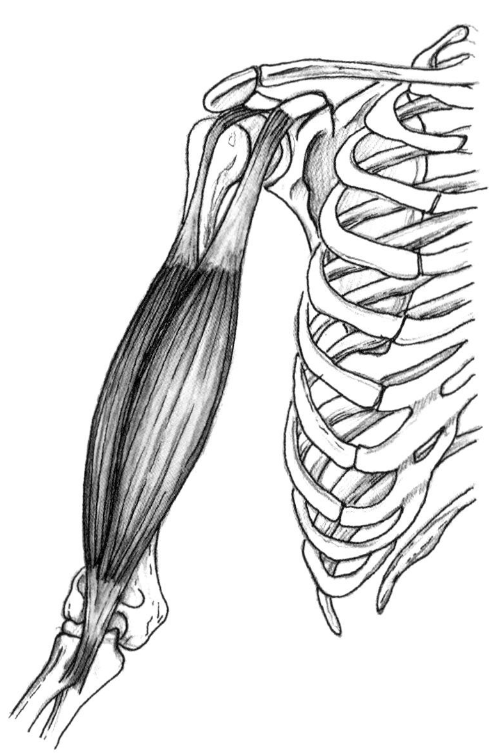

Abb. 7.10: Der wohl bekannteste Muskel des Oberarms: Der zweiköpfige Oberarmmuskel (*M. biceps brachii*) mit seinem langen und kurzen Muskelkopf.

Tanz unter der Lupe: Be- und Überlastung

Dass Schultern und Arme in der Verletzungsskala von Tänzern relativ weit unten angesiedelt sind, verdanken sie weniger dem guten Trainingszustand als vielmehr der geringeren Belastung. Zwar nehmen Boden- und Partnerarbeit in vielen Tanzstilen zu, doch reicht die Belastung von Schultern und Armen meist nicht an die Anforderungen an Hüften und Beine heran. Geringere Anforderung bedeutet aber auch weniger Training, und das ist die Krux: Denn fehlende Koordination, geringe Stabilität und Schwäche der Muskulatur sind die Hauptursachen für Be- und Überlastungen von Schultern und Armen im Tanz.

Belastung

Hohe Beweglichkeit, Kraft und Stabilität beim Stützen und Heben: Mit optimal koordinierten Schultern und Armen lassen sich diese Anforderungen erfüllen und gleichzeitig Verletzungen vermeiden.

Das Port de bras – Beweglichkeit von Schultern und Armen

Die hohe Mobilität des Schultergelenks erlaubt eine schier unbegrenzte Variationsbreite von Bewegungen, doch die anatomischen Strukturen geben klare Vorgaben. Die Grundprinzipien für gut koordinierte Arme sind in allen Tanzstilen gleich.

Die Grundposition der Arme im klassischen Tanz, das Bras bas, greift die anatomisch ideale Armverschraubung auf. Die Arme werden nach unten etwas vor dem Körper gehalten, die Ellbogen sind leicht gebeugt, die Hände verlängern die Linie des Unterarms. Die Handflächen schauen nach oben, zwischen den Händen bleibt ein kleiner Abstand. Anatomisch betrachtet geschieht Folgendes: Die Schulterblätter sind auf dem Rücken positioniert; sie werden durch die Muskelschlingen nach hinten-unten-außen stabilisiert. Die Oberarme drehen im Schultergelenk nach innen, wodurch der Oberarmkopf leicht nach hinten-unten gleitet; er zentriert sich in der Gelenkpfanne. Die Ellbogen sind leicht gebeugt und orientieren sich zur Seite. Als Gegenbewegung zur Innenrotation des Oberarms rotiert der Unterarm nach außen, er supiniert. Die Handflächen drehen nach oben, Handrücken und Mittelfinger verlängern die Linie des Unterarms, Handgelenk und Finger sind dabei leicht gebeugt. Die 3-D-Verschraubung bleibt auch in der Bewegung erhalten. So unterstützt sie z. B. in der klassischen 2. Armposition das Halten der Arme zur Seite. Auch beim Heben des Partners gilt: Schulterblätter stabil nach hinten-unten-außen, Oberarm dreht nach innen, Unterarm nach außen.

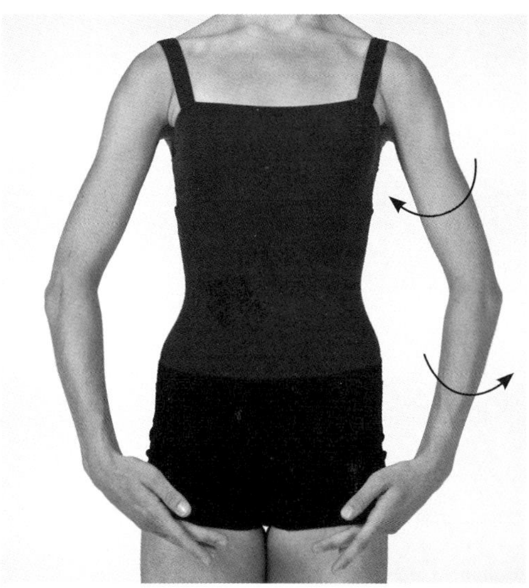

Abb. 7.11: Die Grundposition der Arme im klassischen Tanz: Das Bras bas zeigt die ideale Armverschraubung.

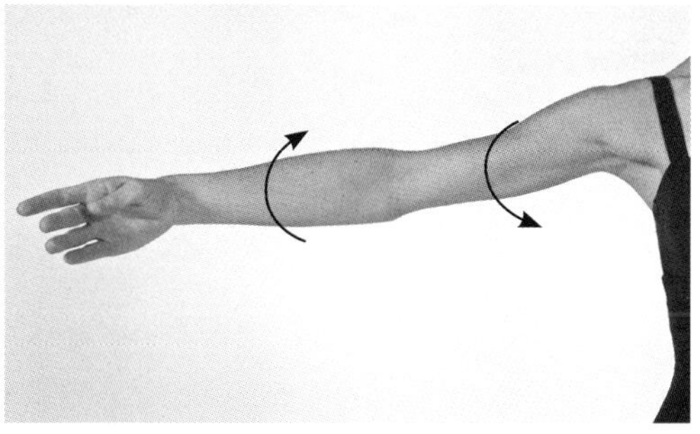

Abb. 7.12: Die 2. Armposition: Die dreidimensionale Verschraubung unterstützt das Halten der Arme zur Seite.

Die Innenrotation des Oberarms im Schultergelenk ist ein wichtiger Schlüssel für die koordinierte Bewegung von Schultergürtel und Arm. Sie bleibt bis etwa 90° Armhebung erhalten. Wird der Arm weiter angehoben, so dreht sich die Bewegungsrichtung um – der Oberarmkopf dreht in der Schulterpfanne nach außen. Unabhängig von der Stellung des Oberarms kann der Unterarm in Supination und Pronation rotiert werden. Form und Ästhetik des gesamten Armes sind stark von der Stellung von Ellbogengelenk und Unterarm abhängig, sowie von der Position von Handgelenk und Fingern.

Das Stützen – Stabilität von Schultern und Armen
Beim Stützen sieht die Verschraubung anders aus. Hier drehen sich die Bewegungsrichtungen des Armes um: Der Oberarmkopf dreht im Schultergelenk nach außen, der Unterarm rotiert in Innenrotation dagegen, er proniert. Durch die Pronation überkreuzen die Unterarmknochen, die Belastungsachse des Armes wird gerade ausgerichtet und der Arm ist knöchern stabil. (s. Abb. 7.6, S. 173)

Überlastung

Überlastungen im Schulter- und Armbereich nehmen im Tanz zu. Akrobatische Bodenelemente und anspruchsvolle Partnerarbeit fordern einen stabilen, gut koordinierten Schultergürtel und benötigen Armkraft, was durch das Tanztraining allein oft nur unzureichend trainiert wird.

Chronische Überlastungen

Schulter-Arm-Schmerz: So mancher Schulterschmerz rührt nicht von Verletzungen der Schulter selbst her, sondern ist auf Veränderungen der Halswirbelsäule zurückzuführen. Der Schulter- und Armbereich wird von den Rückenmarksnerven des unteren Halsbereiches versorgt. Probleme in der Halswirbelsäule können Nerven irritieren und damit zu Schmerzen in Schulter und Arm führen. Auch die Bauchorgane spielen hier eine Rolle. So können z.B. Niere, Leber, Magen oder Milz aufgrund ihrer Lage das Zwerchfell irritieren, was wiederum den Zwerchfellnerv (*N. phrenicus*) reizt. Diese Nervenirritation kann über Querverbindungen an die Nervenstränge von Schulter und Arm weitergeleitet werden. Der Schmerz wird in die Schulter projiziert, wenn auch die Ursache ganz woanders liegt.

Instabilität des Schultergelenks: Der relativ große Gelenkkopf und die kleine flache Pfanne machen das Schultergelenk beweglich, doch die knöcherne Führung ist damit gering. Seine Stabilität verdankt das Schultergelenk dem gut koordinierten Zusammenspiel von Kapselbandapparat und Muskulatur. Funktioniert dieses Zusammenspiel nicht optimal, kann es zur Schulterinstabilität kommen. Der Oberarmkopf sitzt dann nicht mehr im Zentrum der Gelenkpfanne; meist rutscht er nach vorne oben, das Gelenk steht in Subluxationsstellung. In Extremfällen können Betroffene ihre Schulter willkürlich selbst subluxieren – eine schlechte Angewohnheit, die man dringend vermeiden sollte. Genetische Veranlagung oder wiederholte kleine Mikrotraumen sind häufige Ursachen für eine Instabilität des Schultergelenks.

Impingement der Schulter: Schmerzhafte Reizung oder Degeneration von Sehnen und Schleimbeuteln des Schultergürtels treten besonders an der funktionellen Engstelle der Schulter, im Raum zwischen Oberarmkopf und Schulterdach, auf. Zahlreiche Muskeln, Sehnen und Bänder ziehen unterhalb des Schulterdaches durch. Bei ungünstiger Statik des Schultergürtels oder unkoordinierter Schulter-Armbewegung können sie zwischen Oberarmkopf und Schulterdach eingeklemmt werden. Wiederholte Einklemmung führt zur Entzündung. Das Gewebe schwillt an und engt den Raum unterhalb des Schulterdaches noch weiter ein. Ein Teufelskreis, den es zu durchbrechen gilt.

Tennisellbogen: Auch Tänzer kennen ihn, den Schmerz an der Außenseite des Ellbogens, der durch Heben der Hand und Strecken der Finger verstärkt wird. Ungewohnte Belastungen – z.B. verstärkte Bodenarbeit oder Hebungen – können zu Überlastungen am Ursprung der Hand- und Fingerstrecker führen. Es entstehen Mikrorisse in den Sehnenansätzen der Unterarmmuskulatur; lokaler Druck und Bewegung sind schmerzhaft, die Kraft lässt nach.

Akute Verletzungen

Schlüsselbeinfraktur: Die Fraktur des Schlüsselbeins ist der zweithäufigste Bruch beim Erwachsenen. Direkter Sturz auf die Schulter oder auf den ausgestreckten Arm sind die häufigsten Ursachen. Dabei ist es in zwei Dritteln der Fälle der mittlere Teil des Schlüsselbeins, welcher der akuten Krafteinwirkung nicht mehr standhält und bricht.

Schulterluxation: Ungünstige Hebelwirkungen oder direkte Krafteinwirkung auf die Schulter sind die häufigsten Ursachen für ein Herausspringen des Oberarmkopfes aus der Pfanne, die Schulterluxation. Bei über 90 % der Fälle kommt es zur vorderen Schulterluxation: Der Oberarmkopf luxiert dabei nach vorne unten. Schäden an der Gelenkkapsel, an den verstärkenden Bändern, am Knorpelring der Schulterpfanne oder am Oberarmknochen sind typisch. Besonders bei jungen Menschen ist nach einer Schulterluxation das Risiko für weitere Luxation deutlich erhöht. Oft ist hier eine Operation nötig.

Tücken im Tanz

»Nicht die Schultern hochziehen« – solche und ähnliche Korrekturen wollen das verhindern, was oft ein Zeichen für hohe Anspannung und große Konzentration ist: die sichtbare Verkrampfung von Schultern und Armen. Im Tanz ist ein verspannter Schulter-Arm-Bereich nicht erwünscht, und das nicht nur aus ästhetischen Gründen. Die hohe Muskelspannung macht isolierte Bewegung zwischen Schulterblatt und Oberarm unmöglich, die Gelenkkoordination ist gestört, der gesamte Schulterbereich bewegt sich nur noch en bloc. Die Muskulatur arbeitet nicht mit-, sondern gegeneinander. Das ist Gift für die Belastbarkeit des gesamten Schulterbereichs.

Hochgezogene Schultern

Wohl einer der häufigsten Fehler im Tanz ist das Hochziehen der Schultern, sei es aus Anspannung, purer Gewohnheit oder um die Arme leichter nach oben heben zu können. Bei jeder Armhebung über die Horizontale bewegt sich das Schulterblatt mit, und das soll es auch. Bewegt sich der Arm zu Seite, so dreht die Spitze des Schulterblatts um die Sagittalachse nach außen; die Schultergelenkpfanne wandert nach oben und vergrößert damit das Bewegungsausmaß des Armes. Die Kunst besteht nun darin, die Drehung des Schulterblatts zuzulassen, ohne dabei die Schultern nach oben zu ziehen. Idealerweise kann der Tänzer die Bewegung in der Schulter ganz bewusst isolieren. Zu Beginn gleitet der Oberarmkopf im Gelenk nach unten, dadurch hebt sich der Arm. Erst wenn das Bewegungsausmaß im Schultergelenk fast erschöpft ist, dreht das Schulterblatt mit. Der vordere Sägezahnmuskel und

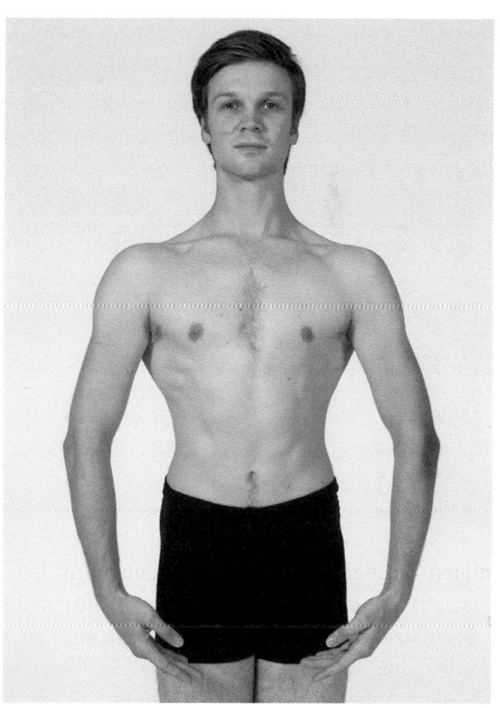

Abb. 7.13: Anspannung die man sieht: Hochgezogene Schultern sind oft ein Zeichen von hoher Konzentration.

der untere Teil des Kapuzenmuskels unterstützen die gezielte Drehung des Schulterblatts und verhindern ein Hochziehen der Schultern.

Erkennen: Beim Armheben scheint die Bewegung in den Schultern en bloc ausgeführt zu werden. Gleich zu Beginn werden die Schulterblätter mit angehoben; eine isolierte Bewegung im Schultergelenk ist kaum zu erkennen. Statt in der Gelenkpfanne nach unten zu gleiten, wird der Oberarmkopf nach oben fixiert, freie Bewegung im Gelenk ist dann nicht möglich.

Was man tun kann:

- Die Schultern immer wieder bewusst entspannen, beide Schulterblätter nach hinten-unten-außen sinken lassen. Dabei hilft es, die Schultern erst kräftig nach vorne-oben-innen zu ziehen, um die anschließende Entspannung der Muskulatur besser wahrzunehmen. Auch Bilder sind hilfreich, z.B. »Die Nackenmuskeln schmelzen dahin wie ein Eis in der Sonne«.
- »Vor dem Heben die Arme nach unten ziehen.« Dieses Bild hilft, die kleine Initialbewegung im Schultergelenk – das Gleiten des Oberarmkopfes nach unten – isoliert wahrzunehmen und damit die Feinkoordination der Bewegung zu schulen.
- Das Bild von Gewichten an der Innenseite des Schulterblatts kann helfen, die stabilisierende Schulterblattmuskulatur anzusprechen. Sie halten das Schulterblatt bei der Drehung nach unten und verhindern so ein Hochziehen der Schultern.
- Auch bei Hebungen stets auf die isolierte Bewegung im Schultergelenk achten. Das Schulterblatt bleibt stabil, der Impuls der Bewegung geht vom Schultergelenk aus.

Zusammengezogene Schulterblätter

»Zieh die Schulterblätter hinten zusammen.« »Bring die Schulterblätter zur Wirbelsäule.« Diese Korrekturen wollen verhindern, was – besonders bei jungen Tänzern – immer wieder auffällt: nach vorne hängende Schultern. Gründe gibt es viele für diese Haltung, z.B. einen runden Brustkorb, vermehrte Kyphose der Brustwirbelsäule, rasches Wachstum der Wirbelsäule oder Schwäche der Rücken- und Schultermuskulatur. Die Schulterblätter gleiten auf den Rippen nach vorne, die Arme hängen nicht mehr seitlich, sondern vor dem Körper. Man spricht von der *Protraktion* der Schultern. Ob Ursache oder Folge, meist fällt ein Muskel dabei ganz besonders auf: der kleine Brustmuskel (*M. pectoralis minor*). Von der Vorderseite des Schulterblatts zu den oberen Rippen verlaufend zieht ein zu kurzer kleiner Brustmuskel das Schulterblatt nach vorne-unten-innen. Wird nun das Schulterblatt ent-

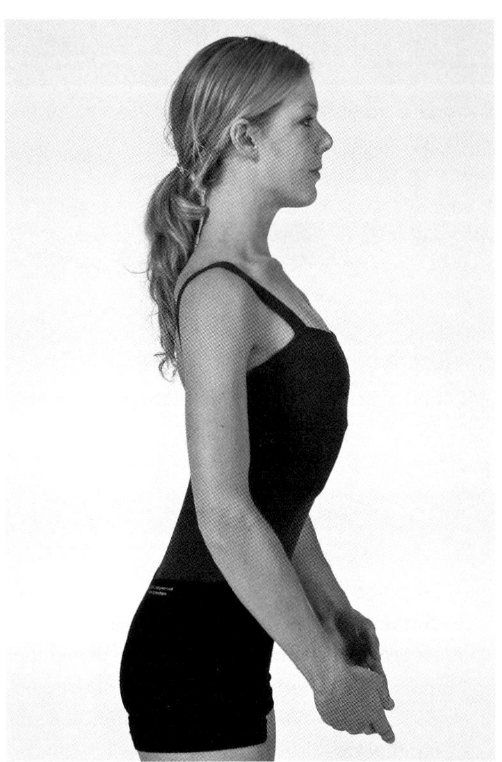

Abb. 7.14: »Schulterblätter hinten zusammen« – Korrektur mit oft unliebsamen Folgen.

sprechend der Tanzkorrektur nach hinten in Richtung Wirbelsäule positioniert, hat man nicht viel gewonnen. Vorne ein kurzer kleiner Brustmuskel, hinten angespannte Schulterblattfixatoren. Das Schulterblatt ist nun zwar auf den Rippen fixiert, aber weder ideal platziert noch frei beweglich. Die Rippenbeweglichkeit ist ebenfalls eingeschränkt, die Spannbreite der Arme reduziert. Auch die Brustwirbelsäule leidet. Werden die Schulterblätter zur Wirbelsäule gezogen, so wird auch sie fest und unbeweglich. Keine gute Ausgangsstellung für den Tanz.

Erkennen: Die negativen Folgen einer gut gemeinten Korrektur von nach vorne hängenden Schultern führen häufig zu einer Überstreckung der Brustwirbelsäule, einem nach vorne geöffneten Brustkorb, zusammengezogenen Schulterblättern und hoher Muskelspannung.

Was man tun kann:

- Die Entspannung und Verlängerung des kleinen Brustmuskels ist der erste Schritt bei nach vorne hängenden Schultern (s. S. 183).
- Auch für die Tanzkorrektur gilt: Das Augenmerk auf der Verlängerung des kleinen Brustmuskels hilft, die Schulterblätter optimal auf dem hinteren Brustkorb zu platzieren.
- Hinten-unten-außen ist die ideale Bewegungswahrnehmung für die Ausrichtung der Schulterblätter in ihre Grundposition. Der Schultergürtel wird weit, die Wirbelsäule bleibt mobil; so steht dem koordinierten Bewegungsablauf von Schultern und Armen nichts mehr im Wege.

Der genaue Blick – Die Eigenanalyse

Form und Haltung des Schultergürtels geben Aufschluss über seine Funktion. Ein offener, weiter Schulterbereich und zentrierte Schultergelenke sind Ausdruck für Mobilität und Stabilität von Schultern und Armen.

Form und Position

Mit Hilfe von knöchernen Referenzpunkten lässt sich die koordinierte **Schulter-** und **Armstellung** gut erkennen. Der Tänzer steht parallel hüftbreit, die Arme hängen locker ohne Muskelspannung neben dem Körper. Am einfachsten ist die Betrachtung durch einen Partner:

- Sind die Schlüsselbeine leicht geschwungen und verlaufen sie in etwa horizontal?
- Liegen die Schulterblätter flach auf den Rippen auf und verlaufen sie fast in der Frontalebene?
- Verläuft der innere Rand der Schulterblätter parallel zur Wirbelsäule?
- Sitzt der Oberarmkopf von der Seite betrachtet zentriert unter dem Schulterdach?
- Ist die Ellbogenfalte um 45° nach innen gedreht und schauen die Handflächen in Richtung der Oberschenkel?

Funktion und Kraft

Grundlage für die Belastbarkeit von Schultern und Armen ist ihre dreidimensionale Verschraubung und eine koordinierte Muskelarbeit.

Die Armbeugung: Die linke Hand tastet das rechte Schultergelenk. Die rechte Hand zum Mund bewegen: Der Ellbogen beugt, Oberarm und Unterarm verschrauben gegensinnig. Kann während der Bewegung die Innenrotation im Schultergelenk wahrgenommen werden? Lässt sich spüren, wie der Oberarmkopf in der Gelenkpfanne zu Bewegungsbeginn nach hinten-unten gleitet? (s. Abb. 7.7, S. 174)

Der Stütz: Vierfüßlerstand. Knie hüftbreit, Hände schulterbreit, die Finger sind gerade nach vorne gerichtet. Das Gewicht abwechselnd auf rechten und

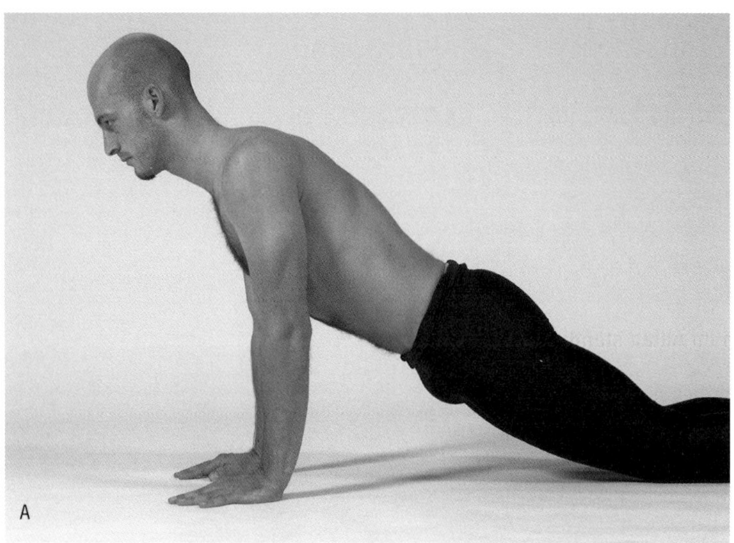

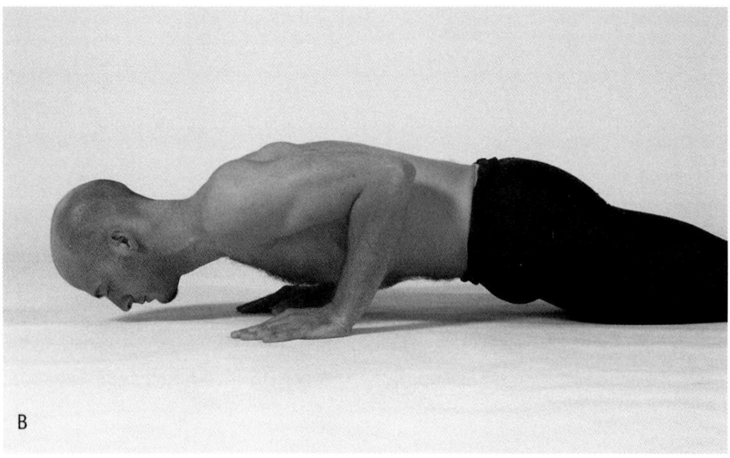

Abb. 7.15: Kraft im Stütz:
A) Ausgangsstellung.
B) Die Ellbogen langsam nach hinten beugen, bis die Nase den Boden berührt, dann die Arme wieder strecken.

linken Arm verlagern. Was passiert bei der Belastung? Lässt sich die gegenläufige Verschraubung des Armes wahrnehmen? Der Oberarm dreht nach außen, der Unterarm rotiert nach innen. Damit ist der Arm knöchern stabil. (s. Abb. 7.6, S. 173)

Kraft im Stütz: Modifizierter Liegestütz. Hände schulterbreit, Finger schauen gerade nach vorne. Die Ellbogen langsam nach hinten in Richtung Knie beugen, bis die Nase den Boden leicht berührt, dann die Arme wieder strecken. Tänzerinnen sollten mindestens 15 Wiederholungen, Tänzer 25 Wiederholungen ausführen können, ohne dabei die 3-D-Verschraubung der Arme zu verlieren. Wichtig: Das Hauptgewicht sollte während der ganzen Übung auf den Armen bleiben, die Weite der Schulterblätter bleibt erhalten.

Tipps und Tricks zur Prävention

Durch bewusste Haltung und gezielte Bewegungswahrnehmung lassen sich Überlastungen des Schulter- und Armbereiches verhindern.

Im Alltag

Schultern und Arme sind auch im Alltag ständig in Bewegung. Ob im natürlichen Armschwung beim Gehen, in der koordinierten Armverschraubung beim Tragen oder Greifen oder in der Feinkoordination beim Händeschütteln: Möglichkeiten gibt es genug, um den Schulter- und Armbereich bei der täglichen Bewegung ganz nebenbei zu trainieren. Dabei ist es die Qualität der Bewegung, die über die Effizienz des Trainings entscheidet.

Ideal als Ausgangsstellung für die koordinierte Schulter-Arm-Bewegung sind ein entspannter Schultergürtel und nach hinten-unten-außen positionierte Schulterblätter. Beim Heben oder Tragen gilt: Oberarm nach innen, Unterarm nach außen drehen. Das verbessert die Beweglichkeit und erleichtert die Muskelarbeit. Im Stütz ist es genau umgekehrt: Analog zur Beinspirale dreht nun der Oberarm nach außen und der Unterarm nach innen; die knöcherne Stabilität nimmt zu.

Tipps:

- Nutzen Sie Alltagssituationen, um immer wieder die Position Ihrer Schulterblätter zu überprüfen. Jedes Mal, wenn Sie durch einen Türrahmen gehen, beim Telefonieren oder beim Händeschütteln können Sie ganz nebenbei die Schulterblätter nach hinten-unten-außen sinken lassen und so langfristig die Form und Funktion ihrer Schultern positiv verändern.
- Achten Sie beim Heben der Arme auf die Feinkoordination im Schultergelenk. Der Oberarmkopf sollte nach innen drehen und gleichzeitig nach hinten-unten gleiten, *bevor* der Arm angehoben wird. Das vergrößert den Raum unterhalb des Schulterdaches und verhindert das schmerzhafte Einklemmen von Sehnen, Muskeln oder Schleimbeuteln.
- Denken Sie an die spiralige Verschraubung des Armes. Ob beim Heben, Tragen oder im Stütz: Der bewusste Einsatz der Verschraubung verbessert die Beweglichkeit und erhöht die Stabilität.

Gezielte Übungen

Mobilisation

Mobilisation des Schulterblatts: Entspannung des kleinen Brustmuskels (*M. pectoralis minor*) – »Wendeltreppe«

Hilfsmittel: Theraband

Ausgangsposition: Sitz. Mit der linken Gesäßhälfte auf einem Ende des Therabands sitzen. Das Band diagonal nach oben über den Rücken zur rechten Schulter ziehen, über die Schulter legen und unter der Achsel vorbei gerade nach unten unter die rechte Gesäßhälfte führen. Das Band wird mit beiden Gesäßhälften fixiert, es sollte straff gespannt sein.

Aktion: Das rechte Schulterblatt gegen den Widerstand des Therabands nach vorne-oben-innen Richtung Nase heben. Die Schulter langsam entspannen und nach hinten-unten-außen sinken lassen. Der Zug des Therabands weist die genaue Richtung. Der kleine Brustmuskel lässt los und verlängert; man spürt das »Öffnen der Schulter« am Ende der Bewegung. (s. Abb. 7.16, S. 184)

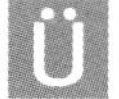

Mobilisation des Schultergelenks

Ausgangsposition: Sitz. Der rechte Arm hängt locker an der Seite. Die linke Hand liegt vorne auf dem rechten Schultergelenk, die Finger tasten den Oberarmkopf.

Aktion: Den rechten Arm leicht nach innen drehen und nach vorne anheben, der Ellbogen führt die Bewegung. Die linke Hand unterstützt den Impuls des Oberarmkopfes: Er dreht nach innen und gleitet dabei gleichzeitig nach hinten-unten.

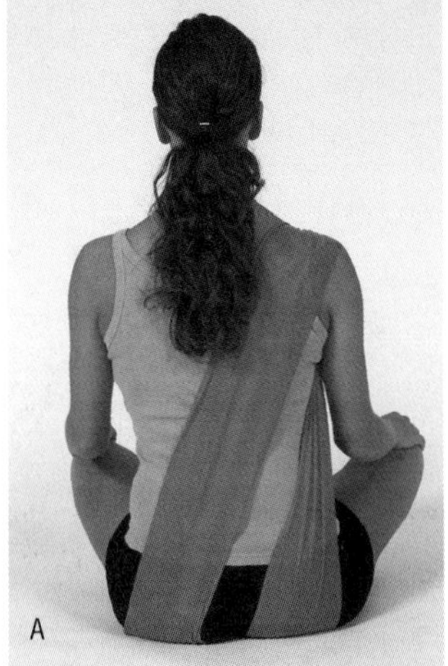

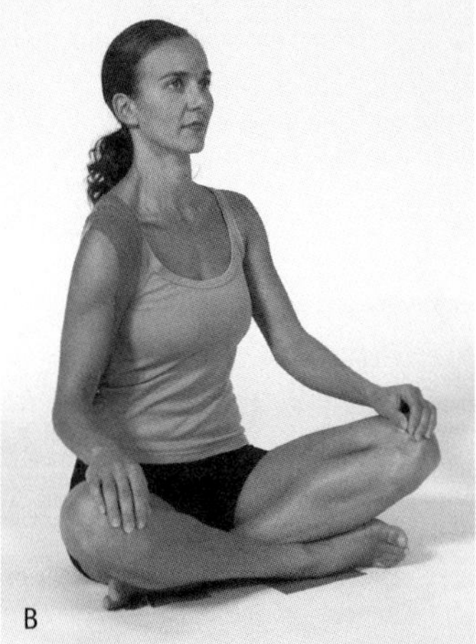

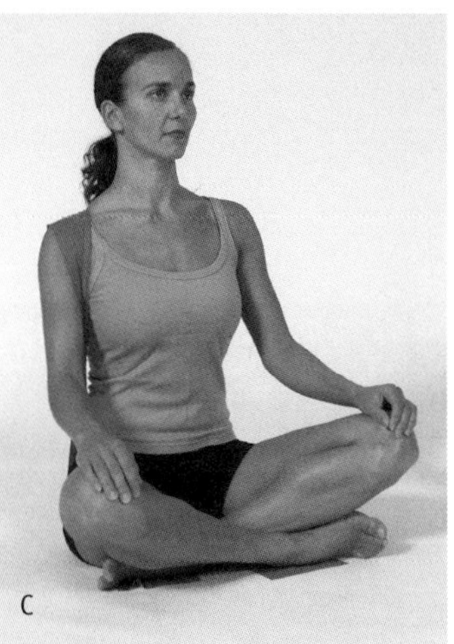

Abb. 7.16: Entspannung des kleinen Brustmuskels: A) Ausgangsposition. B) Die rechte Schulter wird nach vorne-oben-innen angehoben. C) Anspannung loslassen. Das Theraband unterstützt das Schulterblatt in der Bewegung nach hinten-unten-außen.

Die Übung auf der anderen Seite wiederholen. (s. Abb. 7.7, S. 174)

Wahrnehmung

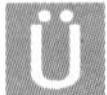

Zweite Armposition – Wahrnehmung der 3-D-Verschraubung I

Hilfsmittel: Theraband

Ausgangsposition: Sitz. Mit der linken Gesäßhälfte auf einem Ende des Therabands sitzen. Das Band von hinten über die rechte Schulter legen, um den Oberarm herum, hinten am Ellbogen vorbei entlang des Unterarms zur rechten Hand führen. Mit der rechten Hand das Theraband festhalten, so dass es straff gespannt ist. Den rechten Arm zur Seite halten.

Aktion: Der Verlauf des Therabands schult die Wahrnehmung der dreidimensionalen Verschraubung: Das Schulterblatt ist nach hinten-unten-außen positioniert, der Oberarm dreht nach innen, der Unterarm verschraubt dagegen nach außen. Die Übung auf der anderen Seite wiederholen.

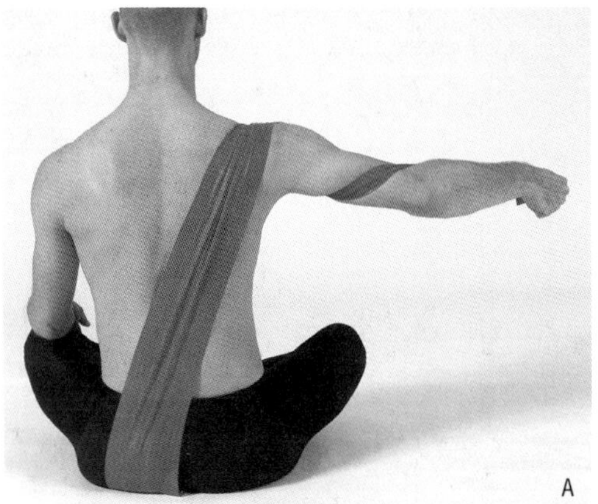

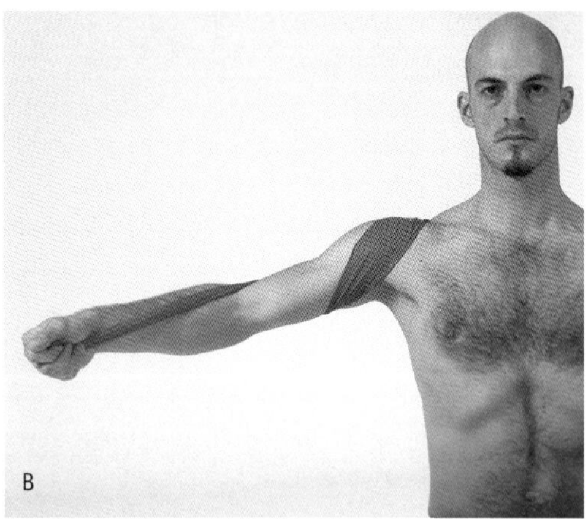

Abb. 7.17: Zweite Armposition – Wahrnehmung der 3-D-Verschraubung I: A) Ausgangsposition. B) Wahrnehmung der Verschraubung mit Hilfe des Therabands.

Zweite Armposition – Wahrnehmung der 3-D-Verschraubung II

Hilfsmittel: Theraband

Ausgangsposition: Stand oder Sitz. Verlauf des Therabands wie oben.

Aktion: Das Ende des Therabands, das zuvor unter dem Gesäß eingeklemmt war, mit der linken Hand greifen und individuell den Zug auf das Band verstärken. So lässt sich die gegenläufige Verschraubung des Schultergelenks – Schulterblatt schraubt nach hinten-unten-außen, Oberarm dreht nach innen – isoliert wahrnehmen. Die Übung auf der anderen Seite wiederholen.

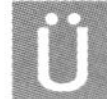

Stütz – Wahrnehmung der 3-D-Verschraubung

Ausgangsposition: Vierfüßlerstand. Knie hüftbreit, Hände schulterbreit, die Finger sind gerade nach vorne gerichtet.

Aktion: Beide Schulterblätter nach hinten-unten-außen stabilisieren. Die Oberarme drehen nach außen, die Unterarme verschrauben nach innen dagegen, die Arme richten sich in einer geraden Achse aus. Nun die Drehrichtung der Unterarme umdrehen: Die Unterarme drehen nach außen, die Finger schauen zur Seite. Ober- und Unterarm rotieren nun in die gleiche Richtung, die

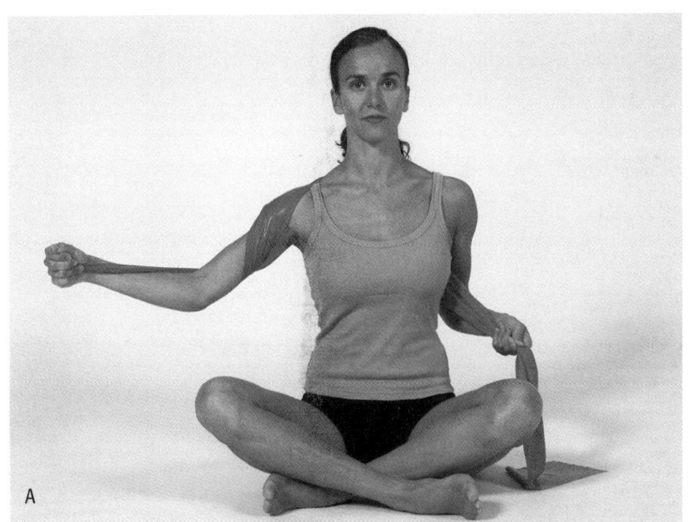

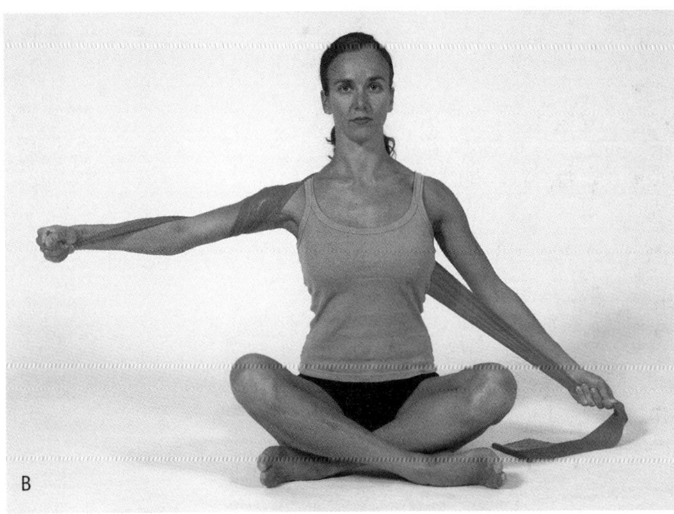

Abb. 7.18. Zweite Armposition – Wahrnehmung der 3-D-Verschraubung II:
A) Ausgangsposition.
B) Die Spannung des Therabands kann individuell angepasst werden.

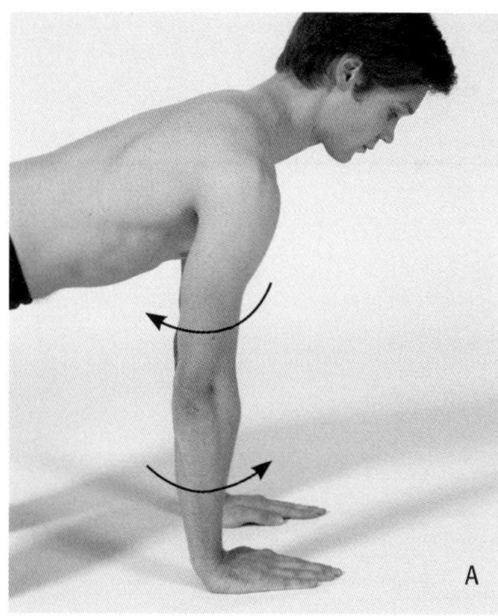

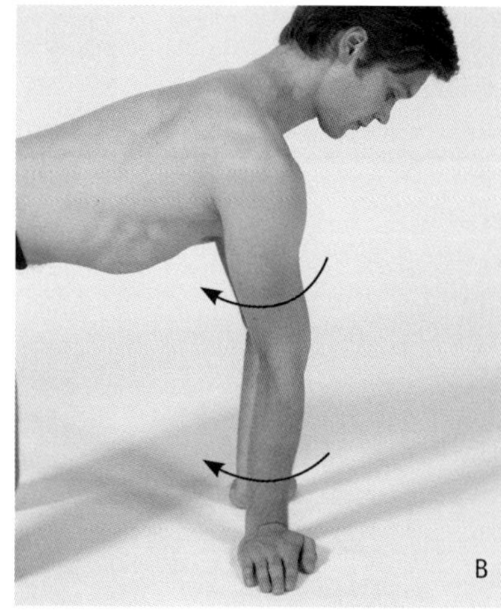

Abb. 7.19: Stütz – Wahrnehmung der 3-D-Verschraubung: A) Knöcherne Stabilität: Oberarm dreht nach außen, Unterarm nach innen. B) Das »X« der Arme: Ober- und Unterarm drehen gemeinsam nach außen – Verlust der Stabilität.

Verschraubung geht verloren, der Druck im Ellbogengelenk nimmt zu. Zur Ausgangsposition der idealen Armverschraubung zurückkehren. Die Entlastung im Ellbogengelenk wahrnehmen und die Stabilität des Stützes vergleichen.

Kräftigung

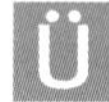

Kräftigung der Schulter- und Armmuskulatur in der Bewegung

Hilfsmittel: Theraband, kleiner Noppenball

Ausgangsposition: Sitz mit dem Rücken gegen eine Wand. Mit der rechten Gesäßhälfte auf einem Ende des Therabands sitzen. Das Band in die rechte Hand nehmen, so dass es leicht gespannt ist. Den Ball unmittelbar hinter den rechten Oberarmkopf platzieren.

Aktion: Den Ball mit dem Oberarmkopf gegen die Wand drücken. Nun die rechte Hand gegen den Widerstand des Therabands zur linken Schulter heben. Der Ellbogen beugt, der Unterarm dreht nach außen. Der Oberarmkopf rotiert nach innen und gleitet gleichzeitig nach hinten. Den Arm langsam wieder sinken lassen und die Verschraubung auflösen. Achtung: Der Ball bleibt während der gesamten Übung zwischen Ober-

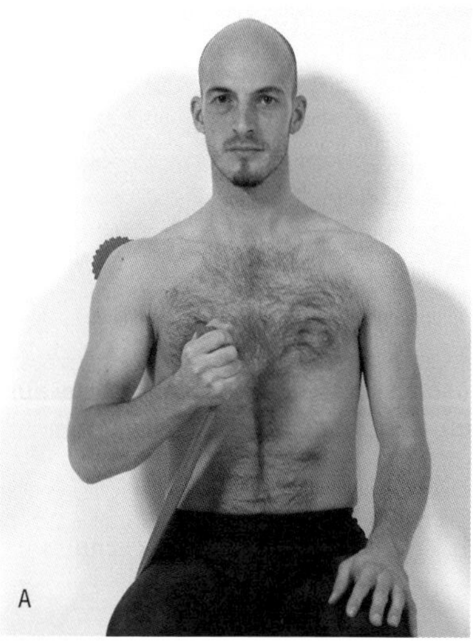

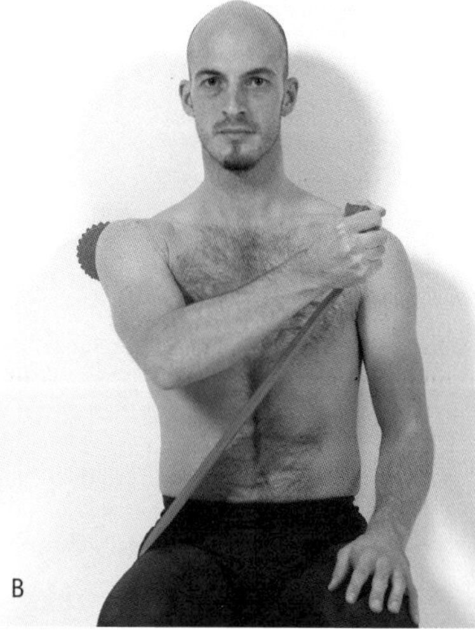

Abb. 7.20: Kräftigung der Schulter- und Armmuskulatur in der Bewegung: A) Ausgangsposition. B) Die rechte Hand gegen den Widerstand des Therabands zur linken Schulter heben.

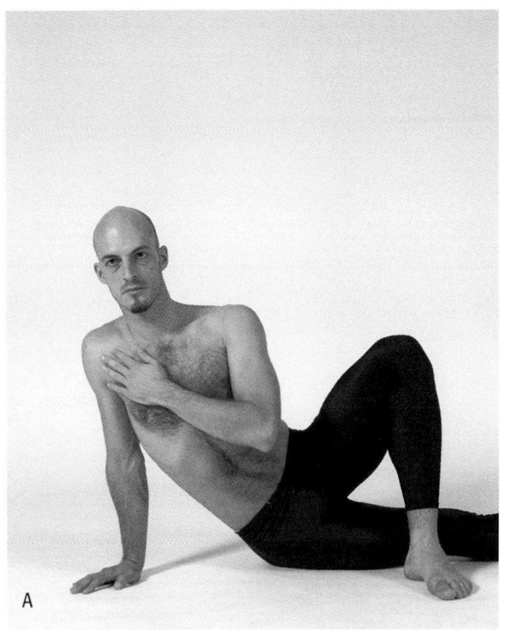

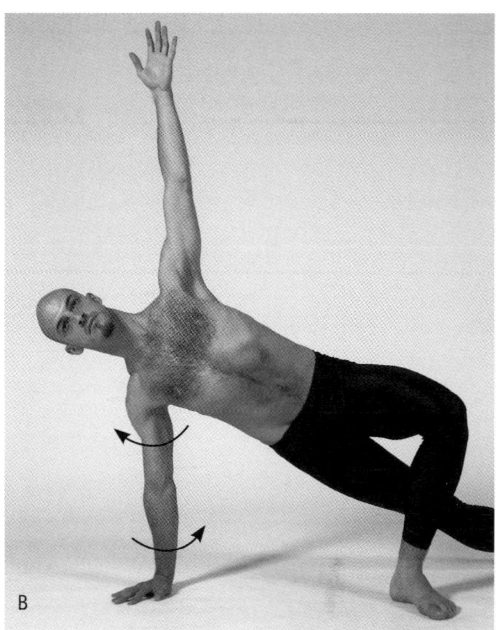

Abb. 7.21: Kräftigung der Schulter- und Armmuskulatur im Stütz: A) Ausgangsposition. B) Das Becken vom Boden wegdrücken, bis der Körper von Kopf bis Fuß eine gerade Linie bildet.

armkopf und Wand eingeklemmt. Die Übung auf der anderen Seite wiederholen.

Ü Kräftigung der Schulter- und Armmuskulatur im Stütz

Ausgangsposition: Seitsitz rechts: Das rechte Bein ist zur Seite gestreckt, das linke in Hüfte und Knie gebeugt, der Fuß steht parallel vor dem rechten Knie auf dem Boden. Der rechte Arm stützt sich auf dem Boden auf.

Aktion: Das Becken vom Boden wegdrücken, bis der gesamte Körper vom Kopf bis zum rechten Fuß eine gerade Linie bildet. Das Schulterblatt des rechten Arms fest nach hinten-unten-außen schrauben. Der Oberarm dreht nach außen, der Unterarm nach innen. Den linken Arm in Verlängerung des rechten in Richtung Decke strecken. Beide Hände streben so weit wie möglich auseinander. Das rechte Schulterblatt bleibt fest auf dem Rücken verankert. Die Übung auf der anderen Seite wiederholen.

Entspannung

Entspannung des kleinen Brustmuskels s. erste Übung unter »Mobilisation«, S. 183.

Im Training

- Schultern entspannen auch im Training! Die Korrektur »Schulterblätter zusammenziehen« sollte aus den Tanzsälen verschwinden. Lassen Sie die Schulterblätter nach hinten-unten-*außen* fallen. Manchmal hilft es, die Schultern kräftig nach oben zu ziehen, um dann anschließend die Entspannung der Muskulatur besser wahrzunehmen.
- Das Augenmerk auf der Verlängerung des kleinen Brustmuskels hilft, die Schulterblätter auf dem Brustkorb nach hinten-unten-außen zu platzieren.
- Spüren Sie die Weite zwischen den Schulterblättern, nehmen Sie die Breite der Schlüsselbeine wahr. Auch das hilft, die Schulterblätter richtig zu platzieren.

- Vor dem Heben die Arme leicht nach unten ziehen. Das kann helfen, die kleine Initialbewegung im Schultergelenk – das Gleiten des Oberarmkopfes nach unten – isoliert wahrzunehmen.
- Das Bild von Gewichten an der Innenseite des Schulterblatts hilft, die stabilisierende Schulterblattmuskulatur zu aktivieren. Diese hält das Schulterblatt nach unten und verhindert dadurch das Hochziehen der Schultern.
- Ein beweglicher Brustkorb verbessert auch Form und Beweglichkeit der Schultern. Richten Sie bei Armbewegungen Ihre Aufmerksamkeit auch mal auf die kleinen Bewegungen der Brustwirbelsäule.
- Achten Sie in allen Armpositionen, ob im be- oder entlasteten Arm, auf die dreidimensionale Verschraubung von Schulterblatt, Ober- und Unterarm.
- In einer guten Stützposition kommt es auf die stabile Armachse an: Der Oberarmkopf dreht nach außen, der Unterarm nach innen. Der Arm schraubt sich regelrecht in die Länge. Die gefürchtete Überstreckung im Ellbogen lässt sich so verhindern.
- Halten Sie die Arme nicht zu weit hinter dem Körper. Selbst bei guter Beweglichkeit von Wirbelsäule, Brustkorb und Schulterblättern ist eine zentrierte Haltung im Schultergelenk so kaum möglich. Ein guter Tipp: Beim Blick nach vorne sollten Sie ihre Hände aus den Augenwinkeln heraus sehen können.

Überprüfen Sie Ihre Tanztechnik:

Don't:
- Neige ich dazu, die Schultern bei Belastung hochzuziehen?
- Ziehe ich die Schulterblätter hinten zusammen?
- Fühlt sich meine Schultermuskulatur hart und fest an?
- Bewege ich Schulterblätter und Schultergelenk oft en bloc?
- Neige ich dazu, ins Hohlkreuz zu gehen, wenn ich die Arme nach oben hebe?
- Überstrecke ich die Ellbogen im Stütz?

Do:
- Kann ich meine Schulterblätter entspannt auf dem Rücken ablegen?
- Spüre ich die Länge und Weite im kleinen Brustmuskel?
- Nehme ich die Bewegung der Schulterblätter auf den Rippen wahr?
- Kann ich die Bewegung von Schulterblättern und Armen koordinieren und gezielt differenzieren?
- Kann ich die 3-D-Verschraubung der Arme in der Bewegung und im Stütz wahrnehmen?

8. Auch die Seele tanzt mit

Freude an Bewegung in Verbindung mit Rhythmus und Musik, Kreativität, Ausdruck mit dem eigenen Körper – es gibt viele Gründe, die Menschen tanzen lassen. Auch wenn im Tanz der Körper ähnlich wie im Sport trainiert, gefordert und belastet wird, steht der Wettbewerbsgedanke dabei nicht an erster Stelle. Tanzen mit Gymnastik zu vergleichen gilt als verpönt, denn Tanz umfasst mehr als den rein körperlichen Aspekt. Die meisten Tänzer sehen sich nicht als Athleten, sondern als Künstler. Das hat Folgen: Während man einem Sportler die körperliche Anstrengung durchaus ansehen darf – der angespannte Gesichtsausdruck des Athleten im Wettkampf schmälert nicht seine Leistung –, soll Tanz meist frei von körperlichen Mühen wirken. Dass die Tanztechnik in vielen Bereichen immer virtuoser und akrobatischer wird, tut dem keinen Abbruch.

Das Instrument des Tänzers ist sein Körper. Mit ihm führt er die Bewegungen aus, füllt sie mit Leben und Emotionen. Das bewirkt die Faszination des Tanzes, birgt aber auch Gefahren. Es gibt kein Musikinstrument, hinter dem sich der Tänzer »verstecken« kann, und kein vorgegebener Text schafft Distanz zwischen dem darstellenden Körper und der eigenen Person. Das macht Tänzer verletzlich, nicht nur physisch, sondern auch psychisch. Die Grenze zwischen dem tanzenden Körper als Instrument der Kunst und der Persönlichkeit des Tänzers kann schnell verwischen. Denn Körper und Psyche lassen sich nicht trennen, weder auf der Bühne noch im Tanzsaal.

Die Psyche ist gefordert

Nur ein Bruchteil der Tanzbegeisterten macht Tanzen zur Profession. Für die meisten bleibt der Tanzsaal das Zentrum ihrer Tanzerfahrungen, prägen die Erlebnisse im Tanztraining ihr Verhältnis zum Tanz. Die Atmosphäre während des Trainings ist damit besonders wichtig. Sie beeinflusst nicht nur die Begeisterung für den Tanz, sie entscheidet auch maßgeblich darüber, wie schnell und nachhaltig gelernt wird. Das lässt sich wissenschaftlich erklären: Bestimmte Areale im Gehirn überprüfen alle Ereignisse, Handlungen und Lerninhalte auf deren Gefühlseindruck. Ereignisse, die mit positiven Emotionen verknüpft sind, führen zu einer tieferen Verankerung im Gehirn, unangenehme emotionale Erfahrungen behindern hingegen das Gedächtnis. Werden Lerninhalte in unangenehmer Lernatmosphäre vermittelt, gelangen sie meist nur ins Kurzzeitgedächtnis. Sinnvolles Lernen kann so nicht stattfinden – weder inner- noch außerhalb des Tanzsaals.

Die Tanzklasse prägt

Tanzen lernt man meist in der Gruppe. Eine Tanzklasse motiviert, schafft Vergleichsmöglichkeiten, aber auch Konkurrenz. Es gilt, seine Stellung zu finden – seine Position in der Gruppe und den Trainingsplatz im Saal. Gemeinsames Tanzen schärft die Sensibilität für den Raum. Wo stehe ich? Wie viel Platz braucht die Choreographie? Das schult die Wahrnehmung für Nähe und Distanz, sensibilisiert für die eigene Bewegung und die Bewegung der Mittänzer.

Unterstützung und Konkurrenz durch die Mittänzer liegen nahe beieinander.

Für den Tanzpädagogen ist es unmöglich, alle Tänzer stets im Blick zu haben, jeden Schritt individuell zu begleiten. Tänzer lernen daher schnell, an sich selbst zu arbeiten, sich eigenständig zu korrigieren und diszipliniert das Training zu verfolgen, auch wenn die Aufmerksamkeit des Lehrers gerade bei einem Mittänzer ist. Die ständige Eigenkontrolle, das selbständige Arbeiten an der Verbesserung der Tanztechnik und die hohe Eigenverantwortlichkeit sind wichtig für das Tanzen. Doch zu viel Kontrolle kann schaden, Spontanität und Entspannung haben dann meist keinen Platz. Die Bewegungsqualität geht verloren und die tänzerische Dynamik lässt nach. Oft spiegelt sich auch im Alltag ein erhöhtes Kontrollbedürfnis wider. Vielen Tänzern fällt es schwer, die optimale Balance zwischen Be- und Entlastung zu finden. Essstörungen sind im Tanz überdurchschnittlich häufig (s. Kap. 9, S. 205 f.). Das hat viele Gründe – einer davon kann die hohe Eigenkontrolle sein.

Tanzkorrektur hat viele Gesichter

Tanztraining ist geprägt von Korrekturen, von Verbesserungsvorschlägen, Kritik und Hilfestellungen durch den Lehrer. Die optimale Ausführung der Bewegung steht im Vordergrund, und Feedback von außen ist dafür wichtig. Doch das »Wie« bestimmt die Wirkung. Im Tanz liegt der Fokus meist auf den noch verbesserungswürdigen Aspekten des Tanzschrittes, auf den »Fehlern«. Diese negative Sichtweise – die Suche nach den Fehlern – prägt den Tanzunterricht, den Tanzpädagogen und natürlich auch den Tänzer. Korrekturen werden im Training meist ganz selbstverständlich vor der ganzen Gruppe geäußert. Das ist positiv, denn viele Hilfestellungen, die spezifisch an einzelne Tänzer adressiert sind, helfen auch den anderen. Doch die öffentliche Kritik kann auch verletzen, besonders, wenn sie negativ formuliert ist. Kleine Änderungen können hier Großes bewirken. »Das Bein kannst Du mehr strecken« anstelle von »Dein Bein ist nicht gestreckt« wirkt motivierend und lenkt gleichzeitig den Fokus auf das, was tatsächlich zu tun ist. Denn neben der möglichen Kränkung haben negative Formulierungen einen weiteren gravierenden Nachteil: Sie lenken das Augenmerk in die falsche Richtung.

Korrekturen sind wichtig für die Verbesserung der Tanztechnik – **Positive Formulierung** ist wichtig für die Psyche des Tänzers.

Ohne Spiegel kein Tanzsaal?

Spiegel sind ein wichtiges Requisit in fast jedem Tanzsaal. Durch den Spiegel kann sich der Tänzer eigenständig korrigieren, kann seine Bewegungen selbst analysieren und das eigene Bewegungsempfinden mit dem Spiegelbild vergleichen. Das ist hilfreich – doch der Umgang mit dem Spiegel will gelernt sein. Nicht nur die Tanztechnik, auch der Körper muss den eigenen kritischen Blicken standhalten. Entspricht das Spiegelbild nicht den eigenen Vorstellungen, kann das frustrieren.

Durch die visuelle Fixierung auf die äußere Form droht das Empfinden und Erfühlen der Bewegung von innen in den Hintergrund zu geraten. Das schadet der Bewegungsqualität und kostet oft unnötig Kraft. Die hohe Anspannung kann die Koordination

Selektiver Einsatz des Spiegels hilft dem Tänzer.

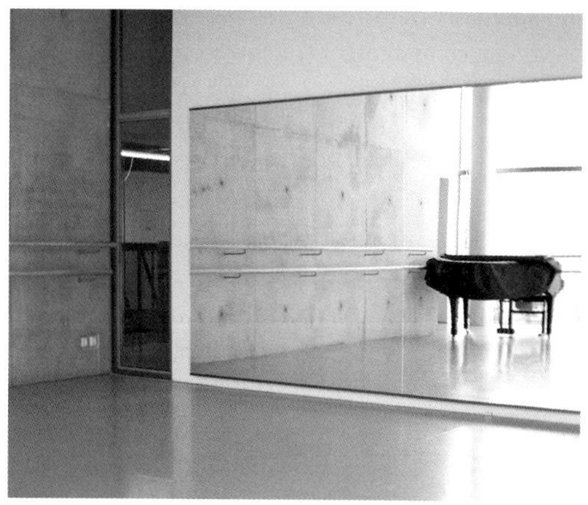

Abb. 8.1: Die meisten Tanzsäle haben Spiegel.

empfindlich stören. Der ständige Blick in den Spiegel beeinträchtigt nicht nur die tänzerische Linie, sondern kann auch zu Unachtsamkeiten und damit zu Verletzungen führen. Zudem leidet die Performance unter dem Fokus Spiegel. Wie oft sind Tänzer vollkommen irritiert, vergessen die Choreographie, fühlen sich unsicher, nur weil der Spiegel verhängt wird oder die Raumrichtung gewechselt wurde? Training auch mal ohne Spiegel kann das verhindern.

Tanzen als Beruf(ung)

Tanzen als Beruf ist mehr als ein Job. Die meisten Tänzer verschreiben sich dem Tanz mit Haut und Haar, bringen schon in jungen Jahren während der Ausbildung große Opfer, um irgendwann das Ziel »Profitänzer« zu erreichen. Wer ihn kennt, den Flow während der Vorstellung, die hohe Konzentration, das Tanzen im Hier und Jetzt, den Zusammenhalt aller, den Moment, in dem jeder sein Bestes gibt, der kann verstehen, warum Tanzen süchtig machen kann, warum Tänzer trotz aller finanziellen Schwierigkeiten, trotz unangemessener Arbeitsbedingungen, trotz geringer gesellschaftlicher Anerkennung diesen Beruf zu ihrem Lebensinhalt machen. Das ist wunderbar für die Kunst – für den Tänzer selbst ist das oft ganz im Sinne des Wortes »Leiden-schaft«.

Verhältnisse in Ausbildung und Compagnie

Eine professionelle Tanzausbildung fordert oft schon früh die Trennung vom Elternhaus, reißt die jungen Tänzer aus ihrem gewohnten Umfeld. Auch im späteren Berufsleben ist der Eintritt in eine neue Tanzcompagnie meist mit Umzug, Verlust des Freundeskreises oder sogar mit dem Wechsel in eine fremde Kultur verbunden. Tänzer müssen örtlich flexibel sein. Das erklärt, warum für viele Tänzer Ausbildungsschule und Compagnie so große Bedeutung haben. Tanzkollegen dienen oft als Freundes- und Familienersatz, Kontakte außerhalb des Tanzes sind selten. Eine Trennung von Tanzwelt und Privatleben ist so kaum möglich, darum wiegen Probleme im Tanz doppelt schwer.

Professionelle Tänzer belasten sich nicht nur körperlich, auch ihre Psyche ist stark gefordert:

- **Disziplin:** Im täglichen Trainings- und Probenalltag ist Disziplin Grundvoraussetzung für eine professionelle Tänzerlaufbahn. Tänzer müssen ausdauernd, zielgerichtet und konzentriert arbeiten. Sie sind es gewohnt, Kritik und Anweisungen anzunehmen und rasch konstruktiv umzusetzen.
- **Hoher Leistungsanspruch:** Sowohl der eigene Leistungsanspruch als auch der Fremdanspruch durch Eltern, Pädagogen, Choreographen, Ballettdirektoren oder Kritiker kann zu Dauerstress und Leistungseinbruch führen.
- **Lampenfieber:** Stress ist die natürliche Antwort des Körpers auf eine als Bedrohung empfundene Anforderung. Die Nebennierenrinde schüttet Adrenalin aus; dieses Stresshormon setzt den Körper in Alarmbereitschaft und bereitet ihn auf höchste Anspannung vor. Das ist Voraussetzung für Höchstleistungen – doch Lampenfieber kann auch blockieren. Im Stadium der Bühnenangst führt es zu Herzrasen, Bluthochdruck, Blackouts und Fehlreaktionen.
- **Konkurrenzdruck:** Ein autoritärer Unterrichts- und Arbeitsstil, kurzfristige Arbeitsverträge, undurchsichtige Prüfungs- und Beurteilungsmodalitäten sowie für die Tänzer unverständliche Entscheidungen innerhalb der Ausbildung oder Compagnie verstärken den Konkurrenzkampf in der Gruppe.
- **Soziale Isolation:** Die häufigen Proben und Vorstellungen am Abend und am Wochenende machen soziale Kontakte außerhalb des Theaters fast unmöglich. Sprachprobleme und interkulturelle Unterschiede erschweren Tänzern im Ausland die Integration in die neue Umgebung.
- **Finanzielle Unsicherheit:** Kurze Arbeitsverträge, schlechte Bezahlung, häufiger Jobwech-

sel und kurze Karrieredauer sind bedeutende Stressfaktoren im Leben eines Tänzers.

Die extreme körperliche Belastung über Jahre und Jahrzehnte fordert von Tänzern außergewöhnliche Disziplin, Selbstmotivation und hohe Eigenverantwortung. Auf der anderen Seite verlangt die künstlerische Arbeit, die Entwicklung und Interpretation von Tanzstücken Offenheit, Sensibilität und Hingabe. Tänzer sind hoch motiviert, gehen oft an ihre Grenzen, überschreiten sie auch. Das steigert das Verletzungsrisiko – physisch wie psychisch.

Die Balance halten

Tanzen bedeutet Stress, Belastung für Körper und Psyche. Das muss nicht negativ sein, denn Stress kann beides: Während *Dys-Stress* (negativer Stress) als unangenehm, bedrohlich und überfordernd empfunden wird, kann *Eu-Stress* (positiver Stress) die Aufmerksamkeit erhöhen und die Belastbarkeit sogar steigern. So heilen Verletzungen bei Sportlern mit Verzögerung, wenn ihr negativer Stresslevel hoch ist. Umgekehrt kann eine positive Lebenseinstellung den Heilungsvorgang beschleunigen. Es ist die eigene Einstellung und die Balance von Be- und Entlastung, die Tänzer vor Dys-Stress schützen kann.

Tipps für die Balance der Psyche:

Aktive Mitarbeit: Übernehmen Sie Verantwortung innerhalb der Ausbildung oder Compagnie. Wählen Sie auch in kleinen Gruppen einen Sprecher, um Ihre gemeinsamen Interessen gegenüber der Leitung vorbringen und vertreten zu können. So können Sie an der Gestaltung Ihres Umfelds aktiv mitwirken.

Vielseitiges Training: Bewahren Sie sich auch im Training ihre Vielseitigkeit. Ausdauertraining ist nicht nur ein guter Ausgleich zum Tanz, es verbessert gleichzeitig auch Ihre allgemeine Belastbarkeit (s. Kap. 12, S. 235ff.).

Offenheit: Lernen Sie die Sprache des Landes, in dem Sie arbeiten – auch wenn Sie dort nur für kurze Zeit sind. Machen Sie sich mit der fremden Kultur vertraut. Nur so können Sie sich zu Hause fühlen.

Ablenkung: Pflegen Sie Kontakte außerhalb der Ausbildung und Compagnie. Denn Ablenkung ist wichtig, um für den Tanz wieder voll einsatzbereit zu sein. Regelmäßige Ablenkung kann helfen, besser zu tanzen.

Kontrastprogramm: Kümmern Sie sich um Hobbys und Interessen, die über Tanz und Theater hinausgehen. Auch das bedeutet entspannen!

Entspannung: Sichern und gönnen Sie sich Erholung durch Pausen und ausreichend Schlaf. Entspannungstechniken tragen zur Stressbewältigung bei. Methoden wie Feldenkrais, Qi Gong, Alexander Technik, Yoga oder autogenes Training helfen beim Stressabbau.

Chill-out: Erlauben Sie sich, einfach mal nichts zu tun und es zu genießen!

Abschied vom Tanz

Sei es aus Altersgründen, wegen einer Verletzung oder aus privaten Überlegungen: Der Abschied vom Tanz ist schwer, egal ob während der professionellen Ausbildung oder nach einer aktiven Tanzkarriere. Wenn Tanzen plötzlich wegfällt, ist die Leere groß. Denn Tanz lässt sich nicht einfach ersetzen. Die faszinierende Kombination aus künstlerischer Arbeit und körperlicher Anstrengung findet man so weder in anderen Kunstformen noch im Sport.

Der Abschied vom Tanz löst Trauer aus. Trauer über die zu kurze Tanzkarriere, über nicht erreichte Ziele, über all das Schöne, was nun Vergangenheit ist. Die unangenehmen Seiten werden dabei meist vergessen: Die tägliche körperliche Anstrengung, die stundenlangen, oft monotonen Proben, das Arbeiten mit schwierigen Choreographen oder unter schlechtesten Bedingungen. Eine Gegenüberstellung der positiven und negativen Seiten kann dem Tänzer helfen, seine Retrospektive zu überdenken und zwischen dem Abschied von der Realität des Tänzerberufs und seinem inneren Traum vom Tanz zu unterscheiden. Eine Differenzierung, die vielen jungen Tänzern, die ihren Berufswunsch bereits während der Ausbildung aufgeben müssen, fehlt. Sie verfolgen oft Ziele, die mit der Realität nichts zu tun haben. Ist die Tanzlaufbahn zu Ende, bevor sie überhaupt begonnen hat, gilt es, Abschied zu nehmen von einem Traum – und das ist doppelt schwer.

Der Wechsel in eine zweite Karriere erfolgt bei Tänzern oft schon mit Anfang Dreißig, also in einer Zeit, in der sich andere gerade beruflich etablieren. Dann muss sich der Tänzer neu orientieren, eine Ausbildung oder Umschulung beginnen, sein Umfeld möglicherweise komplett verändern. Ist er sich bewusst, welche außergewöhnlichen Fähigkeiten er durch den Tanz erworben hat, dass er weit mehr gelernt hat, als Tanzschritte und Choreographien, lässt sich damit schon die erste Hürde nehmen: Die Angst vor der Welt außerhalb des Tanzes. Immer wieder fühlen sich Tänzer nach ihrer Karriere als Versager, stürzen ab in tiefe Depression, scheinen unfähig, sich ohne Tanz in der Gesellschaft zu positionieren. Sie meinen, außer Tanzen nichts zu können. Doch gerade das stimmt nicht!

Tanz trainiert mehr als den Körper

Bildet der Tanz bestimmte Charaktereigenschaften verstärkt aus, oder fühlen sich gerade die Personen zum Tanz hingezogen, die gewisse charakterliche Fähigkeiten mitbringen? Eine Frage, die sich nicht mit letzter Konsequenz beantworten lässt. Sicher ist: Tanz fördert Fähigkeiten, die weit über die körperliche Leistung hinausgehen.

Tanzen lehrt:
- konzentriert und exakt zu arbeiten.
- eine Aufgabe diszipliniert und ausdauernd zu verfolgen.
- störende Umgebungsreize auszublenden.
- zielorientiert vorzugehen.
- Anweisungen zu befolgen.
- Ideen kreativ umzusetzen.
- Kritik anzunehmen und konstruktiv zu verwerten.
- auf Veränderungen flexibel zu reagieren.
- im Team zu arbeiten.
- große Team-, aber auch Eigenverantwortung zu übernehmen.
- auch unter hohem Druck maximale Leistung zu bringen.

Für den Körper ist ein langsames Ausschleichen aus der Belastung, ein stufenweises Abtrainieren wichtig (s. Kap. 12, S. 253 f.). Auch die Psyche profitiert von einer schrittweisen Reduktion. Der Abschied vom aktiven Tanz, die Umorientierung hin zu neuen Aufgaben, das Entdecken von Interessen auch außerhalb der Tanzwelt, das braucht Zeit. Viele müssen das soziale Netz erst spannen, das sie auffängt, wenn der professionelle Tanz wegbricht. Je früher man damit beginnt, desto besser.

Das Ende der professionellen Tanzlaufbahn muss nicht das Aus für den Tanz bedeuten. Selbst nach einer Verletzung ist Tanzen oft wieder möglich, wenn auch mit geringerer Intensität und vielleicht in einer anderen Tanzsparte.

9. Ernährung – Ein wichtiger Bestandteil des Trainings

Warum essen wir? Die Wissenschaft liefert darauf eine klare Antwort. In jeder Sekunde laufen ca. 10^{30} chemische Reaktionen im Körper ab. Jeden Tag sterben 600 Milliarden Zellen, ebenso viele werden neu gebildet und reihen sich reibungslos wieder in das System ein. Durch körperliche Belastung wird der Stoffwechsel zusätzlich gefordert. Körperliche Arbeit führt zu Mikroverletzungen im Gewebe, wobei giftige Substanzen und Radikale freigesetzt werden. Über komplexe biochemische Vorgänge wird verletztes Gewebe wieder neu aufgebaut, werden Giftstoffe abgepuffert und aus dem Körper ausgeschieden. Das funktioniert nur mit Hilfe von außen: Über die Nahrung führen wir unserem Körper die nötigen Nährstoffe zu, liefern ihm genügend Energie und ausreichend Baumaterial, um diese Auf- und Umbauvorgänge zu bewältigen.

Doch wer denkt schon an die Stoffwechselvorgänge seines Körpers, wenn er in einen saftigen Apfel beißt? Der Genuss am Essen, die »emotionale Befriedigung«, dürfte bei den meisten Menschen dominieren, wenn es darum geht, was, wie und wieviel sie essen. Viele essen aus Freude oder Langeweile, zur Belohnung oder zum Stressabbau, selten jedoch aus einem Urgefühl des Menschen heraus – aus Hunger.

Zahlreiche Ernährungswissenschaftler diskutieren weltweit über die »gesunde Ernährung«. Tipps und Trends wechseln in kürzesten Abständen, Aussagen widersprechen sich. Ernährung ist ein hochkomplexes Thema. Im Folgenden sind einige wichtige Aspekte aufgegriffen, die helfen, durch bewusste Ernährung die Gesundheit und Leistungsfähigkeit als Tänzer zu steigern. Denn tänzerische Höchstleistung kann nur bei optimalem Trainings- *und* Ernährungszustand erreicht werden!

Bausteine der Ernährung

»5-mal täglich Obst und Gemüse.« Mit dieser Kampagne will die Deutsche Gesellschaft für Ernährung (DGE) die Gesundheit der Bevölkerung verbessern. Doch von den empfohlenen 600 g Obst und Gemüse am Tag sind die meisten Deutschen weit entfernt. 88 % essen täglich weniger als 250 g, darunter auch viele Tänzer. Dabei gehören Obst und Gemüse zu den besonders wichtigen Bestandteilen unserer Nahrung. Denn sie enthalten fast alles, was für eine gesunde und ausgewogene Ernährung wichtig ist: Kohlenhydrate, Eiweiß und Fett, Ballaststoffe, Vitamine, Mineralien, Spurenelemente, sekundäre Pflanzenstoffe und Wasser.

5-mal täglich Obst und Gemüse!
600 g, in unterschiedlichen Farben und Sorten, die Hälfte davon roh.

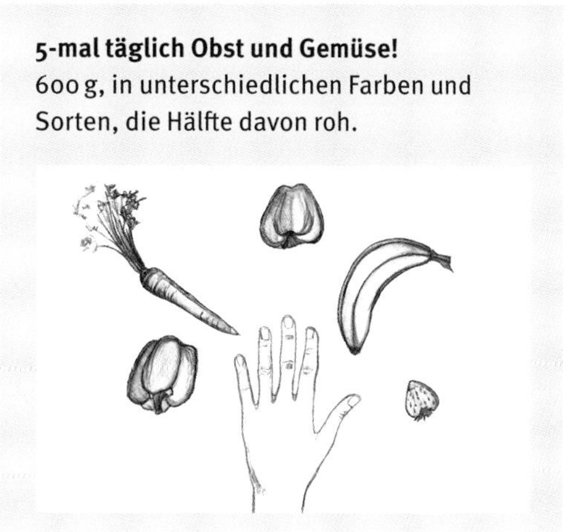

Kohlenhydrate – Energielieferanten des Körpers

Kohlenhydrate sind in vielen Nahrungsmitteln enthalten: in Brot und Nudeln genauso wie in Obst oder Gemüse. Glukose – der Grundbaustein der Kohlenhydrate – ist die einzige Nahrungsquelle des Gehirns. Wird Glukose im Körper in Energie umgewandelt, so muss deutlich weniger Sauerstoff von außen zugeführt werden als bei der Verbrennung von Eiweiß oder Fett. Das macht die Kohlenhydrate zur wichtigsten und am leichtesten zugänglichen Energiequelle des Körpers.

Kohlenhydrate existieren als Einzelmoleküle wie die Fruktose im Obst oder die Glukose im Traubenzucker. Zwei Moleküle vereinen sich zur Saccharose, unserem Haushaltszucker, und zur Laktose in der Milch. Die Polysaccharide wiederum bestehen aus ganzen Ketten von Zuckermolekülen. Um diese langkettigen Kohlenhydrate zu verwerten und ins Blut zu leiten, muss sie der Körper erst in ihre einzelnen Bausteine aufspalten. Das dauert, und genau das macht den feinen Unterschied:

Isst man Kartoffeln oder Vollkorn, müssen die langen Kohlenhydrate erst mal aus den Ballaststoffen ausgeschält und klein geschnitten werden. Zuckermolekül für Zuckermolekül wird dann langsam in das Blut abgegeben; der Blutzuckerspiegel steigt gemächlich an. Ganz anders sieht das bei vielen Nahrungsmitteln unserer modernen Zivilisation aus. Kaum isst man Zucker oder Weißmehl, kaum trinkt man Limonade, schon dringen die Zuckermoleküle ungebremst direkt ins Blut. Der Blutzuckerspiegel schnellt hoch. Eine Belastung für den Körper, denn sein oberstes Bestreben ist es, den Blutzuckerspiegel möglichst konstant zu halten. Die rasche Zuckerflut führt zur Ausschüttung großer Mengen von Insulin, dem Hormon der Bauchspeicheldrüse, das den Zucker abbaut und verwertet. Das hat gleich mehrere unerwünschte Folgen. Insulin beschleunigt die Einlagerung von Zucker in die Fettzellen und macht die Glukose dort für die weitere Verwertung erst mal unerreichbar. Zudem lässt die hohe Insulinkonzentration den Blutzucker schnell wieder sinken. Und weil der Blutzuckerspiegel bis unter den Ausgangswert absinkt, reagiert der Körper mit Heißhunger – ein Teufelskreis beginnt.

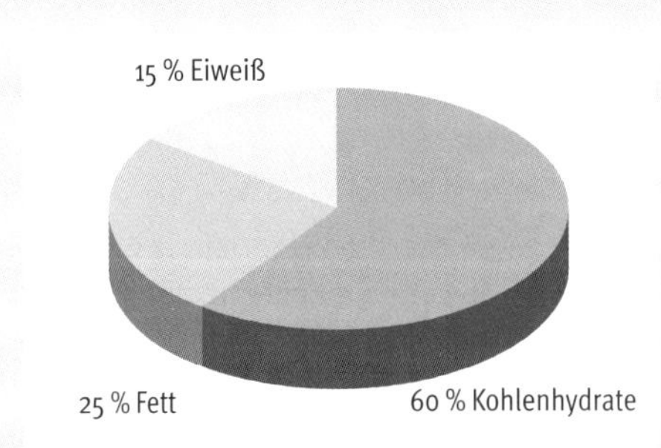

Abb. 9.1: Ernährungsempfehlung für Tänzer.

Der **glykämische Index** steht für die Wirkung von Lebensmitteln auf den Blutzuckerspiegel.

- Ein *hoher glykämischer Index* bedeutet, dass die Kohlenhydrate des Lebensmittels rasch verdaut werden und schnell ins Blut gelangen. Blutzuckerspiegel und Insulinspiegel steigen explosionsartig an.
- Lebensmittel mit einem *niedrigen glykämischen Index* gehen langsam und beständig ins Blut. Blutzuckerspiegel und Insulinspiegel steigen gleichmäßig an; die Energieversorgung ist über einen längeren Zeitraum gesichert.

Darum sind Kohlenhydrate für Tänzer wichtig:
Kohlenhydrate sind die wichtigste Energiequelle bei hohen Belastungen von relativ kurzer Dauer – also auch beim Tanz. Der Körper ist in der Lage, Kohlenhydrate in Form von Glykogen zu speichern, jedoch nur in beschränkten Mengen. Bis zu 300 g Glykogen können in der Muskulatur, bis zu 100 g Glykogen in der Leber eingelagert werden. Die Kapazität des gesamten gespeicherten Glykogens reicht für etwa 90 Minuten Tanz, dann sind die Reserven aufgebraucht. Eine Vergrößerung der Speicherkapazität wäre also durchaus wünschenswert. Durch optimale Koordination von Training und Ernährung kann das erreicht werden. Die normale »Auffüllrate« für den Glykogenspeicher der Muskulatur beträgt etwa 5 % pro Stunde. Damit dauert

Tipps für die Tänzerernährung – Kohlenhydrate:

- Einen – über den Tag gesehen – ausgeglichenen Blutzuckerspiegel erreichen Sie am besten durch ballaststoffreiche, komplexe Kohlenhydrate wie beispielsweise in Form von Nudeln, Reis oder Kartoffeln sowie Obst und Gemüse.
- Nie hungrig ins Training! Kohlenhydrate mit niedrigem glykämischen Index werden im Körper langsam verwertet und sind daher die ideale Energiequelle bei körperlicher Leistung. Vollkornbrot, Nudeln, Reis, Kartoffeln, Gemüse oder Müsli 3 bis 4 Stunden vor dem Training stellen dem Körper die nötigen Energiereserven zur Verfügung.
- Raffinierter Zucker wie in Energieriegeln, Schokolade oder Süßwaren sollte vor intensivem Training nie eine vollwertige, kohlenhydratreiche Nahrung ersetzen.
- Mindestens eine Stunde vor intensivem Training keine Nahrungsmittel mit hohem glykämischen Index! Der berühmte Schokoladenriegel kurz vor dem Training oder während der Proben führt zwar zu einem raschen Anstieg des Blutzuckerspiegels, doch lässt die schnelle Anflutung von Insulin die Glukosekonzentration im Blut genauso schnell wieder in den Keller fallen. Müdigkeit, Konzentrationsschwierigkeiten und Koordinationsprobleme sind die unerwünschten Folgen, das Verletzungsrisiko steigt.
- Zum Auffüllen der Energiereserven im Muskel sollten Sie innerhalb der ersten zwei Stunden nach dem Training Kohlenhydrate zu sich nehmen. So können Sie Ihre Glykogenspeicher vergrößern. Es muss nicht das üppige Nudelgericht sein: Auch eine Saftschorle enthält Kohlenhydrate und trägt so zum Aufbau des Glykogenspeichers bei. Und ganz nebenbei gleicht sie auch den Elektrolytverlust durch das Schwitzen aus.
- 60 % Ihrer gesamten Nahrung sollte aus Kohlenhydraten bestehen.

es mindestens 20 Stunden, bis die Speicher wieder gefüllt sind. Doch eine kohlenhydratreiche Kost innerhalb der ersten zwei Stunden nach dem Training kann die Auffüllrate um das 5-fache erhöhen. Bereits innerhalb von zwei Stunden ist so die Hälfte des Glykogens wieder in die Muskeln eingelagert. Und nicht nur das: Durch den raschen Nachschub an Kohlenhydraten kommt es zur Überkompensation. Die Speicher werden größer, die Speicherkapazität für Glykogen steigt bis auf das Doppelte an.

Verhängnisvoll wird es, wenn die zugeführten oder gespeicherten Kohlenhydrate nicht mehr in der Lage sind, den Blutzuckerspiegel konstant zu halten. Der Körper gerät in Unterzucker. Die Konzentration lässt nach, die Knie werden »weich«. Es kann zu Schweißausbrüchen, Schwindel und Kreislaufproblemen kommen; die Verletzungsgefahr steigt. Kurzfristig hilft hier ein Stück Zucker, um den Blutzucker wieder anzuheben. Doch Vorsicht: Große Mengen rasch verwertbarer Glukose – z. B. Traubenzucker oder Energieriegel – können bereits nach kurzer Zeit erneut zu einem massiven Abfall des Blutzuckers führen. Komplexe Kohlenhydrate beugen hier vor.

Fett – Ungeliebt aber wichtig

Fett hat einen schlechten Ruf und das nicht nur bei Tänzern. Fett führt zu Arteriosklerose (Gefäßverfettung), Herzinfarkt, Schlaganfall und entstellt als Reiterhosen oder Bierbauch die Figur. Die Ästhetik des schlanken Tänzers ist mit Fett nicht vereinbar. Doch Fett ist wichtig: Daraus bildet der Körper Hormone, es polstert die Organe (s. Kap. 1, S. 22), hält Zellwände und Haut geschmeidig, schützt die Nerven, isoliert den Körper gegen Kälte und dient als Speicher für fettlösliche Vitamine und Hormone. Das mit der Nahrung aufgenommene Fett wird entweder direkt zur Energiegewinnung verbrannt oder als Energiereserve in Fett-Depots eingelagert. Während nur etwa 400 g Kohlenhydrate im Körper gespeichert werden können, ist die Speicherkapazität für Fett fast unbegrenzt. Abhängig vom Alter sollte der Fettanteil im Körper bei Frauen zwischen 19 und 27 %, bei Männern zwischen 11 und 20 % betragen.

Gemäß ihrer chemischen Struktur unterscheidet man zwei Arten von Fettsäuren: gesättigte und ungesättigte. *Gesättigte Fettsäuren* – das sind Fettsäuren ohne Doppelbindungen – sind aufgrund ihrer chemischen Struktur kaum reaktionsbereit. Sie kommen vor allem in tierischen Produkten vor wie beispielsweise in Eigelb, Butter, rohem Schinken oder in Käse. Auch Kokosöl und Palmöl bestehen größtenteils aus gesättigten Fettsäuren, obwohl es sich bei ihnen um pflanzliche Fette handelt. Eine Ausnahme, denn die meisten pflanzlichen Fette sind gerade wegen ihres großen Anteils an ungesättigten Fettsäuren bekannt. *Ungesättigte Fettsäuren* – das sind Fettsäuren mit einer oder mehreren Doppelbindungen – sind sehr viel reaktionsfreudiger. Ein bekannter Vertreter ist das Olivenöl: Es besteht zu 76 % aus der einfach ungesättigten Ölsäure, die eine große Schutzwirkung auf das Blut hat. Mehrfach ungesättigte Fettsäuren müssen mit der Nahrung aufgenommen werden; sie kann der Körper nicht selbst herstellen. Diese mehrfach ungesättigten, *essentiellen Fettsäuren* sind beispielsweise in Nüssen und Pflanzenöl enthalten, besonders in Sojaöl, Distelöl oder Rapsöl, aber auch in zahlreichen Seefischen wie Makrele, Lachs oder Sardine.

Die Zusammensetzung der Fette, das proportionale Verhältnis von gesättigten zu ungesättigten Fettsäuren, bestimmt ihre Wirkung im Körper und entscheidet zwischen gesundheitsfördernd oder -schädigend. Je höher der Anteil an ungesättigten Fettsäuren, desto förderlicher ist das für die Gesundheit. Denn ungesättigte Fettsäuren senken die Blutfette, unterstützen das Immunsystem und hemmen Entzündungsreaktionen im Körper. Zudem verbessern sie die Fließeigenschaften des Blutes und beugen so den gefürchteten Ablagerungen in den Blutgefäßen vor.

Darum ist Fett für Tänzer wichtig:

Fett ist das energiereichste Nahrungsmittel. Ohne Fett kommt der Energiestoffwechsel im Körper zum Erliegen. Dabei wird Fett vor allem zur Energiegewinnung herangezogen, wenn die Belastung über einen langen Zeitraum mit verhältnismäßig geringer Intensität ausgeübt wird. Typisches Beispiel dafür sind die Langstreckenläufer. Ihr Körper hat es gelernt, den Fettstoffwechsel zu erhöhen und so die Glykogenreserven zu schonen. Nur so ist es möglich, auch bei langer körperlicher Belastung fit und konzentriert zu bleiben. Ein intelligentes Prinzip, das auch für Tänzer durchaus nachahmenswert ist.

Doch Fette haben noch weitere Vorteile: Ungesättigte Fettsäuren hemmen Entzündungsvorgänge im Körper und unterstützen den Stoffwechsel in der Regeneration. Und nicht zu vergessen: Fett ist Grundbaustein und Speicherorgan des Östrogens, des weiblichen Geschlechtshormons, und dieses ist wiederum am Aufbau der Knochen beteiligt. Gute Stabilität und Belastbarkeit der Knochen ist nur durch ausreichendes Körperfett zu erreichen.

Tipps für die Tänzerernährung – Fett:

- Möglichst wenig gesättigte, möglichst viele ungesättigte Fettsäuren! Reduzieren Sie tierische Fette, da diese große Mengen an gesättigten Fettsäuren enthalten. Greifen Sie stattdessen öfter zu pflanzlichen Fetten, die reich an gesunden ungesättigten Fettsäuren sind.
- Vermeiden Sie Fertiggerichte, Fertigsuppen oder Fertigsoßen! Sie können viel Fett enthalten, meist in Form der besonders ungesunden gesättigten Fettsäuren.
- Essen Sie regelmäßig Fisch. Seefische haben einen großen Anteil an ungesättigten Fettsäuren und wirken sich damit positiv auf Ihre Gesundheit aus.
- Verwenden Sie am besten kaltgepresste Öle, denn nur bei schonenden Pressverfahren bleiben die ungesättigten Fettsäuren intakt.
- Rapsöl wird aufgrund seiner Zusammensetzung ganz besonders empfohlen. Es ist schmackhaft und bekömmlich und eignet sich auch zum Erhitzen in der Pfanne.
- Fette dürfen bis zu 25 % Ihrer Nahrung ausmachen. Doch Vorsicht: Nicht alle Fette sind als solche zu erkennen. Achten Sie auf versteckte Fette in den Speisen, beispielsweise in Nüssen, Energieriegeln oder Schokolade.

Eiweiß – Baustoff für den Körper

Knochen und Gelenke, Enzyme und Hormone, Muskeln und Blut, das Immunsystem und sogar das Serotonin, das »Glückshormon«, bestehen aus Eiweiß (Protein). Seine Bedeutung für den Körper wird schon aus seinem Namen ersichtlich, denn »Protein« ist griechisch und bedeutet: das Wichtigste. Proteine werden im Körper laufend verbraucht. Bei jedem Training gehen Muskelzellen zugrunde, Blutzellen, Enzyme und Immunsystem arbeiten auf Hochtouren. Reparatur- und Umbauprozesse fordern ihren Tribut: Täglich gehen dem Körper bis zu 100 g Eiweiß verloren, Eiweiß, das mit der Nahrung wieder aufgenommen werden muss. Der normale Tagesbedarf eines Tänzers beträgt 1–1,4 g Eiweiß pro kg Körpergewicht. Diese Menge ist notwendig, um untergegangene Zellen zu ersetzen und eine rasche Regeneration zu gewährleisten. Fehlt dem Körper Protein, so hat das weitreichende Folgen. Körper und Geist laufen nur mit halber Kraft, die Knochen werden instabil, die Muskeln schwach, das Immunsystem schaltet auf Sparflamme, die Psyche leidet. Schwäche, Anfälligkeit für Verletzungen und schlechte Laune – keine guten Voraussetzungen für den Tanz.

Nicht nur die Menge, auch die Qualität des Eiweißes ist für die Gesundheit von Bedeutung. Jedes Protein besteht aus einer Vielzahl von Einzelbausteinen, den *Aminosäuren*. Bis zu mehrere tausend Aminosäuren können am Aufbau eines einzigen Eiweißmoleküls beteiligt sein; die genaue Zusammensetzung bestimmt den Wert für den Körper. Wichtig ist dabei, wie gut der Körper aus dem Nahrungseiweiß sein eigenes Material aufbauen kann. Zwanzig verschiedene Aminosäuren sind am Aufbau der menschlichen Proteine beteiligt. Einige davon kann der Körper selber herstellen, doch zehn müssen mit der Nahrung aufgenommen werden, die sogenannten *essentiellen Aminosäuren*. Hier entscheidet sich die Qualität des Nahrungsproteins:

Als hochwertig gilt Eiweiß dann, wenn es reich ist an essentiellen Aminosäuren. Tierisches Eiweiß – beispielsweise in Fleisch, Fisch, Eiern, Milch oder Milchprodukten – enthält alle essentiellen Aminosäuren und gilt damit als besonders hochwertig. Pflanzliches Eiweiß – man findet es in Hülsenfrüchten wie Sojabohnen, Bohnen und Erbsen, in Nüssen, Sprossen, aber auch in Getreide, Kartoffeln und Reis – beinhaltet nur einen Teil der essentiellen Aminosäuren. Die Bereitstellung aller wichtigen Aminosäuren über rein pflanzliche Ernährung ist zwar möglich, bedarf jedoch größerer Aufmerksamkeit. Am sichersten erreicht man eine qualitativ hochwertige Eiweißversorgung über eine gemischte Kost, also tierisches und pflanzliches Eiweiß. Mit cleveren Kombinationen lässt sich die Wertigkeit von Eiweiß noch weiter verbessern. Kartoffel mit Ei, Weizen mit Bohnen oder das berühmte Müsli mit Milch bieten dem Körper einen idealen Cocktail aus essentiellen Aminosäuren.

Darum ist Eiweiß für Tänzer wichtig:
Proteine dienen dem Körper als Baustoffe und sind daher für die rasche Regeneration und Optimierung des Stoffwechsels von großer Bedeutung. Im Gegensatz zu den Kohlenhydraten, die für die Energiebereitstellung vor und während der Belastung zuständig sind, werden Proteine daher besonders nach der Belastung benötigt. Eine 52 kg schwere Tänzerin sollte täglich mindestens 52 g Eiweiß zu sich nehmen. Zur Orientierung: 10 g Eiweiß stecken in 0,3 l Milch, 50 g Mozzarella, 50 g Kalbsfilet oder 50 g Bohnen. Im Gegensatz zu Kohlenhydraten und Fett kann Eiweiß nicht dauerhaft im Körper gespeichert werden; die tägliche Zufuhr ist damit umso wichtiger.

Als Transportproteine übernehmen Eiweiße wichtige Kurierdienste im Körper: Hämoglobin ist für den Sauerstofftransport im Blut zuständig, Transferrin sorgt für den Transport von Eisen. Ohne diese Transportsysteme ist körperliche Belastung nicht möglich. Besonders bei starker körperlicher Beanspruchung und in Verletzungsphasen ist daher eine ausreichende Proteinzufuhr essentiell.

Vitamine, Mineralstoffe und Co.

Vitamine, sekundäre Pflanzenstoffe, Mineralstoffe und Spurenelemente zählen zu den sogenannten Vitalstoffen: Zwar liefern sie dem Körper keine Energie, doch sind sie von zentraler Bedeutung für Zell-

Tipps für die Tänzerernährung – Eiweiß:

- Als Tänzer haben Sie einen erhöhten Eiweißbedarf! Denken Sie daran: Ohne ausreichend Eiweiß ist Tanzen nicht möglich.
- Besonders nach anstrengendem, kraftvollem Training ist eine ausreichende Eiweißzufuhr für die rasche Regeneration wichtig.
- Zu viel Eiweiß auf einmal kann der Körper nicht verwerten. Essen Sie mehrmals täglich kleine Portionen. Buttermilch, Kefir, Hüttenkäse oder Quark mit Früchten, ein Stück Geflügel oder Fisch füllen Ihren Eiweißtank auf.
- Mischen Sie verschiedene Eiweiße auf ihrem Speiseplan. Kombinationen sind immer hochwertiger als die Einzelstoffe.
- Trinken Sie genug, damit die Abbauprodukte der Eiweißverwertung gut ausgeschwemmt werden können.
- Achten Sie während intensiver Trainingsphasen sowie bei chronischen Entzündungen ganz besonders auf eine ausreichende Eiweißzufuhr.
- 15 % Ihrer gesamten Nahrung sollte aus Eiweiß bestehen.

wachstum, Regenerations- und Heilungsprozesse. Nur mit einer genügenden Menge dieser Vitalstoffe sind wir fit, hellwach und konzentriert, haben ein stabiles Immunsystem, glänzendes Haar, gesunde Zähne und eine schöne Haut.

Vitamine und sekundäre Pflanzenstoffe

Vitamine und sekundäre Pflanzenstoffe werden von Mikroorganismen und Pflanzen gebildet. Hauptlieferanten für den Menschen sind Obst und Gemüse. 13 klassische Vitamine unterscheidet die Wissenschaft; die meisten davon müssen dem Körper über die Nahrung zugeführt werden. Neben ihrer Funktion bei Stoffwechsel, Immunabwehr und Zellteilung sind Vitamine und sekundäre Pflanzenstoffe auch für die Abwehr von freien Radikalen zuständig. Diese greifen unter anderem Immunzellen und Eiweißstrukturen des Körpers an und können, wenn sie aus dem Ruder geraten, im Körper großen Schaden anrichten: Freie Radikale lösen in den Körperzellen Zerfallsprozesse aus – Oxidationen, die Zellpartikel und ganze Zellen zerstören können. Rund 100.000 Angriffe freier Radikale muss jede Zelle täglich über sich ergehen lassen. Doch natürliche Antioxidantien wie Vitamin A, C oder E können freie Radikale an sich binden, neutralisieren und abtransportieren.

Aufgrund ihrer Löslichkeit unterscheidet man zwei Arten von Vitaminen: wasserlösliche und fettlösliche. Wasserlösliche Vitamine – wie Vitamin B und C sowie Folsäure – kann der Körper gut aufnehmen; ein Zuviel wird über die Nieren wieder ausgeschieden. Zu den fettlöslichen Vitaminen zählen die Vitamine E, D, K und A. Sie können im Körper gespeichert werden. Hier kann es auch mal zu Überdosierungen kommen, besonders bei wahlloser Einnahme von Vitaminpräparaten. Bei einer ausgewogenen Ernährung kann der Vitaminbedarf in den meisten Fällen ohne künstliche Substitution gedeckt werden. Allerdings wird der Vitamingehalt von Obst und Gemüse durch Lichteinstrahlung, langes Lagern und Kochen stark reduziert. Daher können Früchte, die nach der Ernte rasch und schonend tiefgefroren werden, gehaltvoller sein als lange gelagertes und weit transportiertes »Frisch«-Obst und -Gemüse.

Mineralstoffe und Spurenelemente

Mineralstoffe und Spurenelemente sind am Aufbau von Zähnen und Knochen beteiligt; sie finden sich in Eiweißverbindungen und Hormonen, wirken beim Stoffwechsel, bei der Energiegewinnung und der Funktionstüchtigkeit von Nerven und Muskeln mit. 23 verschiedene Mineralstoffe müssen dem Körper regelmäßig mit der Ernährung zugeführt werden. Je nach Mengenbedarf des Körpers spricht man von Mineralstoffen – davon benötigt der Körper einige Gramm – oder Spurenelementen – sie werden nur in winzigsten Mengen gebraucht. Über die Verdauung, den Urin und den Schweiß gehen dem Körper ständig Mineralstoffe und Spurenelemente verloren. Dieser Verlust muss über die Nahrung wieder ausgeglichen werden.

Tipps für die Tänzerernährung – Vitamine, Mineralstoffe, Spurenelemente:

- Kaufen Sie Obst und Gemüse möglichst frisch und verbrauchen sie es bald. Langes Lagern lässt den Vitamin- und Nährstoffgehalt drastisch sinken.
- Kurze Transportwege und sorgsame Lagerung erhöhen den Vitamingehalt von Obst und Gemüse. Bevorzugen Sie daher Produkte aus regionalem Anbau.
- Gemüse wie Paprika, Möhren oder Kohlrabi sind geputzt und geschnitten kleine, appetitliche Sattmacher für zwischendurch.
- Garen Sie Gemüse schonend, dünsten Sie es beispielsweise mit wenig Fett.
- Ein Glas Frucht- oder Gemüsesaft schmeckt gut und liefert wertvolle Nährstoffe.

Natrium, **Chlorid** und **Kalium** sind u.a. für die Erregbarkeit der Muskelzelle zuständig. Erhöhte Verluste bei langem und intensivem Training können zu Störungen der Muskelkontraktion führen, von Muskelschwäche bis hin zu Muskelkrämpfen. Besonders stark ist der Kochsalzverlust (NaCl) durch Schweiß. Bis zu 3 g Kochsalz können mit einem Liter Schweiß verloren gehen! Das muss dringend ausgeglichen werden. Der Bedarf an Kochsalz ist bei Tänzern mit hohem Schweißverlust mit bis zu 20 g täglich etwa 4-mal so hoch wie bei Nichtsportlern. Ein Kaliumverlust lässt sich beispielsweise durch die berühmte kaliumreiche Banane ausgleichen.

Magnesium greift als Aktivator verschiedener Enzymsysteme in den Stoffwechsel ein und ist zudem bei der Erregungsübertragung des Nervensystems von entscheidender Bedeutung. Magnesiummangel kann zu Muskelkrämpfen führen, aber auch zu verstärkter Bildung von Muskelkater. Hülsenfrüchte, Samen, Gemüse und Obst sind natürliche Magnesiumlieferanten.

Eisen ist wichtig für die Blutbildung. Fällt der Eisenspiegel ab – wie das beispielsweise bei hoher körperlicher Belastung der Fall sein kann –, so ist die Blutbildung vermindert. Damit nimmt auch die körperliche Leistungsfähigkeit ab. Substitution durch eisenreiche Nahrung, z. B. Fleisch oder weiße Bohnen, ist hier wichtig.

Calcium und **Phosphor** sind notwendig für den Knochenaufbau. Ein Calciummangel führt zum Abbau der Knochensubstanz, zur Osteoporose (s. Kap. 11, S. 225 f.).

Trinken – Wasserquelle des Körpers

Wasser ist das wichtigste Lebenselixier des Menschen. Ohne Wasser kein Blutkreislauf, kein Stoffwechsel, keine Wärmeregulation – kein Leben. Wasser macht den größten Teil des menschlichen Körpers aus. Je nach Alter, Geschlecht und Trainingszustand besteht er aus bis zu 80 % Wasser. Ein ausgeglichener Flüssigkeitshaushalt ist von ganz entscheidender Bedeutung, und das nicht nur im Training. Denn der Verlust von Wasser – und damit auch von Mineralstoffen – verschlechtert nicht nur die Wärmeregulation des Körpers, sondern er belastet auch den Kreislauf und führt zu rascher Ermüdung mit all ihren Konsequenzen. Wasser verliert der Körper über verschiedene Kanäle: Etwa 0,5 l Urin scheiden wir täglich über die Niere aus, die gleiche Menge Wasser geht über die Atmung und den Stoffwechsel verloren. Hinzu kommt die Schweißproduktion in und außerhalb des Trainings.

Durch bewusstes Trinken kann man dem Flüssigkeitsverlust gegensteuern. Es mindert körperlichen Stress, erhält die Leistungsfähigkeit und beschleunigt die Regeneration – Vorteile, die man als Tänzer unbedingt nutzen sollte.

Schwitzen – Ein intelligentes Kühlsystem für den Körper

Während des Trainings erwärmt sich die Muskulatur: Fast zwei Drittel der zur Muskelarbeit aufgewandten Energie geht als Wärme verloren. Um den Körper nicht zu überhitzen, bedarf es eines intelligenten Kühlsystems: das Schwitzen. Vom Inneren des Körpers wird Wasser zu den warmen Muskeln und von dort weiter zu den kleinen Blutgefäßen der Haut transportiert. Zusammen mit Mineralstoffen und Abfallprodukten tritt es als Schweiß an die Hautoberfläche aus, verdunstet und bringt so den erwünschten Kühlungseffekt – die Körpertemperatur sinkt. Zurück bleibt eine feine Schicht aus Mineralstoffen, die den salzigen Geschmack der verschwitzten Haut ausmacht.

Schwitzen lässt sich nicht verhindern, ganz im Gegenteil. Je besser der Trainingszustand, desto besser ist auch die Wärmeabgabe aus dem Körperinneren zur Hautoberfläche: Die Kühlung durch die Schweißbildung beginnt früher, die Schweißrate ist erhöht. So können Untrainierte etwa 0,8 l Schweiß pro Stunde produzieren, Trainierte hingegen bis zu 3 l! Konzentration, Menge und Zusammensetzung des Schweißes sind zudem abhängig von der Umgebungstemperatur, der Luftfeuchtigkeit und dem Ernährungszustand, und natürlich von der Dauer des Trainings.

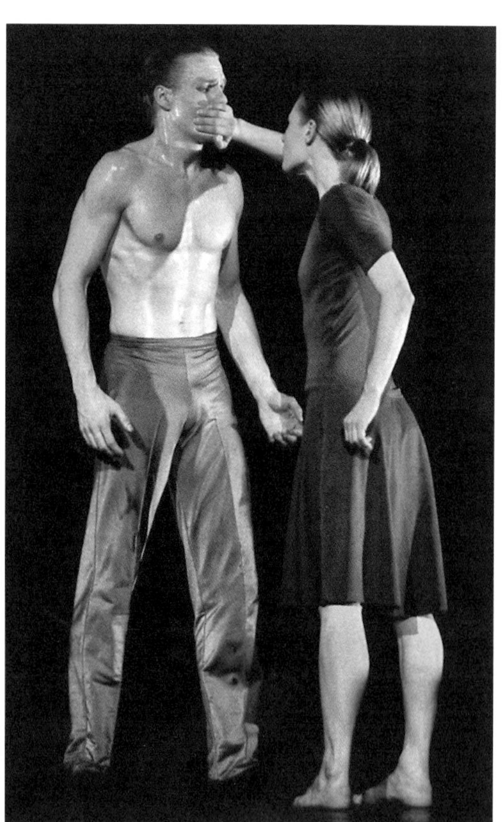

Abb. 9.2: Extremes Schwitzen ist häufig im Tanz.

Flüssigkeitsmangel macht krank

Fehlt dem Körper Flüssigkeit, hat das auch Auswirkungen auf Menge und Zusammensetzung des Blutes. Wassermangel dickt das Blut ein, die Durchblutung besonders der kleinen und kleinsten Blutgefäße nimmt ab. Der wichtige Transport von Sauerstoff und Nährstoffen hin zu den Muskeln und Organen verzögert sich, der Abtransport von Schlacken und Stoffwechselprodukten wird langsamer. Muskelkrämpfe, Durchblutungsstörungen, Konzentrationsmangel bis hin zu Koordinationsstörungen, Kopfschmerzen, Schwindel und sogar Erbrechen sind die Folgen. Schon ein Flüssigkeitsverlust von 1–2 % des Körpergewichts kann zu Einschränkungen der geistigen Leistungsfähigkeit führen. Denn das Gehirn reagiert besonders sensibel; Konzentrationsstörungen und Herabsetzung der Reaktionsgeschwindigkeit sind die ersten Symptome eines Wassermangels. Auch der Energiestoffwechsel in den Körperzellen wird beeinträchtigt. Frühzeitige Übersäuerung und schnellere Ermüdung der Muskulatur sind die Folge. Ab etwa 6 % Wasserverlust kommt es zu starkem Durstgefühl, Reizbarkeit, Schwäche und Erschöpfung. Die motorische Koordination lässt nach. Mit dem Schweiß verliert der Körper nicht nur Flüssigkeit, sondern auch wertvolle Mineralstoffe. Es kommt zu den typischen Symptomen eines Mineralstoffmangels wie Muskelschwäche oder -krämpfe.

Trinken, aber wie?

Voraussetzung für jede tänzerische Aktivität ist eine ausgeglichene Flüssigkeitsbilanz schon zu Beginn. Klar ist: Nie durstig ins Training!

Bei einem Training unter 60 Minuten reicht es, die verlorene Flüssigkeit erst nach Beendigung der Aktivität auszugleichen. Ist das Training jedoch länger, so sollte man bereits während der Belastung mit dem Trinken beginnen. Nur so können Konzentration, körperliche Leistungsfähigkeit und Koordination über das gesamte Training hinweg erhalten werden.

Für einen schnellen Flüssigkeitsersatz eignen sich Getränke, die *isotonisch* sind (dem Blut ähnliche Teilchenkonzentration aufweisen, z. B. isotonische Sportgetränke) oder *hypotonisch* (etwas niedrigere Teilchenkonzentration als im Blut aufweisen, z. B. Saftschorle). Nicht geeignet sind hingegen *hypertonische* Getränke (mit etwas höherer Teilchenkonzentration als im Blut).

So viel Flüssigkeit brauchen Sie:
Um festzustellen, wie groß der individuelle Flüssigkeitsbedarf während des Trainings tatsächlich ist, empfiehlt sich die einfache Gewichtsmethode: Wiegen Sie sich *vor* und *nach* der körperlichen Belastung jeweils in trockener Bekleidung und mit leerer Blase.

Flüssigkeitsbedarf während der körperlichen Beanspruchung = Gewicht vor dem Training – Gewicht nach dem Training

Ein Trainingsgetränk sollte ...

- den durch Schwitzen entstandenen Flüssigkeitsverlust ausgleichen.
- die mit dem Schweiß verloren gegangenen Mineralstoffe und Spurenelemente ersetzen.
- bei Belastung über 60 Minuten Energie in Form von Kohlenhydraten bereitstellen.
- schnell resorbierbar sein.
- gut und erfrischend schmecken.

Tab. 9.1: Eigenschaften verschiedener Getränke

Getränk	Flüssigkeitsersatz	Energieersatz	Elektrolytersatz
Saftschorle	+	+	+
Früchte- oder Kräutertee	+	–	+
Mineralwasser	+	–	+
Limonade/Cola	–	+	–
Milch	–	+	+
Pure Fruchtsäfte/ Gemüsesäfte	–	+	+

Tipps für das Trinkverhalten:

- Im Training ist Durst ein schlechter Berater. Er entsteht erst, wenn bereits ein Flüssigkeitsdefizit vorliegt. Trinken Sie daher schon, *bevor* der Durst kommt!
- Kleine Mengen Flüssigkeit häufig über den Tag oder das Training verteilt sind besser als wenige große. Jedes Training sollte mit einem ausgeglichenen Flüssigkeitshaushalt begonnen werden!
- Leicht hypotonische Getränke eignen sich gut, um während des Trainings die auftretenden Wasser- und Energieverluste schnell zu ersetzen. Einfach und günstig ist die altbewährte Saftschorle: 3–5 Teile Wasser auf einen Teil Saft. Das bietet einen adäquaten Flüssigkeitsersatz und rasch verfügbare Energie, Mineralstoffe und Spurenelemente.
- Keine kohlensäurehaltigen Getränke vor oder während des Trainings! Kohlensäure übt einen leichten Dehnungsreiz auf den Magen aus, der im Training stören kann. Zudem werden kohlensäurehaltige Getränke nur verzögert vom Körper aufgenommen.
- Leicht gekühlte Getränke (5–10°) wirken stimulierend auf die Flüssigkeitsaufnahme. Bei kalter Witterung sind temperierte Getränke, z. B. Früchte- und Kräutertees, gut geeignet.
- Trinken Sie möglichst schnell nach dem Training kohlenhydratreiche Getränke (z. B. Saftschorle). Das füllt Ihre Glykogenspeicher auf.
- Unverdünnte Fruchtsäfte sowie zuckerhaltige Cola-Getränke, »Energydrinks« und Limonaden verzögern die Flüssigkeitsaufnahme. Sie sind als Sportgetränke ungeeignet. Auch Kaffee und Alkohol sind zum Auffüllen Ihrer Flüssigkeitsreserven nicht sinnvoll.

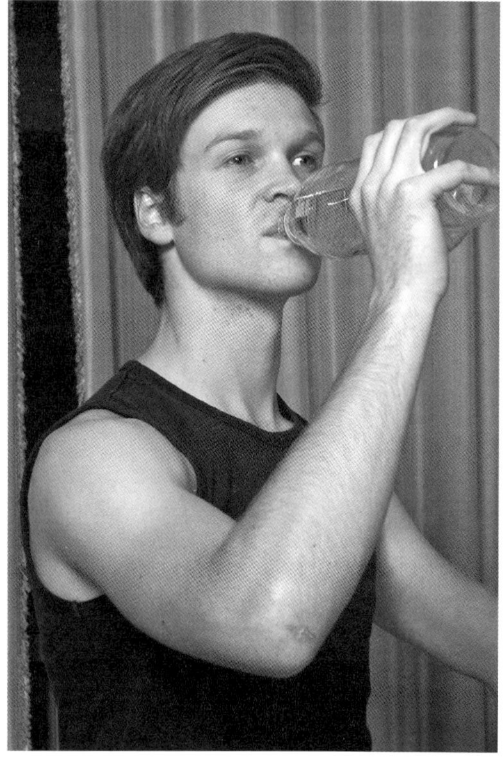

Abb. 9.3: Trinken ist wichtig.

Essstörungen – Alles dreht sich ums Gewicht

Tänzer sind schlank, sehr schlank ... Das Idealbild der wohlproportionierten, elfenhaften Tänzerin ist in vielen Köpfen verankert. Besonders junge Frauen setzen oft unterschiedlichste Diäten ein – bis hin zum Nahrungsverzicht –, um diesem Idealbild zu genügen. Sei es der Druck von außen oder das eigene Bestreben, »wie eine Tänzerin auszusehen«, das Resultat ist dasselbe. Um das Traumgewicht zu erreichen, werden häufig ungesunde Methoden angewendet, die das Gegenteil von dem bewirken, was eigentlich das Ziel ist: keine erfolgreiche Tänzerin mit Traumfigur, sondern extrem schlanke Frauen, kraftlos, müde und häufig verletzt.

Die Zahlen sind erschreckend: Bis zu 35 % der professionellen Tanzstudenten und Tänzer leiden unter einer manifesten Essstörung; dabei machen Frauen den Großteil aus. Eine noch größere Anzahl zeigt ein gestörtes Essverhalten mit krankhafter Fokussierung auf das Wann, Wie und Wieviel ihrer Ernährung. Über die Hälfte der Tänzerinnen haben keine regelmäßige Menstruationsblutung, 13 % greifen immer wieder zu Abführmitteln, zwei Drittel machen sich Sorgen um ihr Gewicht. Der Umgang mit der Ernährung ist ein Sorgenkind im Tanz. Das darf nicht so bleiben!

Angebot und Nachfrage – Die Energiebilanz bestimmt das Körpergewicht

Der tägliche Energiebedarf setzt sich aus zwei Größen zusammen: dem Grundumsatz und dem Leistungsumsatz. Der *Grundumsatz* bezeichnet den Energiebedarf, den man jeden Tag ganz ohne körperliche Anstrengung nur für die lebensnotwendigen Vorgänge im Körper benötigt. Dazu kommt der *Leistungsumsatz*, die Energie, die man zusätzlich für körperliche Aktivitäten aufwenden muss. Eine Stunde Tanz verbraucht – je nach Intensität und abhängig von Alter, Geschlecht und Trainingszustand – zwischen 250 und 600 kcal. Entspricht die täglich mit der Nahrung aufgenommene Energiemenge dem Energiebedarf, so bleibt das Körpergewicht konstant – die Energiebilanz ist ausgeglichen.

Auch wenn er heute unter Experten heiß diskutiert wird, so dient aktuell der **Body Mass Index (BMI)** als Referenz zur Einteilung des Körpergewichts. Da er weder das Alter, noch das Geschlecht oder die Körperzusammensetzung berücksichtigt, sollte er ohne genaue Tabellen nur zur groben Orientierung verwendet werden. Ein BMI kleiner als 18 wird als Untergewicht, ein BMI größer als 24 als Übergewicht bewertet.

$$\textbf{BMI} = \frac{\text{Körpergewicht in kg}}{(\text{Körpergröße in m})^2}$$

Formen von Essstörungen

Anorexia nervosa (Magersucht) und *Bulimia nervosa* (Ess-Brechsucht) sind typische Essstörungen, die vor allem bei Mädchen und jungen Frauen vorkommen. Sie sind ernstzunehmende psycho-

Warnsignale, die auf eine Essstörung hinweisen können:

- Body Mass Index ≤ 17,5 kg/m²
- Abnahme unter das Zielgewicht bei selbst herbeigeführtem Gewichtsverlust
- Krankhaft verzerrte Selbstwahrnehmung (Die eigene Körperform wird trotz extremer Schlankheit als zu dick empfunden.)
- Ausbleiben der Menstruationsblutung
- Übermäßige körperliche Aktivität
- Sozialer Rückzug
- Häufiges Wiegen
- Heimliches Essen mit schlechtem Gewissen
- Intensives Umsorgen anderer in Bezug auf das Essen
- Fast alles dreht sich um das Thema Essen
- Wiederholtes Erbrechen nach den Mahlzeiten
- Regelmäßige Einnahme von Abführmitteln

somatische Erkrankungen, die einer psychotherapeutischen Betreuung bedürfen. Eine Ernährungsberatung allein ist hier als Maßnahme keinesfalls ausreichend. Die Schwierigkeit bei den Betroffenen liegt nicht in einem mangelnden Ernährungswissen, sondern vor allem in ihrer Wahrnehmung des eigenen Körpergewichts bzw. ihrer eigenen Figur.

Die *Anorexia athletica* gilt als Sonderform der Essstörung in Tanz und Sport. Im Gegensatz zur Magersucht und Ess-Brechsucht wird sie nicht den psychosomatischen Erkrankungen zugeordnet. Die Gewichtsreduktion erfolgt – zumindest am Anfang – kontrolliert und mit dem alleinigen Ziel, die körperliche Leistung bzw. die Chancen auf dem Tanzarbeitsmarkt oder in der Ausbildung zu verbessern. Die Leistungsfähigkeit kann dabei trotz des geringen Gewichts sehr lange erhalten werden. Doch Achtung: Die Anorexia athletica kann jederzeit in eine definierte Essstörung übergehen!

Konsequenzen für den Tanz:
Dass Essstörungen bei Tänzern gehäuft vorkommen, ist sicher nicht dem Tanz allein zuzuschreiben. Dennoch gibt es Vorgehensweisen in der Tanzwelt, die man unter dem Gesichtspunkt der Prävention von Essstörungen kritisch hinterfragen sollte:

- Tägliches Wiegen zu Hause oder – schlimmer noch – vor der Gruppe
- Gewichtsreduktion durch übermäßiges Schwitzen mit unzureichender Flüssigkeitszufuhr – z. B. durch Schwitzhosen oder Plastikfolie
- Saunagänge ohne Flüssigkeitsersatz
- Androhungen von Sanktionen bei zu hohem Gewicht (beispielsweise der Entzug einer Rolle)
- Kommentieren von Figur und Körpergewicht vor anderen (Bodyshaming)
- »Totschweigen« der Essstörung

Gesundheitliche Folgen

Neben den psychischen Veränderungen stellt vor allem der Mangel an Energie-, Bau- und Nährstoffen eine enorme Belastung für den Körper dar. Alle Stoffwechselvorgänge laufen nur in reduzierter Form ab, der Körper schaltet auf Abbau, die Energie geht gegen Null. Selbst nach erfolgreicher Therapie sind die gesundheitlichen Folgen für den Körper oft noch Jahre später zu erkennen.

Die reduzierte Nährstoffzufuhr führt zu einem verminderten Aufbau der Knochenstrukturen. Um den Bedarf des Körpers zu decken, werden sogar Mineralstoffe aus dem Knochen abgebaut. Der Knochen wird »dünn« und anfällig für Stressfrakturen, das Risiko für Osteoporose steigt (s. Kap. 11, S. 225 f.). Der extreme Gewichtsverlust führt zu einem Mangel an Östrogen, was sich durch unregelmäßige oder völlig ausbleibende Menstruationsblutung äußert (s. Kap. 13, S. 264). Der Östrogenmangel lässt das Risiko für Osteoporose noch weiter ansteigen. Herzschlag und Atemrhythmus verlangsamen, der Blutdruck sinkt. Häufiges Frieren, Schwindel, Übelkeit bis hin zum Kreislaufkollaps können die Folge sein. Durch Störungen des Mineralstoffhaushaltes kommt es zu Muskelverletzungen und Herzrhythmusstörungen. All das ist nur ein Bruchteil der möglichen gesundheitlichen Folgen.

Unter dem noch jungen Begriff der »Relative Energy Disorder in Dance« (RED-D) werden die vielfältigen Ursachen für ein längerfristiges Energiedefizit bei Tänzerinnen und Tänzern und seine komplexen Auswirkungen auf die körperliche und psychische Gesundheit zusammengefasst (s. Kap. 13, S. 265).

10. Tanzen im Wachstum

Tanzen erfreut sich bei Kindern und Jugendlichen großer Beliebtheit. Fernsehtanzshows füllen Jazz- und Streetdance-Kurse, »Tanz in Schulen« macht Kinder mit dem künstlerischen Tanz vertraut, Hip-Hop bringt auch coole Jungs in den Tanzsaal. Eines haben alle Tanzstile gemeinsam: Sie trainieren die Kinder auf vielfältige Weise und nutzen ihren natürlichen Bewegungsdrang. In Zeiten des zunehmenden Bewegungsmangels ist das Gold wert.

Allein die Tatsache, dass jemand ein guter Tänzer ist, macht ihn noch nicht zum verantwortungsvollen Tanzpädagogen. Denn die Anpassung des Trainings an die unterschiedlichen Bedürfnisse der einzelnen Altersstufen, die Adaption einer Tanztechnik, die meist nicht für Kinder, sondern für den erwachsenen Körper konzipiert ist, verlangt neben pädagogischem Geschick ein fundiertes Wissen über die Entwicklungsstufen des Kindes, über die Veränderungen, die jeder Mensch auf dem Weg vom Säugling zum Erwachsenen durchläuft.

»Das Kind ist keine verkleinerte Ausgabe des Erwachsenen.« (*Josef Huwyler*)

Kinder unterliegen im Vergleich zu Erwachsenen gänzlich anderen Gesetzmäßigkeiten – physisch, psychisch und physiologisch. Die körperlichen Veränderungen sind nicht zu übersehen. Sie verlangen Kindern schon im Alltag viel ab; im Tanz wird das noch deutlicher: Einmal errungene Fähigkeiten bleiben nicht einfach bestehen, sondern müssen Monate später mit einem weiterentwickelten Körper, anderen Proportionen und einem neuen Balancezentrum wiederentdeckt werden.

Grundlagen des Wachstums

Ein Basiswissen über die psychophysischen Besonderheiten während des Wachstums hilft dem Tanzpädagogen, die kindliche Entwicklung zu verstehen und das Tanztraining den Bedürfnissen der Kinder und Jugendlichen anzupassen.

Am Knochen zeigt sich das Wachstum

Die meisten Knochen des Körpers werden mittels *chondraler Ossifikation* gebildet: Hyalines Knorpelgewebe wird in Knochengewebe umgebaut, die knorpelig vorgegebenen Teile des Skeletts werden durch Knochensubstanz ersetzt – der Körper »verknöchert«. So wird aus dem weichen, biegsamen Knorpelgerüst des Säuglings das stabile, belastbare Knochenskelett des Erwachsenen.

Das **Größenwachstum** ist hauptsächlich durch die Längenzunahme der Röhrenknochen bedingt. An den Enden der Röhrenknochen, am Übergang von Epiphyse zu Diaphyse (s. Kap. 1, S. 24) befinden sich die Epiphysenfugen, die Wachstumsfugen des Körpers. Hier findet das Längenwachstum statt. Ist der Knochen im Begriff zu wachsen, kommt es im Inneren der Epiphysenfugen zur beschleunigten Zellteilung; die Fugendicke nimmt zu. Je aktiver die Zellteilung, desto dicker die Wachstumsfuge und desto empfindlicher reagiert sie auf Scher- und Torsionskräfte. Ungünstige Hebelverhältnisse können dann die Wachstumsfuge verletzen und damit das weitere Wachstum empfindlich stören. Besonders in Zeiten des beschleunigten Wachstums ist daher erhöhte Vorsicht geboten. Forcieren von außen, ein »Hinbiegen« durch den Tanzpädagogen ist dann besonders gefährlich. Sind die Epiphysenfugen geschlossen, ist das Längenwachstum beendet. Der Wachstumsabschluss liegt zwischen dem 18. und 21. Lebensjahr, bei Mädchen im Allgemeinen früher als bei Jungen.

Das **Dickewachstum** des Knochens erfolgt am Knochenschaft. Direkt unterhalb der Knochenhaut wird Knochensubstanz angelagert, in der Markhöhle erfolgt der Knochenabbau; der Durchmesser des Schaftes nimmt zu.

Wachstum verläuft in Schüben

Kinder wachsen langsam und kontinuierlich mit abnehmender Geschwindigkeit von der Geburt bis zum Erwachsenenalter. Eine Ausnahme bilden die zwei Wachstumsphasen: der erste Wachstumsschub etwa im Alter von 6 bis 8 Jahren und der zweite während der Pubertät. In seiner gesamten Entwicklung vom Baby zum Erwachsenen legt der Mensch enorme Größenunterschiede zurück: Während sich der Kopfumfang verdoppelt, verdreifacht sich die Länge des Rumpfes, und die Beine verlängern sich sogar um das 5-fache. Das verändert die Proportionen und beeinflusst die Statik; beides hat Auswirkungen auf den Tanz.

Das zeitliche Wachstum der einzelnen Körperpartien variiert stark, folgt jedoch einer groben Regel:

Wachstum des Körpers als Ganzes:
Der Körper wächst von außen nach innen – von der Peripherie zum Zentrum.

- Zuerst beginnen die Hände und Füße zu wachsen. Kleine Jungen mit riesigen Füßen – dieses Bild ist den meisten vertraut. Die Füße in einer schönen Tanzlinie zu strecken oder die Hände in optimaler Verlängerung der Armlinie zu halten, wird während eines Wachstumsschubs für junge Tänzer immer schwerer.
- Es folgt das Wachstum der Arme und Beine. Hände und Füße entfernen sich immer weiter

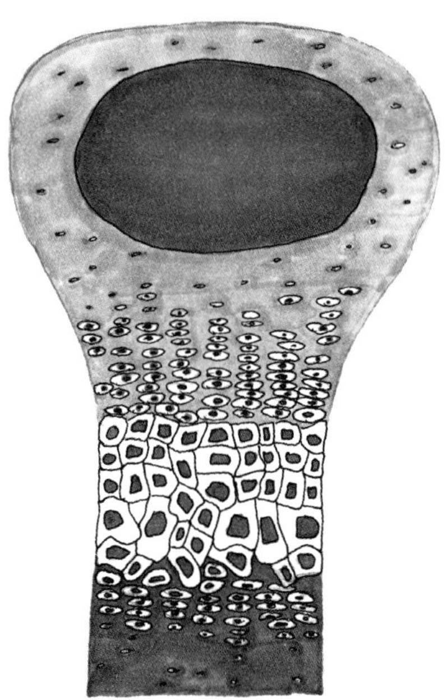

Abb. 10.1: In der Epiphysenfuge findet das Längenwachstum statt.

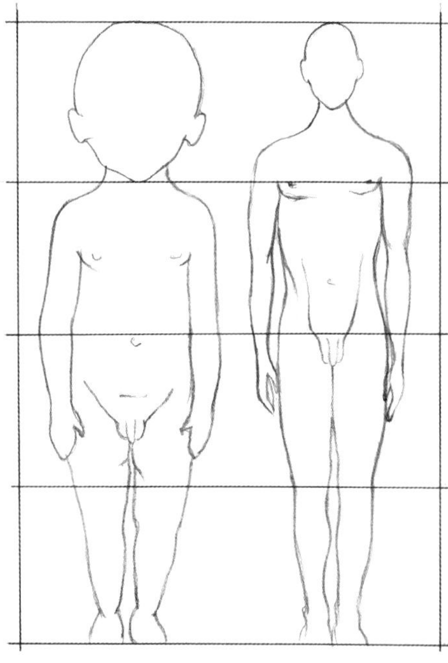

Abb. 10.2: Entwicklung vom Neugeborenen zum Erwachsenen: Veränderung der Proportionen.

von der Körpermitte. Das beeinflusst die Koordination; schnelle Fuß- und Beinarbeit ist nun besonders schwierig.

- Es folgen Veränderungen des Beckens. Bei Jungen verbreitern sich parallel dazu Brustkorb und Schultergürtel.
- Den Abschluss bildet das Längenwachstum der Wirbelsäule.

Die Aufteilung in Tanzklassen erfolgt meist nach dem Alter der Kinder und Jugendlichen. Das kommt der psychischen Entwicklungsstufe und dem Erfahrungsschatz der Kinder entgegen, doch spiegelt das kalendarische Alter nicht die tatsächliche Reife des Körpers wieder. Das *biologische Alter* – auch Skelettalter genannt – ist für die Leistungsentwicklung und Belastbarkeit im Tanz entscheidend; es kann deutlich vom chronologischen Alter abweichen. Anhand von Röntgenaufnahmen der Handwurzelknochen lässt sich das biologische Alter bis auf einen Monat genau bestimmen. Untersuchungen haben gezeigt, dass die Streuung vom biologisch jüngsten zum biologisch ältesten Schüler bis zu fünf Jahre betragen kann. Das ist mit verantwortlich für die großen Leistungsunterschiede innerhalb einer Alterstufe. Dabei erlaubt die Körpergröße allein keine Rückschlüsse auf das tatsächliche Skelettalter.

Tab. 10.1: Folgende Entwicklungsstufen sind für den Tanz von Bedeutung:

Entwicklungsstufe	Kalenderalter (Jahre)
Vorschulalter	3 – 6 / 7
Frühes Schulkindalter	6 / 7 – 10
Spätes Schulkindalter	10 – Eintritt in die Pubertät Mädchen: 11/12, Jungen: 12/13
Pubertät	
Pubeszenz (erste puberale Phase)	Mädchen 11 / 12 – 13 / 14 Jungen 12 / 13 – 14 / 15
Adoleszenz (zweite puberale Phase)	Mädchen 13 / 14 – 17 / 18 Jungen 14 / 15 – 18 / 19
Erwachsenenalter	Jenseits 17 / 18 bzw. 18 / 19

Jedes Alter ist anders

Die Einteilung in Entwicklungsstufen dient dem Tanzpädagogen zur allgemeinen Orientierung; sie ist nicht als starres Raster zu betrachten. Die Übergänge zwischen den einzelnen Entwicklungsphasen sind fließend und zum Teil erheblichen Schwankungen unterworfen.

Vorschulalter

Das Vorschulalter umfasst den Zeitraum vom 3. Lebensjahr bis zum Schuleintritt mit 6 bis 7 Jahren. Diese Altersstufe ist durch einen hohen Bewegungs- und Spieldrang, Neugier auf alles Unbekannte, große Fantasie und hohe Lernbereitschaft geprägt. Die Antriebsprozesse überwiegen im Gehirn die Hemmmechanismen, was sich in der noch geringen Konzentrationsfähigkeit äußert. Gegen Ende des Vorschulalters beginnt der erste Wachstumsschub. Durch die Längenzunahme lösen sich die Kleinkindproportionen langsam auf.

Konsequenzen für das Tanztraining:
Freude und Lust am Bewegen und Ausprobieren stehen im Vordergrund. Durch Bewegungsgeschichten und eigenständiges Lösen von Bewegungsaufgaben lässt sich die motorische Kreativität und die Selbsterfahrung des Körpers unterstützen und der Bewegungsschatz erweitern.

Frühes Schulkindalter

Aufgrund der verbesserten Konzentrationsfähigkeit, einer verfeinerten motorischen Koordination und einem präziseren Verständnis von Bewegungsanleitungen und Korrekturen stellt das Alter zwischen Schulbeginn und dem 10. Lebensjahr ein ausgezeichnetes Lernalter dar. Neue Bewegungsabläufe werden rasch gelernt, können jedoch noch nicht verlässlich reproduziert werden.

Konsequenzen für das Tanztraining:
Verbesserung der Koordination und Erweiterung des Bewegungsschatzes stehen im Zentrum des Trainings. Ein vielfältiges Bewegungsangebot ermöglicht das Erlernen von Basisfähigkeiten, die teilweise bereits differenziert verfeinert werden können. Häufiges Wiederholen ist wichtig, um neu Erlerntes stabil in das Bewegungsvokabular zu integrieren.

Spätes Schulkindalter

Vom 10. Lebensjahr bis zum Eintritt in die Pubertät spricht man vom späten Schulkindalter, dem »goldenen Lernalter«. Körperlich optimieren sich die Proportionen. Bei relativ geringer Größen- und Gewichtszunahme bauen die Kinder zunehmend Kraft auf, was bereits zu außergewöhnlicher Körperbeherrschung führen kann. Mit 10 bis 11 Jahren sind Gleichgewichtsorgan und das propriozeptive System des Körpers fast vollständig ausgereift. Bei hoher Motivation und immer noch hoher Bewegungslust stellt damit das späte Schulkindalter eine Schlüsselphase für das Bewegungslernen dar.

Konsequenzen für das Tanztraining:
Kindgemäßes Training und gezieltes Techniktraining gehen Hand in Hand. Jetzt muss besonders darauf geachtet werden, keine »falschen« Bewegungsmuster zu automatisieren, denn ein späteres Umlernen ist sehr mühsam.

Pubeszenz (erste puberale Phase)

Ab dem 11. bis 12. Lebensjahr bei Mädchen und dem 12. bis 13. Lebensjahr bei Jungen beginnt die Pubeszenz, der zweite Wachstumsschub. Es ist die Zeit der großen Veränderungen, physisch wie psychisch. Jetzt findet das größte Längenwachstum statt. Größenzunahmen von bis zu 10 cm im Jahr und jährliche Gewichtszunahmen bis zu 9 kg sind keine Seltenheit. Bei Jungen nimmt der Muskelquerschnitt zu. Die Proportionen und damit auch die Koordination der jungen Tänzer kommen tüchtig durcheinander. Das stört die Harmonie der Bewegungen, die Feinkoordination lässt nach. Sicher geglaubte komplexe Bewegungsabläufe werden wackelig und koordinativ anspruchsvolle Schritte sind schwer zu erlernen.

Konsequenzen für das Tanztraining:
Um die Begeisterung am Tanzen über diese Umbruchsphase hinaus zu erhalten, sind Unterstützung und individuelle Förderung des jungen Tänzers wichtig. Das Ausprobieren neuer, ungewohnter Tanzstile kann helfen, die Lust am Tanzen zu erhalten, das Körpergefühl zu verbessern und ganz nebenbei den tänzerischen Horizont zu erweitern.

Adoleszenz (zweite puberale Phase)

Die Adoleszenz bildet den Abschluss der Entwicklung vom Kind zum Erwachsenen. Der jährliche Längenzuwachs nimmt ab, das Breitenwachstum zu. Unter dem Einfluss der Geschlechtshormone beginnen sich die Wachstumsfugen zu schließen. Die Proportionen harmonisieren sich und es bildet sich der typische Körperbau eines Erwachsenen. Damit steigen die koordinativen Fähigkeiten, und Kraftzunahme und hohe Speicherkapazität des Gehirns für Bewegungsmuster schaffen optimale Bedingungen für den weiteren tänzerischen Fortschritt. Kondition und Koordination können gleichermaßen geschult werden. Die Adoleszenz ist nach dem späten Schulkindalter die zweite Phase der optimalen Leistungsverbesserung.

Konsequenzen für das Tanztraining:
Die ausgeglichenen Körperproportionen, die Stabilisierung der Persönlichkeit und die verbesserte Beobachtungsfähigkeit machen diese Phase zum zweiten »goldenen Lernalter«. Die hohe psychophysische Belastbarkeit zusammen mit der noch erhaltenen großen Plastizität des Nervensystems erlaubt ein umfangreiches und intensives Training. Schwierigste Bewegungen werden schnell gelernt und gut behalten.

Besonderheiten im Wachstum

Während des Wachstums spielt der Baustoffwechsel eine wichtige Rolle. Für die intensiven Aufbauvorgänge benötigt der heranwachsende Körper ausreichend Vitamine, Mineral- und Nährstoffe; sein Grundumsatz ist erhöht. Steigt nun durch umfangreiches und intensives Training auch der Betriebsstoffwechsel, kann das zu Engpässen führen. Fehlen dem Körper die nötigen Betriebsstoffe, werden Wachstumsprozesse auf Eis gelegt. Damit reduziert eine Diskrepanz zwischen Nahrungsangebot und -nachfrage nicht nur die körperliche Belastbarkeit und erhöht beispielsweise die Gefahr für das Auftreten einer Stressfraktur. Sie kann auch die gesamte natürliche Entwicklung des Kindes empfindlich stören. Ausgewogene Ernährung (s. Kap. 9, S. 195 ff.) und ausreichende Erholungspausen (s. Kap. 12, S. 250 ff.) sind daher für die Gesundheit der jungen Tänzer essentiell.

Im Vergleich zum Erwachsenen verfügt der kindliche Körper über einen höheren Anteil von Flüssigkeit am Gesamtkörpergewicht. Daher machen sich Anzeichen eines Wasserverlustes bei Kindern besonders rasch bemerkbar. Schon ein geringes Flüssigkeitsdefizit kann zu Konzentrationsstörungen, Kopfschmerzen, Muskelkrämpfen und einem allgemeinen Abfall der körperlichen Leistung führen. Ausreichendes Trinken vor und während des Tanzunterrichts ist daher wichtiger Bestandteil des gesunden Trainings junger Tänzer.

Hier gilt besondere Vorsicht:

Knochen: Bis etwa zum 10. Lebensjahr ist die Biege- und Reißfestigkeit des Knochens noch gering. Knochenfrakturen im Kindesalter sind keine Seltenheit. Im Vergleich zur Knochensubstanz ist die junge Knochenhaut flexibel und dehnbar, ähnlich der noch grünen Rinde eines jungen Baumes. Das führt zu einer besonderen Form des kindlichen Knochenbruchs: der Grünholzfraktur. Dabei bricht die innere Knochenstruktur, während die äußere Knochenhaut intakt bleibt.

Knorpel: Bei kleinen Kindern kann sich der Knorpelüberzug der Gelenke in geringem Maß regenerieren. Bis zur Pubertät geht diese Fähigkeit verloren. Werden dann Gelenke zu stark belastet, kann das zu bleibenden Knorpelschäden führen.

Bandsystem: Während des Längenwachstums wird das stabilisierende Bandsystem an den Gelenken und im Bereich der Wachstumsfugen aufgedehnt und gelockert. Forcierte Bewegungen – wie beispielsweise unkoordiniertes Krafttraining mit Gewichten oder eine übertriebene Turnout-Stellung – können dann zu erheblichen Schäden führen. Bei Jungen fällt der Beginn der Partnerarbeit oft in die Zeit des zweiten Wachstumsschubes. Das kann zu Problemen im Rückenbereich führen. Daher: Keine Hebungen, bevor der Rumpf nicht ausreichend stabilisiert werden kann!

Alles zu seiner Zeit – Was lässt sich wann trainieren?

Tanzen, das ist mehr als nur spielerisch schwungvolle Bewegung, die Kindern Freude macht. Die komplexen Bewegungsabläufe des Tanzes fördern und fordern die körperlichen Grundeigenschaften Flexibilität, Koordination, Kraft und Ausdauer – je nach Tanzstil in unterschiedlichem Ausmaß.

Flexibilität

Je jünger der Tänzer, desto größer ist seine Beweglichkeit. Schon im frühen Schulkindalter geht die allgemeine Beweglichkeit zurück, bildet die zunehmende Steifheit des Kapselbandapparates eine natürliche Bewegungsgrenze. Das schützt die Gelenke, reduziert aber auch das Bewegungsausmaß und kann – besonders in den Wachstumsphasen – zu unerwünschten Muskeldysbalancen führen. Ziel des Tanztrainings im Kindes- und Jugendalter ist daher der Erhalt der Beweglichkeit – je früher desto besser. Dafür gibt es eine Vielzahl unterschiedlicher Methoden (s. Kap. 12, S. 231 ff.), doch prinzipiell gilt: Je jünger die Tänzer, desto mehr Vorsicht ist bei Partnerübungen geboten. Denn hier kann es schnell aus kindlichem Übermut zu forcierter Dehnung und damit zu Verletzungen kommen. Während des zweiten Wachstumsschubes ist die Abnahme der Beweglichkeit am auffälligsten. Der Grund liegt im Timing des Wachstums: Knochen und Muskeln wachsen meist unterschiedlich schnell – erst der Knochen, dann das umgebende Muskelgewebe. Die relative Muskelverkürzung hat unangenehme Folgen: Die Beweglichkeit nimmt ab, und zuvor einfache Dehnübungen werden zur Qual.

Wachstum eines Körperteils im Detail:
Der Körper wächst von innen nach außen – erst Knochen, dann Muskel.

Flexibilitätstraining im Wachstum:

- Bis zum Alter von etwa 10 Jahren sollte Dehnen vor allem aktiv erfolgen.
- Um das Bewegungsausmaß zu erhalten, sollte im späten Schulkindalter mit gezieltem Flexibilitätstraining begonnen werden.
- Beweglichkeit sollte nicht »grenzenlos« trainiert werden, sonst kann es zu lokalen Instabilitäten kommen.

Koordination

Koordination im Tanz umfasst nicht nur die Optimierung von Bewegungsabläufen und die Ökonomisierung des Muskelspiels. Tanzen fördert auch die koordinierte Reaktion auf akustische, optische und taktile Reize, die räumliche Orientierung, das Gleichgewicht und das Rhythmusgefühl. Bis zum frühen Schulkindalter sind die Systeme der Körperwahrnehmung noch nicht vollständig entwickelt. Die Bewegungen sind ungenau, ihre räumliche und zeitliche Ausführung nicht sicher reproduzierbar. Neue Bewegungsmuster verwischen leicht und müssen daher regelmäßig wiederholt werden. Das späte Schulkindalter gilt als Reifungsalter der motorischen Kompetenz. Die koordinativen Fähigkeiten nehmen sprunghaft zu und die Muskelarbeit wird ökonomisiert. Der zweite Wachstumsschub führt dann oft zum Einbruch. So können durch die Veränderung der Körperproportionen und wachstumsbedingte Muskeldysbalancen beispielsweise Balancen oder Pirouetten zur großen Herausforderung werden. Doch ein Trost bleibt: Einfache, regelmäßig geübte und schon sicher beherrschte Bewegungsabläufe bleiben auch in dieser Phase der Veränderung erhalten.

Koordinationstraining im Wachstum:

- Für die Schulung der Koordination ist es nie zu früh. Wichtig ist ihre adäquate, kindgerechte Förderung: Je kleiner die Tänzer, desto einfacher das Bewegungsvokabular!
- Während des späten Schulkindalters ist Koordination besonders gut trainierbar.
- Gute Koordination hilft auch beim Wachsen. Je ökonomischer das Muskelspiel, desto besser ist der junge Tänzer auf die körperlichen Veränderungen während der Pubertät vorbereitet.
- Koordination bedeutet Flexibilität des Gehirns. Daher Tanzkombinationen im Wechsel von beiden Seiten beginnen – einmal rechts, einmal links. Oder für Fortgeschrittene: Die Übung auf einer Seite zeigen, auf der anderen Seite tanzen lassen.

Kraft

Tanzen trainiert Kraft »ganz nebenbei«: Die steigende Koordination, das verbesserte intra- und intermuskuläre Zusammenspiel macht die jungen Tänzer kräftiger. Kräftigung im Sinne von Muskelzuwachs ist das nicht, denn das ist vor der Pubertät, vor der Bildung von Testosteron, dem männlichen Geschlechtshormon, nicht möglich. Erst bei ausreichender Testosteronkonzentration nimmt der Muskelquerschnitt zu. Das gilt für Jungen stärker als für Mädchen, doch auch bei Tänzerinnen kommt es in der Pubertät zum Muskelzuwachs. Nicht nur der Hormonhaushalt, auch der kindliche Stoffwechsel macht isoliertes Krafttraining bei kleinen Kindern sinnlos. Jedes Krafttraining, jede maximale oder submaximale Belastung des Muskels erhöht die Lactatkonzentration. Hohe Lactatwerte gehen bei Kindern mit einer erhöhten Ausschüttung von Adrenalin einher. Bis zum 10-fachen der Hormonkonzentration eines Erwachsenen strömt bei Krafttraining in den Blutkreislauf des Kindes. Das setzt den kindlichen Körper unter Stress – mit all seinen typischen Symptomen.

Krafttraining im Wachstum:

- Akzentuiertes Krafttraining im Kindesalter ist nicht nur ineffektiv, sondern schädlich. Kraft sollte nur in Zusammenhang mit Koordination trainiert werden. Genau das geschieht im Tanz!
- Krafttraining außerhalb des Tanzsaals zum gezielten Muskelaufbau sollte erst gegen Ende der Pubeszenz beginen.

Ausdauer

Kinder können lange und ausdauernd toben. Ihr Stoffwechsel ist auf Ausdauer optimiert: Das aerobe System – das System, das mit Hilfe von Sauerstoff Energie gewinnt (s. Kap. 12, S. 236) – arbeitet beim Kind sehr viel effektiver als beim Erwachsenen. Vorteil dieses Systems ist die geringe Produktion von Giftstoffen. Die Energiegewinnung erfolgt effektiv und unter optimaler Ausnutzung der Energiestoffe. Anfallende Giftstoffe werden rasch abtransportiert, und die Regeneration des Gewebes erfolgt schnell. Durch frühzeitiges Ausdauertraining können diese Vorteile mit in das Erwachsenenalter hinübergerettet werden. Herkömmliches Ausdauertraining ist oft langweilig und öde. Wird das Ausdauertraining in Tanz verpackt, wirken Rhythmus und Musik motivierend. Doch Achtung während der Pubertät: Manche Mädchen reagieren in dieser Zeit auf eine zu intensive Ausdauerbelastung mit Kreislaufschwäche bis hin zum Kollaps.

Ausdauertraining im Wachstum:

- Schon bei kleinen Kindern lässt sich der Ausdauerstoffwechsel durch entsprechende Bewegungsspiele fördern. Im frühen Schulkindalter bestimmt nicht das Herz-Kreislauf-System, sondern der Bewegungsapparat das Limit für die Belastbarkeit.
- Bei Mädchen sollte spätestens mit 13, bei Jungen mit 14 Jahren mit einem regelmäßigen Ausdauertraining begonnen werden.

Tipps für das Training im Wachstum

- Unnötiger Stress auf Wachstumsfugen sowie auf Sehnen- und Muskelansätze schadet der Entwicklung. Der kindliche Skelettapparat ist sehr flexibel und damit besonders anfällig für Verletzungen. Flexibilität und Bewegungsausmaß sollten daher nicht von außen forciert werden.
- Gelenke sollten stets in allen Bewegungsrichtungen trainiert werden. Einseitiges Training führt zu Dysbalance der Muskulatur, die über kurz oder lang Überlastungen, Verletzungen und Verschleißerscheinungen nach sich ziehen kann.
- Frühzeitiges Training einer stabilen Mitte bereitet Kinder auf das Wachstum vor. Denn ein stabiles Zentrum verbessert auch im Wachstumsschub die Koordination der »verlängerten« Arme und Beine.
- Viele Tanzstile bieten per se kein ausreichendes Ausdauertraining. Daher sollte auf zusätzliches Konditionstraining in Form von Spielen oder längeren Choreographien Wert gelegt werden.

Wachsen und Tanzen beeinflussen sich gegenseitig

Wie im Sport, so werden auch im Tanz meist in der Pubertät die Weichen gestellt: Professionelle Tanzkarriere, Tanzen als Hobby oder das Ende der Tanzbegeisterung – darüber entscheiden viele Faktoren. Dabei beeinflusst die körperliche Entwicklung Jungen und Mädchen in ganz unterschiedlicher Weise. Während das Tanzen bei Jungen im Allgemeinen von der Pubertät profitiert – ihr Körperbau wird »männlicher«, ihre Kraft nimmt zu –, werden die körperlichen Veränderungen bei jungen Tänzerinnen oft nicht so positiv bewertet. Die Ausbildung der Brüste, das breitere Becken, die vermehrte Einlagerung von Körperfett »stört« das Bild der grazilen Tänzerin; zudem erschweren die veränderten Körperproportionen und die Gewichtszunahme die Partnerarbeit. Die Pubertät ist daher für viele tanzende Mädchen eine besonders sensible Zeit. Hier werden die Grundlagen für den Umgang mit dem Körper gelegt: für das Annehmen und Befürworten der eigenen körperlichen Entwicklung und den verantwortungsvollen Umgang mit dem Körper auf der einen, für den Kampf gegen die natürlichen Veränderungen, das »Bezwingen« des Körpers auf der anderen Seite. Welche große Verantwortung in dieser empfindlichen Phase die Tanzpädagogen und Tanzschulen tragen, kann nicht genug betont werden!

Wachstum unterstützt den jungen Tänzer

Während des Wachstums durchläuft der Körper einige Veränderungen, die dem Tanz entgegenkommen und die korrekte Ausführung der Tanztechnik erleichtern.

Die Beckenkippung

Das nach vorne gekippte Becken ist auch im Kindertanz ein häufiger Anlass für Korrekturen (s. Kap. 3, S. 75). Dabei ist das biologische Alter des kleinen Tänzers entscheidend darüber, ob sich die Beckenhaltung noch »verwächst« oder ob möglicherweise technikbedingte Fehler die Ursache für die ungünstige Beckenstellung sind. Die natürliche Stellung des Beckens verändert sich vom Kleinkind bis zum Erwachsenen. Beim Kleinkind ist das Becken nach vorn gekippt: Hieraus resultiert die typische Hohlkreuzhaltung. Da die Bauchmuskeln noch schwach sind, erlauben sie ein Ausweichen der Organe nach vorne. Durch dieses »Auslagern« der Organe aus dem Bauchraum wird die Hohlkreuzstellung optisch noch verstärkt. Für das Kleinkind ist das eine vollkommen altersgemäße Haltung. Während des Wachstums richtet sich das Becken langsam auf, die Organe »gleiten in den Bauchraum zurück« und die Wirbelsäule verlängert sich. Mit dem späten Schulkindalter erreicht die Beckenposition die Stellung des Erwachsenen. Durch gezielte Korrekturen kann die Aufmerksamkeit für die Beckenstellung schon bei kleinen Kindern geschult werden. Das unterstützt die natürliche Veränderung des Körpers.

Das Turnout

Die Fähigkeit zur Außenrotation nimmt während des Wachstums ganz von alleine zu. Die knöcherne Struktur der Beine, die das Turnout maßgeblich beeinflusst, verändert sich gleich in zweierlei Hinsicht positiv: Die Schienbeintorsion nimmt zu, der Antetorsionswinkel nimmt ab – beides gemeinsam verbessert die Außenrotation des Beines.

Bei Geburt ist das Schienbein um etwa 10° nach innen gedreht (s. Kap. 5, S. 117 f.). Schon im ersten Lebensjahr beginnt die Veränderung: Das Schienbein dreht langsam nach außen. Bis zum 10. Lebensjahr erreicht die Schienbeintorsion ihre genetisch vorgegebene Rotation mit einer großen individuellen Spannbreite zwischen 0° und 40°.

Der Antetorsionswinkel (s. Kap. 4, S. 92 f.) nimmt im Laufe des Wachstums ab. Beim Säugling und Kleinkind ist der AT-Winkel mit bis zu 50° sehr groß. Maximale Innenrotation im Hüftgelenk ist hier kein Problem. Während der Entwicklung bildet sich die Antetorsion langsam zurück, bis sie mit dem zweiten Wachstumsschub ihren genetisch festgelegten Wert erlangt. Ob und in welchem Maße der Antetorsions-Winkel durch frühzeitiges und intensives Training verändert werden kann, ist bis heute nicht geklärt. Doch es gibt Empfehlungen, wie das individuelle Turnout für den klassischen Tanz gefördert werden kann: Im Alter zwischen 11 und 14 Jahren sollte mindestens 6 Stunden pro Woche trainiert werden. Denn in dieser Zeit ist die Plastizität des Knochens besonders hoch.

Tücken für heranwachsende Tänzer

So gut der Tanz für die kindliche Entwicklung sein kann, so werden doch immer wieder positive Aspekte des Tanztrainings durch fehlende Grundkenntnisse der kindlichen Entwicklung, durch laienhafte Anleitung oder überzogene Technikansprüche der Tanzpädagogen verschenkt. Schlechter Tanzunterricht kann dem heranwachsenden Körper schaden und das Kind in seiner körperlichen Entwicklung stören. Der kindliche Knick-Senkfuß ist dafür ein typisches Beispiel:

Bei den meisten kleinen Kindern findet man entwicklungsbedingt einen Knick-Senkfuß. Kein Grund zur Aufregung, denn in diesem Alter ist die Ausbildung der Fußform noch nicht abgeschlossen. Erst während des frühen Schulkindalters richtet sich die Ferse auf, bilden sich Längs- und Quergewölbe des Fußes aus. Verfrühte Ausdrehung der Beine kann hier negative Folgen haben. Kaum ein Kind ist in der Lage, die Außenrotation der Beine tatsächlich über die Hüftmuskulatur zu stabilisieren. So werden die Füße nach außen gepresst, die Fersen nach innen gekippt und das gesamte Gewicht fällt auf die Innenkanten. Das schadet nicht nur den Füßen und behindert eine normale Entwicklung der Fersenaufrichtung; auch die Knie leiden unter der Verdrehung des Beins.

Trotz kindgerechten Tanztrainings, trotz langsamen, stufenweisen Aufbaus der Belastung und optimaler Trainingsbedingungen können Erkrankungen des heranwachsenden Skelettsystems die jungen Tänzer zu einer Reduktion des Trainings, zu mehr oder weniger langer Trainingspause oder gar zur Aufgabe des Tanzens zwingen. Folgende Erkrankungen machen vor allem während des Wachstums Probleme. Sie sind in den entsprechenden Kapiteln dieses Buches genauer beschrieben:

- Spondylolyse und Spondylolisthese (s. Kap 2, S. 56)
- Morbus Scheuermann (s. Kap. 2, S. 56)
- Skoliose (s. Kap. 2, S. 61 ff.)
- Hüftdysplasie (s. Kap. 4, S. 105 f.)
- Morbus Osgood Schlatter (s. Kap. 5, S. 126)
- Patellaluxation (s. Kap. 5, S. 126)

11. Hilfe und Selbsthilfe – Umgang mit Verletzungen

Körperliche Beschwerden gehören zum Trainingsalltag vieler Tänzer. Doch nur ein Drittel der Schmerzen führt tatsächlich zu Trainingspausen; der Rest wird toleriert, übergangen, gehört einfach dazu – Tanz und Schmerz scheinen häufig unmittelbar miteinander verknüpft. Dabei sind akute Verletzungen im Tanz verhältnismäßig selten. Etwa zwei Drittel aller Tanzverletzungen sind chronische Überlastungen, also Schmerzen, die sich langsam anbahnen und schleichend zunehmen. Chronische Überlastungen sind nicht nur unangenehm und oft langwierig, sie erhöhen auch das Risiko für eine akute Verletzung. In diesem Kapitel finden Sie einen Überblick über die wichtigsten Verletzungsarten im Tanz sowie Tipps zur Selbsthilfe.

Entzündung und Heilung – Der natürliche Ablauf von Verletzungen

Ob chronische Überlastung oder akute Verletzung: Für die Heilung des verletzten Gewebes setzt der Körper eine ganze Kaskade von Reparaturmechanismen in Gang, an deren erster Stelle die Entzündungsreaktion steht. Entzündung, das ist für die meisten etwas, das es dringend zu vermeiden gilt. Dabei ist die Entzündungsreaktion ein natürlicher Schutz- und Abwehrmechanismus; sie ist die Reaktion des Immunsystems auf Bedrohungen des Körpers, sei es durch Bakterien oder Viren, oder durch die Abfallprodukte eines verletzten Gewebes. Eine primäre lokale Entzündungsreaktion ist bei Verletzungen also durchaus wichtig.

Entzündungsreaktion

Als typische Zeichen einer Entzündung gelten: *Rötung, Überwärmung, Schwellung, Schmerz* und *Einschränkung der Funktion*. Eine akute Verletzung führt als erstes zu einer Art Schockzustand der kleinen Blutgefäße. Die Gefäße verengen sich, und die Durchblutung nimmt ab. Doch das dauert nur wenige Minuten, dann erweitern sich – wie bei den chronischen Überlastungen –auch bei den akuten Verletzungen die Gefäße. Die Blutzirkulation nimmt zu, und der verletzte Bereich wird rot und warm. Entzündungsstoffe im Gewebe sorgen für eine erhöhte Durchlässigkeit der Gefäßwände. Flüssigkeit strömt ins Gewebe, der Druck nimmt zu, das Gebiet schwillt an. Der erhöhte Gewebedruck, die Entzündungsstoffe – als bekanntester das Prostaglandin – und die lokale Übersäuerung des Gewebes stimulieren die Schmerzrezeptoren. Schwellung und Schmerz schränken die Funktion ein.

Heilungsverlauf

Für das Immunsystem dient die lokale Entzündung als Lockruf. Immunzellen wandern in das verletzte Gebiet und sorgen dort für die Abwehr körperschädigender Stoffe. Sogenannte Fresszellen beseitigen Abfallprodukte, das Gebiet wird für die Reparaturarbeiten gesäubert. Nun kann der Heilungsprozess beginnen.

Im Idealfall erfolgt der Wiederaufbau des Gewebes durch Zellregeneration: Unverletzte Zellen teilen sich und ersetzen so das zugrunde gegangene

Gewebe. Am Ende des Heilungsprozesses ist das gesamte Gewebe wieder voll funktionsfähig; die Heilung erfolgt *ad integrum* (= komplett). So sind beispielsweise Hautverletzungen nach der vollständigen Heilung mit dem bloßen Auge oft gar nicht mehr zu erkennen; altes und neues Gewebe sind in Form und Funktion identisch.

Doch die Heilung kann auch anders verlaufen: Zusätzlich oder anstelle der Teilung von gewebseigenen Zellen sprießen Bindegewebszellen in das verletzte Gebiet ein. Sie produzieren Bindegewebsfasern und ersetzen damit einen Großteil des ursprünglichen Gewebes. Das so entstandene Narbengewebe ist relativ dick, fest und unflexibel. Zwar ist die Heilung abgeschlossen und die verletzte Struktur ersetzt, doch das unelastische Narbengewebe schränkt die Funktion ein. Je nach Beschaffenheit des verletzten Gewebes ist das mehr oder weniger störend. Auch »Verklebungen« des Narbengewebes mit seiner Umgebung sind keine Seltenheit. Unglücklicherweise ist es vor allem das Muskelgewebe, dessen Heilung durch die Bildung von Narbengewebe erfolgt. Das erklärt, warum auch kleine Muskelverletzungen zu langfristigen, lästigen Einschränkungen der Beweglichkeit führen können.

Wichtig für den Heilungsverlauf ist nicht nur die Art des verletzten Gewebes. Eine gute Durchblutung sorgt für ausreichend Zu- und Abtransport von Baustoffen und Abfallprodukten, verbessert den lokalen Stoffwechsel, beeinflusst die Qualität des neu gebildeten Gewebes und verkürzt den Heilungsprozess. Vor allem die kleinen und kleinsten Blutgefäße sind es, die für die Mikrozirkulation im Gewebe zuständig sind. Und gerade diese büßen bei Rauchern ihre optimale Funktion ein – keine gute Voraussetzung für eine rasche und vollständige Heilung.

Auch eine ausreichende Ruhigstellung ist entscheidend für die Heilung. Wird der verletzte Bereich zu früh belastet, das Gewebe zu rasch gedehnt, so reißen die frisch gebildeten Gewebsbrücken wieder auf. Der Körper muss mit dem Aufbau wieder von Neuem beginnen. Das verzögert nicht nur die Heilung, sondern führt auch zu vermehrter Narbenbildung im Gewebe.

Erste Hilfe im Tanzsaal

Bei einer akuten Verletzung von Muskeln, Sehnen, Bändern oder Gelenken werden in den meisten Fällen auch Blutgefäße verletzt. Je nach Größe des verletzten Gefäßes kommt es dabei mehr oder weniger rasch zu einer Einblutung in das umliegende Gewebe. Der Druck im Gewebe steigt an, was wiederum die noch intakten Blutgefäße komprimiert. Die Blutzirkulation sinkt, und der lokale Stoffwechsel verzögert. Schwellung und Schmerzen machen sich schnell bemerkbar. Der erhöhte Gewebedruck verlangsamt auch den Heilungsprozess, doch das zeigt sich erst nach Tagen.

Eine rasche und kompetente Erstversorgung hat entscheidenden Einfluss auf den Heilungsverlauf akuter Verletzungen. Im Vordergrund steht die Eindämmung der Einblutung ins Gewebe. Das PECH-Schema beinhaltet alles, was für die Erstversorgung bei Verletzungen der Weichteile im Tanzsaal wichtig ist.

PECH-Schema:

- P **P**ause = Ruhigstellen des verletzten Körperteils
- E **E**is = Kühlung durch Umschläge mit kaltem Wasser oder Kältepack für ca. 20 Minuten. Vorsicht: Eis nicht direkt auf die Haut legen!
- C **C**ompression = Ein Kompressionsverband sollte das verletzte Gebiet gerade so weit zusammendrücken, dass keine weitere Blut- und Gewebeflüssigkeit ins umliegende Gewebe austreten kann. Vorsicht: Nicht *zu* straff wickeln!
- H **H**ochlagern = Das verletzte Körperteil über Herzhöhe lagern.

Im therapeutischen Setting wird bei der Akutversorgung von Verletzungen weiter differenziert, dabei gilt das PEACE-Schema als Merkhilfe.

PEACE-Schema:

P **P**rotection (Schutz) = Belastungsreduktion und Einschränkung des Bewegungsausmaßes
E **E**levation (Hochlagern) = Das verletzte Körperteil über Herzhöhe lagern.
A **A**void anti-inflamamtory medication (Vermeiden entzündungshemmender Schmerzmittel) = Entzündungshemmende Schmerzmittel können die natürliche Gewebeheilung verzögern und den Heilungsverlauf bremsen.
C **C**ompression (Kompression) = Ein Kompressionsverband hilft Einblutungen in das Gewebe und Wasseransammlungen zu reduzieren. Vorsicht: Nicht *zu* straff wickeln!
E **E**ducation (Aufklärung) = Zeitnahe aktive Behandlung

Nach erfolgreicher Erstversorgung hilft die HARM-Regel bei der weiteren Handhabung der Verletzung. In den ersten 24 Stunden sollte man Folgendes vermeiden:

HARM-Regel:

H **H**itze
A **A**lkohol
R **R**ennen
M **M**assage des verletzten Bereichs

Achtung: Nikotin verengt die Gefäße. Der Stoffwechsel im verletzten Gebiet wird dadurch herabgesetzt, der Heilungsprozess verlangsamt. Daher nach einer akuten Verletzung für mindestens 24 Stunden keine Zigarette!

Für die stufenweise Rückkehr zu Bewegung und Belastung gibt das LOVE-Konzept Hilfestellung:

LOVE-Konzept:

L **L**oad (Belastung) = stufenweise Belastung im schmerzfreien Bereich
O **O**ptimism (Optimismus) = optimistisch bleiben. Angst, Katastrophisierung und Niedergeschlagenheit behindern die Regeneration.
V **V**ascularisation (Vaskularisierung) = leichtes schmerzfreies Ausdauertraining zur Durchblutungsförderung.
E **E**xcercise (Übung) = gezieltes Übungsprogramm

Sicher keine akute Verletzung, dafür aber eines der häufigsten Probleme beim Tanzen sind **Blasen** an den Füßen. Die meisten Tänzer entwickeln im Laufe ihres Tänzerlebens ein ganz individuelles Blasenmanagement. Ein Tipp bei Blasen:

- Eine Stecknadel sterilisieren, am besten mit kochendem Wasser oder in der Flamme. Abkühlen lassen! Die Blase vorsichtig an zwei Stellen anstechen. Die Haut mit einem Papiertuch andrücken, so dass die Flüssigkeit abfließt. Damit lässt der schmerzhafte Druck nach. Um Infektionen zu vermeiden, sollte die oberste Hautschicht unbedingt belassen werden.
- Die so behandelte Blase möglichst oft unbedeckt lassen, damit die Flüssigkeit an der Luft komplett austrocknen kann.
- Bei Belastung, Reibung oder Druck die entlastete Blase mit einem Pflaster abdecken. Hier eignen sich spezielle Blasenpflaster mit hydrocolloidaler Wundauflage, die in jeder Drogerie erhältlich sind.

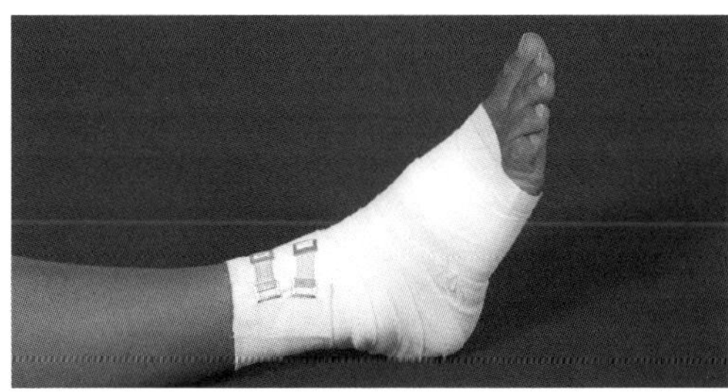

Abb. 11.1: Kompressionsverband nach Sprunggelenkverletzung.

Verletzungen der Muskulatur

Vom Muskelkater bis zum Muskelfaserriss – Muskelverletzungen sind häufig im Tanz. Ein Viertel aller Tanzverletzungen betreffen die Muskulatur. Doch die wenigsten davon sind isolierte Muskelgewebeverletzungen. Der myotendinöse Übergang, der Bereich zwischen Muskel und Sehne, ist bei weitem am häufigsten betroffen, gefolgt von Verletzungen im Muskel-Faszien-Bereich, dem myofaszialen Gewebe. Bei diesen Verletzungen kann man selbst Einiges zur raschen Heilung beitragen.

Das kann zu Muskelverletzungen führen:

- Mangelnde Durchblutung der Muskulatur
- Ungenügender Trainingszustand
- Muskeldysbalancen
- Unzureichendes Warm-up und Cool-down
- Lokale und allgemeine Ermüdung
- Infektionserkrankungen
- Äußere Faktoren (z. B. Kälte)

Muskelkater

Muskelkater spürt man frühestens einige Stunden nach einer ungewohnten oder besonders intensiven Belastung. Die Muskeln schwellen an, werden steif, hart, druckempfindlich, manchmal auch kraftlos. Nach ein bis drei Tagen erreichen die Schmerzen ihren Höhepunkt und können je nach Intensität bis zu einer Woche anhalten. Die Ursache für den Muskelkater erkennt man unter dem Mikroskop: Feinste Mikroverletzungen in den Muskelfasern – Risse in den Z-Scheiben (s. Kap. 1, S. 28). Betroffen sind vor allem die schnellen Typ-II-Muskelfasern sowie exzentrisch arbeitende Muskeln. Bei exzentrischer Arbeit – der Muskel kontrahiert, während er gleichzeitig gedehnt wird – ist eine hohe intramuskuläre Koordination gefragt. Fehlt diese oder ist der Muskel überlastet, so werden die einzelnen Sarkomere innerhalb einer Muskelfaser unterschiedlich gefordert. Schwächere Sarkomere werden stärker gedehnt, werden »zerdehnt« und können schließlich reißen. Die Mikroverletzung entsteht bereits während der Belastung, doch der Schmerz kommt mit Verzögerung. Erst wenn der Druck im Gewebe ansteigt, werden die Schmerzrezeptoren gereizt. Lokale Mangeldurchblutung sowie schmerzbedingte Verspannung können den Muskelschmerz noch weiter verstärken. Beruhigend ist: Ein Muskelkater hinterlässt keine bleibenden Schäden. Ganz im Gegenteil zeigt sich die Muskulatur danach oft stärker und belastbarer, zumindest solange der Muskel weiter im Training bleibt.

Das kann zu Muskelkater führen:

- Körperliche Aktivität nach langer Pause
- Ungewohnte Bewegungen, besonders exzentrische Bewegungen (auch beim trainierten Tänzer)
- Besonders starke physische und psychische Belastungen, z. B. Prüfung oder Wettbewerb (auch beim trainierten Tänzer)

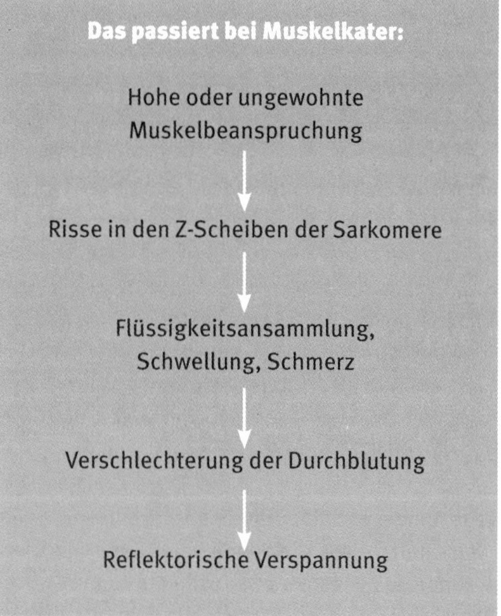

Das kann helfen: Folgende Maßnahmen helfen, die Schmerzsymptomatik des Muskelkaters zu lindern.

Seine Heilungsdauer wird dadurch jedoch nicht verkürzt.

- Als beste Prophylaxe gilt ein Muskelkater, der nur kurze Zeit zurückliegt. Denn durch die gleiche Belastung kann nun für mehrere Wochen kein erneuter Muskelkater mehr ausgelöst werden. Allzu ernst sollte man diese Empfehlung jedoch nicht nehmen. Sicher ist ein kontinuierlicher Trainingsaufbau mit langsamer Belastungssteigerung der beste Weg zur Kräftigung der Muskulatur und Vermeidung eines Muskelkaters.
- Nach der Belastung helfen durchblutungsfördernde Maßnahmen, um die Folgereaktionen der Mikrorisse zu minimieren. Dazu eignen sich Auslaufen, vorsichtiges Dehnen, Wechselduschen, ein heißes Bad, Sauna oder sanftes Einreiben mit Arnika. Tiefe Massagen sind nicht sinnvoll; sie können die mechanischen Schäden noch verstärken.
- Leichte dynamische Arbeit verbessert die Durchblutung, vermindert die Spannung in der Muskulatur und beschleunigt so den Reparationsvorgang. Also auch am »Tag danach« trainieren, aber mit geringerer Intensität.

Muskelkrampf

Eine unkontrollierte, schmerzhafte Kontraktion der belasteten Muskulatur bezeichnet man als Muskelkrampf. Magnesiummangel gilt dabei landläufig als Ursache. Tatsächlich senkt ein niedriger Magnesiumspiegel die Schwelle für die Nervenerregung und erhöht die Nervenleitgeschwindigkeit. Beides Mechanismen, die zu einer Überstimulation des Muskels führen können. Doch auch andere Mineralstoffe sind für die Muskelkontraktion von Bedeutung. So können auch Störungen im Natrium-, Kalium- oder Calciumhaushalt die optimale Muskelarbeit beeinträchtigen. Jeder Flüssigkeitsmangel, jede Minderdurchblutung des Muskels – beispielsweise durch einschneidende Beintrikots – und jede Störung des Mineralstoffhaushaltes kann zu einem Muskelkrampf führen. Auch die Ermüdung spielt hier eine Rolle, egal ob lokal im Muskel oder zentral im Gehirn.

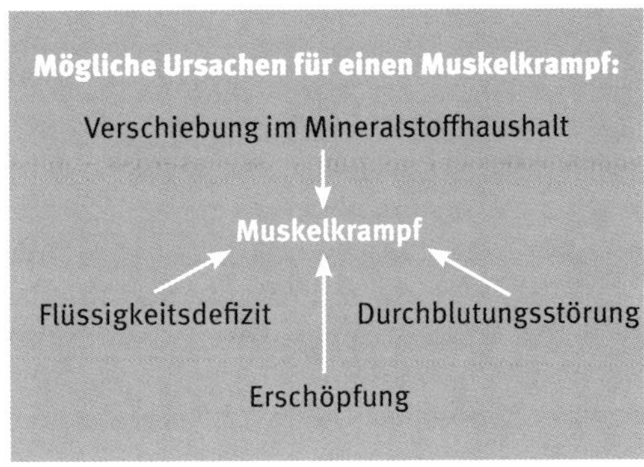

Das kann helfen:

- Sofortiger Trainingsstopp. Ein Muskelkrampf ist ein Hilfeschrei der Muskulatur, auf den man hören sollte.
- Als Soforthilfe den Muskel für 30 bis 40 Sekunden passiv dehnen, bis der Krampf nachlässt. Reichlich Wasser trinken. Den Muskel mit Massagegriffen lockern; auch lokale Eisabreibungen können helfen.
- Enge Kleidung wie beispielsweise Trikots mit einschneidenden Rändern sollte man vermeiden. Sie reduzieren die Muskeldurchblutung und können so Muskelkrämpfe verstärken.
- Stets genügend trinken! Dauert das Training über 60 Minuten, sollte bereits während des Trainings getrunken werden (s. Kap. 9, S. 202 ff.).

Muskelhartspann und Myogelose

Ist der Tonus eines Muskels erhöht, spricht man von Muskelhartspann oder Muskelspasmus. Selbst in Ruhestellung ist der Muskelbauch druck- und schmerzempfindlich, ist die hohe Spannung der Muskulatur zu tasten. Die Muskelkraft ist oft vermindert. Lokale Muskelverdichtungen werden als Myogelosen bezeichnet. Man findet sie häufig im Ursprungs- und Ansatzbereich des Muskels, am Übergang zwischen Muskelbauch und Sehne. Ursache für den erhöhten Muskeltonus ist eine Störung des Muskelstoffwechsels. Verzögerter Abtransport von Abbauprodukten kann langfristig sogar zu Umbauprozessen innerhalb des Muskelgewebes führen: Der Muskel »vernarbt«.

Das kann helfen:

- Tiefe Wärme, z.B. in Form von Moorpackung oder Wärmepflaster (Vorsicht: Hier auf Hautverträglichkeit achten!).
- Vorsichtiges Dehnen. Besonders eignet sich hier die Contract-Relax-Dehnmethode (s. Kap. 12, S. 233).
- Myogelosen können oft durch lokale Druckmassage gelöst werden: Am maximalen Schmerzpunkt des Muskels mit dem Daumen 90 Sekunden festen Druck ausüben. Nach einiger Zeit kann man spüren, wie der Daumen förmlich in das Gewebe einsinkt; der Muskel gibt nach.
- Bei Muskelhartspann hilft eine »feuchte Kammer«: Ein feuchtes Tuch großflächig auf den betroffenen Muskel auflegen. Mit einer Plastikfolie abdecken und mit einem Handtuch umwickeln. Das Paket 20 Minuten lang belassen.

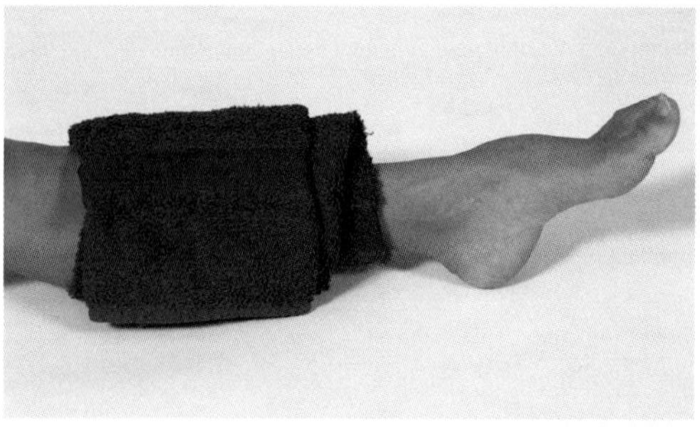

Abb. 11.2: Eine »feuchte Kammer« hilft bei Muskelhartspann.

Muskelzerrung und Muskelfaserriss

Zerrungen sind die häufigsten Muskelverletzungen im Tanz. Besonders betroffen sind die Hamstrings (s. Kap. 5, S. 122) und die Innenmuskeln (Adduktoren) der Beine (s. Kap. 4, S. 96). Eine Koordinationsstörung innerhalb des Muskels gilt als Ursache für die Muskelzerrung: Während der Dehnung werden einzelne Fasern des Muskels mehr gedehnt als andere; es kommt zur »Verschiebung« zwischen den Muskelfasern. Eine Kontinuitätsunterbrechung in der Muskelfaser ist dabei nicht zu erkennen. Beim Muskelfaserriss geht die Verletzung tiefer. Muskelzellen zerreißen, es kommt zur Einblutung ins Gewebe. Ursache ist auch hier eine unzureichende Muskelkoordination, sowohl zwischen Agonist und Antagonist (*intermuskulär*) als auch innerhalb des Muskels selbst (*intramuskulär*). Auch Muskelermüdung, Stoffwechselstörungen oder fehlerhafte Kommunikation zwischen Nervenbahnen und Muskulatur können mögliche Ursachen sein. Je nach Lokalisation unterscheidet man periphere und zentrale Muskelfaserrisse. Erstere sehen zwar aufgrund des oft großen oberflächlichen Hämatoms dramatisch aus, heilen aber im Allgemeinen schneller, da sich der Druck im Gewebe nach außen ausbreiten kann und somit der Stoffwechsel im übrigen Muskel kaum beeinträchtigt wird. Abhängig von Größe und Lokalisation des Muskelfaserrisses kann die Heilung von 14 Tagen bis zu 8 Wochen dauern. Sowohl eine Muskelzerrung als auch ein Muskelfaserriss äußern sich in sofortigen stechenden Schmerzen, die meist sehr genau lokalisierbar sind. Bei größeren Muskelfaserrissen ist im Muskelbauch eine Delle tastbar.

Das kann zu Muskelzerrung oder Muskelfaserriss führen:

- Allgemeine Ermüdung. Sie begünstigt unachtsames Verhalten und führt oft zur Überschätzung der eigenen Leistungsfähigkeit.
- Unzureichendes Warm-up sowie Kälte reduzieren die Muskeldurchblutung und erhöhen das Verletzungsrisiko.
- Mangelhafte Informationen aus Haut-, Gelenk- und Muskelrezeptoren behindern das funktionelle Zusammenspiel der Muskulatur (s. Kap. 12, S. 241).
- Vorschädigungen mit ausgedehnter Narbenbildung erhöhen aufgrund der geringeren Elastizität des Narbengewebes das Verletzungsrisiko.
- Tänzer, die zu Muskelverhärtungen neigen, sind besonders anfällig für Muskelzerrung und Muskelfaserriss.

Das kann helfen: Sowohl nach einer Muskelzerrung als auch beim Faserriss gilt: Bewegung nur unterhalb der Schmerzgrenze. Der Schmerz ist der Hauptindikator für die Belastbarkeit.

Vorgehen bei Zerrung:

- Mehrmals täglich Eismassage: Mit einem Eiswürfel genau entlang dem Schmerzverlauf massieren. Doch Vorsicht: Dabei eine Unterkühlung der Haut vermeiden!
- Vorsicht mit der Dehnung: Bei einer Zerrung für 2 bis 3 Wochen keine passive Dehnung! Aktives Bewegen unterhalb der Schmerzgrenze ist erlaubt.

Vorgehen bei Muskelfaserriss:

- Erstversorgung des Muskelfaserrisses nach dem PECH-Schema und Beachtung der HARM-Regel.
- Nach 10 Tagen vorsichtig mit dem Dehnen beginnen, um eine Kontraktion des Narbengewebes zu verhindern. Doch Achtung: Auch hier immer unterhalb der Schmerzgrenze bleiben.

Verletzungen der Sehne

Sehnen sind ausgesprochen belastbar, aber kaum dehnfähig (s. Kap. 1, S. 29). Damit Muskeln optimal arbeiten können, müssen ihre Sehnen im Gewebe frei gleiten; eine direkte Blutversorgung über Gefäße ist daher nicht möglich. So werden Sehnen hauptsächlich per Diffusion ernährt, über das Einsickern von Nährstoffen ins Gewebe. Der Sehnenstoffwechsel ist dementsprechend langsam – das erklärt ihre lange Anpassungs- und Regenerationsdauer. Sehnen benötigen etwa 3-mal so lang wie das Muskelgewebe, um sich an Belastungen anzupassen. Sie sind damit das schwächste Glied im Sehnen-Muskel-Knochensystem.

Sehnenansatzprobleme

An ihren Ansatzstellen am Knochen sind Sehnen besonders starken Zug- und Scherkräften ausgesetzt. Bei ständig wiederholter, nicht axialer Zugbelastung oder bei hoher Anspannung des Muskels kann es hier zu Entzündungsreizen kommen, die zu typischen Symptomen führen: Schmerzen am Sehnenansatz, Kraftlosigkeit des zugehörigen Muskels bis hin zu Verspannung der Synergisten (s. Kap. 1, S. 31). Bei Sehnenansatzproblemen ist immer die Funktion des ganzen Muskels betroffen; hier setzt auch die Behandlung an.

Das kann helfen:

- Lokale Eismassage über dem Sehnenansatz.
- Entspannung des entsprechenden Muskels. Ist der Muskelbauch weich und elastisch, verringert sich der Zug an der Sehne und der Sehnenansatz wird entlastet. Wärme, sanfte Lockerungsmassage und Contract-Relax-Dehnungen (s. Kap. 12, S. 233) können den Muskel geschmeidig machen.
- Genaue Überprüfung der Tanztechnik. Ungünstige Ausführung von Tanzschritten, aber auch schlechte Haltungsgewohnheiten im Alltag sind die Hauptursachen für Überlastungen an Sehnenansätzen.
- Überprüfung des Schuhwerks! Bei Sehnenansatzproblemen im Bereich der Füße und Knie sind oft ungeeignete Schuhe die Ursache der Beschwerden.

Sehnen- und Sehnenscheidenentzündung

Die Entzündung findet entweder in der Sehne selbst (*Tendinitis*) oder in ihrem Hüllgewebe (*Tendovaginitis*) statt. Lokale Schmerzen, Überwärmung und Schwellung sind häufige Symptome. Bei Bewegung ist oft ein Sehnenreiben (Krepitieren) zu spüren und teilweise sogar ein knisterndes Geräusch wahrzunehmen. Überlastung der Muskulatur, ungünstige Statik, aber auch lokaler Druck sind häufige Ursachen. Schlecht sitzende oder zu enge Tanz- und

Straßenschuhe können beispielsweise zu Irritationen im Bereich der Achillessehne führen. Entzündungen im Sehnenbereich sind für jeden Tänzer ein Alarmsignal. Bei unzureichender Behandlung können sie rasch zu chronischen Beschwerden führen.

Das kann helfen:

- Erster Schritt: Pausieren und Entlasten
- Lokale Eismassage
- Salbenverbände, ggf. entlastender Tapeverband
- Genaue Analyse der Tanztechnik sowie Kontrolle von Schuhwerk und Kleidung. Häufig sind chronische Druckstellen die eigentlichen Auslöser einer Sehnen- oder Sehnenscheidenentzündung.

Verletzungen des Knochens

Verletzungen des Knochens betreffen sowohl die Knochenstruktur selbst als auch die umgebende Knochenhaut, das Periost. Die Ursachen sind vielfältig, doch durch frühzeitiges Eingreifen lässt sich so manche Knochenfraktur und Knochenhautentzündung vermeiden.

Knochenhautentzündung

Ein Schlag oder Stoß direkt auf den Knochen, aber auch Muskelhartspann und Sehnenansatzprobleme können Ursache einer Knochenhautentzündung (*Periostitis*) sein. Wird ein Muskel stark beansprucht, so ist der Zug auf den Knochen erhöht. Die Knochenhaut an der Ansatzstelle reagiert mit Reizung und Schwellung; es kommt zur lokalen Entzündungsreaktion. Eine häufige Lokalisation der Periostitis ist die Vorderseite des Schienbeins, die Ansatzstelle des vorderen Schienbeinmuskels (s. Kap. 5, S. 120 f.). Der vordere Schienbeinrand ist verdickt, druckempfindlich und schmerzt. Das Flexen des Fußes verursacht starke Schmerzen. Reflektorisch ist oft die Wadenmuskulatur verspannt. In der Behandlung hat die Entspannung der Muskulatur oberste Priorität.

Das kann helfen:

- Lokale Eismassage über dem entzündeten Bereich
- Quarkwickel zur Entspannung der Muskulatur
- Wechselduschen zur Durchblutungsförderung der Muskulatur
- Training unterhalb der Schmerzgrenze
- Ursachenforschung betreiben: Ungünstige Statik, schlechte Haltungsgewohnheiten, aber auch mangelhafte Tanztechnik können zur Verhärtung der Muskulatur und schließlich zur Knochenhautentzündung führen.

Knochenfraktur

Abhängig von ihrer Entstehung unterscheidet man *akute Knochenbrüche* sowie *Stress-* oder *Ermüdungsbrüche*.

Ein entsprechendes Trauma kann bei jedem noch so gesunden Knochen zum **Bruch** führen. Glücklicherweise sind schwere Knochenbrüche im Tanz selten. Je nach Lokalisation ist eine Ruhigstellung für 3 bis 12 Wochen nötig, bis sich das Knochengewebe wieder vollständig aufgebaut hat. Auch über diesen Zeitraum hinaus kann die Frakturstelle empfindlich bleiben, was sich beispielsweise in ziehenden Schmerzen bei Wetterumschwung äußern kann. Die Belastbarkeit wird dadurch aber nicht beeinflusst.

Stressfrakturen findet man bei Tänzern überdurchschnittlich häufig. Das Gleichgewicht von Belastung und Belastbarkeit ist gestört; ohne erkennbares Trauma gibt der Knochen langsam nach, bricht sozusagen schleichend Stück für Stück. Je nach Ausmaß des Ermüdungsbruches geht das bis hin zur kompletten Fraktur. Entsprechend ihrer Entstehung unterscheidet man zwei Formen von Stressfrakturen:

- **Ermüdungstyp**: Ständig wiederkehrende Mikrotraumen führen zu lokaler Überbeanspruchung des gesunden Knochens. Ähnlich einem

Draht, der kontinuierlich hin und her gebogen wird, bricht der Knochen.

- **Insuffizienztyp:** Durch Veränderung der Knochenstruktur ist die Belastbarkeit herabgesetzt. Die Osteoporose steht hier vor allem bei Tänzerinnen an oberster Stelle der Ursachenliste.

Typische Lokalisationen von Stressfrakturen bei Tänzern:
- Mittelfußknochen II und III
- Sesambeine unterhalb des Großzehengrundgelenks
- Schienbein
- Lendenwirbelsäule (Spondylolyse)

Stressfrakturen äußern sich durch die typischen Entzündungszeichen: lokale Rötung, Überwärmung, Schwellung, Schmerz und Einschränkung der Funktion. Da sich die Fraktur auf dem herkömmlichen Röntgenbild oft nicht darstellt, ist die Diagnose gerade zu Beginn schwer zu stellen. Doch die Zeit drängt, denn für die Heilung einer Stressfraktur wird der gleiche Zeitraum veranschlagt wie zwischen dem Auftreten der ersten Symptome und dem Beginn der Therapie. Eine rasche Diagnosestellung ist daher enorm wichtig.

Osteoporose – Ursache für Stressfrakturen

Bekannt als Erkrankung älterer Frauen ist die Osteoporose leider auch bei vielen jungen Tänzerinnen ein ernst zu nehmendes Problem. Durch Verlust von Knochenmasse, Veränderung der Mikroarchitektur und Verminderung der Knochenmineralisation verliert der Knochen seine Festigkeit und Stabilität, die Knochenqualität nimmt ab. Schon bei geringer Belastung können dann die Knochen brechen. Etwa 8 Millionen Menschen sind in Deutschland aktuell an Osteoporose erkrankt. Die meisten davon sind Frauen: Östrogen spielt beim Knochenstoffwechsel eine wichtige Rolle.

Osteoporose ist zu einem Großteil erblich bedingt. Doch es gibt noch weitere Faktoren, die den Umbau des Knochens beeinflussen und im Idealfall dafür sorgen, dass sich Ab- und Aufbau die Waage halten. Bewegung, ein ausgeglichener Hormonstatus und gesunde Ernährung führen in der Regel zu einer guten Knochendichte. Extreme körperliche Belastung kann jedoch dem Knochen schaden. Die hohe Trainingsbelastung geht vor allem bei Tänzerinnen oft mit einem sehr niedrigen Körpergewicht einher. Das führt häufig zu einem hormonellen Ungleichgewicht. Die Regelblutung ist unregelmäßig oder bleibt vollständig aus – ein Zeichen für einen Mangel an Östrogen. In Kombination mit einseitiger Ernährung – Calcium ist der wichtigste Mineralstoff des Knochens – und wenig Sonnenlicht – Vitamin D ist für den Einbau von Calcium in den Knochen zuständig und kann mit Hilfe von Sonnenlicht vom Körper selbst gebildet werden – führt das zu vermindertem Knochenaufbau oder gar zum Abbau der Knochensubstanz.

Der Aufbau der maximalen Knochendichte, der »peak bone mass«, ist etwa mit dem 25. Lebensjahr abgeschlossen. Bereits ab dem 30. Lebensjahr überwiegt der Knochenabbau, die Knochendichte nimmt ab. Je höher die »peak bone mass«, desto besser für das Alter. Damit sind Kindheit und Jugend besonders wichtige Phasen zur Vorbeugung gegen Osteoporose. Hier wird der Grundstein für die Stabilität des Knochens im Erwachsenenalter gelegt.

Vorbeugen ist die beste Therapie:
Auch wenn Osteoporose zu einem großen Teil vererbt ist, kann man doch sinnvoll vorbeugen.

Rauchen schadet dem Knochen. Nikotin hat negative Auswirkungen auf den Knochenstoffwechsel und kann damit eine Osteoporose fördern. Ein weiterer Grund, nicht zu rauchen.

Vitamin D ist für die Einlagerung von Calcium in den Knochen essentiell. Durch Sonnenlicht kann die Haut Vitamin D selbst bilden. Schon 20 Minuten pro Tag im Freien unterstützen die Mineralisierung des Knochens. Es empfiehlt sich, den Vitamin D Spiegel im Blut messen zu lassen, um bei einem Mangel entsprechend zu substituieren.

Östrogen ist ein Schlüsselhormon für den Knochenaufbau. Eine späte erste Regelblutung, unregelmäßige oder ausbleibende Regelblutungen sind

Warnsignale für einen Östrogenmangel. Dies sollte beim Frauenarzt abgeklärt werden.

Das **Idealgewicht** reduziert das Risiko der Osteoporose. Liegt bei Frauen der Body Mass Index (s. Kap. 9, S. 205) unter 18, sollte man sich besonders ausgewogen und calciumreich ernähren. Auch ein paar Kalorien mehr schaden nicht.

Calciumreiche Ernährung beugt Osteoporose vor. Calcium verbessert die Knochendichte und reduziert den Abbau des Knochens. Empfohlen werden 1200 mg Ca pro Tag.

So können Sie sich ausreichend mit Calcium versorgen:

- Wählen Sie Fruchtsäfte und Fruchtsaftgetränke aus, die mit Calcium angereichert sind. Hier ist durch das Vitamin C die Calciumresorption besonders gut.
- Essen Sie regelmäßig Milchprodukte wie Buttermilch, Dickmilch, Kefir, Joghurt oder Käse. Damit schaffen Sie eine gute Grundlage für Ihren Calciumhaushalt.
- Besonders calciumreiche Gemüsesorten sind z. B. Grünkohl (212 mg Ca in 100 g), Fenchel (109 mg Ca in 100 g), Broccoli (105 Ca mg in 100 g) und Mangold (103 mg Ca in 100 g). Achten Sie bei der Zubereitung darauf, das Gemüse nur in wenig Wasser zu dünsten. Denn Calcium ist wasserlöslich und würde sonst mit dem Kochwasser weggeschüttet.
- Achten Sie besonders auf calciumreiche Spätmahlzeiten. Ein Joghurt am späten Abend kann Knochenabbauprozesse während der Nacht vermindern.
- Trinken Sie – auch in Fruchtschorlen – calciumreiches Mineralwasser (mindestens 150 mg Calcium/l). Benutzen Sie dieses Mineralwasser auch zur Zubereitung von Speisen. Auch Leitungswasser ist an vielen Orten zu empfehlen. Erkundigen Sie sich bei Ihrem zuständigen Wasserwerk nach der Calciumkonzentration Ihres Leitungswassers.
- Meiden Sie typische Calciumräuber wie phosphathaltige Softdrinks (z. B. Cola) oder Currywurst.

Jede Verletzung hat Konsequenzen

Verletzungen im Tanz kommen meist nicht aus heiterem Himmel. Ungünstige anatomische Voraussetzungen, Technikfehler, typische Kompensationsmechanismen, aber auch Übermüdung, Nervosität und Leistungsstress, schlechte Ausdauer, unzureichende Ernährung, zu wenig Trinken oder schlicht Übertraining können zu einer verletzungsbedingten Zwangspause führen. Der Körper kann nicht mehr. Eine ausreichende Verletzungspause und eine kompetente Therapie sind die eine Seite auf dem Weg zurück in den Tanzsaal. Doch die genaue Analyse der möglichen Ursachen ist mindestens genauso entscheidend, wenn es darum geht, weitere Verletzungen oder eine Chronifizierung zu verhindern.

Das kann bei Verletzungen helfen:

- Eine detaillierte Überprüfung der Tanztechnik sollte nach jeder Verletzung an erster Stelle stehen.
- Überprüfen Sie alle Ihnen bekannten möglichen Ursachen und machen Sie sich ein klares Bild über Ihre Situation. Nur so können Sie Ihre Verletzung wirklich ursächlich angehen.
- Lassen Sie Verletzungen ausheilen! Wird nach einer Verletzungspause die Belastung zu früh gesteigert, können die Probleme chronisch werden.
- Richten Sie ihre Aufmerksamkeit auf mögliche Schonhaltungen und Ausweichbewegungen. Ob bewusst zur Entlastung eingesetzt oder unbewusst antrainiert können sie Ihre Tanztechnik negativ beeinflussen und sogar zu akuten Verletzungen führen.
- Nehmen Sie Schmerzen ernst. Suche Sie sich einen Arzt oder Therapeuten Ihres Vertrauens, der die spezifischen Probleme ihres Tanzstils kennt und den sie im Notfall kontaktieren können.
- Die regelmäßige Einnahme entzündungshemmender Medikamente ist keine Lösung! Machen Sie sich bewusst, dass auch bei kurzfristiger Medikamenteneinnahme der wichtige Kontrollmechanismus »Schmerz« ausgeschaltet wird.
- Ein regelmäßiger tanzmedizinischer Check hilft, Ihre Tanztechnik zu überprüfen, Überlastungen frühzeitig zu erkennen und so möglichen Verletzungen bereits im Vorfeld entgegenzuwirken. Denn Vorbeugung ist immer die beste Therapie.

12. Tanzen mit Köpfchen – Planung des Trainings

Tanztechniken und Tanzstile werden nicht auf dem Reißbrett entwickelt: Neue Tanzschritte entstehen durch praktisches Ausprobieren – Versuch und Irrtum, Austesten und Verwerfen. So entstand auch das Tanztraining. Der Aufbau der Tanzstunden basiert auf praktischer Erfahrung, auf dem, was Tanzlehrer selbst als Schüler erlebt haben, auf Erkenntnissen, die alt, manchmal auch veraltet sind. Die »klassische Stange« ist dafür ein gutes Beispiel: Ihr Aufbau, die Reihenfolge der Übungen, hat sich von ihren Anfängen bis heute kaum geändert. Was sich jedoch verändert hat, das sind die Choreographien, die Tänzer nach dem vorbereitenden Stangentraining zu tanzen haben. Höher, weiter, schneller – die Belastung ist enorm gestiegen. Ist das traditionelle Stangentraining dafür nach wie vor die optimale Trainingsform?

Die Trainingswissenschaft als Teilbereich der Sportwissenschaft beschäftigt sich seit Jahren mit den Grundprinzipien des Trainings. Wie plant man Training sinnvoll? Welche Wirkung haben die verschiedenen Trainingsmethoden? Viele dieser Erkenntnisse haben sich in der Sportwelt bereits fest etabliert, doch der Tanz profitiert davon noch wenig. Die meisten Tänzer verstehen sich als Künstler. Dass sie auch Hochleistungssportler sind, dass die Erkenntnisse aus der Trainingswissenschaft auch ihre Performance unterstützen können, ist eine neue Sichtweise, die heute langsam auch in den Tanzsaal Einzug hält.

In der Trainingswissenschaft unterscheidet man fünf Bereiche der körperlichen Fitness: *Flexibilität*, *Koordination*, *Schnelligkeit*, *Kraft* und *Ausdauer*. In drei Punkten stechen Tänzer ganz besonders hervor – positiv, aber auch negativ: Während Koordination und Flexibilität im Tanz stark gefördert werden, ist die Ausdauer bei vielen Tänzern erstaunlich gering. Doch schlechte Ausdauer führt zu rascher Ermüdung, und Müdigkeit ist eine der Hauptursachen für Verletzungen!

Viele Aspekte aus der Trainingslehre werden im Tanztraining bereits optimal umgesetzt. Die Trainingswissenschaft kann vom Tänzer lernen, doch das gilt auch umgekehrt. Nach wie vor halten sich alte Mythen und Traditionen in den Tanzsälen. Viele Trainingsmethoden sind historisch begründet; einige schaden dem Tänzer und seiner Leistungsfähigkeit mehr, als dass sie ihm nutzen. Einseitiges Training, das Züchten von Muskeldysbalancen und lokaler Überbeweglichkeit sind hierfür typische Beispiele. Rhythmische Sportgymnastinnen gehen joggen, Fußballer machen Pilates – der Blick in die Welt des Sports zeigt: Nur durch umfassendes

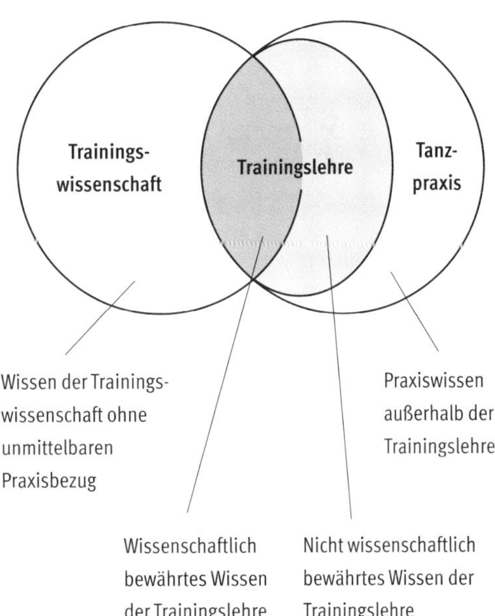

Abb. 12.1: Das Zusammenspiel von Trainingswissenschaft, Trainingslehre und Tanzpraxis.

Training in allen Teilbereichen können sportliche Höchstleistungen erbracht werden. Übertragen auf den Tanz bedeutet das: Raus aus dem Tanzsaal und auch mal die Fitnessbereiche trainieren, die im Tanz wenig angesprochen werden.

Im Folgenden werden einige Aspekte des Tanztrainings und der Trainingsplanung dargestellt. Das tanzspezifische Praxiswissen soll dabei nicht über Bord geworfen werden. Ziel ist vielmehr, die Trainingswissenschaft so zu nutzen, dass sie dem Tänzer hilft, lange gesund und leistungsfähig zu tanzen.

Flexibilität – Dehnen gehört zum Tanzen

Tanz fordert ein außergewöhnliches Bewegungsausmaß des gesamten Körpers. Als *allgemeine Beweglichkeit* bezeichnet man die konstitutionell angelegte Grundbeweglichkeit. Sie ist genetisch bedingt, lässt sich aber – in Maßen – durch Training verbessern. Die *spezifische Beweglichkeit* beurteilt gezielt die Flexibilität in bestimmten Gelenken. Abhängig vom Tanzstil liegt der Fokus dabei auf unterschiedlichen Körperbereichen. Während ein hohes Relevé im klassischen Tanz ohne Maximalbeweglichkeit des Großzehengrundgelenks nicht möglich ist, steht beispielsweise beim orientalischen Tanz die Beweglichkeit des Beckens und des unteren Rückens im Vordergrund.

Liegt die Beweglichkeit allgemein oder in bestimmten Gelenken deutlich über den Normwerten, spricht man von **Hypermobilität**. Überbewegliche Gelenke sind hoher Belastung ausgesetzt; sie sind daher anfällig für frühzeitigen Verschleiß. Hypermobilität führt zu Instabilität, lokal im Gelenk oder im gesamten Körper. Balancen werden schwieriger, die Mitte ist kaum zu halten. Lokale Überbeweglichkeit ist oft Folge einer Bewegungseinschränkung in den Nachbargelenken. Besonders oft sieht man das an der Wirbelsäule. Die Minderbeweglichkeit (**Hypomobilität**) der Brustwirbelsäule ist eine der häufigsten Ursachen für Überbeweglichkeiten der Lendenwirbelsäule. Die Wirbelsäule hat keine andere Chance: Fehlt die Mobilität beispielsweise im mittleren Bereich des Rückens, so holt der Körper die Hauptbewegung aus dem unteren Rückenabschnitt. Die einzelnen Segmente der Lendenwirbel-

Beweglichkeit ist abhängig von:

- Der knöchernen Struktur der Gelenke
- Der Länge und Dehnfähigkeit von Bändern, Sehnen und Gelenkkapseln
- Der Länge und Dehnfähigkeit der Muskulatur
- Der Elastizität und Gleitfähigkeit der Faszien
- Der Gleitfähigkeit der Nerven im Gewebe

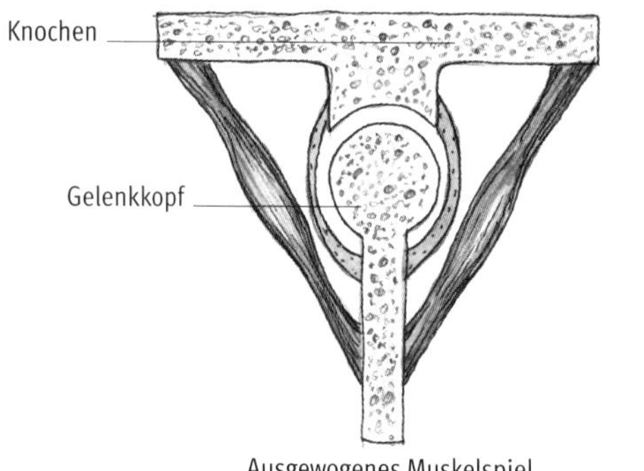

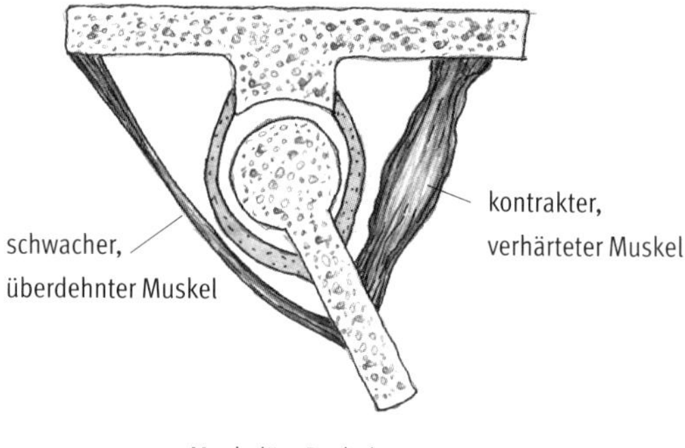

Abb. 12.2: Bei muskulärer Dysbalance ist das Gelenk in Ruhestellung nicht zentriert.

säule werden maximal belastet; lokale Hypermobilität ist vorprogrammiert.

Hypomobilität, die Minderbeweglichkeit, wird oft auf eine Verkürzung der Muskulatur zurückgeführt. Doch streng genommen gibt es diese gar nicht: Die strukturelle Länge eines Muskels bleibt immer gleich. Vielmehr ist eine Muskelverkürzung gleichzusetzen mit einer eingeschränkten Flexibilität und Dehnbarkeit des Muskelgewebes. Ursache dafür ist oft ein Ungleichgewicht im Muskelspiel: Dem funktionell »verkürzten« Muskel steht ein abgeschwächter Antagonist gegenüber. Diese *muskuläre Dysbalance* beeinflusst die Beweglichkeit und verändert langfristig das Gelenkspiel. Die Mobilität des Gelenks ist eingeschränkt, und selbst in Ruhestellung ist das Gelenk nicht zentriert. Die Asymmetrie überlastet die Strukturen, vom Knorpel über die Gelenkkapsel und Bänder bis hin zur Muskulatur. Überdehnung und Abschwächung auf der einen, Kontraktur und Verhärtung auf der anderen Seite – Gelenkspiel und Muskelkoordination sind gestört.

Man sieht es oft im Hüftgelenk: Einseitiges Training der Außenrotation verringert die Fähigkeit zur Eindrehung. Die Außenrotatoren verhärten, das Gelenk wird auch im Alltag einseitig belastet. Das führt zu Abnutzung und frühzeitigem Verschleiß.

Tipps für die Flexibilität:

- Tänzer sollen flexibel, aber nicht hypermobil sein. Besteht eine allgemeine oder lokale Hypermobilität, so sollten Sie in diesen Bereichen die Beweglichkeit nicht noch weiter trainieren. Stabilisieren ist hier wichtiger.
- Koordination hilft bei der Stabilisierung und Balance. Koordinationstraining verbessert das Muskelspiel und vergrößert so – ganz nebenbei – das Bewegungsausmaß.
- Einseitiges Training fördert muskuläre Dysbalancen. Achten Sie daher stets auf ausgleichende Bewegungen. Trainieren Sie ihre Gelenke auch mal in die Gegenrichtung!

Dehnen – Stretching ist nicht alles

Ob vor, während oder nach dem Training: Dehnen gehört zur täglichen Arbeit des Tänzers. Kaum ein Tänzer, der sich nicht in Dehnpositionen am Boden räkelt, der seine Beweglichkeit nicht durch Stretching verbessern möchte. In der Sportwissenschaft wird das Thema Dehnen seit Jahren heiß diskutiert, die »optimale« Dehnmethode wechselt mit der Mode. Klar ist – jeder Tänzer weiß das aus eigener Erfahrung –, dass Dehnen die Beweglichkeit verbessert. Zudem kann es den Muskeltonus senken, die Regeneration des Muskels fördern und sorgt für die Elastizität und Gleitfähigkeit der Muskelfaszien. Damit ist Dehnen als wichtiger Trainingsbestandteil aus dem Tanz nicht wegzudenken. Fraglich ist nur, wie und wann gedehnt werden sollte.

Wichtige Informationen zur Beweglichkeit:

- Frauen sind im Allgemeinen beweglicher als Männer.
- Mit steigender Muskeltemperatur verbessert sich auch die Beweglichkeit. Aufwärmtraining und warme Außentemperaturen machen Muskeln und Fasziengewebe geschmeidiger.
- Im Tagesverlauf nimmt die Beweglichkeit im Allgemeinen zu.
- Stress und psychische Anspannung vermindern die Flexibilität.
- Ermüdung führt zur Erhöhung der Muskelspannung und reduziert so die Beweglichkeit.

Eine Vielfalt unterschiedlicher Methoden steht für die Dehnung zur Verfügung. Anhand ihrer Ausführung lassen sie sich grob in aktives und passives Dehnen unterteilen:

Aktives Dehnen findet immer dann statt, wenn die Dehnung der Muskulatur durch Muskelarbeit erfolgt. Meist ist es der Agonist, der durch Kontraktion seinen Gegenspieler dehnt (= Agonist-Contract-Dehnung). Beim Tanzen findet man diese Art des Dehnens häufig ganz »nebenbei«: Kein nach vorne hoch in die Luft gestrecktes Bein ohne Dehnung der Hamstrings, kein geflexter Fuß ohne Verlängerung der Wadenmuskulatur.

Passives Dehnen ist bei Tänzern sehr beliebt. Dabei wird der Muskel in Dehnstellung gebracht und mit Eigen- oder Fremdgewicht in dieser Stellung gehalten. Viele Tanzschritte liefern bei korrekter Ausführung die passive Dehnung der Muskeln gleich mit. Bei jedem Demi plié werden die langen Fußflexoren an der Rückseite des Unterschenkels gedehnt, Beinschwünge lockern abwechselnd die vordere und hintere Muskulatur der Oberschenkel, jedes Rolling down stretcht die Rückenmuskeln.

Viele – nicht nur Tänzer – nutzen als Dehnmethode nur das passive Stretching, egal ob als Warm-up, zur Dehnung zwischendurch oder für die Regeneration danach. Dabei gibt es eine Vielzahl von Methoden, um Muskeln sinnvoll zu entspannen und die Beweglichkeit zu vergrößern (s. Tab. 12.1).

Tab. 12.1: Übersicht über die wichtigsten Dehnmethoden im Tanz

Dehnmethoden
Stretching
Dynamisches Dehnen
Contract-Relax-Dehnen
Agonist-Contract-Dehnen
Exzentrisches Dehnen

Statisches Dehnen (= Stretching)

Stretching sorgt für Entspannung, sowohl physisch als auch psychisch. Doch als Warm-up oder lange Dehneinheit während des Trainings ist es nur bedingt geeignet. Langes, statisches Dehnen setzt die Eigenelastizität des Gewebes herab, die Schnellkraft lässt nach, in der Dehnposition wird die Durchblutung gedrosselt – damit steigt das Verletzungsrisiko. Intensives Stretching erhöht zudem den Zug auf die Z-Scheiben. Ist ein Muskelkater zu erwarten, so ist ausgiebiges Stretching nach dem Training also nicht zu empfehlen. Eine eigene Stretchingeinheit losgelöst vom Tanztraining scheint für das Training der Flexibilität am sinnvollsten.

So wird es gemacht: Den Muskel in maximale Dehnstellung bringen und dort für 5 bis 10 Sekunden (kurze Dehnung) oder 15 bis 60 Sekunden (lange Dehnung) halten. Empfohlen werden 3 bis 4 Wiederholungen je Muskel. Ausatmen während der Dehnung kann dabei den Dehnschmerz reduzieren und die Dehnung vertiefen.

Vorteile des statischen Dehnens:
- Gute Kontrolle der Dehnung
- Feine Dosierbarkeit der Belastung
- »Hineinhören« in den Muskel
- Besonders geeignet für Anfänger und bei Wiedereinstieg nach Verletzungen

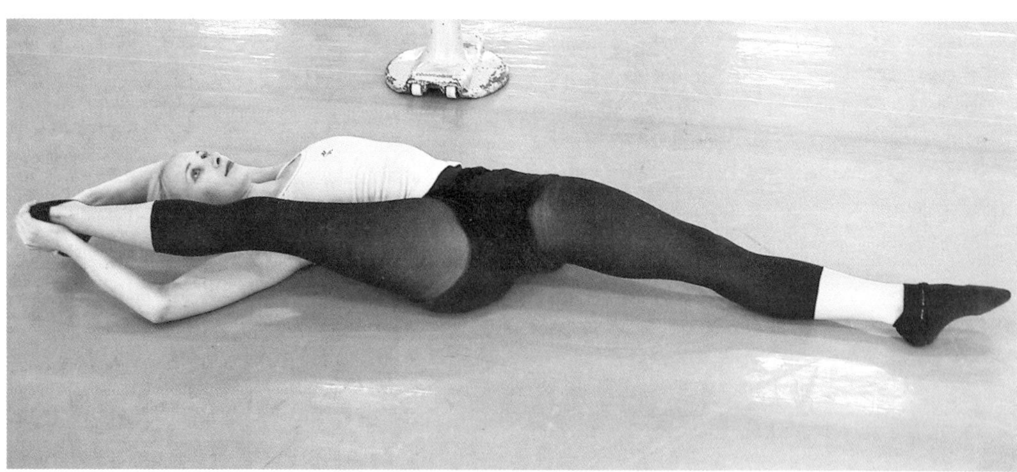

Abb. 12.3: Dehnen ist für Tänzer wichtig.

Dynamisches Dehnen

Jede Tanzbewegung, die kontrolliert und langsam geführt die gesamte aktive Beweglichkeit eines Gelenkes nutzt, dehnt dabei dynamisch die gelenkumgreifende Muskulatur. Endgradiges dynamisches Dehnen, wie leichtes Wippen am Bewegungsende hat besonders Einfluss auf das Faszien- und Sehnengewebe. Vorsichtig, ohne Zerren und Reißen, wird durch kleine rhythmische Bewegungen (= Bouncen) die endgradige Stellung vertieft. Dynamisches Dehnen eignet sich zur Vorbereitung auf das Training wie auch zur Verbesserung der Flexibilität während des Trainings. Es setzt ein gutes Körpergefühl voraus und sollte daher dem trainierten Tänzer vorbehalten bleiben.

So wird es gemacht: Den Muskel in Dehnstellung bringen. Die Dehnung etwas zurücknehmen und kleine federnde Bewegungen ausführen. Tempo und Amplitude der rhythmischen Dehnung können dabei abhängig vom Trainingszustand vorsichtig gesteigert werden.

Vorteile des dynamischen Dehnens:
- Gute Vorbereitung auf dynamische Bewegungen
- Der rhythmische Zug auf das Gewebe macht die Strukturen langfristig kräftiger und belastbarer.
- Durch das rhythmische Bewegen werden neben dem eigentlichen Muskelgewebe auch die Sehnen und Faszien der Muskeln stimuliert und gedehnt.

Contract-Relax-Dehnen

Bei der Contract-Relax-Dehnung – auch postisometrisches Dehnen genannt – wechseln Anspannung und Entspannung des Muskels ab. Die wechselnde Muskelstimulation lockert den Muskel, der Tonus sinkt. Es ist sofort spürbar: Nach der isometrischen Anspannung lässt der Muskeltonus nach. Das erlaubt ein schrittweises Vertiefen der Dehnstellung.

So wird es gemacht: Den Muskel in Dehnstellung bringen. Aus dieser Position heraus gegen Widerstand den Muskel 8 Sekunden anspannen. Die Spannung lösen, die Dehnstellung vertiefen und 8 Sekunden halten. Den Zyklus aus Dehnen – Anspannen – Nachjustieren 3- bis 5-mal wiederholen, mit der Dehnung abschließen.

Vorteile des Contract-Relax-Dehnens:
- Absenken des Muskeltonus und Lockerung der Muskulatur
- Die kurze, isometrische Anspannung führt zur Erhöhung der Durchblutung und Kräftigung des Muskels.
- Der zu dehnende Muskel wird durch den Wechsel von Anspannung und Entspannung gezielt wahrgenommen.

Agonist-Contract-Dehnen

Arbeitet ein Muskel konzentrisch, wird gleichzeitig sein Gegenspieler gedehnt. Die Dehnung ist dabei abhängig vom Ausmaß der aktiven Beweglichkeit. Je höher beispielsweise ein Tänzer das Bein mit Muskelarbeit anheben kann, desto größer ist der Dehnreiz auf die rückwärtige Oberschenkelmuskulatur. Das zeigt die Grenzen dieser Dehnart. Viele Tänzer kommen durch aktive Muskelarbeit gar nicht bis an das Bewegungslimit des Gegenspielers, sei es, weil der Agonist nicht genügend Kraft besitzt, oder weil der Antagonist bereits sehr dehnbar ist. Eine effektive Muskeldehnung mittels Agonist-Contract-Dehnen ist dann nicht möglich.

So wird es gemacht: Den Muskel in Dehnstellung bringen. Durch aktive Kontraktion des Agonisten die Dehnstellung vertiefen.

Vorteile des Agonist-Contract-Dehnens:
- Die Koordination von Agonist und Antagonist wird geschult.
- Zusätzlich zur Dehnung des Gegenspielers wird der Agonist gekräftigt.
- Die Anspannung des Agonisten erhöht seine Durchblutung.
- Agonist-Contract-Dehnen ist automatisch Bestandteil jedes Tanztrainings.

Exzentrisches Dehnen

Arbeitet ein Muskel, während er sich verlängert, spricht man von exzentrischer Muskelarbeit. Dies kann zur Kräftigung und gleichzeitigen Dehnung des Muskels genutzt werden. Das Augenmerk liegt dabei auf der »Verlängerung« des Muskels. Doch Vorsicht: Exzentrische Muskelkontraktion kann zu Muskelkater führen.

So wird es gemacht: Dehnposition einnehmen. Aus dieser Stellung den Muskel konzentrisch kontrahieren; dabei nähern sich seine beiden Enden an und das entsprechende Gelenk beugt. Nun das Gelenk langsam wieder in die Ausgangsposition führen. Dabei lässt die Muskelkontraktion nach, der Muskel »verlängert« sich. Die Bewegung kontinuierlich bis zum Erreichen der Dehnposition ausführen. In der Dehnstellung die Muskelspannung für einige Sekunden vollständig lösen. Die gesamte Bewegungssequenz 10-mal wiederholen.

Vorteile des exzentrischen Dehnens:
- Gleichzeitige Dehnung *und* Kräftigung des Muskels
- Gute Wahrnehmung der Muskelarbeit und des Muskelverlaufs
- Deutliches Gefühl der »Muskelverlängerung« nach der Dehnung

Alles zu seiner Zeit – Wann ist Dehnen sinnvoll?

Wie man »richtig« dehnt, ist schwer zu sagen. Jede Dehnart hat ihre Vor- und Nachteile. Der Zeitpunkt und das erwünschte Ziel des Dehnens entscheiden über die sinnvollste Dehnmethode. Entsprechend der individuellen Bedürfnisse sollte sich jeder Tänzer sein eigenes Dehnprogramm zusammenstellen. Dabei können die verschiedenen Methoden auch miteinander kombiniert werden. Tab. 12.2 bietet eine Übersicht der wichtigsten Dehnmethoden vor, während und nach dem Training.

Tab. 12.2: Die wichtigsten Dehnmethoden vor, während und nach dem Training

	Vor dem Training	Während des Trainings	Nach dem Training
Statisches Dehnen	ja (kurz) nein (lang)	ja (kurz) nein (lang)	ja (kurz) nein (lang)
Dynamisches Dehnen	ja	ja	nein
Contract-Relax-Dehnen	nein	nein	ja
Agonist-Contract-Dehnen	ja	ja	nein
Exzentrisches Dehnen	ja	ja	ja

Zur Verbesserung der Beweglichkeit sind alle Dehnarten geeignet. Beim Dehnen während des Trainings nach der Stange/des Warm-up-Trainings sollte man langes statisches Dehnen vermeiden. Es macht den Muskel müde und erhöht dadurch das Verletzungsrisiko. Nach dem Training kann Dehnen die Regeneration unterstützen: Hohe körperliche Belastung erhöht den Muskeltonus, der Muskel fühlt sich hart und kurz an. Dehnen entspannt den Muskel und bringt ihn damit wieder auf seine Ursprungslänge – oder darüber hinaus. Doch Vorsicht: Zu intensives Dehnen kann dem müden Muskel schaden.

Achtung: Nicht immer ist Dehnen die ideale Lösung. Manchmal ist es sinnvoller, den Antagonisten zu kräftigen, anstatt den betroffenen Muskel mit allen möglichen Mitteln »krampfhaft« zu entspannen.

Ausdauer – Grundlage der Belastbarkeit

Ausdauertraining – das assoziiert man mit Joggen, Fahrradfahren, Walken oder Schwimmen. Doch es gibt verschiedene Formen der Ausdauer und entsprechend unterschiedlich sind auch ihre Trainingsformen. Weit verbreitet ist die Einteilung nach der Dauer der Belastung: Bei maximaler Belastung von etwa 45 Sekunden bis zu 2 Minuten spricht man von *Kurzzeitausdauer*, Belastungen zwischen 2 bis 8 Minuten werden als *Mittelzeitausdauer* und alle Belastungen über 8 Minuten als *Langzeitausdauer* bezeichnet. Tatsächlich ist es also die Langzeitausdauer, die durch die genannten Sportarten trainiert wird, und sie ist es auch, welche man im Allgemeinen unter dem Begriff »Grundlagenausdauer« oder »Kondition« versteht.

Die Trainingswissenschaft definiert Ausdauer als die Widerstandsfähigkeit gegen Ermüdung: Je langsamer ein Tänzer ermüdet, desto besser seine Ausdauer. Man tanzt und tanzt und spürt im Idealfall keine oder nur geringe Ermüdung. Gute Ausdauer ist eine optimale Verletzungsprävention, gilt doch Ermüdung als eine der Hauptursachen für Verletzungen im Tanz.

Leider ist es um die Kondition der Tänzer oft nicht gut bestellt. Studien zeigen, dass sich viele Tänzer in ihrer Langzeitausdauer kaum von »Nicht-Sportlern« unterscheiden. Das lässt sich erklären: Der Fokus des Tanztrainings liegt auf der Tanztechnik, ein Ausdauertraining hat hier schon aus zeitlichen Gründen meist keinen Platz. Zwar gibt es immer mehr Tanzstücke und Choreographien, in denen Tänzer 20 Minuten und länger im Einsatz sind; um als Ausdauertraining zu wirken, ist dabei jedoch die Belastungsintensität meist zu hoch.

Eine gute Grundlagenausdauer bietet dem Tänzer eine ganze Fülle von Vorteilen. Um diese zu verstehen, lohnt sich ein Blick in den Stoffwechsel der Muskelarbeit.

Energiegewinnung – Der Sauerstoff macht den Unterschied

Jede Muskelkontraktion benötigt Energie, Energie, die dem Körper in Form von Adenosintriphosphat (ATP) zur Verfügung steht. Wie eine Batterie liefert ATP dem Muskel den nötigen Strom: Durch das Spalten von ATP in Adenosindiphosphat (ADP) und Phosphor gewinnt der Körper die Energie, die er zur Muskelarbeit braucht. Doch das im Muskel vorhandene ATP reicht nicht lange. Schon nach wenigen Sekunden ist der Vorrat verbraucht, dann muss der Pool neu gefüllt werden. Das kann auf zwei Arten geschehen: mit oder ohne Sauerstoff – aerob oder anaerob. Welche dieser Arten genutzt wird, darüber entscheiden Intensität und Dauer der Belastung.

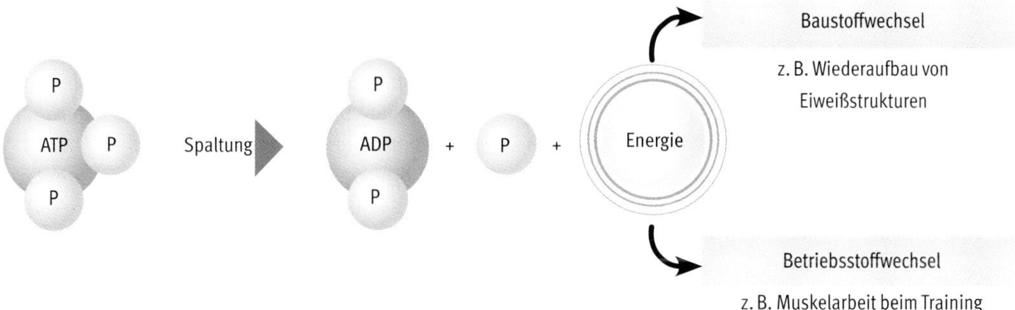

Abb. 12.4: Aus Nahrung entsteht Energie: Adenosintriphosphat (ATP) wird in Adenosindiphosphat (ADP) und Phosphor (P) gespalten.

Aerobe Energiegewinnung

Geringe Belastungsintensität, lange Belastungsdauer und ausreichende Sauerstoffversorgung – das sind die Kennzeichen der aeroben Energiegewinnung. Langsam und aufwändig werden unter der Mitwirkung von Sauerstoff Kohlenhydrate und – je nach Belastungsdauer – Fette abgebaut. Dabei ist die Energieausbeute relativ hoch: Aus einem Glukosemolekül werden 36 ATP-Moleküle gewonnen. Die beim Abbau anfallenden Endprodukte kann der Körper problemlos entsorgen: Wasser wird über die Niere ausgeschieden oder über den Schweiß verdampft, Kohlendioxid wird über die Lunge ausgeatmet. Das lässt den Muskel auch über längere Zeit arbeiten, ohne dass er ermüdet. Doch es gibt auch Nachteile: Die aerobe Energiegewinnung kommt nur langsam in Schwung. Für rasche, explosionsartige Bewegungen reagiert das aerobe System zu träge.

Anaerobe Energiegewinnung

Kohlenhydrate sind die Energielieferanten bei der anaeroben Energiegewinnung. Ohne Sauerstoff kann Energie rasch bereitgestellt werden. Allerdings ist der Wirkungsgrad gering: Aus einem Glukosemolekül werden hier nur zwei ATP-Moleküle

Tab. 12.3: Plus und Minus der aeroben Energiegewinnung

Plus	Minus
Verbrennung von Kohlenhydraten und Fetten (je intensiver die Belastung, desto mehr Kohlenhydrate, je geringer, desto mehr Fette werden verbrannt)	
Hohe Energieausbeute (36 ATP)	Leichte bis mittlere Intensität
Lange Wirkdauer	Verzögerter Wirkungseintritt
»Abfallprodukte« Wasser und Kohlendioxid können rasch ausgeschieden werden und belasten den Körper nicht.	

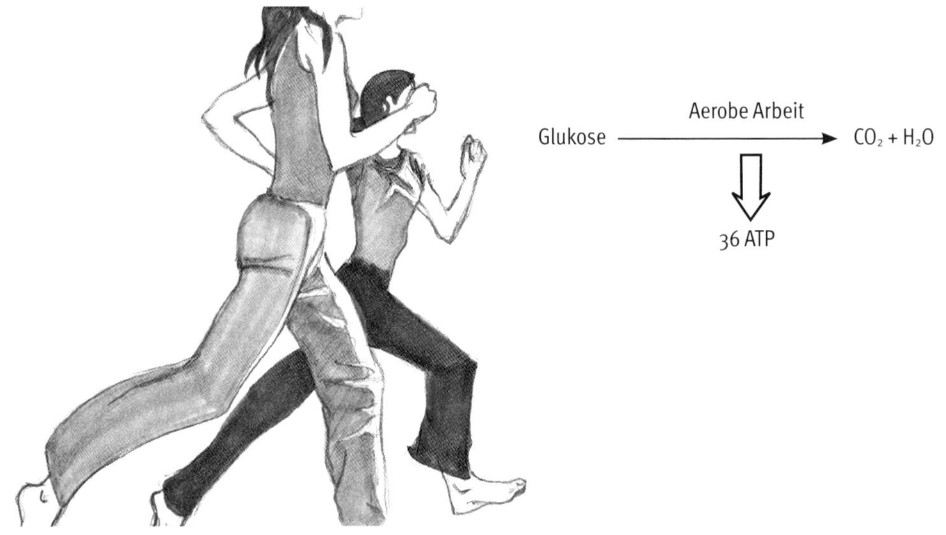

Abb. 12.5: Aerobe Energiegewinnung.

gewonnen. Die dabei anfallende Milchsäure, das Laktat, macht dem Muskel die Arbeit schwer. Schon nach wenigen Minuten wird seine Leistungsfähigkeit gebremst: Die Milchsäure übersäuert den Muskel, er wird müde und träge, die Koordinationsfähigkeit nimmt ab, und das Verletzungsrisiko steigt. Das Laktat hemmt die weitere anaerobe Energiegewinnung. Man kennt es aus dem Training: Die Muskeln sträuben sich, plötzlich geht gar nichts mehr, der »tote Punkt« ist erreicht. Hohe Laktatkonzentrationen gilt es zu vermeiden, denn sie schränken auch die Regenerationsfähigkeit des Muskels ein.

Anaerob kann man den Muskel zwar schnell und intensiv, aber nur kurz belasten. Ein typisches Beispiel für anaerobe Arbeit sind kraftvolle Sprungvariationen – hohe Intensität über relativ kurze Zeit.

Aerobe und anaerobe Energiegewinnung lassen sich im Körper nicht vollständig trennen. Abhängig von Intensität und Dauer der Belastung überwiegt der eine oder der andere Mechanismus. Zu Beginn einer intensiven Belastung steht dem Körper meist nicht genügend Sauerstoff zur Verfügung. Die Sauerstoffversorgung ist noch auf Ruhe eingestellt, die Energiebereitstellung muss also anaerob erfolgen.

Tab. 12.4: Plus und Minus der anaeroben Energiegewinnung

Plus	Minus
	Verbrennung nur von Kohlenhydraten möglich
Maximale Intensität	Niedrige Energieausbeute (2 ATP)
Rascher Wirkungseintritt	Kurze Wirkdauer
	»Abfallprodukt« Laktat fällt im Muskel an, limitiert die Leistung und verlängert die Regenerationszeit.

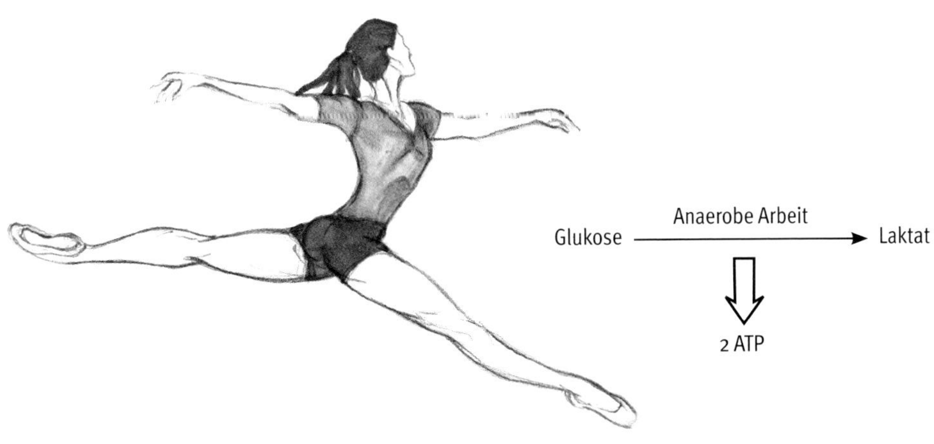

Abb.12.6: Anaerobe Energiegewinnung.

Erst mit Verzögerung setzt die aerobe Energiegewinnung ein und übernimmt – je nach Trainingsverlauf – einen mehr oder weniger großen Anteil der Energiebereitstellung.

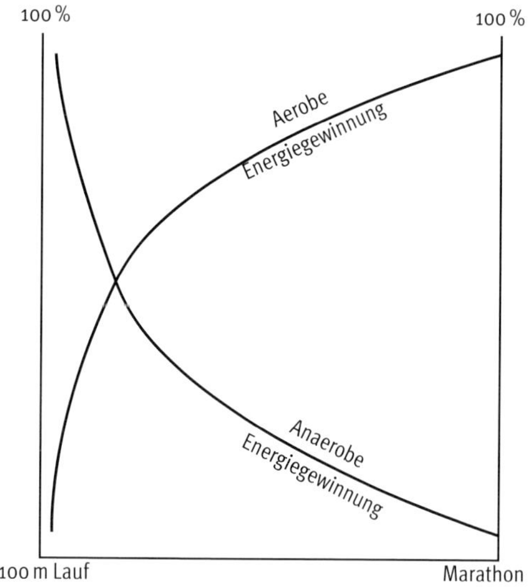

Abb. 12.7: Die Verteilung der aeroben und anaeroben Energiegewinnung.

Grundlagenausdauer – Basis für gesundes Tanzen

Große Sprünge, Partnerarbeit, rasche Schrittkombinationen – viele Tanzschritte fordern Schnelligkeit und Kraft. Dafür benötigen Tänzer rasch Energie, und die bekommen sie durch anaerobe Energiegewinnung. Anaerobe Arbeit ist also wichtig im Tanz, doch sie sollte durch eine gute Grundlagenausdauer ergänzt werden, denn sie verbessert die allgemeine Leistungsfähigkeit. Belastungen, die beim Untrainierten bereits zu einer Übersäuerung des Muskels führen würden, können beim ausdauertrainierten Tänzer noch unter aeroben Bedingungen ablaufen. Ausreichend Sauerstoff für die arbeitende Muskulatur – das ist der Schlüssel für aerobe Fitness. Das Herz-Kreislauf-System und die Atmung spielen dabei eine entscheidende Rolle. Die aerobe Fitness wird daher auch als *kardiovaskuläre Ausdauer* bezeichnet.

Die Lunge

Die Lunge ist der Ort des Gasaustausches. Hier, in den kleinsten Lungenbläschen, wird Sauerstoff ins Blut aufgenommen und gleichzeitig Kohlendioxid an die Luft abgegeben. Das geht schnell: In einer viertel Sekunde nehmen die roten Blutkörperchen den Sauerstoff auf, um ihn anschließend in die Peripherie des Körpers zu transportieren, dorthin, wo er für die aerobe Muskelarbeit gebraucht wird. Etwa 10 Liter Luft werden in Ruhe pro Minute ein- und ausgeatmet. Während großer körperlicher Belastung kann das Atemminutenvolumen auf bis zu 120 Liter ansteigen. Über die Nase können dabei nur etwa 50 Liter eingeatmet werden. Die restliche Luft strömt durch den Mund und ist damit trockener und kälter. Das reizt die Lunge und kann zu Belastungsasthma führen. Eine Erkrankung, die bei Sportlern – auch bei Tänzern – immer häufiger anzutreffen ist.

In der Trainingswissenschaft dient die maximale Sauerstoffaufnahme als wichtiger Parameter zur Bestimmung der Grundlagenausdauer: Je mehr Sauerstoff aufgenommen werden kann, desto besser ist die Grundlagenausdauer und desto höher die Sauerstoffversorgung der Muskulatur. Doch gerade hier schaden sich Tänzer oft selbst: Schon zwei Zigaretten am Tag reduzieren die Transportfähigkeit des Blutes für Sauerstoff um etwa 8 %. Grund dafür ist das Kohlenmonoxid: Es lagert sich an die roten Blutkörperchen an und blockiert damit die Transportwege des Sauerstoffs. Ein weiterer von vielen guten Gründen, nicht zu rauchen!

Das Herz

Etwa 5 Liter Blut pro Minute pumpt das Herz in Ruhe durch den Körper. Bei starker körperlicher Belastung kann sich die Blutzirkulation – je nach Alter und Geschlecht – um ein Vielfaches erhöhen. Bis zu 20 Liter fließen dann pro Minute durch den Körper. Das ist viel Arbeit für das Herz; die Pulsfrequenz steigt. Ökonomisch ist das auf Dauer nicht. Eine Steigerung des Schlagvolumens – der Blutmenge, die bei einer einzigen Kontraktion vom Herzen in den Kreislauf ausgestoßen wird – ist hier langfristig die bessere Anpassung. Wie jeder andere Muskel reagiert auch der Herzmuskel auf vermehrte Belastung mit Volumenzunahme; das Herz wird größer, der Herzmuskel kräftiger. Die Umwälzung der gleichen Blutmenge gelingt nun schon mit weniger Schlägen. Das zeigt sich auch im Ruhezustand: Der Ruhepuls sinkt – ein typisches Zeichen für einen ausdauertrainierten Tänzer.

Die Blutgefäße

Über 100.000 km Länge umfasst das Gefäßsystem eines Menschen. Dabei ist der Durchmesser der feinsten Gefäße kaum größer als der einer einzelnen Blutzelle. An diesen kleinsten Gefäßen, den Kapillaren, findet der Stoffaustausch statt: Sauerstoff, Bau- und Energiestoffe werden angeliefert, Abfallprodukte abtransportiert. Je mehr Kapillare einen Muskel versorgen, desto rascher der An- und Abtransport, desto besser für Stoffwechsel und Regeneration. Hier hilft Ausdauertraining: Durch aerobes Training lässt sich die Anzahl an Kapillaren im Muskel mehr als verdoppeln. Das unterstützt auch die anaerobe Arbeit. Denn bessere Kapillarisierung beschleunigt den Abtransport von Laktat, und geringere Laktatkonzentration erhöht wiederum die Belastbarkeit des Muskels.

Eine gute Grundlagenausdauer ...
- hält die Muskeln beim Tanzen länger fit.
- erlaubt längeres konzentriertes Arbeiten.
- beschleunigt die Regeneration und hilft, sich schon während kurzer Pausen ausreichend zu erholen.
- trainiert bevorzugt die Typ-I-Muskelfasern und fördert damit die Ausbildung langer schlanker Muskeln.
- reduziert das allgemeine Verletzungsrisiko.
- stimuliert das Immunsystem und verbessert die Gesundheit.

Ausdauer durch (Tanz-)Training

Während des Tanztrainings steigt die Belastung kontinuierlich an: Die zu Beginn relativ statischen und langen Übungen mit nur kurzen Pausen werden von immer dynamischeren Bewegungen mit kurzen Schrittfolgen und längeren Pausen abgelöst. Insgesamt beträgt die tatsächliche Belastungsdauer während des Trainings nur etwa 50 % der gesamten Trainingsdauer. Bei Proben und Vorstellungen ist der Unterschied noch gravierender. Hier überwiegen kurze – im Schnitt circa 2 Minuten lange – Schrittkombinationen und Choreographien, die das Herz-Kreislauf-System maximal belasten, gefolgt von oft langen Pausen. Damit beträgt die Belastungsdauer meist nur einen Bruchteil der Gesamtproben- oder Vorstellungsdauer. Es liegt auf der Hand: Das traditionelle Tanztraining, der Proben- und Vorstellungsalltag kann die Grundlagenausdauer kaum verbessern. Dazu ist die Belastungsintensität zu hoch, die Belastungsdauer zu gering.

Doch die Vorteile einer guten Grundlagenausdauer sollten auch Tänzer nutzen. Das kann entweder über zusätzlichen Ausdauersport oder durch entsprechende Änderung des Tanztrainings selbst geschehen.

Ein regelmäßiges Ausdauertraining 2- bis 3-mal pro Woche für 30 bis 40 Minuten sorgt für eine gute Ausdauer. Geignet sind dafür typische Ausdauersportarten wie Joggen, Fahrradfahren, Aqua-Fitness oder Schwimmen, je nach individueller Vorliebe. Will man die Ausdauerbelastung in das Tanztraining integrieren – was aus Zeitgründen manchmal die einzige Möglichkeit ist –, so sollte der erste Teil des Trainings, das Stangen- bzw. Warm-up-Training, entsprechend verändert werden. Das Prinzip besteht in der Reduktion der Pausen. Wird der gesamte erste Trainingsabschnitt durchchoreogra-

Empfehlungen für ein tanzspezifisches Ausdauertraining:
- 2 bis 3 Ausdauer-Trainingsblöcke pro Saison von je 2 bis 4 Wochen Dauer
- Ersatz des Stangen- bzw. Warm-up-Trainings durch das modifizierte Training an 2 bis 3 Tagen pro Woche
- Jeweils 40-minütige Trainingschoreographie, beginnend an der Stange/beim Warm up Training bis zur Mitte, eventuell sogar bis zu den kleinen Sprüngen
- Mittlere Intensität der Übungen
- Einfache Bewegungsabläufe

phiert, so fallen die Erklärungspausen zwischen den Übungen weg und die Belastungsdauer steigt automatisch an. Damit trainiert man auf einfachem Weg die Ausdauer der Tänzer.

Egal welche Methode als Ausdauertraining zum Einsatz kommt – Ausdauer kann nur trainiert werden, wenn die Muskeln optimal mit Sauerstoff versorgt sind. Man muss also kurz unterhalb der Grenze trainieren, an der die Energieversorgung von aerob auf anaerob umschaltet. Dazu sollte man seine individuelle *aerob-anaerobe Schwelle* kennen. Verschiedene Testmethoden helfen, diese Grenze zu bestimmen. Unter Laborbedingungen kann die maximale Sauerstoffaufnahme gemessen werden, Bluttests messen den Laktatspiegel. Doch für den Test während des Trainings oder im Tanzsaal sind diese Methoden zu aufwendig und zu teuer. Hier kann man eine einfache und hilfreiche Messlatte nutzen: den eigenen Herzschlag.

Zur Abschätzung der maximalen Herzfrequenz dient die Faustformel »220 minus Lebensalter«. Daraus ergibt sich – abhängig vom erwünschten Trainingsziel – der individuelle Trainingspuls. Knapp unter der aerob-anaeroben Schwelle trainiert man bei 70 bis 80 % der maximalen Herzfrequenz. Für einen 25-jährigen Tänzer bedeutet das: Trainingspuls zwischen 136 und 156 Schläge pro Minute. Noch ein Tipp: Kann man sich während des Ausdauertrainings noch unterhalten, ohne dabei völlig außer Atem zu kommen, dann befindet man sich sicher noch im aeroben Trainingsbereich.

Ruhepuls und Erholungspuls helfen, sich ein Bild von der eigenen Grundlagenausdauer zu machen:

Ruhepuls: Morgens direkt nach dem Aufwachen, noch bevor man das erste Wort gesprochen und das Bett verlassen hat, den Puls messen.
Ruhepuls 45 – 60 / Minute = trainiert
Ruhepuls 70 – 80 / Minute = untrainiert

Erholungspuls: Den Ausgangspuls messen, anschließend für 30 Sekunden am Platz laufen oder springen. Dabei den Puls richtig in die Höhe jagen. Nun die Zeit messen, die es dauert, bis der Pulsschlag wieder dem Ausgangspuls entspricht.
Ausgangspuls erreicht nach 2 – 3 Minuten = trainiert
Ausgangspuls erreicht nach über 4 Minuten = untrainiert

Warm-up und Cool-down

Sinnvolles Warm-up schützt vor Verletzungen, regelmäßiges Cool-down beschleunigt die Regeneration. Grund genug, Warm-up und Cool-down als festen Bestandteil in das tägliche Trainingsprogramm zu integrieren. Dabei nutzen Tänzer oft nicht das gesamte Spektrum an Möglichkeiten. Zwar ist regelmäßiges Dehnen aus dem Tanz nicht wegzudenken, doch wird es selten durch weitere hilfreiche Maßnahmen ergänzt.

Warm-up

Verbesserung der allgemeinen Leistungsfähigkeit und Vermeidung von Verletzungen – das Zauberwort dafür heißt »Warm-up«. Durch Aufwärmen werden Körper und Psyche auf die anstehende Belastung vorbereitet. Dabei unterscheidet man das allgemeine vom speziellen Warm-up. **Allgemeines Aufwärmen** bringt den Kreislauf in Schwung. Es erwärmt den gesamten Körper und bereitet den Stoffwechsel auf die anstehende Mehrarbeit vor. Das **spezielle Aufwärmen** dient hingegen der Erwärmung genau der Muskelgruppen, die beim Tanzen besonders gefordert werden.

Verschiedene Methoden des Aufwärmens:
aktiv ⋆ passiv ⋆ mental

Rein mentales Aufwärmen ist nur bei niedriger Belastung zu empfehlen. Auch passives Warm-up – in Form von heißer Dusche, Massage oder Einreibung – ist nur bedingt sinnvoll. Zwar wird dadurch die Körperoberfläche erwärmt, doch dringt die Wärme nicht in die Tiefe. Die oberflächliche Wärme kann sogar kontraproduktiv wirken: Die Blutgefäße der Haut erweitern sich, was zur Mehrdurchblutung der Oberfläche führt; diese Blutmenge fehlt der Muskulatur. Sie ist nach passivem Warm-up weder ausreichend erwärmt noch bedarfsgerecht durchblutet.

Das ideale Warm-up besteht aus einer Kombination von aktiver und mentaler Vorbereitung – das bringt sowohl Körper als auch Psyche in optimale Leistungsbereitschaft.

Wirkung des Warm-ups

Betrachtet man die Fülle an positiven Veränderungen, die das *allgemeine Aufwärmen* bewirkt, so ist es umso erstaunlicher, dass effizientes Warm-up bei vielen Tänzern immer noch ein Mauerblümchendasein führt. Schon ein 5- bis 10-minütiges Einlaufen reicht aus, um den Körper auf die optimale Betriebstemperatur zu bringen und die verschiedenen Körpersysteme auf die anstehende Belastung vorzubereiten. Eine zeitliche Investition, die sich lohnt.

Steigerung des Stoffwechsels: Warm-up erhöht die Körpertemperatur, und erhöhte Temperatur beschleunigt den Stoffwechsel. Das ist dringend erforderlich, kann doch bei extremer körperlicher Belastung die Stoffwechselrate gegenüber der bei Ruhebedingungen auf das bis zu 200-fache ansteigen. Ohne entsprechende Vorbereitung ist das für den Körper kaum zu schaffen.

Höhere Sauerstoffversorgung: Die verbesserte Durchblutung durch gesteigerten Blutdurchfluss und erweiterte Kapillare sorgt für eine schnellere Bereitstellung von Sauerstoff und Betriebsstoffen. Das erhöht die Leistungsbereitschaft der Muskulatur.

Erhöhte Belastbarkeit von Muskeln und Gelenken: Warm-up macht Muskeln, Sehnen und Bänder geschmeidiger, wodurch ihre Reißfestigkeit steigt. Sanftes Durchbewegen der Gelenke stimuliert die Produktion von Synovialflüssigkeit. Wie ein Schwamm saugt sich der hyaline Knorpel mit Gelenkflüssigkeit voll. Dadurch nimmt er an Dicke zu und ist so resistenter gegen auftretende Druck- und Scherkräfte.

Verbesserung der Koordination: Bei steigender Temperatur nimmt die Erregbarkeit der Nerven zu. Die Reaktions- und Kontraktionsgeschwindigkeit erhöht sich, die Koordinationsfähigkeit steigt. Die erhöhte Temperatur steigert zudem die Empfindlichkeit der Sinneszellen. Der Tastsinn der Haut sowie die propriozeptiven Systeme des Körpers werden sensibilisiert. Auch das verbessert die Koordination.

Steigerung der Aufmerksamkeit: Durch die erhöhte Durchblutung des Gehirns wird die Aufmerksamkeit gesteigert. Die Aktivierung zentraler Strukturen kann sich auch auf die Sehkraft auswirken. Die Zunahme der Netzhautdurchblutung steigert das räumliche Sehen und das Kontrastempfinden. Sogar die Sehschärfe kann durch aktives Warm-up um bis zu 0,75 Dioptrin verbessert werden.

Ist der Körper nach dem allgemeinen Warm-up ausreichend erwärmt, gilt es, durch *spezielles Aufwärmen* den Blutstrom in die Arbeitsmuskulatur umzuverteilen. Das geschieht am besten durch das spezifische Tanztraining. Je nach anschließender Belastung ist ein 20- bis 45-minütiges vorbereitendes Training ideal – ob als Warm-up-Training in der Mitte oder in Form des klassischen Stangentrainings.

Fehlt das Warm-up, so ermüdet der Tänzer frühzeitig. Das ist leicht zu verstehen: Ohne Aufwärmen läuft der Stoffwechsel nur mit Verspätung an. Erst wenn der Tänzer schon voll in Aktion ist, kommt er auf Hochtouren. Damit werden die anfallenden sauren Stoffwechselprodukte nur mit Verzögerung abgebaut; der Muskel übersäuert schon zu Beginn der Belastung (s. S. 237). Das macht müde und erhöht das Verletzungsrisiko.

Tipps für das Warm-up

Zwar folgt das Aufwärmen stets den gleichen Grundprinzipien – erst allgemeines, dann spezielles Warm-up –, doch seine optimale Dauer und Intensität ist von verschiedenen Faktoren abhängig. Bei der Planung des individuell optimalen Warm-ups gilt es, diese zu beachten:

- Mit zunehmendem Alter nimmt auch die zum Aufwärmen benötigte Zeit zu. Man sollte länger, dafür aber behutsamer aufwärmen. Kinder brauchen im Allgemeinen also weniger Warm-up als Erwachsene. Dennoch sollten auch junge Tänzer bereits gezielt zum Warm-up angehalten werden. Einerseits erhöht ein Aufwärmtraining auch ihre Leistungsfähigkeit und schützt vor Verletzungen, andererseits ist ein fest im Trainingsablauf verankertes Warm-up die beste Voraussetzung dafür, dass dem Aufwärmen auch später als Jugendlicher und Erwachsener die gebührende Aufmerksamkeit geschenkt wird.
- Der Trainingszustand bestimmt Länge und Intensität des Warm-ups. Je trainierter ein Tänzer, desto intensiver sollte auch sein Aufwärmen sein. Denn es soll auf die nachfolgende Belastung vorbereiten, und diese ist beim gut trainierten Tänzer deutlich höher als beim Anfänger.
- Im Laufe des Tages steigt die Körpertemperatur an; ihr Maximum erreicht sie im Allgemeinen gegen 15:00 Uhr. Das erklärt, warum früh morgens das Warm-up länger, dafür aber weniger intensiv sein sollte als am späten Nachmittag oder Abend.
- Auch das Wetter spielt eine Rolle: Je kälter und nasser, desto länger braucht der Körper, um seine ideale Betriebstemperatur zu erreichen. Dementsprechend variiert auch die Länge des Warm-ups.

Warm-up im Tanz:

1. *Allgemeines Aufwärmen*
- Kreislauf anregen (5 Minuten):
  Auf dem Weg ins Training z. B. durch Fahrradfahren, schnelles Gehen, Treppensteigen; im Tanzsaal z. B. durch Einlaufen, Joggen am Platz, Aerobic, Schwünge

2. *Spezielles Aufwärmen*
- Gelenke erwärmen (5 Minuten):
  Passives Mobilisieren der besonders beanspruchten Gelenke, möglichst ohne Gewicht
- Arbeitsmuskulatur aktivieren (5 Minuten): Kurzes Dehnen und Mobilisieren der spezifisch geforderten Muskulatur
- Warm-up-Training oder Stangentraining (20–45 Minuten)

Cool-down

Tänzer, die sich nach dem Training abwärmen, reduzieren ihr Verletzungsrisiko. Das haben Studien eindeutig gezeigt, und dennoch: Fast 60 % der Tänzer gehen nach dem Training ohne jegliches Cool-down nach Hause, nach der Vorstellung sind es sogar über 80 %. Dabei ist das Cool-down entscheidend für die rasche Regeneration von Körper und Psyche. Durch ein gezieltes Abwärmen wird der Körper wieder in den Ruhestatus zurückgeführt, werden die Erholungs- und Reparaturmechanismen schnellstmöglich in Gang gesetzt. Dabei erreicht man durch aktive Maßnahmen wie Auslaufen, Ausschwingen oder Dehnen einen um das 6-fache schnelleren Abtransport von Stoffwechselschlacken als durch passive Regenerationsmaßnahmen wie Massage, Sauna oder heiße Dusche. Das kann entscheidend sein, wenn es darum geht, am nächsten Morgen wieder fit zu sein.

Wirkung des Cool-downs

Im Vordergrund des Abwärmens steht der Erholungsaspekt; das Cool-down sollte keine Zusatzbelastung nach dem Training darstellen. 5 bis 15 Minuten dauert ein angemessenes Cool-down. Dabei steht sanftes Auslaufen an erster Stelle, das ist wichtig für Kreislauf *und* Muskulatur. Wird die Bewegung abrupt gestoppt – soeben noch die letzte Kombi mit vollem Elan getanzt, dann rasch umziehen, um pünktlich beim nächsten Termin zu sein –, »versackt« das Blut in den Muskeln. Das hat gleich zwei ungünstige Auswirkungen: Plötzlich steht dem Kreislauf weniger Blut zur Verfügung; die Gehirndurchblutung nimmt ab, was zu Schwindel und Übelkeit führen kann. Doch auch die Muskulatur leidet unter dem plötzlichen Bewegungsstopp. Abfallprodukte bleiben im Muskel liegen, die Regeneration des Muskels verzögert sich.

Leichte Muskelarbeit in Form von Auslaufen, Ausschwingen oder Contract-Relax-Dehnen hält die Muskelpumpe in Schwung. Über den Wechsel von Muskelkontraktion und Entspannung wird das venöse Blut in Richtung Herz befördert. Das beschleunigt die Ausschwemmung und Entsorgung von Stoffwechselschlacken aus dem Muskel. Die erhöhte Herzfrequenz nach Belastung erhöht die Umlaufgeschwindigkeit des Blutes: Das Blut wird mit bis zu 3-facher Geschwindigkeit durch den Körper gepumpt. Diese rasche »Umwälzung« für den Abtransport von Abfallprodukten und für das Heranbringen von Baustoffen zu nutzen, ist Ziel des Cool-downs.

Tipps für das Cool-down

Die optimale Dauer des Abwärmens wird von verschiedenen Faktoren beeinflusst:

- Der Trainingszustand bestimmt die Länge des Cool-downs. Je trainierter ein Tänzer ist, desto länger sollte sein Abwärmen dauern. Denn der Körper muss von einer deutlich höheren Belastung herunterfahren als bei Anfängern – das braucht Zeit.
- Die Dauer des Cool-downs variiert mit der Tageszeit. Morgens ist ein kürzeres Abwärmen nötig als am Abend, da der Organismus zu dieser Tageszeit noch nicht zu seiner Höchstform aufgefahren ist.
- Bei warmen Temperaturen bedarf es eines längeren, dafür aber weniger intensiven Cool-downs.

Cool-down im Tanz:

- Erhöhte Durchblutungsrate erhalten (5 Minuten):
  Auslaufen, lockeres Durchbewegen, Ausschwingen
- Entspannung der Muskulatur:
  Dehnen, z. B. kurzes Durchmobilisieren oder Contract-Relax-Dehnen der besonders beanspruchten Muskelgruppen
- Mentales Entspannen unterstützt die Regeneration. Zur Ergänzung ggf. passive Entspannungsmaßnahmen wie beispielsweise Dusche (warm oder kalt, auch Wechseldusche), Erholungsbad, Massage, Sauna oder Dampfbad

Training – Das Timing ist wichtig

Ein gutes Tanztraining stört die Homöostase, das Ruhegleichgewicht des Körpers – und das ist auch gewünscht. Belastungsreize setzen Anpassungsreaktionen in Gang, Adaptationen sowohl physischer als auch psychischer Art, die den Körper langfristig, Schritt für Schritt für die steigende Belastung wappnen. Für die Wirkung eines Trainingsreizes ist dabei nicht nur seine Quantität, sondern auch die Qualität entscheidend. Ein monotones, über einen langen Zeitraum unverändertes Tanztraining ohne Abwechslung und Belastungssteigerung kann den Körper nicht mehr aus der Reserve locken. Der Trainingsreiz wird verschenkt.

Training fördert den Körper

Training beeinflusst den gesamten Körper, hat Auswirkungen auf Körperzellen, verändert den Stoffwechsel, den Hormonstatus und das Gehirn. Ein Blick auf die Anpassungsmechanismen des Nervensystems lässt die Vielfalt der Vorzüge von regelmäßigem Training erahnen. Was viele Tanzpädagogen schon seit Generationen im Tanzsaal erleben, lässt sich auch wissenschaftlich erklären: Tanztraining fördert die Gehirnleistung.

Trainingsbedingte Anpassung des Nervensystems:

- Steigerung der Gehirndurchblutung
- Neubildung von Nervenzellen
- Knüpfung neuer synaptischer Verbindungen
- Stimmungsaufhellung durch die Ausschüttung von Endorphinen
- Konzentrationserhöhung der Nervenleitstoffe
- Bildung von Nervenwachstumsstoffen

Die Antwort des Körpers auf einen Trainingsreiz ist abhängig von seiner Stärke. *Unterschwellige* Reize bleiben wirkungslos, *schwach überschwellige* erhalten das aktuelle Leistungsniveau. *Stark überschwellige* Reize lösen Anpassungsreaktionen aus, funktionell wie strukturell. Sie sind zur Leistungssteigerung ideal geeignet. *Zu starke* Reize schädigen die Funktion. Leider gibt es für die optimale Reizstärke keinen allgemeingültigen Schwellenwert. Sie ist abhängig von Alter, Geschlecht und Trainingszustand und muss daher für jeden Tänzer individuell bestimmt werden. Dazu bedarf es der Erfahrung des Tanzpädagogen, der Selbsteinschätzung des Tänzers und – ganz wichtig – der Kommunikation zwischen Tänzer und Pädagoge.

Wie der Körper auf einen stark überschwelligen Trainingsreiz reagiert, zeigt Abb. 12.8. Zu Beginn des Trainings befindet sich jeder Tänzer auf seinem individuellen Leistungsniveau (1). Bereits mit Beginn der Belastung (2) setzt die Ermüdung (3) ein, nach Belastungsende startet die Erholungsphase (4). Als Trainingseffekt kommt es gegen Ende der Erholung zu einem Anstieg über das Ausgangsniveau hinaus. Diesen Zustand erhöhter Leistungsbereitschaft bezeichnet man als Superkompensation (5), sie ist die Grundlage für die Steigerung der Leistung.

Allgemein gilt: Beim gesunden Tänzer verlaufen Erholungsprozesse stets intensiver als Abbauprozesse. Dieses Prinzip erklärt die Anpassung des Körpers an steigende Trainingsbelastung. Das Modell lässt sich auf alle Substanzen anwenden, die während des Trainings »benutzt« werden – ob Muskeln, Knochen, Gehirn, Enzyme oder Hormone. Voraussetzung für eine langfristig steigende Belastbarkeit ist der optimale Zeitpunkt des nächsten Belastungsreizes.

Training zur richtigen Zeit

Im Idealfall steigert Tanztraining die Leistungsfähigkeit des Tänzers, doch es kann auch überfordern oder ohne jegliche Auswirkung bleiben – je nach Timing des Trainingsreizes. Optimalerweise wird ein neuer Trainingsreiz genau in der Phase der Superkompensation gesetzt, wenn die Leistungs-

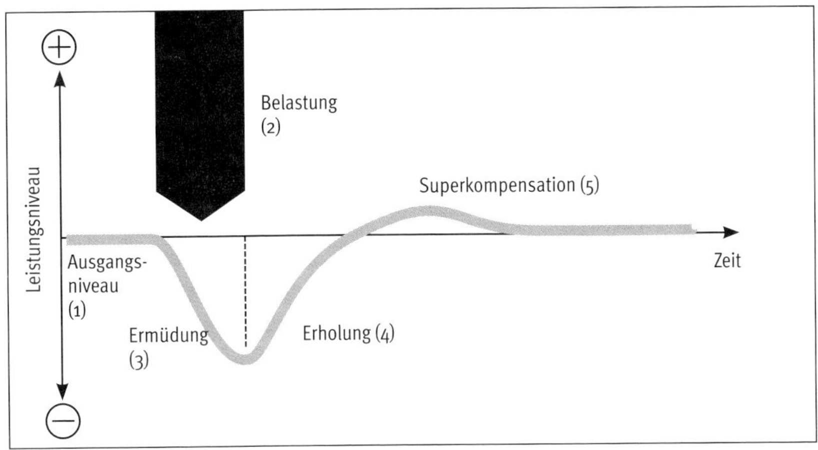

Abb. 12.8: Prinzip der biologischen Anpassung an einen stark überschwelligen Belastungsreiz.

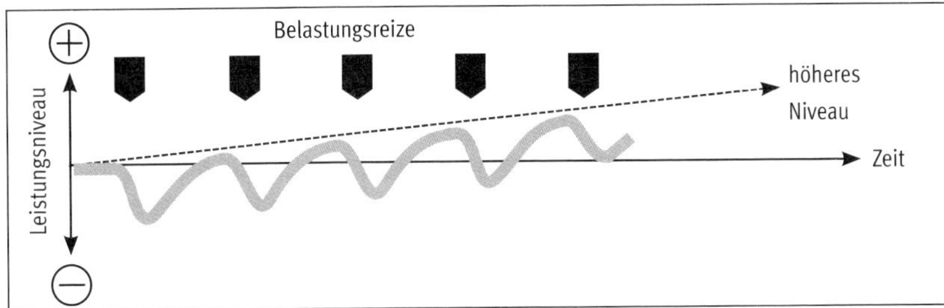

Abb. 12.9: Leistungsverbesserung durch zeitlich optimal gesetztes Training.

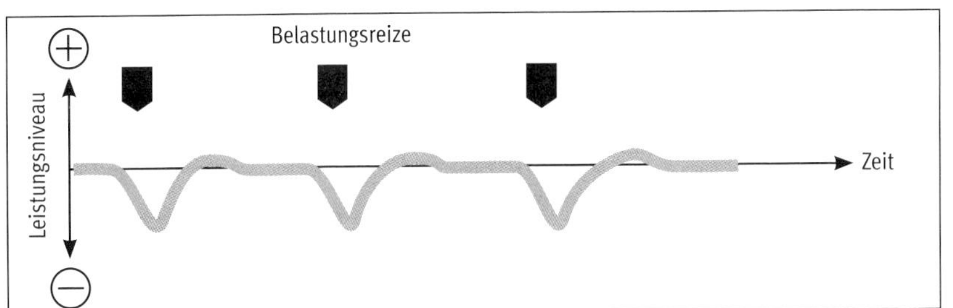

Abb. 12.10: Leistungsstagnation durch zu seltenes Training.

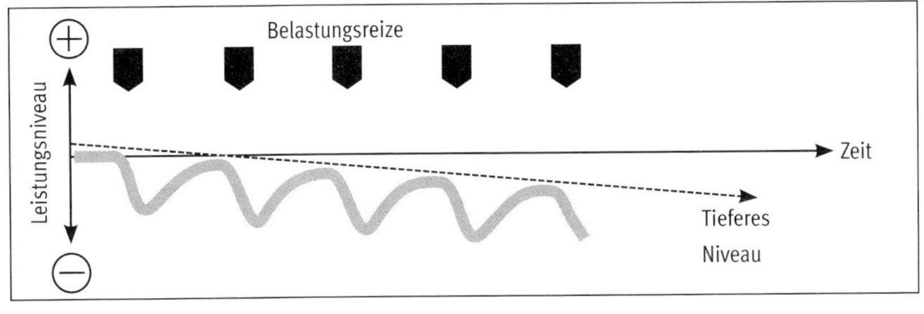

Abb. 12.11: Leistungsverschlechterung durch zu häufiges Training.

fähigkeit des Körpers am größten ist. Wiederholte Trainingsreize führen so zu einem langsamen, kontinuierlichen Leistungsanstieg (Abb. 12.9). Ist der Abstand zwischen den einzelnen Trainingseinheiten zu groß, so bleibt die Leistungsverbesserung aus, die Leistungsfähigkeit stagniert (Abb. 12.10). Zu häufige Trainingsbelastung verhindert die vollständige Regeneration. Belastet man den Körper zu früh, ist er nicht ausreichend erholt; in der Summe führt das zu einer Abnahme der körperlichen Leis-

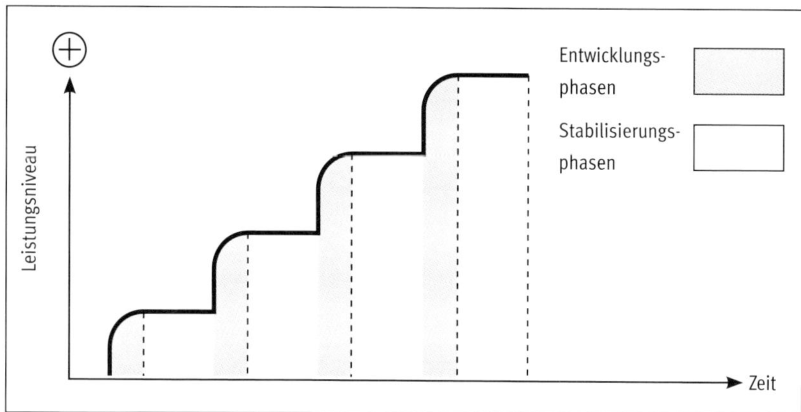

Abb. 12.12: Notwendige Stabilisierungsphasen im Trainingsverlauf.

tungsfähigkeit (Abb. 12.11). Die Modelle zeigen deutlich: Ein optimales Timing von Belastung und Erholung entscheidet über die Leistungsfähigkeit des Tänzers.

In der Trainingsplanung hat es sich bewährt, die muskuläre Regenerationszeit zur Festsetzung des optimalen Trainingszeitpunktes zu nutzen. Bei einem gut trainierten Tänzer beträgt sie etwa 24 Stunden, bei Untrainierten kann sie – je nach Trainingszustand – bei 48 bis 72 Stunden liegen. Ganz anders ist das bei Gewebe, welches kaum durchblutet wird und daher per Diffusion ernährt werden muss. Es hat gegenüber dem Muskelgewebe eine deutlich längere Regenerationszeit. So können für den Muskel optimal gesetzte Trainingsreize dennoch das Binde- und Stützgewebe überlasten. Um das zu vermeiden, sollten in jeden Trainingsplan Stabilisierungsphasen eingebaut werden, in denen das Belastungsniveau konstant bleibt und so auch langsam regenerierende Gewebe und Systeme mit ihren Anpassungsreaktionen nachziehen können.

Übertraining ist keine Seltenheit

Hohe Motivation, relativ schlechte Grundlagenausdauer und das Betreiben von Individualsportarten – in der Trainingswissenschaft gelten diese drei Faktoren als prädisponierend für die Entstehung eines Übertrainings. Alle drei Aspekte treffen häufig auf Tänzer zu. Hinzu kommt die im Tanz noch immer weit verbreitete Einstellung »viel hilft viel« oder – noch schlimmer – »Schmerzen gehören zum Tanz«. Eine Einstellung, die leicht die Relation zwischen Belastung und Erholung durcheinander bringt. Das ist gefährlich, denn Übertraining entsteht meist durch ein Zuviel an Training bei ungenügenden Erholungspausen. Das Bild vom »persönlichen Stresstopf«, den jeder Tänzer trägt, kann die komplexen Ursachen des Übertrainings erläutern: In ihn fließen Training und Vorstellung genauso ein wie allgemeine Arbeitsbedingungen, die finanzielle Lage, privater oder beruflicher Stress, Infekte, chronische Entzündungsherde wie beispielsweise schlecht sanierte Zähne oder Allergien, Ernährung und ungünstige Lebensweisen wie Rauchen, Alkohol oder wenig Schlaf. Ist die Summe aller Reize groß, dann reicht der sinnbildliche letzte Tropfen, um das Fass zum Überlaufen zu bringen. Der Tänzer rutscht ins Übertraining; bei gleichbleibender Belastung lässt seine Leistung kontinuierlich nach.

Man unterscheidet zwischen einem basedowoiden (sympatikotonen) und einem addisonoiden (parasympatikotonen) Übertraining. Bei der *basedowoiden Form* überwiegen die Erregungssymptome wie Schlafstörung, Reizbarkeit und Appetitmangel. Häufiger, aber aufgrund ihres schleichenden Verlaufs schwerer zu erkennen ist die *addisonoide Form*. Hier überwiegen die Hemmungssymptome, also starke Ermüdung, Schwäche und Antriebslosigkeit. Dem Tänzer fällt es schwer, die nötigen Energien zu mobilisieren. Bislang gibt es kein einfaches Merkmal, anhand dessen man ein Übertraining verlässlich diagnostizieren könnte.

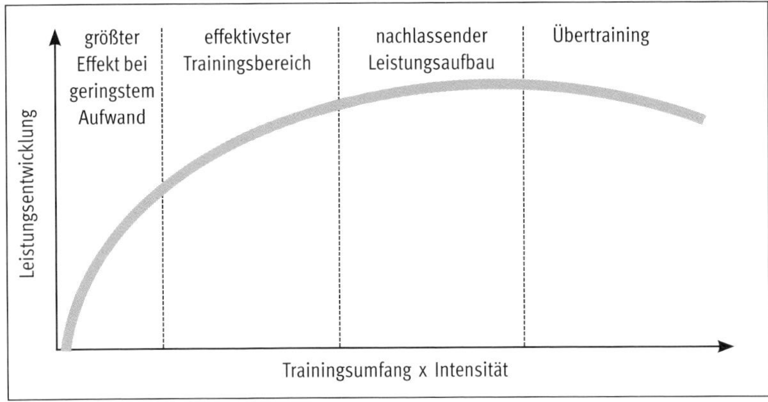

Abb. 12.13: Weniger kann auch mehr sein: Zu viel Training kann schaden.

Übertraining ist eine Ausschlussdiagnose, die erst gestellt werden kann, wenn organische Erkrankungen wie z. B. Eisenmangel, versteckte Entzündungsherde oder Myokarditis (Herzmuskelentzündung) abgeklärt wurden.

Das kann auf ein Übertraining hinweisen:

- Im Training fühlt sich der Körper schwer und müde an, man schwitzt extrem.
- Die Trainingsleistung sinkt – subjektiv wie objektiv.
- Das Training wird als Belastung empfunden.
- Nach dem Training ist man extrem erschöpft, außer Atem und erholt sich nur langsam.
- Man fühlt sich seit längerer Zeit ständig müde; auch der Schlaf erfrischt nicht mehr.
- Man kann nur noch schwer ein- bzw. durchschlafen.
- Der Appetit nimmt ab.
- Kleine Kratzer in der Haut verheilen schlecht.
- Es kommt vermehrt zu Infektionen, Kopfschmerzen oder Allergien.
- Auch im Alltag ist man antriebslos, gereizt, unkonzentriert und lustlos.

Wichtig: Die Diagnose Übertraining stützt sich nie nur auf ein Symptom. Treffen jedoch viele der genannten Merkmale zu, sollte man ärztliche Hilfe in Anspruch nehmen.

Die exakte Grenze, an der Training zu Übertraining wird, ist schwer zu definieren. Optimale Quantität und Qualität des Tanztrainings, gute Ernährung, ein ausgeglichener Flüssigkeitshaushalt, aktive Erholung und ausreichend Schlaf sind der beste Schutz vor Übertraining.

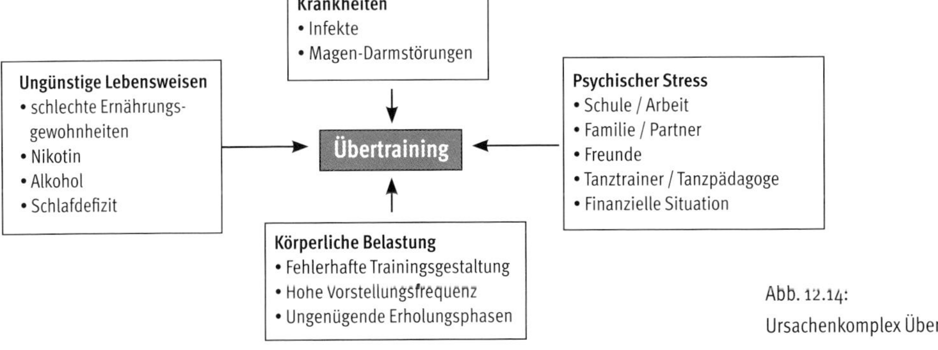

Abb. 12.14: Ursachenkomplex Übertraining.

Trainings- und Probenplanung – Periodisierung in Ausbildung und Beruf

Natürlich ist jedem Tanzpädagogen sein Unterrichtsfach und seine Trainingsstunde am wichtigsten. Selbstredend sind die eigenen Proben und Vorstellungen für jeden Choreographen von größter Bedeutung. Doch neben allem äußeren Druck ist es die Gesundheit des Tänzers, die im Vordergrund stehen muss, wenn es um die Planung und Gestaltung des Ausbildungsjahres und der Saison geht. Man muss gar nicht in die Details der Trainingslehre einsteigen, um zu erkennen, dass es für keinen Tänzer gesund sein kann, das ganze Jahr über ohne Unterbrechung Höchstleistungen zu erbringen. Jeder Hochleistungssportler untergliedert seine Saison in Vorbereitungs-, Wettkampf- und Übergangsperioden – Zeiträume, in denen unterschiedliche Schwerpunkte gesetzt werden, in denen Belastungssteigerung und Erholung sich abwechseln. Am Theater ist das schwer. Kaum eine Compagnie entwirft den Spielplan nach der körperlichen Verfassung ihrer Tänzer. Meist sind es ganz andere Faktoren, die über den Zeitpunkt und die Anzahl der Vorstellung entscheiden – Besetzungsplan, Verfügbarkeit von Bühne und Technik, Zeitplan des Choreographen ... In der freien Tanzszene ist es nicht besser. Von unregelmäßigen Vorstellungen mit oft großen Abständen zwischen den einzelnen Performances bis hin zu Ensuit-Produktionen mit 8 oder mehr Vorstellungen pro Woche muss der Tänzer seine Belastbarkeit unter Beweis stellen. Eine trainingswissenschaftliche Planung von Ausbildungsjahr und Saison ist heute leider immer noch Rarität im Tanz.

Planung in der Ausbildung

In der professionellen Tanzausbildung geben die Schulferien – Herbst, Weihnachten, Ostern, Pfingsten und Sommer – oder die Semesterferien automatisch einen Rahmen für das Ausbildungsjahr. Auch wenn sie nicht alle vollkommen trainingsfrei gehalten werden, so sollte in der Ferienzeit doch die Belastungsdauer und Trainingsintensität reduziert werden. Denn für den wachsenden Organismus des Kindes bzw. des Jugendlichen sind ausreichende Regenerations- und Erholungsphasen essentiell. Es bietet sich an, für die Trainingsabschnitte zwischen den Schulferien unterschiedliche Schwerpunkte festzulegen, abhängig von Alter und Trainingslevel. Themenblöcke helfen, in den verschiedenen Unterrichtseinheiten den gleichen Fokus zu setzen. So können beispielsweise körperbezogene Themen (wie Füße, Hüfte, Rücken), tanztechnische Themen (wie Turnout oder Relevé) oder sensitiv-künstlerische Bereiche (wie Balance, Raumwege, Ausdruck) als Schwerpunkt dienen. Alle Unterrichtseinheiten beleuchten so von verschiedenen Seiten das gleiche Thema und vermitteln dem Schüler ein umfassendes Verständnis und eine Vielzahl von möglichen Herangehensweisen. Idealerweise sollten die entsprechenden Themen im Theorieunterricht ergänzend behandelt werden.

Zur Orientierung gilt abhängig vom Alter:

- Mindestens 1,5 bis 2 trainingsfreie Tage pro Woche
- Mindestens einmal pro Jahr 3 trainingsfreie Wochen am Stück
- Spätestens nach 6 Wochen Einbau einer Erholungsphase mit deutlich reduziertem Training (Dauer und Intensität)

Tipps für die Trainingsplanung in der Ausbildung:

- Fast 80 % aller Unfälle passieren während der Proben bei der Wiederholung bekannter Choreographien, zwei Drittel davon am Ende eines langen Tanztages. Weniger ist daher oft mehr.
- In den Pausen zwischen den Trainingseinheiten unbedingt ausreichend warmhalten! Lange Wartezeiten und ungenutzte Pausen kühlen den Körper ab. Effiziente Trainings- und Probenplanung ist daher unverzichtbar.
- Genügend freie Zeit zur Regeneration ist wichtig. Unverplante Freiräume erlauben, einfach mal spontan das zu tun, was einem Spaß macht.

Planung im Beruf

Eine gute Trainings-, Proben- und Vorstellungsplanung ist zur Prävention von Verletzungen unentbehrlich. Dabei ist die tageszeitliche Leistungsfähigkeit genauso zu beachten wie nötige Ent- spannungs- und Regenerationspausen im Spielzeitverlauf.

Tagesplanung: Für die Arbeit an den meisten Theatern oder Compagnien werden zwei Arten von Tagesplanung angewandt. Beide haben Vor- und Nachteile, die es gegeneinander abzuwägen gilt.

Durchgehender Probentag: Beginn 10:00 Uhr, Ende gegen 18:00 Uhr, Mittagspause 45 bis 60 Minuten

Vorteile:

- Eine Mittagspause von bis zu einer Stunde Dauer ermöglicht ein ausreichendes »Warmhalten« des Körpers für die Fortsetzung des Tanztrainings.
- Die Regenerationszeit einschließlich der Nachtruhe beträgt mehr als 12 Stunden.
- Abendliche Höchstleistungen werden nur bei Vorstellungen gefordert.
- Steht keine Vorstellung an, ist der Abend frei. Das ermöglicht den Tänzern, auch außerhalb des Theaters soziale Kontakte zu pflegen.

Nachteile:

- Fehlende Gewöhnung an die Beanspruchung während der abendlichen Vorstellung
- Kurze Regenerationszeit am Mittag

Geteilter Probentag: Zwei Blöcke zu je 4 Stunden morgens und abends, 4 bis 5 Stunden Pause zwischen den Blöcken

Vorteile:

- Lange Regenerationszeit am Nachmittag
- Gewöhnung an die Beanspruchungen während der abendlichen Vorstellungen durch regelmäßige Proben am Abend

Nachteile:

- Auskühlen des Körpers in der langen Mittagspause. Bei ungenügendem Warm-up vor der Abendprobe steigt das Verletzungsrisiko.
- Kurze Nachtruhe und Regenerationszeit zwischen den Probentagen
- Gegebenenfalls doppelter Arbeitsweg
- Die Belastungen während der abendlichen Proben berücksichtigen nicht die allgemeine tageszeitliche Leistungskurve.
- Soziale Kontakte außerhalb des Theaters werden erschwert.

Heute hat sich an vielen Compagnien eine Kombination der beiden unterschiedlichen Tagesplanungen durchgesetzt: An zwei bis drei festgelegten Wochentagen werden durchgehende Probentage angesetzt, die restlichen Tage sind geteilte Probentage – natürlich abhängig von den abendlichen Vorstellungen. So kommen die Tänzer in den Genuss der Planbarkeit von arbeitsfreien Abenden und trainieren dennoch regelmäßig ihre abendliche körperliche Belastbarkeit zur Vorbereitung auf die Vorstellungen.

Tipps für die Planung der Spielzeit/Saison:

- Bei Saisonbeginn stehen der Aufbau der allgemeinen Fitness und die Schulung der technischen Fähigkeiten im Vordergrund. Frühe Premieren/Vorstellungen kurz nach Beginn der Saison sollten daher unbedingt vermieden werden.
- Nach etwa 6 Monaten ist eine 2-wöchige Regenerationsphase sinnvoll: Eine Woche trainingsfrei, eine Woche reduzierter Arbeitsalltag mit geringerer Trainingsintensität und möglichst wenig Proben.
- Es ist kein Zufall, dass Premieren technisch oft schlechter ausfallen als die anschließenden Vorstellungen. Untersuchungen zeigen, dass sich Tänzer zum Zeitpunkt der Premiere oft im Stadium des Übertrainings befinden. Folge ist ein sichtbarer Abfall der Leistungsfähigkeit. Die Empfehlungen aus der Trainingswissenschaft sind klar: Bis 14 Tage vor einer Premiere kontinuierliche Steigerung der Belastung, Tag 14 bis Tag 8 vor der Premiere die Belastung beibehalten und von Tag 7 bis zur Premiere die Belastung reduzieren! Die Generalprobe sollte zwei Tage vor der Premiere stattfinden. So können sich die Tänzer regenerieren und am Premierentag ihre volle körperliche Leistungsfähigkeit zeigen.
- Die Pausen während der Proben sollten möglichst kurz gehalten werden. Langes Warten

und ungenutzte Pausen kühlen den Körper ab und erhöhen so das Verletzungsrisiko.

- Gegen Ende des Probentages sollten anspruchsvolle Bewegungssequenzen vermieden werden, da sich in dieser Zeit zwei Drittel aller akuten Verletzungen ereignen.
- Auch wenn die Zeit knapp wird: Mehr als ein voll ausgetanzter Durchlauf pro Tag ist nicht sinnvoll.
- Nach langen Vorstellungsabenden sollte im Bedarfsfall der Trainingsbeginn am nächsten Tag auf einen späteren Zeitpunkt verschoben werden.
- 1,5 trainingsfreie Tage pro Woche sind für eine ausreichende Regeneration essentiell! Lässt der Spiel- und Probenplan das für kurze Zeit nicht zu, müssen die Regenerationstage unbedingt baldmöglichst »nachgereicht« werden.
- Einmal pro Jahr mindestens 3 trainingsfreie Wochen am Stück.

Regeneration – Nach dem Tanzen ist vor dem Tanzen

Jedes körperliche Training ermüdet – den einen früher, den anderen später. Ermüdung beschränkt Dauer und Intensität des Trainings und stellt damit einen wichtigen Schutzmechanismus für den Körper dar. Denn Ermüdung verhindert die vollständige Ausschöpfung der körperlichen Reserven. Regelmäßiges Training schiebt – abhängig vom Trainingsniveau – die Ermüdungsgrenzen immer weiter hinaus. Doch egal wann die Ermüdung eintritt: Die anschließende Regeneration ist entscheidend für das Wie und Wann der weiteren Belastbarkeit.

Nach dem Training braucht der Körper Zeit, um auszuspannen, zu regenerieren und neue Kräfte zu sammeln. Nur so kann er das Stadium der Superkompensation (s. S. 244 f.) erreichen, kann langfristig Leistungsaufbau erfolgen. Nicht zu vergessen: Die meisten Umbauten im Organismus, die für die Steigerung der Leistung zuständig sind, geschehen nicht während des Trainings, sondern in der anschließenden Regenerationsphase! Fest eingeplante Erholungszeiten stellen daher einen wichtigen Bestandteil in jedem Trainingsplan dar.

Normalerweise genügen für die Erholung 24 Stunden. Wird jedoch über mehrere Tage 2- bis 3-mal pro Tag trainiert – der normale Alltag eines professionellen Tänzers –, sind 1,5 bis 2 Tage Erholung pro Woche notwendig. Umso erschreckender ist das Ergebnis einer großen Umfrage aus Großbritannien: 11 % der Tänzer gaben an, keinen einzigen Tag pro Woche trainingsfrei zu haben, 44 % berichteten von 0,5 bis 1 freien Tag pro Woche. Nur knapp die Hälfte der Tänzer konnten ihrem Körper ausreichend Erholung gönnen, ob aus persönlichem Ehrgeiz oder aufgrund von vorgegebenen Trainings- und Probenplänen.

Je leistungsorientierter ein Tänzer ist, desto eher negiert er Ermüdungszeichen seines Körpers. Das kann in einen Teufelskreis führen: Sinkt die Leistung, wird oft das Trainingspensum erhöht in der Hoffnung, damit den Leistungsabfall zu stoppen. Der Schuss geht leicht nach hinten los, denn höheres Trainingspensum reduziert die Erholungszeit, die Müdigkeit steigt, und die tänzerische Leistung sinkt noch weiter.

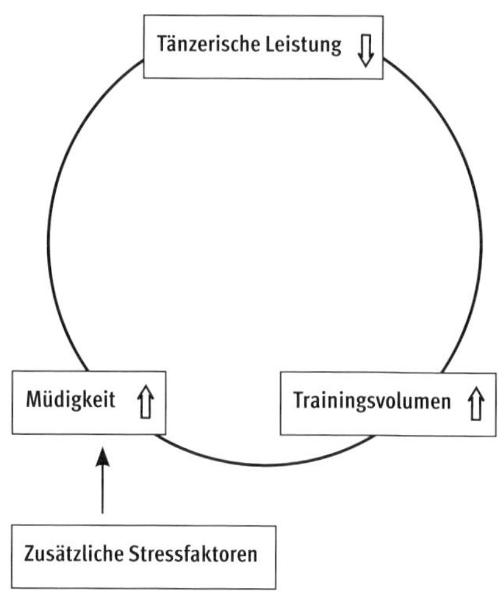

Abb. 12.15: Teufelskreis bei sinkender tänzerischer Leistung.

Alles braucht seine Zeit – Regeneration verläuft in Stufen

Jede Muskelarbeit, jedes Tanztraining belastet den Körper, führt zu Mikroverletzungen, zum Abbau von Körpermaterial: Myofibrillen werden beschädigt, Enzympartikel gehen zugrunde, Zellbestandteile verschleißen. Abfallprodukte fallen an, Laktat übersäuert den Muskel, die Energiespeicher sind leer. Um alle nötigen Reparaturmechanismen in Gang zu setzen und um die Vorräte neu aufzufüllen, braucht der Körper Zeit – Regenerationszeit, die abhängig vom jeweiligen System zwischen wenigen Minuten und mehreren Tagen betragen kann.

Es liegt auf der Hand: *Eine* optimale Länge der Erholungsphase für alle Strukturen gibt es nicht. Kann das Herz-Kreislauf-System bereits nach wenigen Minuten wieder Leistung erbringen, so dauert die Reparatur von Zellbestandteilen bis zu 10 Tage. Damit fällt – auch bei noch so guter Planung – der nächste Trainingsreiz immer in die Regenerationsphase, zumindest von Teilsystemen des Körpers. Noch eine Tatsache macht es schwer, die optimale Länge der Erholungsphase festzulegen: Die Regenerationszeit variiert abhängig von Alter, Geschlecht und Trainingszustand, aber auch in Abhängigkeit von der Dauer und Intensität der vorangegangenen Belastung.

Im Allgemeinen dient die muskuläre Regenerationszeit zur Bestimmung der zeitlich optimalen Erholungsdauer im Tanz.

Bewusste Regeneration macht fit

Je nach Belastungsart und -dauer kann die Regeneration bereits während des Trainings beginnen. Dynamische Muskelarbeit, der ständige Wechsel zwischen Anspannung und Entspannung, zwischen Be- und Entlastung lässt im Muskel schon während des Trainings Regenerationsprozesse ablaufen. Langsame Bewegungen rekrutieren nur einen Teil der motorischen Einheiten eines Muskels (s. Kap. 1,

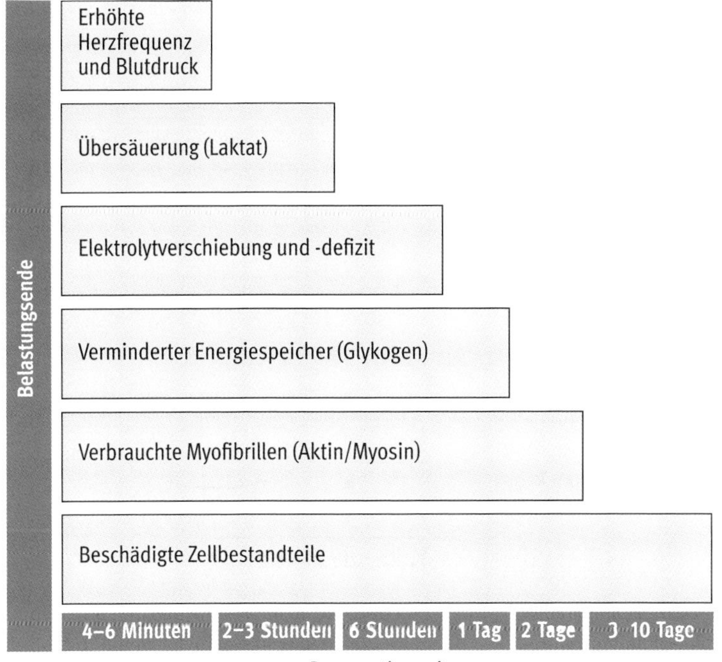

Abb. 12.16: Unterschiedliche Regenerationszeiten der verschiedenen Systeme.

S. 28 ff.). Die nicht beteiligten Muskelfasern können sich erholen, übernehmen frisch und ausgeruht bei der nächsten Bewegung die Arbeit. Insgesamt ist der Muskel damit länger belastbar. Voraussetzung für den Ablauf von Regenerationsprozessen bereits während der Belastung ist in beiden Fällen – bei dynamischer Muskelarbeit wie auch bei langsamen Bewegungen –, dass maximale Muskelkraft vermieden wird.

Ein effektives Cool-down – aktiv wie passiv – unterstützt die Regeneration (s. S. 243). Daneben können weitere Aktionen die Erholungszeit beschleunigen: Eine ausgewogene Lebensweise gilt als wichtigste Maßnahme für eine rasche und effiziente Erholung.

Maßnahmen für eine effiziente Regeneration:

- Cool-down (aktiv und passiv)
- Rascher Ausgleich eines Flüssigkeitsdefizits
- Schnelles Auffüllen der entleerten Kohlenhydratspeicher
- Entspannungstechniken (z. B. Autogenes Training, Mentales Training, Selbsthypnose)
- Gute Grundlagenausdauer
- Viel frische Luft
- Ausreichend Schlaf

Erholung verdammt nicht zum Nichtstun. Auch in der Regenerationsphase ist Bewegung durchaus erwünscht. Doch sollten dafür andere Bewegungsmuster und Belastungsformen gewählt werden als im Tanzsaal. Schwimmen, Fahrradfahren, Joggen oder Walking auf niedriger Belastungsstufe haben gleich mehrere Vorteile: Sie regenerieren die Muskulatur, verbessern die Grundlagenausdauer und bringen den Tänzer hinaus an die frische Luft.

Übt man eine Schrittkombination ein, so wird mit zunehmender Übung die Reaktionszeit kürzer – der ganz normale Trainingseffekt. Dass auch nachts das Gehirn noch weiter übt, konnten Wissenschaftler zeigen: Darf ein Proband, nachdem er eine Bewegungsabfolge erlernt hat, in der darauffolgenden Nacht ausreichend schlafen, steigt am nächsten Morgen die Automatisierung dieser Schrittabfolge sprunghaft an. Wird er hingegen am Schlafen gehindert, bleibt der Lerneffekt aus. Schlaf unterstützt also den Lernvorgang. Und noch etwas erledigt man im Schlaf: Schlaf bringt Struktur in das neu gelernte Material. Weit entfernt liegende Neuronennetze werden koordiniert, wie eine Festplatte wird das Gehirn gleichsam »defragmentiert«. Ausreichend Schlaf hat damit großen Einfluss auf die geistige Leistungsfähigkeit. Und auch für die körperliche Regeneration ist Schlaf wichtig: Beim Schlafen wird das Wachstumshormon Somatotropin ausgeschüttet. Somatotropin ist nicht nur bedeutsam für das Wachstum und die kindliche Entwicklung, es stimuliert auch beim Erwachsenen Zellwachstums- und Regenerationsprozesse. Damit kann ausreichender Schlaf die Regenerationsfähigkeit des Tänzers positiv beeinflussen.

Das schadet der Regeneration:

- Viele Regenerationsprozesse im Körper funktionieren nur mit Sauerstoff, doch Rauchen reduziert die Sauerstoffaufnahme. Die beliebte »Entspannungszigarette« direkt nach der Belastung kann damit die Regeneration empfindlich stören.
- Alkohol innerhalb der ersten 4 Stunden nach dem Training verlängert die Regenerationszeit. Durch Hemmung der Hormonsynthese behindert er den Wiederaufbau zahlreicher Körperstoffe.
- Koffein bindet Schutzstoffe des Körpers und behindert so wichtige Reparaturmechanismen. Kaffee ist kein geeignetes Regenerationsgetränk!

Auftrainieren – Abtrainieren

Auftrainieren bezeichnet die mittelfristige Vorbereitung auf anstehende Belastungen – durch gezielte Belastungssteigerung soll ein gesetztes Trainingsziel erreicht werden. Unter Abtrainieren versteht man hingegen das langsame stufenweise »Ausschleichen« aus einer hohen physischen Belastung.

Auftrainieren – Die Kunst der langsamen Steigerung

Regelmäßiges Training führt zu Adaptationsmechanismen, der Körper stellt sich auf die Belastung ein. Steigt die Belastung jedoch zu rasch an, hinkt der Körper mit seiner Anpassung hinterher; das Risiko für Überlastungsschäden und akute Verletzungen steigt. Durch eine gute Trainingsplanung kann das verhindert werden.

Für die stufenweise Steigerung der Belastung empfiehlt die Trainingswissenschaft:

1. Erhöhung der Trainingsfrequenz (Anzahl der Tanztrainings pro Woche)
2. Erhöhung des Trainingsumfanges innerhalb des Trainings (Steigerung um jeweils 15 Minuten)
3. Verkürzung der Pausen innerhalb des Trainings
4. Erhöhung der Trainingsintensität

Ist ein Tänzer »gut trainiert« und den Anforderungen des Tanztrainings gewachsen, kann er sich darauf leider nicht ausruhen. Denn fehlt der regelmäßige Trainingsreiz, gehen die körperlichen Anpassungen rasch zurück. Schon nach wenigen Tagen lassen Koordination, Muskelkraft und Schnelligkeit nach. Auch für den gut trainierten Tänzer gilt daher: Nach jeder längeren Trainingspause, nach Urlaub oder Verletzung, muss der Körper schonend Stufe für Stufe wieder an das gewohnte Training herangeführt werden.

Auftrainieren nach der Trainingspause:

- Mit der Vorbereitung auf die anstehende Belastung sollte man rechtzeitig vor Saisonbeginn starten. Bei einer mehrwöchigen Sommerpause bedeutet das: Die letzten beiden Wochen zum langsamen Wiedereinstieg nutzen. Dazu eignen sich Ausdauertraining sowie zahlreiche Körpertechniken – beispielsweise Yoga, Pilates, Gyrotonic, Feldenkrais- oder funktionelles Athletiktraining.
- Während der ersten zwei Wochen nach einer Trainingspause sollte das Trainingspensum langsam und kontinuierlich gesteigert werden. Große Sprungkombinationen sollten frühestens ab Ende der ersten Woche durchgeführt werden.
- Extrempositionen im Stretch, komplizierte Schrittfolgen und anspruchsvolle Partnerarbeit sollte man in der ersten Trainingswoche vermeiden. Die Körpergrenzen liegen nach der Trainingspause tiefer als gewohnt.
- Nach einer längeren Trainingspause ist die Muskulatur weich und entspannt. Das erhöht die Beweglichkeit, doch die Feinkoordination ist reduziert. Daher Vorsicht bei koordinativ anspruchsvollen und belastenden Bewegungskombinationen zu Beginn der Trainingssaison.

Abtrainieren – Der stufenweise Abbau

Fällt ein gewohnter Trainingsreiz plötzlich weg, kann das Probleme machen: Herzrhythmusstörungen und Kreislaufbeschwerden, aber auch depressive Verstimmung durch Endorphinmangel sind keine Seltenheit. Änderungen im Ernährungsverhalten können den Hormonhaushalt und die Zusammensetzung des Blutes beeinflussen, der Fettgehalt im Blut steigt an. Auch degenerative Erkrankungen an den Gelenken machen sich oft erst nach der intensiven Tanzzeit bemerkbar: Muskelkraft und Koordination lassen nach, der Schutz des Gelenkes durch die stabilisierende Muskulatur nimmt ab. Trotz reduzierter Belastung werden die Beschwerden mehr.

Ein bewusstes stufenweises Abtrainieren am Ende der aktiven Tanzlaufbahn kann viele dieser Probleme verhindern. Dabei hilft es, das Tanztraining schrittweise durch andere Trainingsarten zu ersetzen.

Abtrainieren nach der Tanzlaufbahn:

- Rechtzeitig vor Ende der aktiven Tänzertätigkeit sollte man nach Bewegungsalternativen Ausschau halten. Das umfangreiche Angebot kann helfen, den Abschied vom Tanz zu erleichtern.
- Nach dem Tanzen kann man leider nicht sehr lange von seinem ehemals sportlichen Leben zehren. Alle messbaren positiven Auswirkungen des Tanzes auf das Herz-Kreislauf-System sind bereits nach wenigen Monaten deutlich reduziert. Ein neues körperliches Betätigungsfeld kann dies verhindern.
- Ausdauersportarten wie beispielsweise Joggen, Walken, Radfahren oder Schwimmen sind eine ideale Ergänzung für das stufenweise Abtrainieren. Intensität und Dauer des Trainings kann man dabei selbst flexibel bestimmen. Doch Achtung: Lieber wenig, dafür aber länger belasten, als kurz und intensiv. Empfohlen werden 45 bis 60 Minuten 2- bis 3-mal pro Woche. Richtig ausgeführt hält Ausdauertraining nicht nur das Herz-Kreislauf-System in Schwung, es hilft auch, sein gewohntes Gewicht zu behalten.
- Leider zwingen immer wieder Verletzungen zum plötzlichen Ende der Tanzlaufbahn. Doch auch durch eine Verletzung sollte man sich als Tänzer seine Bewegungsfreude nicht nehmen lassen. Eine Verletzung, die am professionellen Tanzen hindert, kann dennoch die Ausübung anderer Tanz-, Bewegungs- und Sportarten offen lassen. 2- bis 3-mal in der Woche eine Stunde Bewegung sollte auch weiterhin auf dem Programm stehen.
- Die Entscheidung über die genaue Form des Abtrainierens muss individuell getroffen werden. Hier ist eine Beratung durch einen tanzmedizinisch spezialisierten Arzt zu empfehlen. Grundsätzlich gilt: Je langsamer die Belastung reduziert wird, desto besser für Körper und Psyche.

Abtrainieren über 12 Monate:
1. bis 6. Monat: 2 bis 3 Tage pro Woche Tanztraining. Dabei langsame Reduktion erst der Intensität, dann der Länge des Trainings.
7. bis 12. Monat: 1 bis 2 Tage pro Woche Tanztraining. Zusätzlich sportliche Alternativen, z.B. Ausdauertraining und Körpertraining an 1 bis 2 Tagen pro Woche.

13. Der Menstruationszyklus im Tanz – Ein Tabuthema wird salonfähig

Frauen- und Männerkörper sind unterschiedlich – das ist zwar eine Binsenweisheit, doch von hoher Relevanz. Frauen haben ein breiteres Becken, ihre Iliosacralgelenke sind mobiler (s. Kap. 3, S. 76 f.) und sie neigen eher zu überstreckbaren Knien (s. Kap. 5, S. 129 f.). Ihr Bindegewebe ist weicher, die Bänder oft laxer und die Flexibilität häufig größer. All das sind Faktoren, die das Tanzen beeinflussen und mehr oder weniger gezielt im Tanztraining genutzt werden. Umso erstaunlicher ist es, dass der wohl entscheidendste Unterschied zwischen Frauen und Männern bislang in der Tanzpraxis kaum beachtet wurde: der weibliche Zyklus. Lange Zeit war der Menstruationszyklus ein gesellschaftliches Tabuthema; über Hormonschwankungen und ihren möglichen Einfluss auf die körperliche und psychische Belastbarkeit wurde kaum gesprochen. 2015 berichtete die Tennisspielerin Maria Sharapova bei den Australian Open öffentlich über die Auswirkungen der Menstruation auf ihre Leistungsfähigkeit und Wettbewerbsform und brachte damit einen Stein ins Rollen: Plötzlich rückte der weibliche Zyklus ins Blickfeld von AthletInnen, Trainern, Wissenschaftlern und Medien.

Der Hype um den weiblichen Zyklus im Sport kommt auch Tänzerinnen zugute. Ein größeres Verständnis für die hormonell bedingten Auswirkungen auf das körperliche Befinden, die Leistungsfähigkeit und die Stimmung können helfen, den eigenen Körper besser zu verstehen. Wenn Zusammenhänge klarer werden und man erkennt, dass es wieder einmal die Hormone sind, die die Steuerung übernehmen, fällt es möglicherweise leichter, sorgsam mit sich umzugehen und den oft selbst auferlegten Leistungsdruck herauszunehmen. Findet die zyklusabhängige Leistungsfähigkeit auch im Training Beachtung, sind Überforderung und Frustration vielleicht häufiger vermeidbar.

Trotz des zunehmenden Interesses am weiblichen Zyklus im Sport ist die wissenschaftliche Datenlage noch dünn. Das liegt auch daran, dass sich die Forschung in Sportwissenschaft und Medizin zum großen Teil auf Männer fokussiert. Gerade einmal 6 % der sport- und bewegungswissenschaftlichen Studien bis 2021 wurden an Frauen durchgeführt und auch in der medizinischen Forschung werden männliche Probanden bevorzugt. Das hat seine Gründe: Die Hormonschwankungen bei Männern sind deutlich geringer und damit auch der potenziell störende Einfluss auf die Forschungsergebnisse. Problematisch ist es aber, wenn die an männlichen Probanden gewonnenen Erkenntnisse auf Frauen übertragen werden, ohne dabei deren hormonelle Situation zu berücksichtigen.

Gender Gap im Tanz

»Tanzen ist Frauensache«, lautet ein weit verbreitetes Vorurteil. Das gilt zwar nicht für alle Tanzstile, doch in vielen Bereichen übertrifft der Anteil an Tänzerinnen den der männlichen Kollegen tatsächlich bei Weitem. So ist es nicht verwunderlich, dass für die meisten tanzmedizinischen Studien – im Gegensatz zur Sportwissenschaft – vor allem weibliche Probandinnen rekrutiert werden. Dass es dennoch auch in der Tanzmedizin bislang kaum Studien zum weiblichen Zyklus und zu seinem Einfluss auf die Leistungsfähigkeit gibt, hat andere Gründe. Den

Fundiertes Wissen über den eigenen Menstruationszyklus unterstützt Tänzerinnen im sorgsamen Umgang mit ihrem Körper.

Menstruationszyklus im Rahmen wissenschaftlicher Studien zu tracken, ist komplex, zeitaufwendig und kostspielig. Und in der tanzmedizinischen Forschung ist meist beides rar: Zeit und Geld.

Den Menstruationszyklus verstehen

Es ist eine Meisterleistung der Natur, wie sich der weibliche Körper Monat für Monat auf eine potenzielle Schwangerschaft vorbereitet. An die 400 Zyklen durchlebt eine Frau durchschnittlich im Laufe ihrer fruchtbaren Jahre, mehr als 400.000 Eizellen kommen dabei zum Einsatz. Die meisten davon scheinen reine Verschwendung, denn nur wenige schaffen es bis zur Eireifung und aus den allerwenigstens entsteht tatsächlich neues Leben. Der weibliche Zyklus ist ein beeindruckendes Räderwerk, das unabhängig von Fortpflanzung und Schwangerschaft einen ganz entscheidenden Einfluss darauf hat, wie »Frau« sich fühlt. Denn körperliche Fitness, Regenerationsfähigkeit und Emotionen werden hormonell beeinflusst und folgen den monatlichen Hormonschwankungen.

Für viele Tänzerinnen scheint ihr Menstruationszyklus eher ein notwendiges Übel als ein Wunder der Natur. Dabei steht der weibliche Zyklus für weit mehr als die Unannehmlichkeiten rund um die monatliche Blutung. Ein gesunder Zyklus zeigt, dass der Körper in der Lage wäre, die Anstrengung einer Schwangerschaft zu meistern. Dies ist nur bei guter Gesundheit und ausreichender Energiezufuhr möglich.

> Der weibliche Zyklus ist ein wertvolles Trackingtool für die Gesundheit der Tänzerin.

Die vier Phasen des Zyklus

Für das Verständnis des weiblichen Zyklus und seines Einflusses auf das Tanztraining ist es sinnvoll, den Zyklus in vier Phasen zu unterteilen: Menstruation, Follikelphase, Eisprung und Lutealphase.

Menstruation: Aus pragmatischen Gründen wird als Beginn des Menstruationszyklus der erste Tag der Periodenblutung festgelegt, denn dieser ist leicht zu erkennen. Während der Menstruation wird die oberste Schleimhautschicht der Gebärmutter, die sich im letzten Zyklus aufgebaut hat, als Blutung ausgeschieden. Das Menstruationsblut besteht aus einer Mischung von Gebärmutterschleimhaut, Blut und Sekret. Um diese »Abfallprodukte« loszuwerden, zieht sich die Gebärmutter zusammen, was oft mit Schmerzen im Unterbauch und anderen Begleitsymptomen einhergeht. Grund dafür sind die Prostaglandine – das sind Botenstoffe, welche die Kontraktion des Gebärmuttermuskels einleiten. Sie haben auch Auswirkung auf die glatte Muskulatur des Darmes (s. Kap. 1, S. 27) und können so zu weichem Stuhl oder Durchfall führen. Die Menstruationsphase dauert etwa 3 bis 7 Tage.

Follikelphase: Nun bereitet sich der Körper auf den Eisprung vor. In den Eibläschen der Eierstöcke, den sogenannten Follikeln, warten die Eizellen auf ihren Einsatz. Aus dem Pool der vorhandenen Eibläschen, wachsen ein – bei Mehrlingsschwangerschaften auch mal mehrere – Eibläschen zur vollen Reife heran. Parallel dazu werden die Gebärmutterschleimhaut aufgebaut und optimale Bedingungen für die Einnistung einer befruchteten Eizelle in die Gebärmutter geschaffen. Dies geschieht unter dem Einfluss von Östrogen (s. S. 258), dem weiblichen »Powerhormon«, das in den Follikeln und Eierstöcken produziert wird. Östrogen erhöht zudem die Produktion von Zervixschleim, einem Schleim, der sich am Eingang zur Gebärmutter, der sogenannten Zervix, befindet und die Gebärmutterhöhle vor Infektionen schützt. In der Follikelphase ist der Zervixschleim leicht gelblich bis cremefarben und geruchslos. Die Länge der Follikelphase kann stark variieren, denn je nach hormoneller Situation beträgt die Reifungsdauer des Follikels zwischen 7 Tagen und mehreren Wochen.

Eisprung: Ist ein Follikel vollständig gereift, wird durch ein komplexes hormonelles Zusammenspiel der Eisprung ausgelöst. Jetzt hat das Östrogen seine Maximalkonzentration erreicht, und auch das männliche Geschlechtshormon Testosteron, dessen Konzentration bei Frauen etwa 10-fach geringer ist als bei Männern, kommt nun zum Einsatz. Die Hülle des Follikels platzt, die reife Eizelle »springt« in den Eileiter – daher auch der einprägsame Name – und wandert von dort in Richtung Gebärmutter, wo sie in den nächsten 24 Stunden befruchtet werden kann. Einige Frauen spüren ihren Eisprung, manche empfinden ihn auch als schmerzhaft. Dann spricht man vom sogenannten Mittel- oder Ovulationsschmerz. In dieser Zyklusphase nimmt der Zervixschleim ab und seine Konsistenz ist durchsichtig und klar.

Lutealphase: Nach dem Eisprung bleibt die leere Follikelhülle zurück und verwandelt sich in den Gelbkörper (*corpus luteum*), welcher dieser Phase seinen Namen gibt. Hier wird das Hormon Progesteron produziert, dessen Aufgabe es ist, die Gebärmutterschleimhaut lange genug aufrecht zu erhalten, um eine Einnistung der befruchteten Eizelle in die Gebärmutter zu ermöglichen. In dieser Phase wird nur wenig Zervixschleim gebildet. Durch das Progesteron getriggert, steigt die Körperkerntemperatur um 0,3 bis 0,5°C an. Tritt keine Befruchtung ein, sinkt der Hormonspiegel ab, die oberste Schleimhautschicht der Gebärmutter wird abgestoßen und die nächste Menstruationsblutung setzt ein: Ein neuer Zyklus beginnt. Viele Frauen spüren ab etwa der Mitte der Lutealphase den Hormonabfall sehr deutlich und leiden unter Stimmungsschwankungen, Brustspannen, Blähungen oder Wassereinlagerungen. Letztere können das Gewicht um einige Kilogramm nach oben treiben, doch mit dem Abfall des Progesteronspiegels und dem Einsetzen der Periode normalisiert es sich wieder. Aufgrund der vorhersagbaren Lebensdauer des Gelbkörpers ist die Länge der Lutealphase mit etwa 14 Tagen relativ konstant.

Ein regelmäßiger Menstruationszyklus ist ein hilfreiches Indiz für die eigene Gesundheit. Kommt die Monatsblutung periodisch ohne stärkere Beschwer-

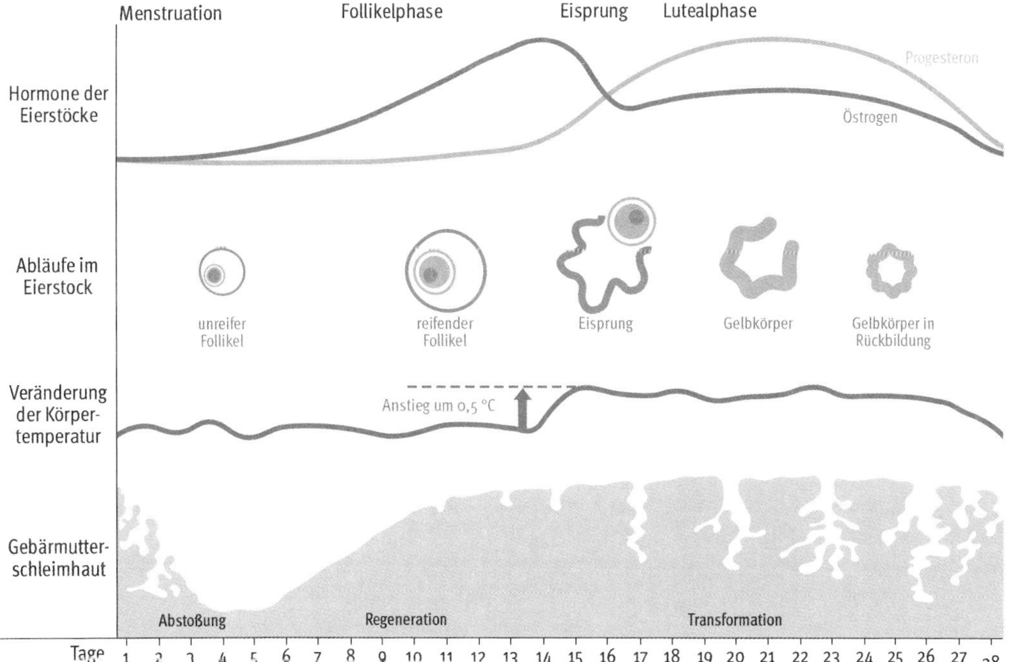

Abb. 13.1: Der weibliche Zyklus im Überblick. (Modellhafte Darstellung eines 28-Tage-Zyklus.)

den ist das ein Zeichen für ein stabiles Hormonsystem, eine ausgeglichene Energiebalance und ein adäquates Trainingspensum.

Wissenswertes zum weiblichen Zyklus:

- Die Zyklusdauer ist individuell unterschiedlich. Längen zwischen 25 und 35 Tagen gelten als normal.
- Die Zyklusdauer kann von Monat zu Monat variieren.
- Die Blutungsdauer beträgt 3–7 Tage.
- Der Blutverlust beträgt zwischen 20–80 ml.

Die Wirkung der Hormone

Die Geschlechtshormone Östrogen, Progesteron und Testosteron spielen im weiblichen Zyklus eine Schlüsselrolle. Selbst abhängig von ihren übergeordneten hormonellen Taktgebern im Gehirn beeinflussen sie maßgeblich die körperlichen Veränderungen in den einzelnen Zyklusphasen. Östrogen dominiert die Follikelphase mit der Peak-Konzentration kurz vor dem Eisprung, Testosteron erreicht um die Ovulation seine Maximalkonzentration und Progesteron ist in der Lutealphase bestimmend. Neben dem Menstruationszyklus beeinflussen die Geschlechtshormone auch zahlreiche weitere Körpersysteme, sie triggern den Knochenstoffwechsel, interagieren mit Stimmungshormonen und modulieren die Energieversorgung. Kurz: Sie beeinflussen die körperliche Gesundheit, die Stimmung und damit auch die Leistungsfähigkeit der Tänzerin.

Die zyklusbedingten Hormonschwankungen haben Auswirkungen auf den ganzen Körper.

Östrogen

Stimuliert den anabolen (= aufbauenden) Stoffwechsel

Konzentrationsanstieg in der Follikelphase mit Höhepunkt zum Eisprung

Lokal:

- Fördert den Aufbau der Gebärmutterschleimhaut
- Stimuliert die Produktion von Zervixschleim

Generell:

- Fördert die Knochengesundheit durch Stimulation des Knochenaufbaus, die Hemmung des Knochenabbaus und die Optimierung der Kalziumresorption (s. Kap 11, S. 225 f.)
- Fördert den Muskelaufbau
- Erhöht die Dehnbarkeit und Laxität von Bändern und Sehnen
- Verbessert die Haut- und Haarstruktur
- Reduziert die Schmerzwahrnehmung
- Regt das Immunsystem an
- Verbessert Stimmung, Gedächtnis, Konzentration und Motivation

Testosteron

Männliches Geschlechtshormon in niedriger Dosierung

Konzentrationsanstieg rund um den Eisprung

Generell:

- Unterstützt Muskelaufbau und Muskelkraft
- Beschleunigt die allgemeine Regenerationsfähigkeit

Progesteron
Stimuliert den katabolen (= abbauenden) Stoffwechsel
Konzentrationsanstieg in der Lutealphase

Lokal:
- Unterhält die aufgebaute Gebärmutterschleimhaut
- Erhöht die Köperkerntemperatur
- Sorgt für eine Zunahme des Brustumfangs
- Reduziert die Produktion von Zervixschleim

Generell:
- Wirkt entzündungshemmend
- Hat eine allgemein entspannende und beruhigende Wirkung

Zyklusmonitoring – Ein Tagebuch für die Gesundheit

Es ist ein Horrorszenarium für Tänzerinnen, während Training, Probe oder gar in der Vorstellung von der Menstruationsblutung überrascht zu werden. Um dem Vorzubeugen und gleichzeitig den Körper besser »lesen« zu lernen, lohnt sich ein genauer Blick auf den eigenen Zyklus. Ein Zyklusmonitoring schult die eigene Körperwahrnehmung und hilft, die hormonell bedingten körperlichen Veränderungen zu deuten und im Trainingsalltag gezielt zu nutzen. Den Zyklus regelmäßig zu tracken, erfordert Disziplin und Durchhaltevermögen, für mindestens 3 Monate sollte täglich dokumentiert werden. Je nach Methode kann dies mehr oder weniger aufwendig sein.

Zyklustracking sollte über mindestens 3 Monate erfolgen.

Streng genommen ist Zyklusmonitoring nur für Frauen ohne hormonelle Verhütung möglich. Doch auch für Tänzerinnen, die hormonell verhüten (s. S. 266) kann es unterstützend sein, Symptome zu dokumentieren, um möglichen Zusammenhängen zwischen Hormoneinnahme und körperlicher Leistungsfähigkeit auf die Spur zu kommen.

Die Kalendermethode: Der einfachste Weg des Zyklustracking ist die Kalendermethode, eine Kombination aus Blutungs- und Symptomtagebuch. Ob analog auf Papier oder digital mittels Zyklus-App werden hier die Tage der Periode und die Blutungsstärke dokumentiert. Aus dem Abstand zwischen den Blutungen werden dann die Zykluslänge berechnet und die einzelnen Phasen rückwirkend bestimmt. Diese Informationen bilden die Grundlage für die Vorausschau auf die folgenden Zyklen. Je regelmäßiger die Zyklen, desto akkurater ist diese Methode. Dennoch ist eine verlässliche Vorhersage des Eisprungs kaum möglich, und Zyklen ohne Eisprung werden als solche erst gar nicht erkannt. Zahlreiche Zyklus-Apps fragen zusätzlich zu Blutungsdauer und -stärke noch weitere körperliche und psychische Symptome ab wie Bauchschmerzen, Verdauungsprobleme, Stimmungsschwankungen oder die allgemeine körperliche Fitness. Das kann zwar bei der Zuordnung der einzelnen Zyklusphasen helfen, doch aufgrund der großen individuellen Unterschiede sind verlässliche Vorhersagen bevorstehender Zyklen mit dieser Methode nicht möglich. Die Vielzahl der abgefragten und gesammelten Gesundheitsdaten birgt ein weiteres Risko, über das man sich im Klaren sein sollte: die Gefahr des Datenmissbrauchs. Bei der Auswahl einer Zyklus-App sollte daher auch ein genauer Blick auf die Verarbeitung personenbezogener Daten geworfen werden.

Wer es genauer wissen will und die Zyklusphasen zuverlässiger bestimmen möchte, für den stehen weitere Messverfahren zur Verfügung.

Die Zervixschleim-Methode: Im Laufe des Zyklus verändert sich hormonbedingt die Beschaffenheit des Zervixschleims (s. S. 256 f.). Anhand dieser Veränderungen lassen sich bei täglicher Beobachtung Eisprung und Lutealphase abschätzen. Dazu wird der Zervixschleim am äußeren Eingang der Zervix oder der Ausfluss in der Unterhose mit den Fingern erfühlt und Menge, Farbe und Konsistenz dokumentiert. In der Follikelphase nimmt die Produktion von

Zervixschleim zu, er wird leicht gelblich bis cremefarben und ist geruchslos. Um den Eisprung herum nimmt die Menge des Zervixschleims ab, er wird durchsichtig und ähnelt in seiner Konsistenz rohem Eiweiß. In der Lutealphase nimmt der Zervixschleim weiter ab und wird zäher und klebriger. Die Beschaffenheit des Zervixschleims ist von zahlreichen Faktoren abhängig und damit anfällig für Störungen. So können vaginale Infekte oder Geschlechtsverkehr die Zusammensetzung des Schleims verändern, was seine Beurteilbarkeit erschwert.

Die Basaltemperaturmessung: Für die Messung der Basaltemperatur ist große Disziplin gefragt. Nur bei zuverlässiger täglicher Temperaturmessung zur gleichen Tageszeit – am besten morgens vor dem Aufstehen – mit einem ausreichend genauen Thermometer können einigermaßen valide Aussagen getroffen werden. Die Messung kann oral, vaginal oder rektal durchgeführt werden, wobei die vaginale Messung die genauesten Ergebnisse liefert. Ziel ist es, durch den Temperaturanstieg von 0,3 bis 0,5°C den Zeitpunkt von Eisprung und Lutealphase zu erkennen. Da die Körpertemperatur von einer Vielzahl von Faktoren abhängt, ist auch bei disziplinierter Messung die Fehleranfälligkeit relativ hoch. Seit einigen Jahren gibt es neben dem klassischen Thermometer unterschiedliche Hilfsmittel, welche die regelmäßige Temperaturmessung vereinfachen: Wearables wie Fingerring, Armband, Smartwatch oder ein in die Vagina eingeführter Ring mit integriertem Thermometer messen regelmäßig Temperatur und leiten die Werte direkt an die entsprechenden Apps weiter, die dann die Zyklusphasen ermitteln.

Das weibliche Becken – Ein Blick nach innen

Im Verlauf des weiblichen Zyklus können sich Stellung, Beweglichkeit und Spannung des Beckens ändern und dadurch das Tanzen maßgeblich beeinflussen.

Die weiblichen Beckenorgane

Das knöcherne Becken wird vorne von den beiden Schambeinästen, seitlich durch die beiden Darmbeine und hinten vom Kreuzbein begrenzt (s. Kap. 3, S. 73 f.). Im Inneren dieser Schale befinden sich Organe, Bindegewebe und Muskeln in enger Nachbarschaft. Im weiblichen Becken zentral von vorne nach hinten liegen, mit Binde- und Fettgewebe gut gepolstert, Blase, Gebärmutter mit Eierstöcken und Enddarm (s. Abb. 13.2). Jedes Organ wird durch Bandstrukturen gestützt und ist darüber mit der Innenseite des knöchernen Beckenrings verbunden. Die Blase hat Verbindung zu den beiden Schambeinästen, die Gebärmutter heftet seitlich an den Darmbeinen und hinten am Kreuzbein an und der Enddarm steht ebenfalls in engem Kontakt zum Kreuzbein. Ändert sich im Verlauf des Menstruationszyklus die Gewebespannung im Becken, hat das Auswirkung auf die Beckenknochen. Kurz vor und während der Menstruation beginnt die Gebärmutter mit kleinen Kontraktionen die Ablösung der obersten Schleimhautschicht einzuleiten. Die Bänder geraten unter Spannung und verstärken den Zug auf die Darmbeinschaufeln und das Kreuzbein. Das kann die Spannung in den Iliosacralgelenken (s. Kap. 3, S. 74) erhöhen und die Becken- und Beinbeweglichkeit behindern. Die unteren Muskelanteile des geraden Bauchmuskels (*M. rectus abdominis*) (s. Kap. 2, S. 48) sind weniger aktiv, was zu einer leichten Vorwölbung des Unterbauchs führen

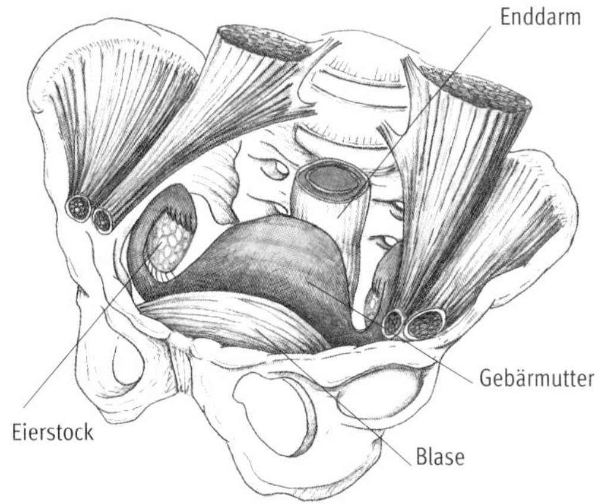

Abb. 13.2: Das weibliche Becken und seine Organe.

kann. Jetzt ist es oft deutlich schwerer, die neutrale Beckenposition zu finden. All dies kann spür- und sichtbare Auswirkungen auf die Tanztechnik haben.

Der Beckenboden

Wie auf einem Trampolin liegen die Beckenorgane auf der muskulären Begrenzung des unteren Beckenausgangs, dem Beckenboden (s. Kap. 3, S. 77). Im Idealfall bietet der Beckenboden genau das: einen aktiven, elastischen und kontraktionsfähigen unteren Abschluss des Beckens mit seinen zentral gelegenen Ausgängen für Blase, Gebärmutter und Enddarm. Die Realität sieht oft anders aus, besonders nach Geburten oder nach der Menopause klagen viele Frauen über Beckenbodenschwäche und Inkontinenz. Doch auch bei jungen Tänzerinnen kann es vorkommen, dass der zentrale Anteil des Beckenbodens seine Aufgabe nicht zuverlässig erfüllt und es bei Belastung zu unwillkürlichem Urinabgang kommt. Bei stark reduziertem Körperfett leidet auch das Bindegewebe, Druck- und Stoßbelastungen können dann den Beckenboden überlasten. Untersuchungen zeigen, dass Frauen mit Essstörungen ein doppelt hohes Risiko für Harninkontinenz aufweisen. Bemerken Tänzerinnen bei Sprüngen, Hebungen oder hohen Beinen (s. Kap. 4, S. 100 f.), dass sie Tröpfchen von Urin verlieren, sollten sie unbedingt ärztlichen Rat einholen. Denn Inkontinenz kann das Tanzen stark beeinträchtigen und zu ungesunden Verhaltensmuster verleiten, wie beispielsweise einer bewussten Reduktion der Trinkmenge vor dem Tanzen.

Die Monatsblutung im Rampenlicht

Schlanke, makellose Körper in enger körperbetonter Kleidung, an denen sich jede Muskelfaser ästhetisch abzeichnet – dieses Bild entsteht oft, wenn von klassischem Tanz die Rede ist. Heute gibt es abhängig vom Tanzstil eine große Variation unterschiedlichster Tanzbekleidung, von Hotpants bis Schlabberlook. Idealerweise entscheidet die Tänzerin selbst, was sie zum Tanzen trägt, wieviel Haut sie zeigen will und worin sie sich wohlfühlt. Doch nicht in jedem Tanzstil gilt die freie Wahl. Die genaue Beobachtung der Tänzerinnen und Tänzer sowie kleinster Details im Bewegungsablauf wird oft mit der Forderung nach enganliegender Kleidung verknüpft. So im Blickfeld zu stehen, macht es Tänzerinnen nicht leicht, einen entspannten Umgang mit einer oft wenig entspannten Zeit zu finden: der Monatsblutung.

Die erste Monatsblutung – Eine Herausforderung

Für die meisten jungen Mädchen ist die erste Menstruation eine Herausforderung. Was passiert mit meinem Körper, wie fühlt es sich an und wie gehe ich ganz praktisch mit der Blutung um? Schon im Alltag sind diese Fragen nicht leicht zu beantworten, im Tanztraining können sie noch weit schwieriger sein. Im Durchschnitt tritt die erste Monatsblutung, die Menarche, um das 12. Lebensjahr ein – bei einigen Mädchen auch früher, bei Tänzerinnen oft deutlich später. Dann heißt es, auszuprobieren, welche Periodenprodukte hilfreich sind, keine Irritationen verursachen und freies, unbeschwertes Tanzen ermöglichen. Rund um die Menarche kommt es zu wachstumsbedingten Veränderungen in der Beckenregion: Das Becken wird breiter und kann eine X-Stellung der Beine induzieren (s. Kap. 5, S. 123). Der M. iliopsoas, gerät unter Spannung, was zu vermehrtem Hüftschnappen (s. Kap. 4, S. 101 f.) führen kann. Kurzum: Der ganze Körper ist im Umbruch. Das macht es nicht einfach, beim Tanzen immer konzentriert zu sein. Kommen dann noch strenge Dresscodes mit körperbetonter, heller Trainingskleidung hinzu, mit der sich die Periode nicht sicher kaschieren lässt, kann das einen natürlichen und sorgenfreien Umgang mit der Menstruation erschweren.

Periodenprodukte im Fokus

Während der monatlichen Blutung eignen sich für Tänzerinnen insbesondere Periodenprodukte, die intravaginal getragen werden und somit das Menstruationsblut »von innen« auffangen. Weit verbreitet ist die Verwendung von **Tampons** aus Baumwolle oder Viskosewatte, die direkt in die Vagina eingeführt werden. Das Angebot ist groß: Es gibt Tampons unterschiedlichster Größe und Beschaffenheit, von mini, normal, super bis hin zu super plus, mit oder ohne Flügel für höheren Auslaufschutz, mit oder ohne Einführhilfe. Jede Frau kann so abhängig von ihrer individuellen Anatomie, der Stärke der Blutung und dem eigenen Wohlbefinden den passenden Tampon finden. Auch für junge Tänzerinnen sind Tampons damit einfach anwendbar. Das *Hymen* (im allgemeinen Sprachgebrauch oft auch als »Jungfernhäutchen« bezeichnet) wird übrigens durch die Einführung des Tampons nicht verletzt. Einige Unannehmlichkeiten gilt es dennoch zu beachten: Bei schwächerer Blutung kann die Vaginalwand durch den Tampon austrocknen und sich die Vagina wund anfühlen. Sehr vollgesogene Tampons können einen Nährboden für Infektionen bieten. In ganz seltenen Fällen können über Mikroverletzungen der Vaginalwand Hautbakterien in den Blutkreislauf eindringen und ein toxisches Schocksyndrom mit Fieber, Übelkeit und Kreislaufproblemen auslösen.

Eine nachhaltige und auf Dauer preiswertere Variante der Monatshygiene ist die **Menstruationstasse**, die in der Anwendung eventuell etwas komplizierter ist. Hier wird eine Silikonkappe mittels spezieller Falttechnik in die Vagina eingeführt, wo sie sich an die Vaginalwand ansaugt und das Blut auffängt. Menstruationstassen gibt es in verschiedenen Modellen und Größen, sodass sie abhängig von der Anatomie der Vagina und der Blutungsstärke entsprechend gewählt werden können. Die Tasse muss regelmäßig herausgenommen, geleert und zum Beispiel durch Abkochen gereinigt werden und kann dann erneut verwendet werden.

Eine weitere Alternative sind **Menstruationsschwämmchen**, die meist aus nachhaltigem Naturschwamm bestehen. Sie werden wie Tampons in die Vagina eingeführt, haben aber meist kein Rückholbändchen und sind daher in der Anwendung komplizierter. Besonders bei Leistungssportlerinnen sind sie beliebt, da sie einen hohen Tragekomfort bieten. Auch hier ist eine regelmäßige und gründliche Reinigung unerlässlich, um Infektionen zu vermeiden.

Sowohl die Anwendung von Tampons als auch der Menstruationstasse und des Schwämmchens erfordert zu Beginn etwas Übung. Die Einführung sollte immer mit sauberen Händen durchgeführt werden, da sonst Keime in die Vagina gelangen können und diese im schlimmsten Fall zu Unterleibsentzündungen führen. Alle intravaginalen Periodenprodukte sollten spätestens nach 4 bis 6 Stunden gewechselt werden, um einen sicheren Schutz zu gewährleisten und Infektionen vorzubeugen.

Als externer Schutz können auch **Binden** verwendet werden. Da diese jedoch im Training verrutschen können, bieten sie keinen absolut verlässlichen Schutz. Zudem können Binden beim Tanzen irritieren und zeichnen sich möglicherweise unter enger Tanzkleidung ab. Für den nächtlichen Schutz sind Binden eine gute Alternative, da sie nicht zwingend nach 4 bis 6 Stunden gewechselt werden müssen. Zunehmend kommt auch **Periodenunterwäsche** zum Einsatz. Die mit integriertem, aufsaugbarem Material ausgestatteten Unterhosen werden in verschiedenen Saugstärken angeboten, sind waschbar, wiederverwendbar und damit eine nachhaltige Alternative zur plastikhaltigen Monatsbinde.

Wenn die Regel keiner Regel folgt

Zyklusabhängige Beschwerden und Zyklusunregelmäßigkeiten sind bei Tänzerinnen keine Seltenheit. Doch was ist »normal«, welche Symptome sind bedenklich und wann besteht Handlungsbedarf? Wichtig ist: Schränken Schmerzen im Alltag und beim Tanzen ein, sollte dies nicht als notwendiges Übel hingenommen werden. Ein unregelmäßiger Menstruationszyklus erfordert immer Beachtung. Bei Fragen oder Beschwerden kann eine Gynäkologin oder ein Gynäkologe, idealerweise mit sport- oder tanzmedizinischer Expertise, weiterhelfen und bei Bedarf eine gezielte Diagnostik oder Therapie einleiten.

Zyklusschmerzen gehören (nicht) dazu

Ein leichtes Ziehen im Unterbauch oder Verspannungen im unteren Rücken, das erleben viele Frauen kurz vor oder während der ersten Tage ihrer Menstruation. Mögliche Ursachen dafür gibt es viele: Die hormonelle Berg- und Talfahrt zum Ende der Lutealphase kann eine ganze Kaskade unterschiedlicher Symptome auslösen und auch die Biomechanik im Becken kann aus dem Lot geraten (s. S. 260 f.). Bei vielen Frauen dauern die Periodenbeschwerden nur wenige Tage, können in dieser Zeit das allgemeine Wohlbefinden und die Leistungsfähigkeit aber deutlich beeinflussen.

Etwa drei Viertel der sportlich aktiven Frauen erleben in den Tagen vor der Menstruation Symptome wie starke Rückenschmerzen, Blähungen, Durchfall, Übelkeit, Kopfschmerzen, Brustspannen, Wassereinlagerungen, Heißhunger oder Stimmungsschwankungen. Diese Beschwerden werden unter der Diagnose »**Prämenstruelles Syndrom« (PMS)** zusammengefasst. So bezeichnet man die wiederkehrenden, zyklusabhängigen körperlichen und auch psychischen Symptome, die besonders in der Woche vor der Menstruation beginnen und mit Einsetzen der Blutung wieder abnehmen. PMS kann von Frau zu Frau sehr unterschiedlich sein und auch von Zyklus zu Zyklus variieren. Die genauen Ursachen sind noch unklar, doch wahrscheinlich sind die zyklusbedingten Schwankungen von Östrogen und Progesteron ein wichtiger Auslöser. Betroffene Frauen scheinen auf die Änderungen der Hormonspiegel in der Lutealphase besonders sensibel zu reagieren. Bei körperlicher Belastung bemerken sie häufig eine reduzierte Leistungsfähigkeit, Erschöpfung, Energieverlust und Konzentrationsschwierigkeiten. Studien zeigen, dass auch die Kniestabilität bei Frauen mit PMS in der Zeit der Beschwerden abnimmt, wodurch das Risiko für Verletzungen steigt.

Treten rund um die Monatsblutung starke Regelschmerzen und Beschwerden auf, spricht man von **Dysmenorrhö.** Sind die Schmerzen kaum zu ertragen und ist an körperliche Bewegung und Tanzen in dieser Zeit gar nicht zu denken, kann hinter den Symptomen eine andere Erkrankung stecken: **Endometriose.** Diese chronische Erkrankung betrifft Frauen im gebärfähigen Alter. Gebärmutterschleimhautzellen siedeln sich außerhalb der Gebärmutter an verschiedenen Stellen des Beckens, im Bauchfell, im Blasen- und Darmbereich und in seltenen Fällen auch außerhalb des Beckenbereiches an. Dort durchlaufen sie den zyklusgesteuerten Schleimhautaufbau, können aber nicht mit dem Periodenblut ausgeschieden werden. Dadurch kann es zu Entzündungen, Verwachsungen und Vernarbungen kommen, die mit starken Schmerzen nicht nur im Zusammenhang mit der Monatsblutung, sondern auch beim Stuhlgang oder Wasserlassen oder während des Geschlechtsverkehrs einhergehen können. Endometriose ist eine komplexe Erkrankung, die eine gezielte Diagnose und Therapie erfordert.

Zyklusstörungen

Zyklusunregelmäßigkeiten werden im Tanz oft als normal angesehen, etwa jede zweite Tänzerin leidet darunter. Nicht von der Monatsblutung »gestört« zu werden, scheint für viele praktisch und gilt häufig als Auszeichnung für ein hartes Training, ein diszipliniertes Essverhalten, einen schlanken, durchtrainierten Körper und hohe tänzerische Leistung. Doch das Ausbleiben der Regelblutung ist nicht eine tänzerische Notwendigkeit oder eine Belohnung für besondere Leistung, sondern ein Warnsignal dafür, dass die hormonellen Regulationsprozesse gestört sind und der Körper aus dem Gleichgewicht geraten ist. Die Folgen sind gravierend, oft aber wenig bekannt.

Bei der Einteilung von Zyklusstörungen unterscheidet man nach Zyklusregelmäßigkeit, Blutungsstärke und -dauer. Eine starke und lange Monatsblutung ist beim Tanzen nicht nur schwierig in der Handhabung, durch den hohen Blutverlust kann diese auch zu Kreislaufproblemen und Eisenmangel führen, was wiederum negative Auswirkungen auf das Tanzen hat. Unregelmäßigkeiten der Zykluslänge sind bei schlanken Frauen besonders häufig, denn erst ab einem Mindestmaß an Körperfett kann Östrogen als Schlüsselhormon des weiblichen Zyklus in ausreichender Konzentration gebildet und gespeichert werden. Mit Blick auf die Zykluslänge unterscheidet man zwischen einer verkürzten Zyklusdauer von unter 25 Tagen (*Polymenorrhö*), einem verlängerten Zyklus von über 35 Tagen (*Oligomenorrhö*) und dem völligen Ausbleiben der Menstruation (*primäre und sekundäre Amenorrhö*).
Durch das intensive Trainingspensum in jungen Jahren verzögert sich bei vielen Tänzerinnen die Pubertät. Die Menarche lässt auf sich warten. Kommt es bis über das 16. Lebensjahr hinaus nicht zur ersten Monatsblutung, spricht man von einer **primären Amenorrhö**. Dies sollte unbedingt gynäkologisch abgeklärt werden. Bleibt nach der Menarche die Regelblutung über mehr als 3 aufeinanderfolgende Monate aus, bezeichnet man dies als **sekundäre Amenorrhö**. Die Auswirkungen sind einschneidend, denn arbeiten die Eierstöcke nicht optimal, sinkt die Östrogenkonzentration. Das reduziert die allgemeine Leistungsfähigkeit, kann anfälliger für Infekte und Verletzungen machen und sogar zu Symptomen führen, die man eher von Frauen in der Menopause kennt: Hitzewallungen, Schlafstörungen, Beckenbodenschwäche und Stimmungsschwankungen. Langfristig hat der Hormonmangel auch negative Auswirkungen auf die Fruchtbarkeit und den Knochen. Knochengesundheit und Knochendichte (s. Kap. 11, S. 225 f.) hängen eng mit dem Östrogenhaushalt zusammen. Je länger der Zeitraum der optimalen Östrogenversorgung im Leben einer Frau, desto besser für ihre Knochengesundheit – und umgekehrt.
Wichtig ist: Den meisten Zyklusunregelmäßigkeiten liegt keine organische Erkrankung zu Grunde. Sind die Grundlagen für einen ausgeglichenen Hormonhaushalt wieder geschaffen, sind Zyklusstörungen meist reversibel.

Östrogen wird aus Vorstufen von Cholesterin gebildet und im Körperfett gespeichert. Ist zu wenig von beidem vorhanden, kann Östrogen weder ausreichend gebildet noch gespeichert werden.

Unzureichende Energiezufuhr bei hohem Trainingspensum, geringe Regenerationszeiten, niedriges Körpergewicht und psychischer Stress sind mögliche Ursachen für hormonelle Dysbalancen. Das sichtbare Zeichen: **Der Zyklus ist gestört.**

RED-D: Alarmzeichen für Tänzerinnen

Schlanke durchtrainierte Körper und ein geringes Körpergewicht gelten in vielen Tanzsparten als ideales Körperbild, oft wird dies sogar mit einer erhöhten Leistungsfähigkeit und einer besseren Tanztechnik gleichgesetzt. Doch das Gegenteil ist der Fall: Trainieren Tänzerinnen regelmäßig, ohne ihrem Körper ausreichend Energie zuzuführen, wirkt sich dies auf ihre körperliche Leistungsfähigkeit aus und schadet der physischen und psychischen Gesundheit. Bei Frauen ist der Zusammenhang zwischen unzureichender Energiezufuhr, dem Ausbleiben der Monatsblutung und einem verminderten Knochenaufbau unter dem Begriff der **»Female Athlete Triad«** seit Jahren bekannt.

Doch auch Koordination, Ausdauer, Muskelkraft und Konzentration leiden, wenn die Energiebilanz über einen längeren Zeitraum nicht ausgeglichen ist. Wird auf der einen Seite zu wenig Energie durch die Nahrung aufgenommen und auf der anderen mehr Energie durch intensives und umfangreiches Training verbraucht, gerät der Körper in Alarmbereitschaft. Es kommt zu einer erhöhten und dauerhaften Ausschüttung des Stresshormons Cortisol, was den Körper in eine katabole (=abbauende) Stoffwechsellage versetzt. Zahlreiche Körperfunktionen arbeiten nur noch auf Sparflamme: das Immunsystem, der Stoffwechsel, die Verdauung, das Herz-Kreislauf-System, die Fortpflanzungsfähigkeit, die Muskulatur, die Knochengesundheit. Und auch die Psyche leidet (s. Abb. 13.3). Die im Sport unter **RED-S** (***R**elative **E**nergy **D**eficiency in **S**ports*) bekannte Problematik wird in der Tanzwelt als **RED-D** (***R**elative **E**nergy **D**eficiency in **D**ance*) bezeichnet und ist von großer Brisanz. Negative Körperwahrnehmung, ein auf körperliche Idealnormen fokussiertes Umfeld und ein niedriges Selbstwertgefühl sind mögliche Gründe dafür, dass Tänzerinnen – und auch Tänzer – durch bewusste Nahrungsreduktion und übermäßiges Training versuchen, ihr Gewicht und ihre Leistung zu kontrollieren. Doch auch unbewusst kann es zu einer Mangelversorgung kommen, da viele Tänzer und Tänzerinnen ihren tatsächlichen Energieverbrauch gar nicht kennen. Paradoxerweise scheint sich bei kurzfristigem Energiemangel die Leistung oftmals zu verbessern, langfristig jedoch führt ein anhaltender und schwerwiegender Energiemangel nicht zu der gewünschten Leistungssteigerung. Stattdessen sind die körperlichen Trainingsanpassungen reduziert, die Regeneration ist verzögert, das Verletzungs- und Infektionsrisiko erhöht und die Tanzperformance spürbar beeinträchtigt (s. Abb. 13.4).

RED-D ist ein ernstzunehmendes Problem. Es beeinträchtigt nicht nur die tänzerische Leistung, sondern kann langfristig zu schweren Gesundheitsschäden führen. Ein sichtbares Warnsignal für RED-D ist eine Veränderung im Menstruationszyklus wie verlängerte Zyklen oder das komplette Ausbleiben der Monatsblutung.

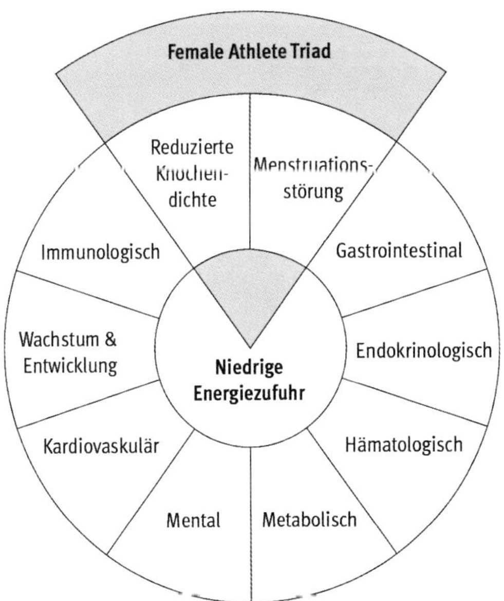

Abb. 13.3: Gesundheitliche Auswirkungen von RED-D.

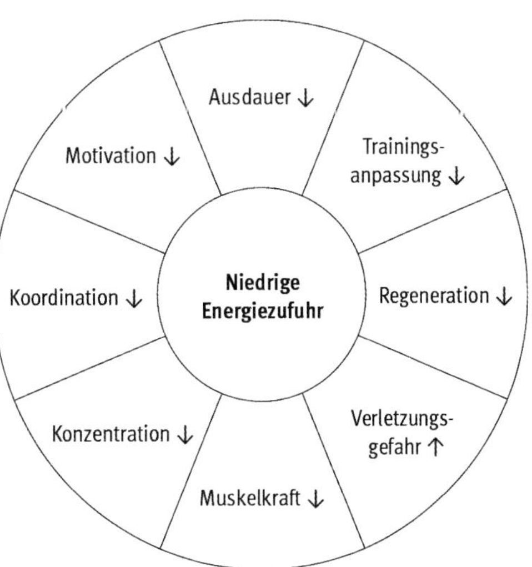

Abb. 13.4: RED-D hat Einfluss auf die Tanzperformance.

Hormonelle Verhütung

Tänzerinnen nutzen Verhütungsmittel etwa gleich häufig wie Mädchen und Frauen, die keinen Leistungssport betreiben. Trotz ihres Rückgangs in den letzten Jahren bleibt die hormonelle Kontrazeption mittels **Antibabypille** eine der am häufigsten angewandten Methoden. Sie erfüllt das wichtigste Entscheidungskriterium für die Wahl der Verhütungsmethode: eine sichere und zuverlässige Schwangerschaftsverhütung. Abhängig von ihrer hormonellen Zusammensetzung hat sie zudem einige positive Zusatznutzen. So kann sie Zyklusbeschwerden und Regelschmerzen lindern, die Blutungsstärke reduzieren und das Hautbild verbessern. Durch die medikamentöse Unterdrückung des natürlichen Zyklus ist das Auftreten der Blutung vorhersehbar. Mittels gezielten Verschiebens der Pillenpause kann das Timing sogar selbst bestimmt werden, was durchaus erleichternd sein kann, steht beispielsweise eine wichtige Tanzperformance an.

Neben der Antibabypille stehen auch hormonelle Verhütungsmittel zur Wahl, die dauerhaft in den Körper eingesetzt werden und langfristig wirken. Diese bieten den Vorteil, dass nicht täglich an die Pilleneinnahme gedacht werden muss. Hierzu zählen beispielsweise der **Vaginalring** sowie die **Hormonspirale**, wobei letztere häufig mit einem kompletten Ausbleiben der Blutung einhergeht.

Die Basis für jede Form der hormonellen Kontrazeption bildet ein künstlich hergestelltes Gelbkörperhormon, das sogenannte Gestagen, das dem körpereigenen Progesteron ähnlich ist. Es versetzt den Körper gewissermaßen in eine dauerhafte Lutealphase (s. S. 257), verhindert die natürlichen, zyklischen Hormonschwankungen (s. Abb. 13.5) und unterdrückt damit den Eisprung. Die körpereigenen Geschlechtshormone werden nur in sehr geringen Mengen produziert, was den Aufbau der Gebärmutterschleimhaut zur Vorbereitung auf eine mögliche Einnistung verhindert. In der 4. Woche der Einnahme sehen die meisten Hormonpräparate eine Pillenpause vor. Auch wenn es während dieser Pillenpause zu einer Blutung kommt, ist dies keine natürliche Menstruationsblutung. Stattdessen handelt es sich um eine sogenannte »Hormonentzugsblutung«, auch als »Abbruchblutung« bezeichnet. Der Abfall des Hormonspiegels führt zur Minderversorgung der Gebärmutterschleimhaut, deren oberste Schicht schließlich »abgeblutet« wird.

Unter hormoneller Verhütung gibt es keinen natürlichen Menstruationszyklus.

Hauptsächlich werden zwei Arten von Antibabypillen unterschieden: **Kombinationspräparate**, die Östrogen und Gestagen enthalten, und **Monopräparate**, wie die Minipille, die aus reinem Gestagen bestehen. In den meisten Fällen handelt es sich dabei um synthetische Hormone in deutlich niedrigerer Dosierung als die körpereigenen, natürlichen Hormone. Wichtig für die Hemmung des Eisprungs ist das Gestagen, während Östrogen zur Stabilisierung des Zyklus und zur Förderung der Knochengesundheit beiträgt. Reine Gestagenpillen kommen besonders bei Kontraindikationen für östrogenbedingte Nebenwirkungen zum Einsatz.

Alle Präparate können abhängig von ihrer Zusammensetzung und Konzentration zu unangenehmen Reaktionen wie Wassereinlagerung, Gewichtszunahme, Abnahme der Libido, Kopfschmerzen, Stimmungsschwankungen oder Depression führen. Östrogenhaltige Präparate bergen zudem die wohl bekannteste Gefahr der Antibabypille: ein erhöhtes Thromboserisiko. Die jeweiligen Vorteile und Nebenwirkungen können von Frau zu Frau erheblich variieren. Daher ist es wichtig, individuell und gemeinsam mit der Gynäkologin oder dem Gynäkologen abzuwägen, ob und welche Hormoneinnahme infrage kommt.

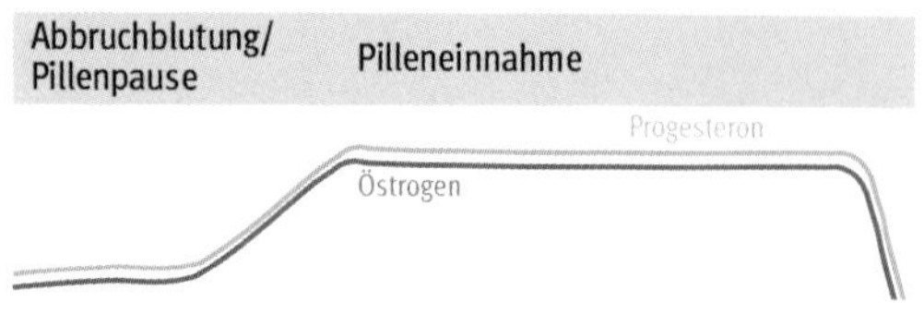

Abb. 13.5: Hormonverlauf unter oraler hormoneller Kontrazeption.

Alle hormonellen Verhütungsmethoden können durch das Vortäuschen eines regelmäßigen Zyklus wichtige Warnsignale des Körpers wie Zyklusunregelmäßigkeiten oder das Ausbleiben des Eisprungs verschleiern und dadurch beispielsweise die Erkennung von Zyklusstörungen, RED-D oder Erkrankungen wie Endometriose erschweren.

Hormonelle Verhütung kann eine Zyklusstörung verschleiern!

Die möglichen Auswirkungen hormoneller Verhütung auf die allgemeine körperliche Fitness und die Trainierbarkeit ist wissenschaftlich noch nicht ausreichend erforscht.

Zyklusoptimiertes Tanztraining – Ein neuer Ansatz

In Abhängigkeit vom Hormonspiegel gezielte Trainingsreize setzen und zyklusabhängig Trainingsschwerpunkte planen, das ist im Tanztraining (noch) Zukunftsmusik. Unter einem *zyklusgesteuerten* oder *zyklusbasierten* Training versteht man genau das: Individuelle, auf die aktuelle Hormonsituation der einzelnen Tänzerin abgestimmte, gezielte Trainingsreize, die zur Leistungsoptimierung eingesetzt werden. Zwar gibt es in der Sportwissenschaft erste Untersuchungen, die eine differenziertere Trainingsanpassung an die Zyklusphasen unterstützen. Doch die wissenschaftliche Datenlage darüber, wie und in welchem Ausmaß die zyklusbedingten Hormonschwankungen die Trainierbarkeit tatsächlich beeinflussen, ist immer noch sehr dünn und teilweise widersprüchlich. Ein valides, zyklusgesteuertes Tanztraining rückt damit in weite Ferne.

Anders sieht es beim *zyklusoptimierten* Training aus: Hier steht das individuelle Befinden der Tänzerin im Mittelpunkt. Wie fühle ich mich in den unterschiedlichen Zyklusphasen? Was gelingt mir wann am besten? Wann bin ich hochmotiviert und wann wird Training zu Qual? Fundiertes Wissen über den weiblichen Zyklus und aufmerksame Eigenbeobachtung sind gefragt, wenn das Tanztraining nach dem individuellen, zyklusphasenabhängigen Befinden optimiert werden soll. Dann heißt es, rücksichtsvoll auf den Körper zu hören, das Training bewusst nach dem eigenen Befinden zu modulieren und nicht die tägliche, körperliche Maximalleistung als oberstes Ziel zu verfolgen.

Eines ist sicher: Geschlechtshormone beeinflussen weit mehr als nur den weiblichen Zyklus. Rezeptoren für Östrogen finden sich auch an Muskelzellen, Sehnen und Bändern und sogar im Herz; Progesteron dockt an Gefäßzellen an. Damit lassen sich eine Vielzahl der hormonellen Auswirkungen auf ganz unterschiedliche Körpersysteme erklären. Das Herz-Kreislauf-System, die Atmung, der Stoffwechsel, die Wärmeregulation, der Muskelbandapparat, das Nervensystem und die Psyche – all diese Bereiche unterliegen den zyklusbedingten Hormonschwankungen. Welchen Einfluss diese Schwankungen aber tatsächlich auf die körperliche Leistungsfähigkeit und das Tanzen haben, ist nach heutigem Wissenstand noch nicht zu beantworten.

Grundlegende Voraussetzung für ein zyklusoptimiertes Training ist das Vorliegen eines natürlichen und regelmäßigen Menstruationszyklus. Dabei bildet die regelmäßige Dokumentation des eigenen Zyklus und der körperlichen und psychischen Symptome (s. S. 259) die Basis, denn nur so lassen sich die Zyklusphasen bestimmen und individuelle Muster erkennen. Die möglicherweise größte Herausforderung für ein zyklusoptimiertes Tanztraining ist für alle Beteiligten Neuland: Eine offene Kommunikation zwischen Tänzerin und Tanzpädagoge bzw. Tanztrainer, in der die Zyklusphasen und die individuelle Leistungsfähigkeit besprochen und das Training entsprechend angepasst werden kann.

Grundlagen für ein zyklusoptimiertes Tanztraining:
- Natürlicher Menstruationszyklus
- Regelmäßiges Zyklusmonitoring
- Kommunikation zwischen Tänzerin und Tanzpädagoge bzw. Tanztrainer

Zum besseren Verständnis und als Merkhilfe für die unterschiedlichen körperlichen und psychischen Befindlichkeiten sowie das wechselnde Energieniveau im Zyklusverlauf, können die einzelnen Zyklusphasen mit den vier Jahreszeiten verglichen werden (s. Kasten). Doch auch hier gilt: Die allgemeinen Angaben dienen zur groben Orientierung, das individuelle Befinden kann von Frau zu Frau – und von Zyklus zu Zyklus – deutlich davon abweichen.

Die Zyklusphasen als vier Jahreszeiten:
- Winter = Menstruation:
  Regeneration und Ruhe
- Frühjahr = Follikelphase:
  Vitalität und Aktivität
- Sommer = Eisprung:
  Höhepunkt der Energie
- Herbst = Lutealphase:
  Entspannung und Schlaf

Menstruation – Der Zyklus beginnt

Die Periodenblutung, die mit dem Winter symbolisiert wird, beginnt mit einem deutlichen Abfall des Progesteronspiegels. Jetzt können das Zusammenziehen der Gebärmutter und der Blutverlust das Wohlbefinden maßgeblich beeinflussen. Ein blutungsbedingter, akuter Eisenmangel kann Tänzerinnen müde und energielos machen, die Kontraktion der Gebärmutter kann, von leichtem Ziehen bis hin zu massiven Krämpfen, ganz unterschiedlichen Einfluss auf das Tanzen nehmen. Zieht sich die Gebärmutter zusammen, erhöht dies die Gewebespannung im Beckenraum (s. S. 260). Die untere Bauchmuskulatur lässt sich schwerer ansteuern, das Becken kippt nach vorne, die lumbale Lordose wird verstärkt. Das belastet die Beckenbänder, kann den Druck in den Hüftgelenken erhöhen, zu Schmerzen im unteren Rücken führen und auch das Turnout beeinflussen (s. S. 215). Der Bauch kann sich aufgebläht anfühlen, die Haltung gerät aus der Balance. Koordinierte Beckenbewegungen, Feintuning der Tanzhaltung aber auch Sprünge, Drehungen oder große Dehnpositionen können damit schwerer fallen. Wenn es im Unterbauch zieht, ist auch die Konzentration auf die Tanztechnik vermindert. Viele Gründe, die Belastungsreize in dieser Phase entsprechend zu reduzieren. Auch allgemeine Symptome wie Brustspannen, Kopfschmerzen, Schwindel, Reizbarkeit oder Stimmungsschwankungen können durch die Hormonschwankungen getriggert werden und sich auf das Training auswirken.

In Abhängigkeit von der Blutungsintensität und dem allgemeinen Wohlbefinden empfiehlt es sich, das Tanztraining während der Menstruation möglichst individuell anzupassen. Für die meisten Tänzerinnen ist es stimmig, ihr Training weiter fortzusetzen, allerdings mit weniger Fokus auf Höchstleistung und mehr Zeit für Regeneration. Sanfte und lockere Bewegungsübungen können Regelschmerzen sogar lindern, eine gezielte Entspannung des Beckens bietet beispielsweise die Übung »Beckenachter« (s. Kap. 3, S. 86).

Das sollte man beachten:
- Spannung im Becken steigt
- Beckenaufrichtung ist erschwert
- Sprünge können unangenehm sein
- Koordination kann abnehmen

Follikelphase – Alles ist in Vorbereitung

Die Follikelphase – das Frühjahr – ist durch den Anstieg von Östrogen (s. S. 256) gekennzeichnet. Viele Tänzerinnen fühlen sich in dieser Zeit energetisch, motiviert und rundum fit und können mit ihrer hohen körperlichen Leistungsfähigkeit beim

Tanzen richtig durchstarten. Das Östrogen stimuliert eine ganze Reihe unterschiedlicher Körpersysteme: Es unterstützt den Muskelaufbau, erhöht die Dehnbarkeit von Sehnen und Bändern, fördert die Knochengesundheit und beschleunigt die Regeneration. Zudem regt es die Freisetzung des »Glückshormons« Serotonin an, das die Stimmung hebt, triggert das Belohnungs- und Motivationshormon Dopamin und steigert ganz allgemein die Konzentration und Aufmerksamkeit. Ideale Voraussetzungen für eine hohe Leistungsfähigkeit und ein intensives Tanztraining.

Ob der kurzfristige Östrogenpeak in der Follikelphase aber tatsächlich hauptverantwortlich für die allgemeine Leistungssteigerung ist, kann nach heutigem Wissen noch nicht beantwortet werden. Erste Studien weisen allerdings darauf hin, dass der Muskelaufbau in der Follikelphase beschleunigt ist und sich gezieltes Krafttraining effizienter auszuwirken scheint. Auch die Flexibilität der Sehnen und Bänder ist erhöht, sodass die allgemeine Beweglichkeit steigt. Doch Achtung: Werden Dehnungen endgradig forciert, kann dies das Gewebe überlasten und zu Mikroverletzungen führen. Untersuchungen zeigen, dass Sportlerinnen gegen Ende der Follikelphase und rund um den Eisprung ein erhöhtes Risiko für Verletzungen des vorderen Kreuzbandes (s. Kap. 5, S. 118, 126) aufweisen. Die möglichen Gründe dafür sind vielfältig und noch nicht ausreichend erforscht.

Das sollte man beachten:
- Subjektiv erhöhte Leistungsfähigkeit
- Ein guter Zeitpunkt, um neue Bewegungsabläufe zu trainieren
- Erhöhte Dehnbarkeit durch Östrogenpeak
- Erhöhtes Verletzungsrisiko gegen Ende der Follikelphase

Eisprung – Aufmerksamkeit ist gefragt

Kurz vor der Ovulation – dem Sommer – erreicht der Östrogenspiegel seinen Höhepunkt, jetzt kommt auch das männliche Geschlechtshormon Testosteron zum Einsatz. Es wirkt sich positiv auf die Trainingsmotivation aus, erhöht aber auch die Risikobereitschaft. Gemeinsam unterstützen beide Hormone den anabolen Stoffwechsel, fördern Muskelaufbau und Muskelkraft und beschleunigen die allgemeine Regenerationsfähigkeit.

Manche Frauen erleben den Eisprung jedoch von einer nicht so angenehmen Seite. Sie spüren ein seitliches Ziehen im Unterbauch, den sogenannten Mittelschmerz. Das kann mit dem wachsenden Follikel im Eierstock oder mit dem Eisprung selbst zusammenhängen (s. S. 256 f.). Wie bereits gegen Ende der Follikelphase steigt das Verletzungsrisiko an, vor allem für Verletzungen des vorderen Kreuzbandes. Erhöhte Aufmerksamkeit und gute Stabilität sind jetzt gefragt.

Das sollte man beachten:
- Subjektiv erhöhte Leistungsfähigkeit
- Erhöhte Risikobereitschaft und Trainingsmotivation
- Erhöhtes Verletzungsrisiko

Lutealphase – Weniger ist mehr

In der Lutealphase – dem Herbst – übernimmt das Progesteron das Ruder. Der Körper bereitet sich auf eine mögliche Schwangerschaft vor, körperliche Höchstleistung hat dabei nicht oberste Priorität. Dem Progesteron wird eine abbauende Wirkung zugeschrieben, die auch den Muskelstoffwechsel beeinflusst. Muskelzellen werden nur langsam erneuert, Reparaturmechanismen laufen verzögert an. Der Körper braucht mehr Zeit, um wieder fit für das nächste Tanztraining zu werden. Die Regenerationszeit verlängert sich, das Zeitintervall bis zum Einsetzen der Superkompensation (s. Kap. 12, S. 244 ff.) steigt. Aufgrund der in dieser Zeit erhöhten Basaltemperatur (s. S. 257) kann sich auch das Temperaturempfinden ändern. Dann fühlt sich Hitze oft noch heißer an und das Schwitzverhalten reagiert. Durch die erhöhte Ausgangstemperatur setzt die Schweißbildung später ein, scheint dann aber umso stärker zu sein. Das kann zu einem erhöhten Flüssigkeitsverlust führen, der über das Trinken ausgeglichen werden sollte.

Fühlen sich viele Tänzerinnen zu Beginn der Lutealphase in einem Leistungshoch, sieht es gegen Ende der Phase oft anders aus. Die in dieser Zeit häufigen Gelüste nach Schokolade oder anderen Süßwaren sind nicht zuletzt auf die hormonell bedingten, vermehrten Blutzuckerschwankungen zurückzuführen. Abhängig von der Intensität möglicher prämenstrueller Beschwerden können Tänzerinnen unter einer Vielzahl unterschiedlichster Symptome leiden. Von Stimmungsschwankungen, erhöhter Reizbarkeit über Konzentrationsschwierigkeiten und Kopfschmerzen bis hin zu Magen-Darm-Beschwerden oder Wassereinlagerungen, all diese Beschwerden können im Rahmen des prämenstruellen Syndroms (s. S. 263) auftreten und das Tanzen maßgeblich beeinflussen.

Fühlt man sich in der Lutealphase fit und leistungsstark, steht einem intensiven Tanztraining aus hormoneller Sicht nichts im Weg. Doch bei Energielosigkeit, Müdigkeit oder einem subjektiven Leistungseinbruch sollte man einen Gang runter schalten, die Trainingsintensität entsprechend regulieren und mehr Zeit für die Regeneration einplanen. Kurz gesagt: Auf den eigenen Körper hören.

Das sollte man beachten:
- Erste Hälfte: subjektiv erhöhte Leistungsfähigkeit
- Zweite Hälfte: subjektiv verminderte Leistungsfähigkeit
- Das Schwitzen kann später einsetzen
- Bei PMS kann die Koordination abnehmen

Schwangerschaft und Wechseljahre

Schwangerschaft und Tanz

Kinderwunsch und eine professionelle Tanzkarriere, das ist heute nicht mehr unvereinbar. Viele Tänzerinnen haben während ihrer Tanzlaufbahn Kinder geboren und ihren Werdegang anschließend fortgesetzt, einige Tanzcompagnien bieten sogar Inhouse-Kinderbetreuung in der betriebseigenen Kita an. Doch selbst wenn die äußeren Bedingungen ideal scheinen, beschäftigt viele Tänzerinnen die Frage nach dem optimalen Zeitpunkt für eine Schwangerschaft. Berufstätigkeit und Kinder zu vereinbaren, ist immer eine Herausforderung. Im Tanz, wo körperliche Höchstleistungen mit dem Idealbild eines möglichst makellosen Körpers gepaart sind, vielleicht noch mehr. Die Fragen, ob nach der Geburt wieder die gleiche körperliche Leistungsfähigkeit erreicht werden kann oder die schwangerschaftsbedingte Trainingspause zu einem Knick in der Karriereleiter führen wird, kann niemand im Vorfeld beantworten. Beispiele für eine lange, künstlerisch sogar bereicherte Tanzlaufbahn mit Kindern gibt es zahlreiche. Wird die Erfüllung des Kinderwunsches auf die Zeit nach dem aktiven professionellen Tanzen verschoben, besteht bei fortgeschrittenem Alter das Risiko, nicht mehr auf natürlichem Wege schwanger werden zu können. Denn die natürliche Schwangerschaftsrate sinkt altersabhängig von 23 % pro Monat bei 25-Jährigen auf etwa 9 % bei Frauen ab 40 Jahren – vorausgesetzt ein natürlicher Menstruationszyklus liegt vor.

Tanzen in der Schwangerschaft

Die Anzahl von Frauen, die während der Schwangerschaft weiter tanzen, nimmt zu. Damit steigt auch die Erfahrung, wie sich das Tanztraining in dieser Zeit gestalten lässt, selbst wenn dazu kaum wissenschaftliche Untersuchungen vorliegen. Die Schere geht weit auseinander: Einige Frauen tanzen fast bis zum Tag der Geburt, andere beenden das Training, sobald sie von ihrer Schwangerschaft wissen. Doch eine sofortige Beendigung oder drastische Reduktion der körperlichen Belastung in der Schwangerschaft scheint mehr Schaden als Nutzen zu bringen: Stattdessen wird wie beim Ende der Tanzkarriere ein stufenweises Abtrainieren empfohlen (s. Kap. 12, S. 253 f.).

Bewegung in der Schwangerschaft beeinflusst den Stoffwechsel, den Kreislauf und auch die Verdauung positiv und führt zu einer verbesserten Sauerstoffversorgung des ungeborenen Kindes. Das bei Tänzerinnen oft gut trainierte Körpergefühl und die Fähigkeit, die Zeichen des eigenen Körpers zu lesen, hilft bei der individuellen Trainingsplanung. Der Körper zeigt meist recht deutlich, wenn die Belastung zu viel wird. Der Wunsch, das ungeborene Kind zu schützen, macht es manchen Tänzerinnen jetzt sogar einfacher, auf den Körper zu hören und sorgsamer mit sich umzugehen. Weder eine Leistungssteigerung noch das Erlernen neuer tanztechnischer Fähigkeiten sollten Ziele des Trainings während der Schwangerschaft sein. Stattdessen sollte der Fokus darauf liegen, die allgemeine Fitness zu erhalten und den Körper auf die Zeit nach der Schwangerschaft vorzubereiten. Das bekannte Training an die fortschreitende Schwangerschaft anzupassen und auf individuell auftretende Symptome zu achten, scheint hier der beste Weg.

Schwangerschaftsübelkeit: Bis zu 80 % der Schwangeren sind besonders in den ersten 3 Schwangerschaftsmonaten von Schwangerschaftsübelkeit betroffen. Die Übelkeit kann die Nahrungs- und Flüssigkeitsaufnahme stark einschränken und auch zu starkem Erbrechen führen, was sich erheblich auf die Leistungsfähigkeit in der Frühschwangerschaft auswirken kann.

Herz-Kreislauf-System: Während der Schwangerschaft muss das Herz der Mutter gleich zwei Menschen versorgen. Etwa 1 bis 2 Liter zusätzliches Blut befinden sich gegen Ende der Schwangerschaft im gemeinsamen kindlich-mütterlichen Blutkreislauf, die Herzfrequenz der Schwangeren steigt im Verlauf um bis zu 25 % an. Dies allein ist schon eine Art Ausdauertraining für den mütterlichen Organismus und erklärt, warum die Ausdauerleistungsfähigkeit der werdenden Mutter während der Schwangerschaft abnimmt. In der Schwangerschaft ist zudem das Thromboserisiko erhöht, daher ist beim Training auf ausreichende Flüssigkeitszufuhr zu achten.

Gebärmutterwachstum und Gewichtszunahme: In der 12. Schwangerschaftswoche liegt der Oberrand der Gebärmutter etwa auf Höhe der Oberkante des Schambeins; um die 36. Schwangerschaftswoche steht er am höchsten und reicht bis direkt unter den Rippenbogen. Während der gesamten Schwangerschaft nehmen Frauen durchschnittlich etwa 10 kg Gewicht zu, wovon ca. die Hälfte direkt das Kind, die Gebärmutter, die Plazenta und das Fruchtwasser betrifft. Gegen Ende der Schwangerschaft leiden viele Frauen unter Wassereinlagerungen, vor allem in den Beinen. Im Training macht sich der zunehmende Bauchumfang und das steigende Gewicht deutlich bemerkbar. Übungen in Bauchlage oder Bodenarbeit werden zunehmend unangenehm, die Beine fühlen sich schwer an. Das zusätzliche Körpergewicht erhöht den Druck auf den Beckenboden. Um ihn zu schonen, sollten nun extreme Dehnpositionen und große Sprünge vermieden werden. Gezielte Bauchmuskelübungen gehören ab dem 4. Schwangerschaftsmonat nicht mehr auf den Trainingsplan, denn durch das Wachstum des Kindes nimmt der Druck im Bauchraum zu und die Bauchmuskulatur wird zunehmend gedehnt. Auch der Druck auf das Zwerchfell steigt, wodurch die Atmung oberflächlicher wird und die Belastbarkeit sinkt. Vorsicht ist jetzt bei akrobatischen Tanzeinlagen oder Partnering geboten, denn Kollisionen oder Stürze könnten das Kind gefährden.

Beckenhaltung und Balance: Mit zunehmendem Bauchumfang klagen viele Schwangere über eine schlechtere Balance. Die schwangerschaftstypische Körperhaltung des nach vorne gekippten Beckens kann das Ungleichgewicht verstärken (s. Abb. 13.6). Wächst der Bauch und nimmt die Aktivierbarkeit der Bauchmuskeln ab, wird der Bauchinhalt gleichsam nach vorne ausgelagert, wie bei der typischen Hohlkreuzhaltung bei kleinen Kindern (s. Kap. 10, S. 214). Doch diese Haltung erhöht den Zug auf die Beckenbänder, zieht das Kreuzbein nach vorne und verstärkt die lumbale Lordose (s. Kap. 2, S. 50). Das zusätzliche Gewicht verstärkt die Symptome; viele Schwangere leiden unter Schmerzen im unteren Rücken und in den Iliosacralgelenken. Durch bewusste Aufrichtung des Beckens und einen gezielten Einsatz des Beckenbodens beim Gehen und Tanzen (s. Kap. 3, S. 86 ff.) wird das Kind eher im als vor dem Beckenraum gehalten. Das wirkt der

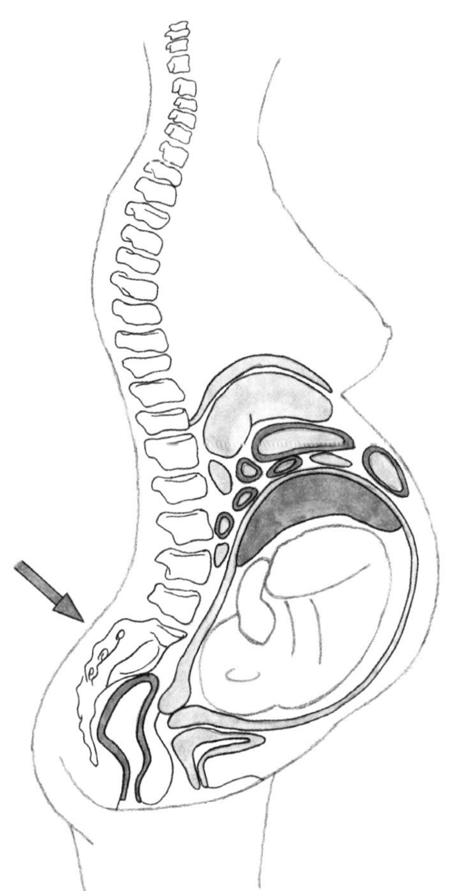

Abb. 13.6: Beckenposition bei fortgeschrittener Schwangerschaft.

schwangerschaftsbedingten Beckenkippung entgegen und Balancen und Pirouetten sind einfacher ausführbar. Trotz aufgerichteter Beckenstellung kann es während oder nach dem Tanzen zu Dehnungsschmerzen in den Beckenbändern kommen. Das sind Warnzeichen, auf die man dringend hören und die Belastung entsprechend reduzieren sollte.

Es ist ein schmerzhaftes Ereignis und wenig Frauen sprechen offen darüber, doch bei 10 bis 15 % der Schwangerschaften kommt es in den ersten 3 Monaten zu einer Fehlgeburt. Die Ursachen für einen natürlichen Abort sind vielfältig. Oft finden sich genetische Veränderungen, die die Einnistung oder das Wachstum der befruchteten Eizelle verhindern und nach dem »Alles-oder-Nichts-Gesetz« zum Abgang des Kindes führen. In die Trauer um das Kind mischt sich bei vielen Frauen die Frage, ob sie durch ihr Verhalten möglicherweise zur Fehlgeburt mit beigetragen haben. Doch selbst für körperlich aktive Sportlerinnen und Tänzerinnen ist klar: Nach heutigem Wissensstand gibt es keine Anzeichen für einen Zusammenhang zwischen gewohnter, körperlicher Belastung und dem Risiko einer Fehlgeburt.

Es gibt keine Anzeichen für einen Zusammenhang von gewohnter, körperlicher Aktivität und dem Risiko einer Fehlgeburt.

Wie bei allen Schwangeren gibt es auch bei Tänzerinnen Erkrankungen, Komplikationen und Beschwerden vor oder während der Schwangerschaft, bei denen körperliche Belastung teilweise oder gänzlich vermieden werden sollte. Dabei wird zwischen *relativen* und *absoluten* Kontraindikationen sowie im Schwangerschaftsverlauf neu aufgetretenen *akuten* Symptomen unterschieden. In allen Fällen sollte man umgehend die Gynäkologin oder den Gynäkologen aufsuchen, um eine gezielte Diagnostik und Behandlung in die Wege zu leiten.

Relative Kontraindikationen – hier sollte man in der Schwangerschaft vorsichtig mit dem Tanzen sein:

- Vorangegangene Fehlgeburten oder Risikoschwangerschaften
- Angeborene Gebärmutterfehlbildungen
- Unterernährung, Essstörungen
- Gerinnungsstörung
- Schwere Anämie

Absolute Kontraindikationen – hier sollte man in der Schwangerschaft nicht tanzen:

- Vorzeitige Wehen oder Blasensprung
- Vaginale Blutung
- Ungünstige Plazentalage
- Verkürzter oder unzureichend verschlossener Gebärmutterhals
- Kindliche Wachstumsverzögerung
- Mehrlingsschwangerschaften
- Hypertensive Schwangerschaftserkrankungen
- Schwangerschaftsdiabetes

Red Flags – hier sollte man in der Schwangerschaft das Tanzen sofort abbrechen:

- Vaginale Blutung
- Vorzeitige Wehen oder Fruchtwasserabgang
- Ausgeprägte Kurzatmigkeit/Atemnot vor oder während der Belastung
- Verminderte kindliche Bewegungen
- Schwindel, ungewohnte Kopfschmerzen oder übermäßiger Blutdruckanstieg
- Schmerzen im Brustkorb
- Muskelschwäche, ungewohnte Wadenschmerzen oder -schwellung

Tanzen nach der Schwangerschaft: Rückbildung und Wiedereinstieg

Nach der Geburt gibt es ganz unterschiedliche Zeitfenster, in denen junge Mütter zurück zum Tanzen wollen. Viele Frauen können sich in den ersten Wochen gar nicht vorstellen, ihr Kind für einige Zeit nicht um sich zu haben, und das Bedürfnis zu Tanzen rückt zunächst in den Hintergrund. Zieht es die junge Mutter wieder in den Tanzsaal, müssen auch die äußeren Rahmenbedingungen stimmen. Nur wenn während der Abwesenheit der Mutter die optimale Versorgung des Kindes gewährleistet ist, kann sich diese auch voll und ganz auf ihr Tanztraining konzentrieren. Und das ist wichtig, denn abhängig von Schwere und Verlauf des Geburtsvorgangs und möglichen Geburtsverletzungen stellt der Körper ganz neue Anforderungen.

Der Wiedereinstieg ins Tanzen nach der Geburt sollte langsam, sorgsam und an die individuellen Bedürfnisse angepasst sein.

Geburtsverletzungen: Geburtsverletzungen wie Dammschnitt, Muskelverletzungen oder Lockerung der Symphyse können zu Beginn beim Sitzen und Gehen Probleme machen. Erst wenn dies schmerzfrei möglich ist, auch längere Laufstrecken ohne Beschwerden machbar sind und eine gezielte Beckenbodengymnastik begonnen hat, kann das Tanztraining langsam und sorgsam wieder aufgenommen werden.

Stillphase: Das Stillen hat einen ganz wesentlichen Einfluss auf Mutter und Kind. Neben dem Anstieg des als »Kuschelhormon« bekannten Oxytoxins reduziert Stillen die Östrogenkonzentration. Die Hormone haben Auswirkungen auf das Gewebe: Bänder, Sehnen und Muskeln bleiben weich und flexibel. Dehnungen und ausladende Bein- und Beckenbewegungen sollten daher zu Beginn des Wiedereinstiegs vermieden werden. Durch das Stillen kann es zu einer deutlichen Zunahme von Brustumfang und -gewicht kommen. Hier ist ein gutsitzender Sport-BH und entsprechend angenehme Tanzkleidung für die Tänzerin eine Erleichterung. Stillen erfordert außerdem Energie, sowohl der Energie- als auch der Flüssigkeitsbedarf ist bei Stillenden erhöht. Auf beides gilt es zu achten: eine ausgeglichene Energiebalance und ausreichend Flüssigkeit, besonders während des Tanztrainings.

Beckenboden: Für fast jede Frau ist die Reaktivierung des Beckenbodens nach der Geburt ein Schlüsselthema. In der Schwangerschaft und bei einer natürlichen Geburt werden diese Muskelschichten maximal beansprucht. Damit der Beckenboden seine Aufgabe der Beckenstabilisierung und der Stuhl- und Urinkontinenz wieder erfüllen kann, braucht er Training. Mittels einfacher Atemübungen und Wahrnehmungsschulung sollte sofort nach der Geburt mit der Aktivierung des Beckenbodens begonnen werden. Wird gestillt, so verzögert der durch das Stillen bedingte relative Östrogenmangel die Rückbildung. Mit größeren Beckenbodenbelastungen wie Stoßbelastungen oder Sprüngen sollte man daher mindestens 3 Monate warten. Spürt man im Training unwillkürlich Urintröpfchen abgehen, ist dies ein sicheres Warnzeichen: Der Beckenboden braucht noch Zeit.

Rectusdiastase und Beckenhaltung: Nach dem Start des Beckenbodentrainings kann auch mit dem Bauchmuskeltraining begonnen werden. Besonders die schräge Bauchmuskulatur ist wichtig, um bei der Rückbildung der schwangerschaftsbedingten Aufdehnung der vertikalen Rektussehne (s. Kap. 2, S. 48), der sogenannten *Rektusdiastase*, zu unterstützen. Je nach Breite der Diastase kann dies ein langwieriger Prozess sein, einige Frauen klagen auch noch Jahre nach der Geburt über eine sichtbare Verbreiterung. Das kann auch die Beckenausrichtung beeinflussen. Ein laxer Bandapparat, weiches Bindegewebe, ein schwacher Beckenboden und eine aufgedehnte Bauchmuskulatur – all dies macht es Tänzerinnen nach der Schwangerschaft nicht leicht, zu ihrer neutralen Beckenhaltung zurückzufinden.

Wechseljahre – Tanzen im Alter

Die Wechseljahre läuten das Ende der fruchtbaren Phase der Frau ein. Ein neuer Lebensabschnitt beginnt, der mit zahlreichen körperlichen und gesellschaftlichen Veränderungen einhergeht. In einem von Jugendlichkeit, körperlicher Leistungsfähigkeit und Ästhetik geprägten Tanzumfeld ist der Umgang mit dem Älterwerden keine leichte Aufgabe. Die langsam versiegende Hormonproduktion bringt ähnlich einschneidende Veränderungen mit sich, wie ihr erstes Anfluten in der Pubertät. Steht bei letzterem der Körperaufbau im Vordergrund, überwiegen jetzt die abbauenden Prozesse. Streng genommen lassen sich die Wechseljahre in vier Phasen einteilen: die Prämenopause, die Perimenopause, die Menopause und die Postmenopause. Dabei wird der Begriff »Menopause« fälschlicherweise oft als Synonym für die gesamte Übergangszeit von der fruchtbaren in die unfruchtbare Phase verwendet, also für den gesamten Zeitraum der Wechseljahre.

Konkret bezeichnet **Menopause** nur die letzte Periodenblutung im Leben einer Frau, welche durchschnittlich im 51. Lebensjahr stattfindet. Bereits ab dem 40. Lebensjahr kann die **Prämenopause** einsetzen. Die Aktivität der Eierstöcke lässt langsam nach, die Hormonproduktion sinkt und die stimulierbaren Follikel gehen zur Neige. Die Zyklusphasen werden unregelmäßiger, der Eisprung bleibt häufiger aus und Blutungsdauer und -intensität schwanken. Während Steuerungshormone jetzt die Östrogenproduktion noch einmal deutlich ankurbeln, sinkt das Progesteron ab. Diese als Östrogendominanz bezeichnete Phase kann mit einer ganzen Reihe von Symptomen einhergehen, die denen des prämenstruellen Syndroms (s. S. 263) ähnlich sind: Stimmungsschwankungen, Schlafstörungen, Kopfschmerzen, Wassereinlagerungen, Heißhunger und Gewichtszunahme.

Als **Perimenopause** bezeichnet man die Jahre unmittelbar vor und das Jahr nach der letzten Regelblutung, der Menopause. Sie beginnt durchschnittlich ab etwa Mitte 40 und dauert ca. 4 bis 5 Jahre. Diese Phase gilt als Höhepunkt der Wechseljahre, jetzt sind die Symptome meist am intensivsten. Neben dem Progesteron lässt auch die Östrogenproduktion nach und der Östrogenmangel prägt zunehmend das Beschwerdebild. Zahlreiche Frauen leiden an Nachtschweiß und Hitzewallun-

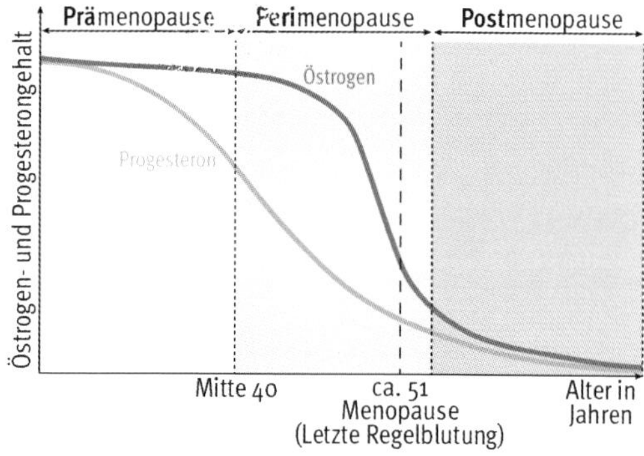

Abb. 13.7: Die Hormone im Verlauf der Wechseljahre.

Der Knochenstoffwechsel leidet unter dem Östrogenabfall. Ab dem 30. Lebensjahr nimmt die Knochendichte bei Frauen jährlich um etwa 0,5–1 % ab (s. S. 225 f.). Nach dem Eintritt der Menopause kann sich dieser Verlust versechsfachen.

gen, plötzlich einschießende Schwitzattacken, die mit allgemeinem Unwohlsein, Schwindel und Unsicherheit einher gehen können.

12 Monate nach der letzten Regelblutung beginnt die **Postmenopause**, welche 10 bis 15 Jahre anhalten kann. Neben den weiterhin bestehenden Perimenopause-Symptomen können zusätzliche Beschwerden wie allgemeine Hauttrockenheit auftreten. Auch die Schleimhäute im Genitalbereich werden dünner, damit kann es häufiger zu Blasenentzündungen und Blasenschwäche kommen.

Jede Frau erlebt die Übergangszeit von der Prämenopause bis zum Versiegen der Hormonproduktion anders. Während einige nur für wenige Monate und in geringem Ausmaß Beschwerden haben, leiden andere über Jahre hinweg unter starken Symptomen, die die Lebensqualität erheblich einschränken können.

Gezielte Trainingserweiterung

Bei vielen Tänzerinnen fällt die Zeit der Wechseljahre mit einem Umbruch ihrer Trainingsgewohnheiten zusammen. Das hohe Trainingspensum der aktiven Jahre liegt hinter ihnen, berufliche und private Veränderungen lassen die Trainingsintensität schrumpfen. Die neu aufgetretenen körperlichen Beschwerden machen das Training nicht leichter. Gleichzeitig kann das Tanzen aber genau das: die Wechseljahrsbeschwerden lindern. Denn körperliches Training wirkt dem durch Östrogenmangel induzierten katabolen Stoffwechsel entgegen. Typische Sequenzen im Tanztraining wie Sprünge, Schwünge oder Rebound-Bewegungen unterstützen die Elastizität des Fasziengewebes (s. Kap 1, S. 35) und regen gleichzeitig den Knochenstoffwechsel an. Die Dehnung und Kräftigung der Muskulatur aktiviert Aufbauprozesse in den Muskelzellen. Für viele Tänzerinnen ungewohnt, doch von großem Wert, scheint das gezielte Muskelaufbautraining mit mehr als nur dem eigenen Körpergewicht zu sein. Krafttraining mit Gewichten aktiviert den Aufbau von Proteinen, die beschädigte Zellbestandteile erkennen und entsorgen, wie eine Art körpereigene, zelluläre »Müllentsorgung«. Und nicht zuletzt führt Muskelaufbautraining zur Bildung sogenannter *Myokine*, das sind Nervenwachstumsfaktoren, die einen positiven Einfluss auf das Gehirnwachstum und die Gehirnstruktur haben. Regelmäßiges Tanztraining ohne körperliche Höchstforderungen im Wechsel mit Ausdauer- und Krafttraining bilden eine gute Grundlage für die körperliche und geistige Fitness im Alter.

Anhang

Lesetipps

Allen, Nick: Injury Prevention and management for dancers, The Crowood Press, Marlborough 2019

Buckroyd, Julia: The Student Dancer. Emotional Aspects of the Teaching and Learning of Dance, Dance Books, London 2000

Calais-Germain, Blandine: Anatomie der Bewegung. Technik und Funktion des Körpers, Marix Verlag, Wiesbaden, 6. Auflage 2015

Clippinger, Karen: Dance Anatomy and Kinesiology, Human Kinetics, Champaign, 3. Auflage 2023

Exner-Grave, Elisabeth (Hrsg.): TanzMedizin. Die medizinische Versorgung professioneller Tänzer, Schattauer Verlag, Stuttgart 2008

Feldenkrais, Moshe: Bewußtheit durch Bewegung. Der aufrechte Gang, Suhrkamp Verlag, Frankfurt am Main 2008

Foley, Mark: Dance floors. A handbook for the design of floors for dance, Dance UK, London 1998

Franklin, Eric: Befreite Körper. Das Handbuch zur imaginativen Bewegungspädagogik, VAK Verlag, Freiburg, 6. Auflage 2012

Franklin, Eric: Kraftvoller Auftritt. Tanzen mit Power und Perfektion, VAK Verlag, Freiburg 2004

Franklin, Eric: Tanz-Imagination. Stark im Ausdruck und perfekt in der Technik, VAK-Verlag, Freiburg, 2. Auflage 2009

Freiwald, Jürgen: Optimales Dehnen, Spitta Verlag, Balingen 2008

Hamilton, Linda: Advice for Dancers, Jossey-Bass Publisher, San Francisco 1998

Hamilton, Linda: The Dancer's Way, Griffin Verlag, New York 2009

Hamm, Michael: Die richtige Ernährung für Sportler, Riva Verlag, München 2009

Howse, Justin/McCormack, Moira: Anatomy, Dance Technique and Injury Prevention, Methuen Drama, London, 4. Auflage 2009

Hüter-Becker, Antje (Hrsg.)/Betz, Ulrich/Heel, Christian: Lehrbuch zum neuen Denkmodell der Physiotherapie. Bewegungssystem, Band 1, Thieme Verlag, Stuttgart, 3. Auflage 2013

Huwyler, Josef: Tanzmedizin. Anatomische Grundlagen und gesunde Bewegung, Hans Huber Verlag, Bern, 4. Auflage 2013

Kasper, Heinrich: Ernährungsmedizin und Diätetik, Urban & Fischer Verlag, München 2004

Kimmerle, Marliese/Côté-Laurence, Paulette: Teaching dance skills. A Motor Learning and Development Approach, J. Michael Ryan Publisher, Andover 2003

Koutedakis, Yiannis/Sharp, Craig: The Fit and Healthy Dancer, Wiley Verlag, Chichester 1999

Langsdorff, Maja: Ballett – und dann? Lebensbilder von Tänzern, die nicht mehr tanzen, Books on Demand, Norderstedt 2005

Larsen, Christian: Die zwölf Grade der Freiheit, Via Nova Verlag, Petersberg, 3. Auflage 2007

Larsen, Christian: Gut zu Fuß ein Leben lang, Trias Verlag, Stuttgart, 5. Auflage 2019

Lauper, Renate: Von Kopf bis Fuß in Bewegung. Spielerische Körperarbeit mit Schulkindern, Hep Verlag, Bern, 4. Auflage 2013

Laws, Helen: Fit to Dance 2, Dance UK, London 2005

Malina, Robert/Bouchard, Claude/Bar-Or, Oded: Growth, Maturation, and Physical Activity, Human Kinetics, Champaign 2004

Netter, Frank H.: Atlas der Anatomie, Urban & Fischer Verlag, München, 7. Auflage 2020

Olsen, Andrea: Körpergeschichten. Die Abenteuer der Körpererfahrung, VAK Verlag, Freiburg 1994

Quin, Edel/Rafferty Sonia/Tomlinson Charlotte: Safe dance practice. Human Kinetics, Champaign 2015

Reinhardt, Angela: Der passende Spitzenschuh. Tipps und Tricks für Kauf, Tuning, Pflege, Henschel Verlag, Leipzig, 2. Auflage 2007

Rolf, Ida: Rolfing. Strukturelle Integration, Irisiana Verlag, München, 2. Auflage 1997

Sanchez, Erin/Collins, Dave/MacNamara, Áine: Performance Psychology for dancers, The Crowood Press, Marlborough 2021

Schleip, Robert/Wilke, Jan (Hrsg.): Faszientraining in Sport, Bewegung und Therapie, Elsevier, München 2024

Simmel, Liane: Arbeitsplatz Tanz. Broschüren zur Tanzmedizin. Unfallkasse Berlin (Hrsg.), 2011, www.unfallkasse-berlin.de

Simmel, Liane/Kraft, Eva-Maria: Ernährung für Tänzer. Grundlagen, Leistungsförderung, Praxistipps, Henschel Verlag, Leipzig 2016

Solomon, Ruth/Solomon, John/Minton, Sandra Cerny: Preventing Dance Injuries. An interdisciplinary perspective, Human Kinetics, Champaign 2005

Taylor, Jim/Estanol, Elena: Dance Psychology for Artistic and Performance Excellence. Human Kinetics, Champaign 2015

Thomas, Emlyn: Homoeopathy for Sports, Exercise and Dance, Beaconsfield Publishers, Bath 2000

Todd, Mabel/Gütinger, Peter: Der Körper denkt mit. Anatomie als Ausdruck dynamischer Kräfte, Hogrefe Verlag, Göttingen, 4. Auflage 2017

Weber, Frances Elisa: Eine Frage der Phase, Komplett Media, München 2024

Weineck, Jürgen: Optimales Training, Spitta Verlag, Balingen, 17. Auflage 2019

Weineck, Jürgen: Sportanatomie, Spitta Verlag, Balingen 2008

Willemsen, Ted: Anatomy and Injuries, Obey Willemsen, Amsterdam 2007

Wilmerding, M. Virginia/Krasnow, Donna H. (Hrsg.): Dancer Wellness. Human Kinetics, Champaign 2017

Wyon, Matthew/Allard, Gaby: Periodization. A Framework for Dance Training, Bloomsbury, London 2022

Wyon, Matthew/Clarke, Sefton: Strength and Conditioning for Dancers, The Crowood Press, Marlborough 2022

Internetlinks

www.danceknowledge.com
Kommerzielle Website mit einer kleinen Auswahl freier Videos zu Gesundheitsthemen im Tanz.

www.healthydancercanada.org
Website der kanadischen Organisation für Tanzmedizin.

www.fitfordance.de
Website des Instituts für TanzMedizin »Fit for Dance« in deutscher und englischer Sprache.

www.iadms.org
Englische Website der International Association for Dance, Medicine & Science.

www.med.nyu.edu/departments-institutes/orthopedic-surgery/specialty-programs/harkness-center-dance-injuries
Website des Harkness Center for Dance Injuries. Hier findet man zahlreiche Artikel zu tanzmedizinischen Forschungen.

www.onedanceuk.org
Website der britischen Organisation One Dance UK. Unter der Rubrik »Healthier Dancer Programme« findet man Nützliches zu medizinischen Aspekten des Tanzes.

www.sport-iat.de/iat-hub/themen/frau-im-leistungssport/community
Website des Netzwerks Sportgynäkologie mit deutschlandweiter Datenbank.

www.tamed.eu
Website von ta.med, Tanzmedizin Deutschland e.V., der deutschsprachigen Organisation für Tanzmedizin mit zahlreichen Informationen zur Gesundheit im Tanz.

Dank

An der Entstehung dieses Buches waren viele Menschen beteiligt, einige auch ohne es zu wissen. Mein besonderer Dank gilt

allen Tänzern und Tanzstudenten, die mich mit ihren Fragen und Anliegen stets aufs Neue zum Überdenken, Ausprobieren und Nachforschen anregen.

meinem Kollegen und Freund Dr. Christian Larsen, Mitbegründer der Spiraldynamik, der mir durch seine Lehre und Forschung zu wesentlichen Einsichten über die Biomechanik der Bewegung verholfen hat.

meinen Freunden und Kollegen Christine Baumann, Maximiliane Hierdeis, Marie-Theres Holzinger, Astrid Kiener, Bernd Klinger, Prof. Ingo Meichsner, Dr. Elisabeth Meier, Constance Niemeyer, Elisabeth Kirschbaum, Dagmar Reinl, Robert Schleip, Dr. Katja Schneider und Andreas Starr, die dieses Buch während seiner Entstehung gelesen und mit ihren Anmerkungen und Vorschlägen zu seiner jetzigen Form beigetragen haben.

den Tänzerinnen und Tänzern Emma Barrowman, Sophia Carolina Fernandes und Dustin Klein vom Bayerischen Staatsballett München, Matthias Markstein vom TanzTheater München sowie Caroline Geiger, die mit Begeisterung für die zahlreichen Fotos Modell standen und sich nicht scheuten, auch Tanzfehler »optimal« nachzustellen.

Charles Tandy, dem keine Körperhaltung zu anstrengend war, um Positionen, Bewegungen und Übungen gut ins Bild zu rücken.

Korina Kaisershot, die die anatomischen Details prägnant zu Papier brachte.

meinen Lektorinnen Dr. Wibke Hartewig und Thekla Noschka, deren eigene Liebe zum Tanz zum Gelingen dieses Werkes beitrug.

Susanne Van Volxem, die als Programmleiterin des Henschel Verlags die Realisation dieses Buches ermöglichte.

dem Bayerischen Staatsballett, das seine Tanzstudios im Herzen von München für die Anfertigung der Fotos zur Verfügung stellte.

dem Tanzplan Deutschland und der Schweizer Interpretenstiftung, die durch ihre Unterstützung die Bedeutung dieses Buches für die Tanzwelt unterstreichen.

meinem Mann Hans-Klaus, der meine Leidenschaft für den Tanz stets unterstützt. Bei der Entstehung dieses Buches haben mich seine Geduld, sein offenes Ohr und seine Liebe getragen.

Register/Glossar

C

D

L

N

O

T

Abbildungsnachweis

Die Rechte für alle Zeichnungen in dieser Publikation liegen bei Korina Kaisershot, München.

Die Rechte für nachfolgende Grafiken liegen bei Karolin Weigelt: Abb. 1.17, Abb.1.19, Abb. 1.20, Abb. 13.1, Abb. 13.3, Abb. 13.4, Abb. 13.5, Abb. 13.7

Abbildung 1.19 basiert auf einer Darstellung aus »Flexible Mechanisms. The Diverse Roles of Biological Springs in Vertebrate Movement« von Thomas J. Roberts und Emanuel Azizi (erschienen in: The Journal of Experimental Biology 2011, Volume 214 Nr. 3, https://doi.org/10.1242/jeb.038588) und wurde mit freundlicher Genehmigung von The Company of Biologists nachgebildet.

Die Rechte für alle Fotografien in dieser Publikation, ausgenommen die unten separat aufgeführten, liegen bei Charles Tandy, München.

Ingolf Hatz: S. 295
Konrad Hirsch: S. 190 (Abb. 8.1)
HIRSCHFELD fotografie: Cover
Boni Rietveld: S. 140 (Abb. 6.2), S. 149 (Abb. 6.13), S. 151 (Abb. 6.16)
Dirk Segers: S. 202 (Abb. 9.2)
Liane Simmel: S. 125 (Abb. 5.10), S. 156 (Abb. 6.23), S. 232 (Abb. 12.3)

Als Fotomodelle haben mitgewirkt:

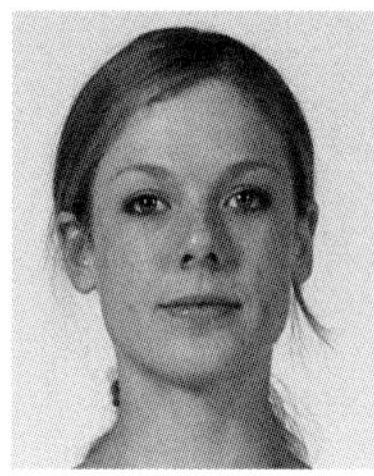

Emma Barrowman

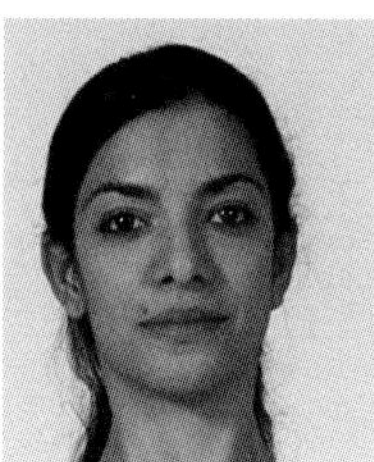

Sophia Carolina Fernandes

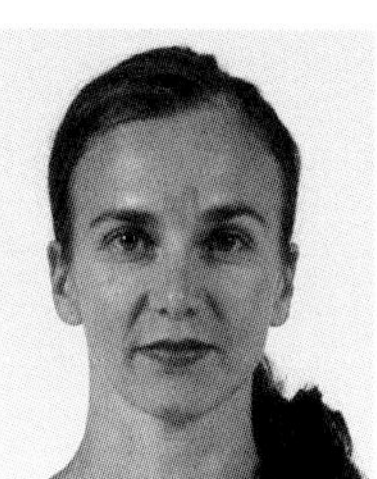

Caroline Geiger

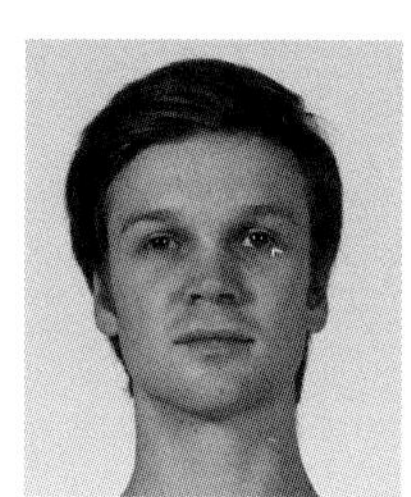

Dustin Klein

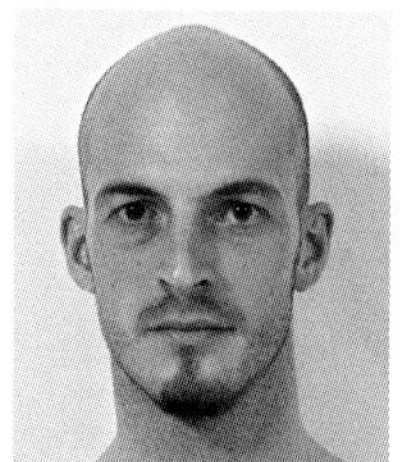

Matthias Markstein

Zur Autorin

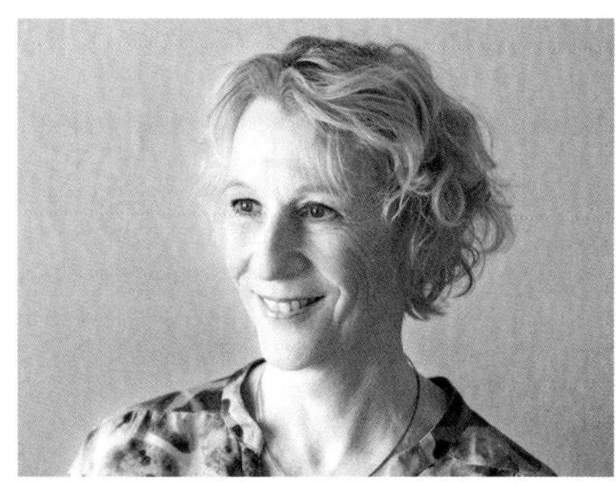

Dr. med. Liane Simmel ist Ärztin, Osteopathin und Tänzerin. Sie studierte Tanz u.a. an der Hochschule für Musik und Theater München sowie bei Merce Cunnigham in New York. Über drei Jahrzehnte war sie als Tänzerin und Choreographin tätig. Ihr Interesse und ihre Begeisterung für die Funktionsweise des menschlichen Körpers führten sie zur Medizin. Noch während ihrer Theaterengagements studierte sie Humanmedizin und Osteopathie. Heute ist Liane Simmel niedergelassene Ärztin für Sportmedizin, Tanzmedizin, Osteopathie und Spiraldynamik. Als Leiterin des Instituts für Tanzmedizin »Fit for Dance« liegt ihr Fokus auf der Prävention und Therapie von Tanzverletzungen. Sie ist Lehrbeauftragte für Tanzmedizin u.a. an der Palucca Hochschule für Tanz Dresden und der Züricher Hochschule der Künste und lehrt international als Dozentin zu Themen rund um die Gesundheit im Tanz. Liane Simmel ist Gründungsmitglied und war langjähriger Vorstand von ta.med, Tanzmedizin Deutschland, der deutschsprachigen Organisation für Tanzmedizin, deren Aufbau und Entwicklung sie maßgeblich geprägt hat. Ihre Bücher »Tanzmedizin in der Praxis« und »Ernährung für Tänzer« sind in mehreren Sprachen erschienen und haben sich als Standardwerke der Tanzmedizin etabliert. Für ihre Pionierarbeit in der Tanzmedizin wurde sie mit dem Anerkennungspreis des Deutschen Tanzpreises ausgezeichnet.

Liane Simmel, Eva-Maria Kraft
Ernährung für Tänzer
Grundlagen, Leistungsförderung, Praxistipps
160 Seiten, 60 Illustrationen und Grafiken
ISBN 978-3-89487-775-0

Tänzer sind Hochleistungssportler auf der Bühne – und richtiges Essen ist ein wesentlicher Bestandteil eines optimalen Trainings. Dieses Buch vermittelt Tanzschaffenden aller Bereiche die Grundsätze einer auf ihre Bedürfnisse zugeschnittenen Ernährung. Die Autorinnen klären über verbreitete Ernährungsirrtümer auf und geben Tipps, wie gesundes Essen in den oft stressigen Tänzeralltag integriert werden kann. Auch die Problematik der Essstörungen wird behandelt.

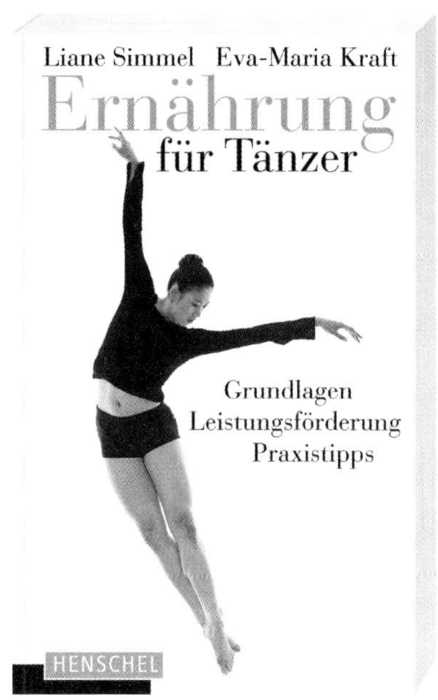

Judith Frege
Ballettausbildung nach der Waganowa-Methode
Das Lehrbuch für den klassischen Tanz.

Ausbildungsjahre 1 bis 3 (Band I)
256 Seiten, 350 Abbildungen
ISBN 978-3-89487-826-9

Ausbildungsjahre 4 bis 8 (Band II)
208 Seiten, 160 Abbildungen
ISBN 978-3-89487-844-3

Vor knapp 100 Jahren entwickelte die visionäre Ballettpädagogin Agrippina Waganowa ihre bis heute weltweit unterrichtete Methode für die achtjährige Ballettausbildung. Judith Frege hat Waganowas Methodik bis ins Detail aufgearbeitet und einer modernen Unterrichtsform angepasst. In zwei Bänden werden die Ausbildungsjahre 1–3 bzw. 4–8 detailliert dargestellt, Bewegungen klar verständlich erklärt und aufeinander aufbauende Abläufe erläutert, sodass daraus genaue Übungsstunden für den Ballettunterricht abgeleitet werden können.

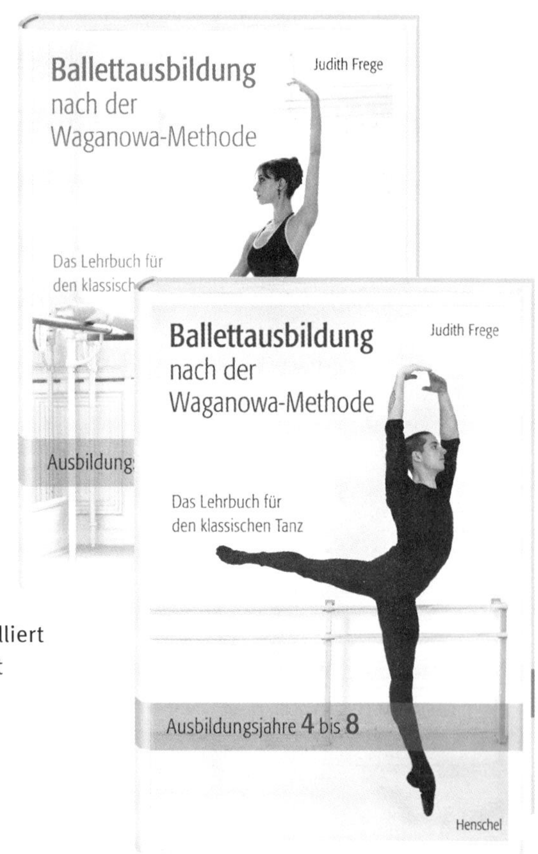